THINKING

THINKING

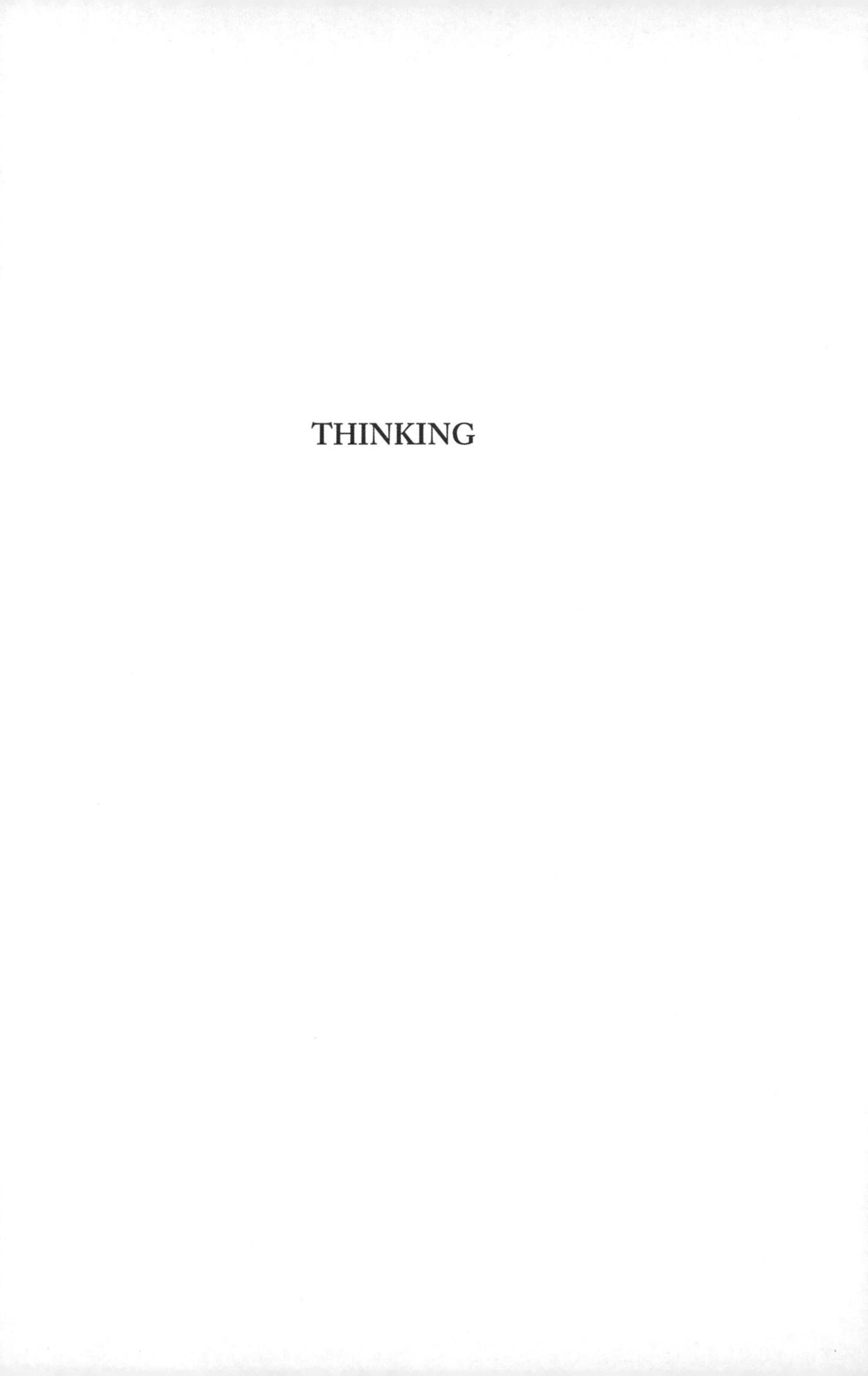

THINKING

THINKING

救命飲食

10年經典全新增訂

21世紀最重要的預防醫學聖經

THE CHINA STUDY

T・柯林・坎貝爾 T. COLIN CAMPBELL &
湯馬斯・M・坎貝爾二世 THOMAS M. CAMPBELL II／著
呂奕欣 & 倪婉君 & 張家瑞／譯

Thinking .15 救命飲食(10年經典全新增訂)

原書書名　The China Study
原書作者　T・柯林・坎貝爾 (T. Colin Campbell)
　　　　　湯馬斯・M・坎貝爾二世 (Thomas M. Campbell II)
翻　　譯　呂奕欣、倪婉君、張家瑞
封面設計　林淑慧
責任編輯　高煜婷
主　　編　陳師蘭
總 編 輯　林許文二

業務行政　鄭淑娟、陳顯中

出　　版　柿子文化事業有限公司
地　　址　11677臺北市羅斯福路五段158號2樓
業務專線　(02)89314903#15
讀者專線　(02)89314903#9
傳　　真　(02)29319207
郵撥帳號　19822651柿子文化事業有限公司
投稿信箱　editor@persimmonbooks.com.tw
服務信箱　service@persimmonbooks.com.tw

初版 1刷　2007年05月
　　38刷　2008年08月
二版 1刷　2012年10月
三版 1刷　2013年09月
四版 1刷　2018年05月
定　　價　新臺幣499元
I S B N　978-986-95653-9-4

The China Study, Revised and Expanded Edition by T. Colin Campbell PH.D, Thomas M. Campbell II

Published by arrangement with BenBella Books, Inc. through Bardon-Chinese Media Agency

Printed in Taiwan

歡迎走進柿子文化網
http://www.persimmonbooks.com.tw
粉絲團搜尋**柿子文化**
～柿子在秋天火紅 文化在書中成熟～

國家圖書館出版品預行編目(CIP)資料

救命飲食(10年經典全新增訂) / T. 柯林. 坎貝爾(T. Colin Campbell), 湯馬斯. M. 坎貝爾二世(Thomas M. Campbell II)作；呂奕欣、倪婉君、張家瑞翻譯. -- 四版. -- 臺北市：柿子文化, 2018.05
面；　公分. -- (Thinking；15)
譯自：The China study,Revised and Expanded Edition
ISBN 978-986-95653-9-4(平裝)

1.營養 2.食療 3.健康飲食

411.3　　107003589

各界讚譽&迴響
Praise For The China Study

—國內迴響—
（依姓氏筆劃順序排列）

本書內容的確有獨到的見解和學理之根據，值得一讀，且內容知識有益民眾健康之促進。

——**王志中**，奇美醫學中心教學副院長

均衡的飲食以及運動是維持健康的最佳方法，過與不及不但無益，甚至有害健康。一般人總認為愈營養就愈健康，但過度的營養反而會造成另一種不均衡的「營養不良」，也面臨更多的危險。《救命飲食》清楚地指出這種「營養不良」所造成的危害，進而得知什麼才是真正的救命飲食，相信對於社會大眾維持健康是有助益的。

——**王進崑**，中山醫學大學副校長、臺灣營養學會理事長

《救命飲食》內容非常精湛，深入淺出且全方位地指出錯誤飲食導致的嚴重疾病，人們只要改變錯誤的飲食習慣，不再吃動物性與人工干擾或汙染（例如：農藥、化學肥料或添加物、輻射線）的食品，以最天然方式生食或熟食新鮮、有機、潔淨的食物，如此持續性地以簡單健康、天然方式過生活，一定可以達到不生病生活的境界。

——**王輝明**，臺中榮民總醫院大腸直腸外科主任

如同其書名，《救命飲食》正是「救命」之用，若我們不針對日常生活及飲食做些修正，現代人的文明病將在本世紀末侵蝕掉所有醫藥進步帶給人類的福祉。本書作者將疾病源頭鎖定在動物性食物，並利用傳統東方中國以植物為主的飲食法，來改變現代人的錯誤飲食觀念以增進健康。由演化的角度來看，人類的素食飲食法已歷經數百萬年，所有體內代謝系統均以素食為主，當然無法應付大量動物性食物為主的生活方

式，以致疾病叢生、健康受害。如何重回科學的傳統飲食法是本書之主要訴求原則，想健康的現代人都應該閱讀。

——**尹長生**，財團法人康寧醫院院長

柯林．坎貝爾博士的《救命飲食》是一本滿載著他畢生研究精華的書籍，指出吃下過多的動物性食物對健康的影響，而無論從健康或是環保的觀點，飲食中都應該增加植物性食物的比重。這是一本能扭轉我們飲食習慣的好書，絕對值得一讀。

——**吳映蓉**，《營養學博士教你吃對植化素》作者、臺北醫學大學保健營養系兼任助理教授

醫學界以往對於營養、飲食、疾病之間的關聯性存在著許多誤解。坎貝爾大師將其三十年的研究精華藉由《救命飲食》這本巨著，深入淺出地透露了目前醫界所不知道的祕密！值得所有民眾再三品味。

——**呂斯宇**，敏盛綜合醫院核子醫學科主治醫師

「中國營養研究」開啟了坎貝爾博士父子二人無畏艱難追求飲食真理之路，乃真勇者；數十寒暑苦心鑽研，為大眾抽絲剝繭、釐清真相，乃真智者；自此終身蔬食，律己勉人，乃真仁者。智仁勇三達德成就了一本《救命飲食》，故能經久不衰，影響深遠！

究讀精要延用，坎貝爾博士所言：「食物中的一切因子若能同化運作，將決定帶來健康的果實。」此語道出了營養學的關鍵。

中國人注重自古已然的飲食養生學問，特別強調以合宜之烹調提煉食物精華，使其入口易嚼化，入胃好消化，入腸能轉化，入腎可淨化，以至於起了生化作用，徹底為人體吸收而產生動能。然而，古時更甚之大修煉家，可令營養來源不全賴食物，而是透過陰陽調和、動靜兼顧之法則使身體淨化，於是更能感受大自然的陽光、空氣、水等因子，與其所享用之食物融合運作，發揮高度能量之連鎖效應，真乃妙不可言！

相信坎貝爾博士的著作能讓任何一位關心健康的人有所體悟，也祈願世人共同來感受覺醒而後覺知的可貴力量！

——**李鳳山**，梅門一氣流行創辦人

酸性體質是引起糖尿病、高血脂、高血壓以及癌症的元凶，要改善甚至治癒它，必須注意三點：清淡飲食（天然素食）、適度運動及規律生活，《救命飲食》提供了十分正確的飲食資訊，確實值得推薦。

——**李豐裕**，臺中縣中醫師公會理事長

《救命飲食》提供了直接的證據，說明了很多連醫師都不知道的事實：全植物性飲食就能提供完整的營養！為關心全球暖化而想選擇蔬食的人打了一劑強心針！

——**林佳儀**，衛生署臺北醫院小兒科主治醫師

作者以深入淺出的文筆敘述了他四十多年來在營養學方面的研究，加上最近大型的「中國營養研究」深入探討飲食與疾病之間的關係，並比較美國人和中國人（低熱量、低脂、低蛋白）之基本飲食不同的習慣，更搭配許多人在此領域的研究成果，終於得出了作者的結論：飲食是預防及治療多數疾病最重要的因素，而低脂、低蛋白、高蔬果——尤其是植物性飲食——是最健康的方式。這是一本非常值得閱讀的好書，敝人樂意推薦。

——**林俊龍**，慈濟醫療志業執行長

《救命飲食》提倡的全食物植物性飲食對健康的幫助，放之古今中外皆準，符合傳統中醫養生清淡為主的飲食原則；中醫認為膏粱厚味的飲食容易造成疾病，膏即是指油脂多、纖維少的動物性飲食，粱是指精製的穀類；《救命飲食》證實了傳統中醫的大智慧！

——**林銘昭**，前衛生署南投醫院中醫科主治醫師、永安中醫診所主治醫師

推廣預防醫學許多年，深刻體認到正確的生活是可以預防、延緩，甚至扭轉疾病的發生，欣見《救命飲食》是根據科學研究詮釋食物與健康之奧祕，與自己推廣的營養理念頗為契合，證實健康素食的確能創造健康。

——**林淑姬**，臺安醫院營養課課長

個人已經茹素十多年，無肉飲食讓我保持健康。部分民眾以為植物性飲食不夠營養，其實誤解了。衛生署規劃素食者飲食指南和素食金字塔，提供民間為保健基礎。很樂於見到這本書出版，可與民眾分享正確的飲食觀念。

——**林鴻池**，立法委員

癌症及糖尿病等慢性病為國內十大死因之一，與不當的飲食習慣息息相關。政府為了國人健康及預防醫學角度，不餘遺力地推動健康飲食、天天五蔬果，就是希望能夠改變國人的飲食習慣。讀了《救命飲食》更覺心有戚戚焉，這本書深入淺出地敘述飲食與疾病的密切關係，讓讀者更能深切了解——飲食才是健康的基石，不可輕忽！

——**邵蘊萍**，三軍總醫院營養部督導、中山醫學大學兼任講師

《救命飲食》所推崇的全食物植物性飲食，對急需解救的健康問題——肥胖、代謝症候群、心血管疾病、糖尿病、某些癌症、人畜病毒傳染、地球暖化引起的生態浩劫——不但對症，且治本。

——**邱雪婷**，臺灣素食營養學會秘書長

柯林．坎貝爾博士以說故事的方式，揭發現代人的飲食型態與生活習慣不但不符合高雅的道德觀，亦對自己與後代子孫的生存環境與健康造成重大的負面影響。

我從大學時代至今茹素已經超過二十年了。在一般人往往認為最需要補充動物性蛋白質時：包括國內外寒窗苦讀、結婚生育及目前承受的研究壓力，仍堅持素食。但是結果比預期好，不僅博士學位順利到手、一畢業即獲聘教職，上帝並賜我一個慧黠貼心的小孩與家庭。我想素食是重要關鍵，因它使我智慧清醒、身體健康，並福澤我的後代，印證了柯林．坎貝爾博士書中所描述的各項飲食與營養的研究數據。

有別於研究用的教科書，本書用字遣詞淺顯易懂，並且輔以生活的實例，相信一般大眾應更能接受書中的觀點。尤其目前環保議題沸沸揚揚，其實癥結在於人類食肉成性，以致畜牧業發達。人類若是轉肉食為

素食，給自然一個休生養息的機會，我相信自然會還給人類一個綿延不絕的生存空間。素食果真是救命飲食！

——**邱逸榛**，長庚大學護理系所助理教授

推薦是「拋磚引玉」的功能，磚是什麼？玉又是什麼？

應追述二十年前，坎貝爾教授早已被尊為營養學界的愛因斯坦，如雷貫耳地啟發我，從一介庸碌平凡、隨波逐流的醫師，急流勇退走一條自己的路。

回想何以能如此自我期許？「手無寸鐵，卻可以力挽狂瀾；手無一針一藥、一刀一剪，卻可尋找天下無毒的食物來改善病情，使頑固疾病得以痊癒。」全是因為《救命飲食》給我一方堅固的礎石啊！

一個人窮一輩子四十至五十年的光陰，專業且專注地投入「真正營養的探討」，涵蓋七百五十項參考書，數百冊科學刊物，淬鍊成一本書，以既深奧且廣泛的知識學術為後盾，又消化成淺顯易懂、趣味橫生、如珠貫串、欲罷不能、引人入勝的筆力，來貼近閱讀者。不知不覺中，撲朔迷離的真理內涵已被雋永有趣的蜜糖包裹般而融入普羅大眾的心田中，如玉入懷，珍重無比。這是閱讀此書的動容處。

本書的英文版原文書名The China Study，中文版則翻譯成《救命飲食》。我個人的忖度原文書名是坎貝爾教授宅心仁厚、飲水思源的立意。因為在一九八〇年以前的營養研究，侷限於實驗室及動物階段，一九八〇後的二十年，在中國得到更廣大的社群、更詳細的實驗值生活史，文化史的田野研究，發現真相不是脆弱的火苗，而是永不能熄滅的真理。為了紀念這段流行病學研究對人類、對世界、對地球的貢獻，故名之。

如今崛起的中國，在經濟實力展開無比的威力時，若能珍重這份研究：「唯有捨棄動物性、攝取植物性來源的飲食法，才能救命。」將能保持健康之道。曾幾何時，這樣的觀念宣導協助美國人重生。一九九〇年以後癌症發生率得以下降。老婆心切再再提醒：經濟生活改善後，更要活得健康而真正富裕，千萬莫重蹈西方社會因生活富裕而失去健康的覆轍。

柿子文化獨具慧眼、深具良知能選擇譯著，書名更直截了當、直指關要，緊扣要命的飲食會造成富裕文明病，「救命的飲食」卻可逆轉這些難纏要命的疾病，真是一針見血！

我雖渺小，卻以能參與這本歷史性的大書、真理懷玉的問世感到沾光且染喜，只能真摯地道一句：「何其有幸！何其有幸！」書是掘寶的指南，最終所獲寶藏卻來自讀者內化後無比的影響力與執行力。

——**姜淑惠**，身心靈整體健康專家

和絕大多數忙碌的現代都會人一樣，我以前對於吃什麼其實並沒有那麼注意，直到父親於二〇一一年初確診罹癌開刀，才開啟了我對飲食的好奇。母親在父親術後，以自己護理專業背景評估，選擇了坎貝爾博士的《救命飲食》作為父親的飲食照護指南，多年來已經成為他們的飲食習慣，現在父親的健康狀況很好，不但早已過了癌症五年追蹤期，連他從年輕時期就開始服用的血壓藥也不需要了。親眼見證了《救命飲食》在父母身上發揮的果效，我也開始調整自己的飲食習慣，並常和身邊友人推薦此書，誠心建議您花些時間閱讀，閱畢後在每一次下筷之時，相信會做出不一樣的選擇。

——**夏嘉璐**，知名主播、主持人

自從多年前中風以來，我的醫療團隊盡忠職守，監控我的飲食與生活作息，而我也自律甚嚴，三餐少油、少鹽、少糖，希望身體維持正常運作、常保健康。目前為止，成效還不錯，我也終於深切領會：飲食和身體健康有密不可分的關係。

「死亡，是食物造成的！」柯林．坎貝爾博士在《救命飲食》這本書，揭櫫了我們所不知或忽略的營養學新觀念。

也許大家都耳聞動物性蛋白質對人類身體有所危害，但最令人驚訝而鮮少人知的是：「攝取最多牛乳和乳製品的國家，其人民骨折率最高、骨骼也最差。」這種顛覆性的說法，究竟是真是假？證據為何？值得大家仔細地來鑽研與認真思考。這本書處處可見許多革命性的飲食觀念，讀者如果能持著開放的心，觀照各種主張與說法，加以比較，或許將能找出最適合自己的「救命之道」。 的確，「活得好不好，要看吃得對不對！」

——**胡志強**，前臺中市市長

展閱《救命飲食》，如獲珍寶，作者坎貝爾博士以負責任的態度，將一生所學對健康、營養、飲食做了全方位完備的闡述。為現代人的文明病點出了迷津，也對似是而非的營養知識做出了詳盡的剖析。當然也毫不諱言地指出醫療體系的偏見與盲點，更揭穿了攝取動物性食物是進步、文明、富裕、健康的假象。蔬食飲食除了為自己帶來健康，亦實踐全球環保的理念。

「死亡是食物造成的！」

你相信嗎？《救命飲食》或許可以給你一個滿意的答案。

——**胡雅美**，主婦聯盟環境保護基金會董事長

在資訊網路與知識發達時代，原有的知識會過時，醫學證據也會不斷翻新；本書敘述營養學與健康、疾病的關係，也運用了實證醫學精神，讓讀者產生共鳴，更能體會出飲食對健康深遠影響。

——**胡懷玉**，三總營養部督導、中國文化大學兼任講師、康寧醫護暨管理專科學校兼任講師

食用動物性蛋白質，易罹患癌症、心血管疾病、糖尿病、老年癡呆等等。坎貝爾博士以科學性的證據，揭櫫動物性蛋白質對健康負面的影響；同時，畜養動物亦消耗地球資源——《救命飲食》值得所有臨床醫師與營養師參閱。

——**淩雲琪**，富享生物科技技術總監

一位嚴謹的營養學科學家，將生澀的科學研究結論以簡單的邏輯思考形式、淺顯易懂的文字，帶領讀者一步一步深入與我們生活最切身的議題——飲食與癌症的關係。

從過量蛋白質之攝取足以推進癌細胞之增長，到膳食纖維與癌症之關係，作者不以譁眾取寵的方式，具體呈現科學的證據與數據，告訴讀

者飲食可以影響疾病之過程，此外，他更以自身對攝取飲食之經驗與讀者分享。作者雖然強調全食物植物性蛋白質之重要，卻也駁斥單一成分或少數混合營養素對抗癌症之貢獻，這正是任何一本蔬果養生書籍之共同缺點。

各位讀者，閱讀本書將可以開啟你對癌症發生機轉的另一種思考，也讓讀者自省是否該給自己一次改變飲食的機會。

——**國民健康局**，二〇〇九年健康好書推薦書評

哥本哈根氣候大會上肉品的碳足跡追蹤讓我們知道餐桌上的變化會影響全球氣候，選擇素食簡約的生活來節能減碳是最環保的生活方式！

過去大家常說「愈營養愈好」，但其實是愈營養愈危險，然而，正確的飲食和營養可以幫助你預防或減緩癌症發展，強力推薦抗癌好書——《救命飲食》！透過低蛋白質飲食就能化解高致癌化學物質所帶來的危機，也提倡大家能「吃素顧健康」！

——**許文林**，花蓮慈濟醫院副院長

這是唯一具有科學實證、專業研究、有根有據的營養公衛好書，作者說穿了一些假象，並且娓娓道出真理。不僅一般大眾要閱讀，醫藥護理界的專業人員，尤其是活在白色象牙塔裡的醫師們，更需一讀再讀；醫學院裡的教授學生也應人手一冊——這是醫學院所最欠缺的！

——**許達夫**，《感謝老天，我得了癌症！》作者、許醫師自然診所負責人

《救命飲食》中，營養學權威坎貝爾教授生動活潑地闡明了飲食與疾病的關聯性。本書不只適合一般民眾閱讀，醫界專業人士、甚至政府決策官員，更可以藉由本書，來擴大視野、造福人群！

——**許尚文**，敏盛綜合醫院腎臟中心主治醫師

這是一本挑戰營養學歷史的巨著，從前的營養學絕不會料想到動物性蛋白質居然會扮演黃麴毒素或B肝病毒致癌的促進啟動因子，特別是牛奶酪蛋白。傳統的營養學都以為動物性蛋白質因為接近人體蛋白質胺基

酸的組成，故推論其為優質的完全蛋白質，而在衛生營養和醫學上不斷地強調，結果造成了人類錯誤的觀念，演變至今，癌症和心血管疾病成為世紀的大殺手。

坎貝爾博士的研究發現要融入到最新的營養學教材中，恐怕還需要一些時間，連我這學營養和做營養研究的學者，都不見得有時間和機會完整地閱讀這麼寶貴的著作，更何況一般民眾的營養概念大多僅來自於商業的廣告！如今《救命飲食》已經被翻譯成中文，並且以通俗的文筆呈現，一般大眾就能夠自行閱讀。

我也期待本書的知識有朝一日能夠真正被營養學界納入為教材並廣為流傳，以利世界人類的健康。

——**陳建中**，世新大學觀光學系餐飲管理組助理教授、臺大食品科技研究所博士、營養師

老年人要能長壽百歲，也要健康有活力，避免高熱量飲食是保健之道。「多蔬果、少肉食」不僅符合熱量限制的原則；蔬果內含的抗氧化劑也可以改善老年人的智力表現，並達到抗老化的效果。坎貝爾教授根據「中國營養研究」而寫成的著作，指出現代人正確的健康飲食方式。值得推薦！

——**陳慶餘**，臺灣老年學暨老年醫學理事長

人類疾病的產生與吃有很大的關係，所謂「病從口入」是千真萬確的法則。身為醫師的我在拜讀《救命飲食》第七章提及八週素食療法，從飲食習慣做到體內環保及疾病的改善；從第十七章「醫療帝國黑暗心」深切感受醫師在治療病患時，務必先從營養學去診斷病患可能致病的原因，輔以飲食習慣的改變，以達治療事半功倍之效。「營養優先於預防、預防更勝於治療」。人類為追求身心靈的健康，《救命飲食》是達到此目標的最佳祕密武器。這是一本不可多得之好書，欣悅推薦並願與讀者共勉之。

——**陳興漢**，桃園敏盛綜合醫院（經國院區）傷口照護暨高壓氧治療中心主任

研究證實，肉類飲食會增加慢性疾病和癌症的發生率，造成國人健

康的重大威脅。《救命飲食》健康全素之新思維，符合國人健康需求，值得推薦。

——**陳俊傑**，中山醫學大學醫學系公共衛生科副教授兼科主任

很多學醫的人，自己和親人得了癌症、心臟病、糖尿病、肥胖症和自體免疫疾病，卻找不到解決問題的好方法。《救命飲食》有你要的真相與答案。

——**梅襄陽**，全球華人防癌長鏈倡導人

「病從口入。」國人十大死因如癌症、心肌梗塞、中風、糖尿病等，都和飲食息息相關。有病找醫生，保養靠自己，錯誤的飲食侵蝕身體，《救命飲食》詳述飲食和疾病的關係，細讀本書，遠離疾病。

——**張坤漳**，彰化基督教醫院內科總醫師、合濟診所副院長

人一生幾不可須臾之間背離者唯空氣、飲食而已，無論是疾病的預防、治療和復健，飲食都扮演重要的角色。人常尋靈丹妙藥而不可得，但只要略微調控飲食，就可能促進健康。《救命飲食》這本書值得參考學習。

——**張德明**，國防醫學院院長

節節攀升的癌症與慢性病，以及步步進逼的暖化危機，關鍵竟然都源自人類不當的飲食習慣，惟有正確的飲食能夠救人自救，因此，我鄭重推薦《救命飲食》！

——**黃建勳**，臺大醫院雲林分院安寧病房主任&倫委會執行秘書&家庭醫學部主治醫師、臺大醫學院家庭醫學科兼任講師

本書淺顯易懂，以譬喻、實例的論述方式呈現，傳遞全新的飲食觀念，從改變自身的飲食內容和習慣，進而遠離疾病的威脅。

——**黃國晉**，臺灣醫用營養醫學會理事長、臺大醫院預防保健科主任、臺大醫學院家庭醫學科臨床教授

國人向來注重養生保健，膳食自是重點之一，在柯林·坎貝爾博士的營養學經典巨著——《救命飲食》一書中，對飲食提供非常重要的研究發現及觀念。能夠審慎閱讀《救命飲食》並且力行實踐，必可對你的保健助益良多。

——**楊榮森**，臺大醫院骨科主治醫師

我極力推廣吃素的原因（奶蛋魚肉均不吃，只吃蔬菜水果五穀雜糧）之一，就是深受《救命飲食》的影響，而讓我這幾年來一直如此堅定做這一件事情的原因，是我的許多患者在遵照《救命飲食》一書去實行吃素之後，他們的身體健康檢查報告證明這是對的，甚至直呼「不可思議」，因此有許多患者都買了十幾本《救命飲食》分送親朋好友。

各位！請一定要看看它，相信它，然後努力去實行它，你將會從中獲得很多很多！

——**楊濟鴻**，中西醫師

這本書提供了現代人都應該知道的養生觀念，並破除了對於用藥依賴的迷思，我極樂意予以推薦給我們社會大眾！

——**鄭耀明**，南投縣中醫師公會理事長

正確的營養關係著你我的健康，《救命飲食》以深入淺出的筆法，搭配多項專業研究報告和數據，讓大家對疾病與飲食之間的密切關係有更深入、正確的認識，讀這本書，遠離疾病！

——**潘懷宗**，陽明大學醫學院藥理教授、臺北市議員

《救命飲食》這本書是世紀大作，影響深遠，對食療的探討十分透徹，若世人想要維護自身與全家大小的健康、遠離疾病，這本《救命飲食》是必讀之書，並且一定要流傳給親友與子子孫孫。

——**歐陽英**，生機飲食傳道人

讀《救命飲食》能深刻感覺到坎貝爾教授的慈悲胸懷與用心，最可

貴是他能以較客觀的心態及寬大的胸襟研究探討，不會硬拗以前不對的舊論，且盡量以研究數據說明乳製品及高蛋白質食物過量攝取對人體影響不利原因，這種客觀嚴謹的研究精神與善良的心態，非常值得大家尊敬與學習。

我亦同意作者說法：解救健康危機的關鍵，就在於我們選擇把什麼食物放進嘴裡——就這麼簡單！

——**歐陽瓊**，中華自然療法世界總會總會長

二十多年前當我為了不忍心吃小動物而決定吃素的時候，不像現在有許多資訊參考，只知道要吃多元、多樣、多色，為了不讓大家擔心所以絕不挑食，沒想到兩年後困擾已久的貧血竟然好了。

一直到現在固定做定期健康檢查，雖然已更年期多年，鐵與鈣一直保持標準之內，而吃素以來愈吃愈簡單，除了必要時補充一點營養品之外，一切是簡單清淡，並且在演藝工作及志工同時忙碌時，也沒有覺得體力不夠，所以吃對食物是很重要的，許多錯誤美食反而是致命的吸引力喔！

——**譚艾珍**，資深藝人

本書是一位正直樸實的精英科學家誠摯發表的尖端科學研究成果，雖帶來有如「地動說打破千年傳統的天動說」之震撼，但它終究也同樣會成為全世界飲食的圭臬與常識。

——**蘇起銓**，格蘭英語董事長

棄守陳窠，才能擁抱真正的健康！柯林．坎貝爾教授《救命飲食》一書完全扭轉了文明人類長久以來對於營養攝取的固陋觀念，揭示「少肉可以令人真健康、更長壽」才是當今營養學的正道。我們閱讀它，定能迎接健康的新契機。

——**顧敏**，國家圖書館館長

—具名推薦—

（依姓氏筆畫順序排列）

王志堅，三軍總醫院小兒科部主任

王德芳，國軍臺中總醫院院長

李飛鵬，臺北醫學大學附設醫院院長

李偉文，荒野保護協會榮譽理事長

李豐，李豐病理中心負責人

鄭金寶，臺大醫院營養室主任

—國際好評—

（依名字字母順序排列）

我不記得是尼爾．柏納德，還是約翰．羅彬斯開始讓我開始想要改變飲食……但現在，我心目中最新的英雄人物是寫《救命飲食》的T．柯林．坎貝爾博士！

——Alicia Silverstone，搖滾歌手

簡單地來說，這是我身體力行以植物為主的飲食方式的結果。我現在以豆子、豆類、蔬菜和水果等為主食……

這麼做整個改變了我的新陳代謝，我甩掉了近十一公斤，回到了高中時期的體重。然而，其實我不是為了減重才這樣做——原本只是想要減輕一點重量而已，但我從來沒有想過這個願望真的會實現。

我之所以改變我的飲食，是因為在放入血管內支架以後，我了解到：接受心臟繞道手術後，你通常都會失去一些靜脈，因為它們比動脈更薄、更脆弱。事實上，它又阻塞了！這意味著膽固醇仍在我分流後的靜脈中累積。

我再也不要讓同樣的情形發生了！所以開始研究所有的這類調查報告，我看到那些從一九八六年起就開始力行植物性飲食、不吃乳製品和

任何一種肉類的人當中（不吃雞肉、也不吃火雞肉，我偶爾還會吃一點點魚肉，但是非常少），有百分之八十二的人的身體開始自我痊癒。他們的動脈阻塞清除了，沉積在他們心臟附近的鈣化都分解了。這場運動是由在克里夫蘭醫療中心的小克德威爾·艾索斯丁博士、加州的狄恩·歐寧胥博士、撰寫《救命飲食》的坎貝爾博士父子，以及其他一些重要人士所領導。如今，我們已經擁有二十五年的證據，所以我想，我要成為這個實驗的一部分，看看自己是否能夠成為具有自癒機制的人們中的一分子。

——Bill Clinton，美國前總統柯林頓接受CNN主持人Wolf Blitzer專訪

《救命飲食》依據科學證據、經同儕檢視和龐大的統計數據，為我們呈現一個有史以來強大有力的素食健康生活藍圖。

——Bradly Saul，OrganicAthlete創辦人

《救命飲食》是過去七十五年來最重要的健康和營養書籍。每個人都應閱讀，而且它應該成為大學課堂裡的營養學教材……《救命飲食》讓我們了解素食的營養價值，以及美國政府、美國醫學協會如何濫用我們的信任、在暴利的名義下掩飾營養的真相——坎貝爾博士是一位值得我們重視的英雄。

——David Klein，Living Nutrition Magazine雜誌發行人

《救命飲食》是目前營養學著作中最重要的，閱讀它或許可以救你一命。

——Dean Ornish，美國預防醫學研究中心創辦人暨總裁

本書以每個人都可以輕鬆了解的方式，解釋飲食和健康的真相，且是每個人都要知道的驚人真相。

——Douglas J. Lisle & Alan Goldhamer，合著《愉快的陷阱》

《救命飲食》是份不朽的調查報告，記錄了中國超過二千四百個縣

的飲食和癌症死亡率，並探討其營養和健康的意義及影響——坎貝爾博士父子寫了一本生動、重要的書，值得廣泛關注。

——**Frank Rhodes**，康乃爾大學榮譽校長（1978-1995）

《救命飲食》將會快速為大眾開創健康的新紀元。

——**Hans Diehl**，暢銷作家與冠狀動脈健康促進計畫之創辦者

《救命飲食》是紮實的科學研究，非只顧投機取巧的區間瘦身法、阿金飲食法、低糖瘦身法等流行飲食花招。

——**Jeff Nelson**，Vegsource.com總裁

康乃爾大學的營養專家、同時也是《救命飲食》作者的坎貝爾博士告訴我們，吃什麼比算卡路里更重要，均衡的蔬食可以防止體重增加！

——**Jennifer Hudson**，歌手（美國偶像第三季選手）

對於每個想健健康康的人來說，《救命飲食》提供了能救命的關鍵營養資訊。

——**Joel Fuhrman**，《Eat to Live》作者

《救命飲食》告訴我們需要多少蛋白質及從何攝取，而這些研究成果的影響無與倫比。

——**John Allen Mollenhauer**，MyTrainer.com創辦人

這是有史以來在健康、飲食以及營養類別裡最重要的一本書。它的影響力將隨著時間增加，並且最終將會改善世界各地數千萬人的健康和壽命。

——**John Mackey**，Whole Foods執行長

《救命飲食》是我最喜歡的書之一，如果你還沒看過，請立刻購買……書中沒有半點悲傷、沒有恐怖故事或讓人良心不安的歷程，只是

鉅細靡遺地研究動物性蛋白質對健康和壽命的影響（摘自《一點小改變，簡單醫百病》）。

——Kathy Freston，〈紐約時報〉暢銷作家、《一點小改變，簡單醫百病》作者

今天就把這本書加進你的必讀書單中！這本書不只釐清了現代飲食的許多謬誤，還針對什麼才是罹患癌症的真正原因提供了發人深省的答案（摘自《效果驚人！疾病調校聖經》）。

——Kris Carr，《效果驚人！90％的疾病都能逆轉•全食物救命奇蹟》作者

本書以動人深入的內容，說明奮鬥—繼續努力—終至了解的過程，並解釋我們的健康與飲食有何重大關聯。

——Marilyn Gentry，美國癌症研究中心所長

本偉大的著作闡述了開創性的研究調查，為醫師、科學家與注重健康的讀者提出找已久的答案。

——Neal Barnard，《糖尿病有救了》作者、責任醫療醫師委員會主席

本研究堪稱流行病學的大賞。

——New York Times《紐約時報》

如果擔心肥胖流行、自身健康和西方飲食對環境與社會的可怕衝擊，你將會在《救命飲食》找到明智且切合實際的解決方式。

——Robert Goodland，世界銀行環境首席顧問

坎貝爾博士指出動物性蛋白質帶來的惡果相當驚人，這是一個需要傾聽的故事。

——Robert C. Richardson，諾貝爾獎得主

《救命飲食》已經改變全世界人們的飲食，包括我自己……

——Sanjay Gupta，CNN首席醫療線記者

《救命飲食》提出非常良好的證據，分析謬誤的現代飲食、生活型態與醫學，以及屢屢失敗的速成法。

——Sushma Palmer，美國國家科學院食物與營養委員會前執行主席

深刻反應工業化在中國帶來的飲食和疾病的模式，這份統計數據在美國和全世界的飲食政策上帶來新的省思。

——Washington Post《華盛頓郵報》

無論是對經濟已開發，或正面臨快速經濟轉型及生活型態改變的國家來說，《救命飲食》都是上乘之作。

——**陳君石**，中國疾病預防控制中心營養與食品安全所資深研究教授

A Whole Foods Plant-based Diet

全新的感謝
Acknowledgments

首先，我要向「那些曾努力敗壞我的觀點及我個人信譽的人（並不少見）」再次致謝。在第一版《救命飲食》時，我一點都不知道，他們的貢獻有多真實。

對於本書所傳達的訊息──關於食物在我們健康方面的角色，他們的敵意極其明顯，而且往往激烈到令我吃驚的地步。他們通常口齒伶俐，而且具有某些方面的科學競爭力，但我觀察過他們，其中大部分人的語言能力其實比科學能力更好，有些人甚至利用其他在科學上更有技巧的人去幫他們編寫文稿。結果呢？他們通常相當熟練於愚弄大眾，使大眾相信他們精心塑造出的可靠想法。

一些敵意最深的批評者，他們罵人的言語不是本書可以容忍的。我對於他們的激烈態度一直很好奇，但我也明白，他們往往代表了一些大公司的利益，而那些大公司相信，本書所傳達的訊息會損害他們的市場占有率。我也確信，有些人會很老實的相信他們的批評，因為他們和他們的家人、朋友已經很習慣原本的飲食方式，而且這樣吃已經有很長久的一段時間了，也許是好幾代。舊習難除，而未來對他們來說，也許太無法預測。

不過，這些批評當中有些（無論多尖銳）是牽涉到實質問題，所以一定要得到答案。本書中會陳述這些批評。

我也必須感謝參與過自本書第一版發行以來我所授予的五百多場講習的無數人，他們提出的問題很重要，而且毫無疑問的，他們有助於我更清楚的傳達意見和想法。我認為，我在這一方面是很幸運的。

我的妻子凱倫與我們的家人（湯姆、唐恩、凱斯、勒安、尼爾森、艾蓮、莉莎和金）將繼續盡全力支持和創新促進本書的訊息，除此之外我別無所求。還有，我也要感謝由布萊安・溫德爾（Brain Wendel）和約翰・柯利（John Corry）製作、李・福克爾森（Lee Fulkerson）執導的紀錄片《餐叉勝過手術刀》。故事以中國營養研究（The China Study）為主軸，它的電影票房和DVD在促進這個訊息上，已達到空前的成功。

本書的共同作者湯姆（湯馬斯），當時新懷抱著熱忱，選擇將他的職業從戲劇改為醫學（現在他有家庭醫學科的權威認證）。從那時候起，他開始在這個主題上獲得了稀有資訊的知識。我堅信，由於他和其他年輕醫療從業者的緣故，這本書的訊息在將來一定會得到廣大的採用。

——柯林・坎貝爾

自從《救命飲食》第一版問世後，我整個人完全埋首於醫療體系中，成為一個執業者和得到權威認證的家醫科醫師。我們身處於一個截然不同的醫療教育世界，投入四年的時間寫出《救命飲食》，進而改變了那麼多的生命，這真是一個非凡的體驗。

全新的感謝

我想感謝在我這個漫漫無際又令人勞頓的旅途中的導師和授業者，特別是羅徹斯特大學醫學中心家庭醫學系的教職員，他們在我住院實習期間給予了鼓勵和指導。我目前的雇主——羅徹斯特大學基礎醫療網，在過去幾年來也給了我莫大的支持。他們支持我和內人將一種飲食與生活方式推介給參與「羅徹斯特大學營養醫學研究計畫」（URNutritionInMedicine.com）的病人，藉此，他們證明了自己是在衛生醫療上那一小群有前瞻性想法的國內先驅之一。

當然，就像許多醫生會告訴你的，也許最重要的老師是我的病人。沒有什麼滿足感能夠比得上幫助病人癒療他們自己，而本書正是想幫助它的讀者那麼做。

我也要感謝我的妻子艾蓮．坎貝爾（醫學博士暨公共衛生碩士），她是我們營養醫學研究計畫的共同創始人。因為有她的專業支持與興趣，以及她的技術與能力，這一切才能付諸實現。

最後，我要感謝非營利機構「柯林坎貝爾營養研究中心」（nutritionstudies.org）的工作人員，他們將我們的蔬食認證課程推展成在eCornell上最受歡迎的課程。我做了一年半的執行主任，現在是醫學主任，我可以很有信心的說，珍妮．米勒（Jenny Miller）、安．勒貝特（Ann Ledbetter）、莎拉．德威爾（Sarah Dwyer）、朱安．盧貝（Juan Lube）、傑若米．羅斯（Jeremy Rose）、吉爾．愛德華斯（Jill Edwards）、麥可．勒貝特（Michael Ledbetter），以及中心所有的指導者和過去的員工，在協助將《救命飲食》的訊息盡可能推展給廣大聽眾的努力上，比世界上的任何人都多。

——湯馬斯．坎貝爾二世

序言
Preface

這本書的作者柯林．坎貝爾，在骨子裡其實仍是個來自維吉尼亞州北部的農場男孩，我們在一起時，總免不了會分享各自的農場故事，從施灑糞肥、開牽引機到放牧牛群……我們之間永遠有說不完的農場經。

雖然我們都有農家背景，但最後卻走上不一樣的行業。一開始，讓我心生仰慕的，是柯林在其專業領域裡的非凡成就。他參與發現了一種後來被稱作「戴奧辛」的化學物質，而後又親身投入領導飲食和健康方面最重要的研究之一：中國營養研究。在此之間，他撰寫不下數百篇科學論文、參加許多政府專家小組，並協助成立美國國內與國際飲食和健康組織，像是「美國癌症研究協會」和「世界癌症研究基金會」等。身為科學家，柯林對於美國應如何看待飲食和健康，扮演著舉足輕重的角色。

然而，在真正開始了解柯林這個人後，我佩服的就不只是他在專業上的成就，還包括他的勇氣和正直。

柯林對於一切現狀都抱持懷疑的態度，而我們都知道，就算所有科學證據都支持他的觀點，要與主流意見背道而馳也絕非易事。我很能理解這一點，因為我和知名脫口秀主持人歐普拉就曾經遭到一群德州畜牧業者的控告，當時歐普拉因為一席不吃牛肉的談話引發業者不滿，進而惹來官司。除此之外，我曾在華府遊說推動更好的農業耕作法，也為了改變美國的糧食培育和種植方式而努力，我還試著向國內一些最具影響力且資金雄厚的團體求助，而我知道這並不容易。

因為我們都走過相似的路，所以我對於柯林的故事感同身受。我們都來自農家，在小社區裡學習獨立、誠信和正直等美德，而且後來都在各自的主流職場領域找到一片天。雖然我們都成功了（我仍然清楚記得我在蒙大拿州簽下第一張七位數支票，買了大批牲口那天的情景），但也都了解到：我們所處的體制可以再進步。然而，要推翻這個讓我們從中獲利的體制，絕對需要鐵一般的意志和堅貞不渝的正直——柯林正具有這兩種美德，而本書則是他漫長而尊嚴的職業生涯中，一個成就輝煌的出色巔峰。我們都應該多多師法柯林的經驗，因為他不僅在自己的專業領域到達頂點，還因勇於尋求改變，達到另一波事業高峰。

不管你是關心個人健康，還是憂心全美國糟糕透頂的健康環境，在讀完本書後，都能讓你收穫良多。請一定要仔細閱讀本書，吸取其中的資訊，然後應用於你的生活中。

——霍華．李曼，《紅色牧人的綠色旅程》作者

前言
Foreword

如果你的生活和今天大部分的美國人差不多，這表示你目前正身陷在連鎖速食餐廳陣之中，並且被垃圾食物圍攻著。觸目所及，所有減重廣告裡列的瘦身計畫，都告訴你不用忌口、不必運動，就可以瘦身。

在這裡，要找士力架巧克力棒、麥香堡，或者是可樂，都比找一顆蘋果還容易。你的小孩在學校餐廳吃得到的蔬菜，就是漢堡上的番茄醬。

你向醫師請教養生之道，卻在候診室發現一本二百四十三頁、外觀精美的雜誌《家庭醫師：健康和福祉的重要指引》。這本雜誌由美國家庭醫師學會出版，並於二〇〇四年免費發放給全美五萬個家庭醫師診所。雜誌中充斥著麥當勞、Dr. Pepper飲料、巧克力布丁和Oreo餅乾等產品精美的整版全彩廣告。

你挑了一本國家地理學會專為六歲以上孩童所出版的《國家地理雜誌兒童版》，原本預期會看到一些有益小朋友閱讀的文章，但是內頁卻都是Twinkies奶油蛋糕、M&M巧克力、家樂氏的「霜麥片」和「香果圈」、Hostess杯子蛋糕，以及特級Jell-O布丁冰棒的廣告。

這就是耶魯大學科學家和飲食倡導人士所謂的「有毒的食物環境」，也是我們大多數人現今身處的環境。

不爭的事實是，目前的確有許多人靠著販售不健康的食物大發利市，他們希望你繼續吃他們賣的產品，就算吃了會讓你發胖、沒有活力、生活品質變差，甚至減短壽命；他們希望你聽話、順從且無知，而不要你知道太多、凡事積極且充滿活力。為了達成目標，他們非常樂意每年掏出數十億美元。

你大可默默服從這一切，向販售垃圾食物的商人屈服；然而，你也可以選擇替自己的身體和所吃的食物，找到一種更健康且更能證明生命價值的互惠關係。如果你想要活得健康，擁有結實、潔淨又有活力的身體，那麼就必須在今天這樣的環境中，找到並肩作戰的同伴。

幸運的是，你手邊就有一位這樣的同伴——柯林．坎貝爾博士，一位廣為人知的大學者、全力投入奉獻的研究人員，以及偉大的慈善家。由於我有幸能成為他的朋友，所以可以保證他的確是這樣一個人，不只如此，他既謙遜又有深度，而且所走的每一步都基於他對別人的關愛。

坎貝爾博士的《救命飲食》，對於現今我們身處的黑暗時代來說，不啻是一線曙光，清楚且徹底地照亮當前飲食和健康環境的現狀，讓你不必再成為商人的禁臠，讓那些商人藉著誤導和混淆伎倆矇騙你去吃他們賣的食物。

我很欣賞本書的其中一點是，坎貝爾博士不會只提供讀者結論，他不會擺出高高在上講道理的姿態，把讀者當作小孩，告訴他們哪些該吃、哪些不該吃。相反地，他像是一個值得信賴的好朋友，這個好朋友在生活中所學習、發現和實踐過的事超乎我們想像；他還以溫和有禮、富於技巧的方式，清楚告訴讀者現今的飲食健康環境與必須充分了解的訊息、資料，讓讀者能夠做出聰明的選擇。當然，坎貝爾博士也會提供很好的意見和建議，不過他都會明白告訴讀者他是如何做出這些結論的。他提供的資料和事實都相當重要，他唯一的使命就是幫助讀者活得更健康、活得更有智慧。

我已經看了兩遍《救命飲食》了，每次讀完後都覺得受益良多。這是一本具有膽識以及智慧的書籍，文筆精良而且含意深遠，讓人獲益匪淺。坎貝爾博士的作品深具革命性意義，而且言簡意賅。

如果你想在早餐吃培根加蛋，然後再吃降膽固醇藥，那是你自己的權利。不過，如果你真的想對自己的健康負責任，那就買本《救命飲食》來看看，並且立刻身體力行吧！如果你能聽從這本書的忠告，那麼，在往後生命的每一天，你的身體都會非常感謝你。

——約翰·羅賓斯，《危險年代的求生飲食》作者

救命飲食
—The China Study—

附錄

引言
Introduction

即使在我全力投入關於營養學和健康方面的實驗性研究之後，社會大眾對於營養資訊的強烈求知欲，仍然讓我嘖嘖稱奇。坊間的飲食書籍一直都是排行榜暢銷書，幾乎所有知名雜誌都提供營養建議，報紙也定期刊登營養文章，電視廣播節目更是經常討論飲食和健康的相關話題。在網路上，你甚至可以購買任何適合你想望的健康建議。

疑問一籮筐

雖然資訊源源不絕，但是你真的有把握自己知道怎樣做才能更健康嗎？

你應該購買貼上有機標籤的食物，以免吃到過多農藥嗎？環境中的化學物質就是致癌的主因嗎？你的健康是生下來就由基因「預先決定」的嗎？碳水化合物真的是造成肥胖的元凶嗎？你應該更注意自己所攝取的總脂肪量，或是只注意飽和脂肪及反式脂肪的攝取量就夠了呢？你應該攝取哪些維他命呢？你會購買高纖食品嗎？你應該吃魚嗎？如果是的話，應該多久吃一次呢？吃大豆類食品可以預防心臟病嗎？

我猜想你並不確定上述每一題的答案，如果真的是這樣，那麼你並不孤單。因為即使現今有那麼多的資訊和意見，仍然鮮少有人真正知道該怎麼做，才能讓自己更健康。然而，這並不是因為我們沒有做好研究工作，事實上，我們知道營養和健康之間的諸多關聯，但是真正的科學卻隱藏在許多不相關，甚至是有害的資訊底下，這些資訊包括「垃圾科學」、一時流行的飲食菜單，以及食品工業的宣傳噱頭。

我想要改變這一切！我想要引介一種全新的組織架構，讓你重新了解營養和健康，這種架構可以消除迷惑、預防及治療疾病，並且讓你活得更有意義。

在某種「體制」下生存了約六十年，我處在極高的階層，去設計並指揮大型研究計畫、決定何種研究值得投注資金，並將廣泛的科學研究寫成國內專家團隊報告。

經過漫長的研究和決策生涯，我終於領悟到為何美國人會感到困惑。

身為替美國健康研究和政策買單的納稅人，你有權利知道，許多關於食物、健康和疾病的「常識」其實是錯誤的，以下陳述才正確：

❶環境和食物中的合成化學物質並非致癌的主因。

❷基因並非決定你成為十大死因受害者的最重要因素。

❸不要指望基因研究能夠發展出有效的藥物療法來對付疾病，應該把關注重心放在一些現今就能運用、而且也更有力的方法。

❹長期過度控制任何一種營養品的攝取，如碳水化合物、脂肪、膽固醇或omega-3脂肪，都無法讓你獲得健康。

❺服用維他命和營養補充品，並不能長期保護你不生病。

❻藥物和手術並不能治好害死大多數美國人的疾病。

❼你的醫生恐怕不知道你該怎麼做才能活得最健康。

真正的營養

我建議重新定義何謂真正的營養。

經過四十年來在生物醫學方面的研究（其中包括一項為期二十七年、由最具聲望的基金會贊助的實驗室計畫）所歸納出的結果證明，正確飲食將可以救人一命。然而，我並不會像某些受歡迎的作家一樣，要求諸位相信個人觀察所得出的結論。本書主要的資料來源涵蓋了超過八百項參考書目，其中也包括了其他研究人員所做的數百本科學刊物，教導民眾如何減少癌症、心臟病、中風、肥胖、糖尿病、自體免疫疾病、骨質疏鬆症、阿茲海默症、腎結石和失明的機率。當中一些刊登於知名科學期刊上的發現顯示：

❶改變飲食可以讓糖尿病患者擺脫藥物治療。

❷光靠飲食就能改善心臟病。在這種做法當中，降低動物性蛋白質會比降低飽合脂肪更重要。

❸乳癌的成因跟血液中的女性荷爾蒙含量有關，而其含量的多寡則是由飲食來決定的。

❹乳製品會增加罹患攝護腺癌的風險。

❺蔬果內含的抗氧化劑，可以改善老年人的智力表現。

❻飲食健康能預防腎結石的產生。

❼孩童也可能罹患的第一型糖尿病，據信與母親哺育嬰孩之方式（亦即以母乳或牛乳餵養）有密切關係。

這些發現顯示，良好的飲食絕對是我們對抗病魔的一大利器。了解上述的科學證據，不只有助於我們改善身體健康，對於整個社會也有深遠影響。我們必須了解，為何現今社會上充斥著關於飲食健康的錯誤訊息？為什麼我們在研究飲食和疾病、增進身體健康和治療疾病的方法上，都犯了錯誤？

透過各種統計測量，美國人的健康正在向下沉淪。全美民眾平均花在醫療保健的花費居全球之冠，但是仍有三分之二的美國人體重過重、二千五百多萬人罹患糖尿病，而且數字仍在向上竄升。美國人得到心臟病的機率就跟四十年前一樣高，而且從一九七〇年代開始的向癌症宣戰結果也宣告失敗。半數美國人都有健康方面的毛病，需要每週服用處方藥物，儘管過去幾十年來，美國人高膽固醇的人數有一種微妙的下降趨勢，但仍然有七千多萬人生活在膽固醇過高的狀況下。

更糟糕的是，美國人正帶領著他們的下一代走上年紀輕輕就失去健康的道路。全美有三分之一的年輕人體重過重或是逼近過重，還有愈來愈多人罹患一種以往只有成年人才會得到的糖尿病，此外，這些年輕人吃的處方藥物也比以前多。

這些現象全都可以歸因於三大因素：早、午和晚餐！

文化造就壞習慣

六十多年前，也就是我研究生涯剛開始時，我從未想到食物會和健康問題息息相關，也從未思考過哪些食物吃了對人體最好，我吃的食物就跟其他人一樣——就是那些別人推薦的「好食物」。我們吃進肚子的是美味或方便的食物，或是父母親要我們吃的食物，然而，其實大多數人都活在一個替我們界定好飲食偏好和習慣的文化框框內！

我也是這樣一路成長：我在一個酪農家庭長大，牛奶是生活中重要的食物來源，在學校時，老師也告訴我們說喝牛奶可以讓骨骼和牙齒強壯又健康，牛奶成為自然界中最完美的食物，而我所吃的食物，大部分都由自家菜園或牧場製造。

我是家族中第一個上大學的人，在賓州攻讀獸醫學預科課程，然後到喬治亞大學唸獸醫系，一年後，康乃爾大學提供我獎學金進行「動物營養學」的畢業研究計畫，於是我選擇轉校。當然，其中部分原因是他們願意出錢讓我讀書，不必自付學費。我在康大取得碩士學位，也是馬凱（Clive McCay）教授指導的最後一位研究生。這位教授聞名於世的研究，是減少老鼠的食物攝取量以延長牠們壽命。我的博士論文是找出讓牛羊生長更快速的方法，於是我試著改善人類製造動物性蛋白質的能力，因為這種成分是一般人所謂「好的營養」中的基石。

我開始倡導人們多多攝取奶、蛋和肉類，以增進健康。這一點很明顯和我的農家背景有關，而且我也樂意相信，美國人的飲食是全球最健康的。在這段早期的研究歲月裡，我一再的遇見同一個主題：我們應該吃對的食物，尤其是含有大量優質動物性蛋白質的食物。

在早期的研究階段裡，我用了大部分時間鑽研迄今發現到最毒的兩種化學物質：戴奧辛和黃麴毒素。起初，我在麻省理工學院進行研究，負責一樁關於有毒雞飼料的棘手工作。當時有數百萬雞隻在短短一年內，因為吃進飼料中一種不知名的有毒物質而陸續死亡，我就負責隔離並確定這種化學物質的結構。經過兩年半的研究，我協助發現了戴奧辛——據信是迄今發現到最毒的化學物質。後來戴奧辛獲得各界廣大注目，原因之一是：越戰時期，曾用作森林落葉劑的「除草橘劑」（Agent Orange）裡就含有這種成分。

轉捩點！

離開麻省理工學院之後，我到維吉尼亞理工學院任教，並且開始替在菲律賓進行的一項全國計畫，協調技術支援方面的工作。這項計畫主要在研究營養不良的兒童，而其中有一部分的內容，是在調查為何菲國兒童罹患肝癌的比例超乎尋常地高，因為肝癌通常是成人才會得到的疾病。研究結果認為，這是因為菲國兒童大量攝取黃麴毒素的緣故。這種有毒黴菌存在於花生和玉米之中，目前已經被視為最有影響力的致癌物質之一。

往後十年，我在菲律賓的首要目標，就是改善菲國貧童營養不良的問題。這項計畫是由「美國國際開發署」贊助，最後，我們在菲國境內成立了約一百一十所營養「自助」教育中心。我們在這裡的努力目標相當簡單，就是確定孩童都能盡量攝取到最多的蛋白質。一般相信，全球大部分孩童之所以會營養不良，多是因為缺乏動物性蛋白質所致。因此，全球各國的政府和大專院校，都致力於彌補開發中國家的「蛋白質落差」。

然而，在這項計畫之中，我卻發現了一個黑暗的祕密，那就是——攝取最多蛋白質的孩童，最容易罹患肝癌！而這些都是有錢人家的小孩。

我後來注意到印度的一份研究報告，裡面也有一些引人省思的相關發現。印度研究人員曾經以兩組老鼠做實驗，他們在其中一組老鼠的飼料中添加黃麴毒素和20％的蛋白質，這種蛋白質的含量與西方飲食很接近；另一組老鼠飼料也添加了相同劑量的黃麴毒素，不過蛋白質含量只有5％。結果非常驚人：攝取20％蛋白質的老鼠組，都有罹患肝癌的跡象，而5％蛋白質組的老鼠則沒有一隻得到肝癌。這項實驗顯示100比0的罹癌機率，也得出一個重要的結論，那就是——在控制癌症的道路上，食物營養的威力遠遠地勝過致癌物質！

然而這項資訊卻與我曾經學過的東西完全背道而馳，如果我告訴大家蛋白質不健康，甚至可能致癌，一定會被人視為邪門歪道。這是我研究生涯中的關鍵時刻，對於我這個當時剛入行研

攝取20％蛋白質的實驗老鼠都有罹患肝癌的現象，但只攝取5％蛋白質的老鼠卻半隻都沒得肝癌。

究的新手來說，調查這種極富爭議的理論，似乎非常不智。即使上述說法已有科學證據的支持，但是我若提出對蛋白質及動物性食物的質疑，仍會被貼上異端邪說的標籤。

不過，我向來不是一個為遵從指示而遵從指示的人。我剛開始學會驅趕馬匹牛羊、狩獵動物、釣魚與在農場上工作時，就接受了獨立思考的觀念，而且一直伴隨我到今天：若你在農場裡面臨到問題，就表示你必須自己思索下一步該怎麼做！任何一個在農場長大的孩子都認為農場是個很棒的學習環境。

因此，我在面對當時那種進退兩難的狀況時，就決定展開深入的實驗計畫，調查營養成分（尤其是蛋白質）在癌症發展中扮演的角色。我們十分審慎地擬訂假設，講究精確的研究方法，並且保守解釋研究結果。我以一種非常基礎科學的方法進行這項研究，調查癌症組成的生化細節，因為我們要了解蛋白質是否為導致癌症的因素，也須查明蛋白質如何致癌。

由於我們謹慎小心地遵守著理性科學的原則，因此在研究這個具有爭議的主題時，並未像其他的爭議性話題那樣，立刻引發某些不當的反應。最後，我們這項計畫連續二十七年得到一些知名機構的贊助（主要是「美國國家衛生研究院」（NIH）、「美國癌症協會」和「美國癌症研究中心」），而我們的研究結果經過再次的評核之後，也刊載在許多重要的科學期刊上。

驚人的發現

我們得出一項非常驚人的發現——低蛋白質飲食能夠抑制由黃麴毒素所造成的癌症，不論這種致癌物質使用在動物身上的比例有多高！更重要的是，即便已發展出初期癌症，低蛋白質飲食同樣能夠阻斷後續的癌細胞發展。換句話說，低蛋白質飲食能化解高致癌化學物質黃麴毒素所帶來的致癌影響。

事實上，飲食中的蛋白質作用非常強大，我們只要改變蛋白質的攝取量，就能任意阻斷或繼續癌細胞的發展！

此外，我們在實驗中所使用的蛋白質含量，跟人類一般攝取的蛋白質量差不多，不像其他許多致癌物質的研究，額外使用更多的蛋白質含量。然而，研究結果還不僅止於此，我們發現，並非所有的蛋白質都有這樣的影響：酪蛋白——在牛奶蛋白質中占87％的成分——可促進任何階段的癌細胞生長，而來自小麥和大豆等植物性蛋白質，就算攝取高單位也不會致癌。

隨著研究結果逐漸成形，我以往的一些寶貴假設也開始遭到挑戰，進而被摧毀殆盡。然而，這些實驗性的動物研究並未結束，我接著展開生化研究史上關於人類飲食、生活型態和疾病最廣泛的一次研究。這項大型研究由康乃爾大學、牛津大學和中國預防醫學科學院（今中國疾病預防控制中心和中國醫學科學院）所共同籌辦，被《紐約時報》稱為「流行病學大賞」。本計畫調查中國鄉下相當廣泛的疾病、飲食和生活方式，觸角也深入臺灣，最後做出逾八千份飲食和疾病之間的重大關聯數據。

這項計畫特別值得注意的一點在於，許多飲食和疾病的關聯都有一項共通發現：吃最多動物性食物的人，最容易罹患慢性病，而且就算只攝取少部分的動物性食物，也會有負面的效果出現；反之，吃最多植物性食物的人最健康，而且較不容易得到慢性疾病。這項研究結果絕對不容忽視，因為從早期的動物性蛋白質之於動物的實驗性研究，到現在這項關於人類飲食模式的大型研究，都有一致的發現，也就是說，攝取動物性或植物性營養，對於健康上所造成的影響大不相同。

飲食中的蛋白質作用非常強大，只要改變蛋白質的攝取量，就能任意阻斷或繼續癌細胞的發展。

除了動物研究和中國營養研究的結論，我還找出其他研究人員和臨床醫生的研究，這些人的部分研究可印證這驚人發現。

教育！教育！再教育！

本書的第二部分列出了這些人的研究發現，顯示健康飲食可以治療或預防心臟病、糖尿病、肥胖症、癌症、免疫疾病、骨頭和腎臟健康、視力及老年人的腦部異常（像是認知障礙和阿茲海默症等等）。最重要的是，這些天然健康飲食全部都以植物性食物為基礎，這與我在實驗室和中國營養研究中所得出的結論相同，再次證明了這些發現具有一致性。

然而，儘管這些資訊威力強大，足以帶給人們希望，而我們也迫切需要讓人們了解營養和健康之間的關係，但是大多數人們還是搞不清楚狀況！至今仍有許多人，對於自身健康狀況和如何維護身體健康，都抱持意志消沉和困惑的態度。

人們為什麼會這麼搞不清楚狀況？答案就在本書的第四部！我將會探討健康資訊如何產生和傳播，以及是由誰來執行這些工作，也會告訴你們：「這個體制究竟出了什麼錯？」現今這個體制中，政府、企業界、科學界和醫學界的分野已經模糊，圖利和改善健康的分際也早就混淆不清。這個體制出現的問題，並非以好萊塢式的貪汙形式出現，它的問題更細微也更危險，而這些問題所產生的後果，就是出現大量的錯誤情報，讓一般美國消費者要花兩次冤枉錢——先繳稅讓我們進行研究，之後又得付錢看醫生——去治療那些絕大部分都可以預防的疾病。

在麻省理工學院和維吉尼亞理工學院度過幾年光陰後，我在四十多年前回到母校康乃爾大學任教。當時我負責整合一個營養生化高階課程，著重在化學、生化、物理和毒物學方面的概念和原理。

二十年前，我在康奈爾大學開授一門「蔬食營養」的選修課程，開創了美國大學的先例，這個課程著重於植物性飲食的健康價值，結果課程出乎我意料的成功。

這個課程現在被我成立的一個非營利組織整理到線上系統，它與康乃爾大學的教師線上課程計畫和合作，由我一位多年的同事珍妮・米勒（Jenny Miller）所領導，並且在我兒子暨共同作者湯馬斯・坎貝爾醫學博士的醫學指導下，從康乃爾線上集團所提供的兩百多種最受歡迎的課程中展露頭角。

由於在科學研究、教育和制定社會最高階的政策上已有四十年以上的經驗，我信心十足的相信，我有充分的能力將研究發現和經驗，整合成一個令人信服的故事。本書第一版的許多讀者、以及以我們的研究為主軸的三部特別成功的紀錄片——《餐叉勝過手術刀》、美國的《純蔬食民族》（*PlantPure Nation*，由我的兒子尼爾森執導）和英國的《食客計畫》——的審查者告訴我說，他們的生活變得更好了。

在許多的案例裡，病患的性命獲得拯救，那便是我和湯姆想要在第二版中繼續做的事情，我希望你的人生也得到改變。

Part I

中國營養研究

美國慢性病患的人數逐漸增多，我們也希望醫院及醫師都能盡全力來幫助我們，可惜從報章上的報導與法庭案件來看，不當的醫療行為反倒是屢見不鮮。醫療造成的死亡人數，以「藥物不良反應」最多：也就是在正常用藥劑量下，所發生的「毒性、意料之外或是不理想之反應」。這表示，即便是使用經核准的藥物，並遵照正確的用藥程序，這些原本用來恢復健康的藥物，仍可能出現預期之外的反應，導致每年十萬人死亡。

其實，若大家能更了解營養，且醫學界也廣為推行預防及自然療法的話，就能避免人們在病入膏肓時，還把那麼多有毒甚至可能會要人命的藥物送進體內。我們也不必急著找出更多治標不治本的新藥，不必為這些特效藥花下大筆的經費進行研發、申請專利並量產上市，結果卻導致其他的健康問題；我們應該以更廣的觀點來思考健康議題，了解什麼叫作營養好，並且善用這些知識。

良好的營養還有一項好處——預防過去被認為是先天基因體質所造成的疾病！我們知道，即使身體裡有致病的基因，這些「基因性」疾病都是可以避免的，就像是美國人深深恐懼的癌症，一向被認為是種基因疾病，但事實上，有致病基因並不代表疾病一定會展現出來，營養攝取的好壞，可以左右基因的發展——植物性蛋白質多半可以預防或控制相關病情。那麼，什麼叫作正確的飲食方式呢？答案是全食物蔬食，事實上，許多人都有同樣的感受——採取蔬果飲食可以維持並帶來身心兩方面的健康與幸福感，而且，許多研究都指出，攝取最多優質動物性蛋白質的人，反而多是肝癌患者。

若拿美國人和中國人目前的飲食狀況來比較的話，幾乎每一名美國人都將死於富裕病。從「中國營養研究」當中，我們發現營養對於富裕病的影響非常大——攝取植物性食品與降低血膽固醇有關，而動物性食品則和高血膽固醇有關。此外，動物性食品也和乳癌風險高有關，而植物性食品則和乳癌機率較低有關。至於植物的纖維質以及抗氧化劑，則與消化道癌症的比例較低有關。植物性飲食與活動量大的生活型態，可以讓體重更為健康，還能讓個子更高大……

總之，吃正確的食物有助於降低罹患致命疾病的風險！

1

什麼問題？如何解答？

Problems We Face, Solutions We Need

不懂食物的人，不可能了解疾病。

—Hippocrates；醫學之父（460B.C.～357B.C.）

一九四六年的某一個清晨，陽光金燦燦的，那時夏天正慢慢遠離、秋天悄悄接近中，我家的農場一片靜謐，沒有汽車隆隆駛過，也沒有飛機劃過天際。鳥兒的啁啾應和著牛、雞偶爾傳來的叫聲，寧靜的四周顯得安祥卻不孤寂。

當年我十二歲，是個快樂小孩。我站在穀倉的二樓，棕色的大門敞開，陽光灑了進來。那時我剛吃完一頓豐盛的早餐，有雞蛋、培根、香腸、煎馬鈴薯和火腿，還喝了幾杯全脂牛奶。

四十五歲的爸爸和我站在寧靜的陽光中，他鬆開一口大袋子，裡面裝著二十二公斤重的苜蓿種子，他把種子倒在面前的木頭地板上，然後打開一個盒子，裡面是很細的黑色粉末，那是有助於苜蓿成長的細菌，它會附著到種子上，成為根的一部分，幫助植物發育。爸爸只上了兩年學，但他知道細菌能幫助苜蓿把空氣中的氮轉變成蛋白質，也對自己知道這件事情很得意。他說，這些苜蓿最後會進到牛的肚子裡，裡面的蛋白質對牛有好處。那天早上，我們把細菌與苜蓿種子混和，供日後播種之用。好奇的我追問爸爸，整個過程如何發生又為何有效，他很高興地解釋，我很開心地聽——對在農場長大的小孩來說，這個知識很重要。

十七年後的一九六三年，爸爸第一次心臟病發，七十歲的時候，更因為第二次心臟病發而病逝。我傷心極了，爸爸在過去無數個日子裡，和我們幾個孩子一起在寧靜的鄉村度過，他曾說過許多事，至今我仍銘記在心，如今他已離我們遠去。

現在，我已經花了好幾十年做實驗，研究飲食和健康。我知道害死爸爸的元凶——心臟病——其實可以預防和逆轉。要維持循環系統（心血管）的健康，並非一定要動危險的手術或服用可能危及性命的藥物，只要正確的飲食就可以了。

食物能改變我們的生命——有些人就是無法維持健康，但有些人就和健康特別有緣，而我的工作就是針對這件複雜神祕的事情，進行研究與教學，並將之展現出來。現在，我已經確實知道，關鍵就在於食物！這個資訊來得正是時候，因為我們的醫療系統太過昂貴，導致許多人都被排除在外，而且這套系統也無法促進健康、預防疾病。

有人生病嗎？

美國癌症學會指出，美國男性罹患癌症的機率有47％，女性則幸運一點，但機率仍高達38％[1]。美國人死於癌症的機率居全球之冠，而且情形每況愈下（見【表1.1】）。過去四十七年間，美國雖然砸下大錢於抗癌大戰，可惜成效不彰。

和許多人的觀念不同，癌症其實不是一個必然發生的自然進程，只要採取健康的飲食及生活習慣，其實就能預防大部分的癌症，晚年也能過得有尊嚴且平靜。然而，癌症只是美國人死因

表1.1　癌症死亡率（每十萬人）[1]

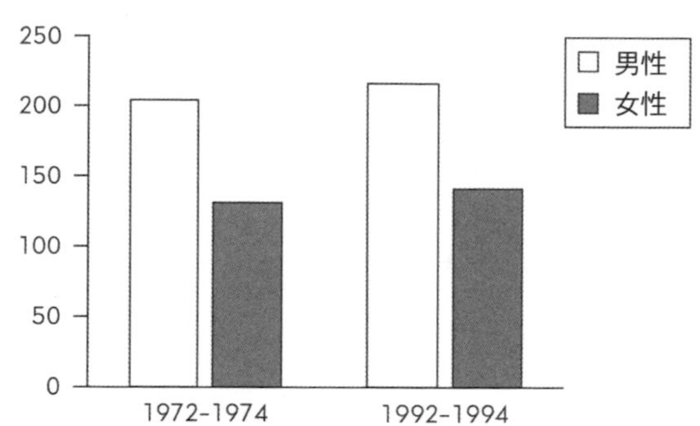

之一，若看看其他因素，便能更清楚了解美國人健康問題的整體樣貌。比方說，美國人在很短的時間內就成為全球體重最重的民族，體重過重的人已明顯超過能維持健康的範圍。從【表1.2】來看，過去幾十年來，美國人肥胖的比率大幅升高[2]。肥胖是指一個人超過健康體重的三分之一，而美國國家衛生統計中心二〇一五年的統計顯示，二十歲以上的成年人，肥胖比率超過三分之一，就連兩歲的幼兒身上，竟也出現這種可怕的趨勢[3]。

造成美國人死亡的病因，不光只有肥胖與癌症。美國人罹患糖尿病的比例高出以往許多，每十一人即有一人罹患，比例持續攀升。假使再不留意飲食，還會有好幾百萬的美國人成為下一

表1.2　肥胖人口比例[2]

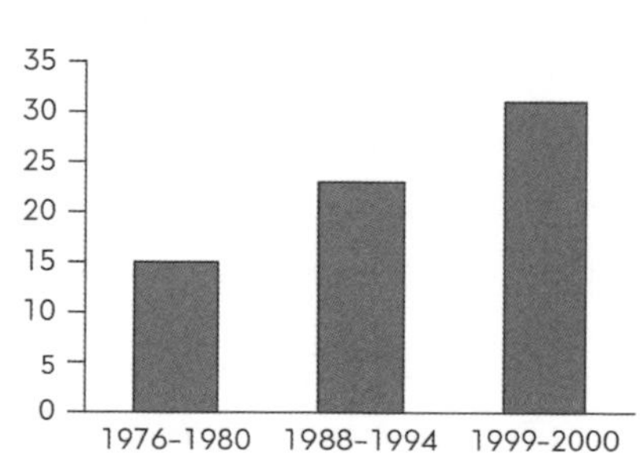

表1.3　什麼是肥胖（兩性）？

身高（公分）	超過體重（公斤）
152.4	69.4
157.5	74.4
162.6	78.9
167.6	83.9
172.7	89.4
177.8	94.8
182.9	100.2
188.0	105.7

個糖尿病患，承受失明、截肢、心血管疾病、腎臟病及早死等痛苦。雖然如此，速食餐館仍然各處林立，販賣沒有營養的食品；我們外食的次數比以往都多[4]，而且大都不講究品質；我們花更多時間在看電視、打電動及用電腦上，身體卻愈來愈少活動。

糖尿病與肥胖都只是大眾健康不良的徵兆，這些疾病很少單獨出現，而且通常預警了更嚴重的健康問題，如心臟病、癌症與中風。有兩項驚人的統計數字指出：三十多歲罹患糖尿病的人數，過去不到十年間竟增加70%，而過去三十年來，肥胖的人數也成長將近一倍。這其實表示，未來幾十年間，我們已經非常吃緊的醫療體系，將會面臨更沉重的負擔。

根據美國糖尿病協會於二〇一二年預測的一項數據顯示，糖尿病的總成本已高達二千四百五十億美元，有超過20%的醫療保健成本直接歸因於糖尿病[5]。在二〇一〇到二〇一二短短的兩年間，罹患糖尿病的人數提升了13%，從二千五百八十萬人增加到二千九百一十萬人，我們還在向大災難前進之中。

然而，美國最常見的健康殺手並非肥胖、糖尿病或癌症，而是心臟病。美國人有三分之一死於心臟病：根據美國心臟協會

糖尿病統計數字

1990到1998年病例增加的速度[6]： 30-39歲（70%）‧40-49歲（40%）‧50-59歲（31%）
不知道自己罹患糖尿病的比例[6]：34%
糖尿病的後果[7]： 心臟病與中風、失明、腎臟病、神經系統失調、牙齒疾病、截肢
糖尿病每年所耗費的經濟成本[8]：980億美元

的統計，全美目前有六千萬人罹患某種類型的心血管疾病，如高血壓、中風或心臟病[9]，這表示你身邊曾有親友死於心臟病。從五十年前起，許多能幫人了解心臟病的知識紛紛出籠，近期研究中最引人注目的，是心臟病幾乎可以100%地透過健康飲食預防，甚至扭轉病勢[10]、[11]——因嚴重心絞痛導致身體無法進行基本活動的人，只要改變飲食就能獲得新生。若能接受這種革命性的新資訊，我們就能擊敗本世紀最強勁的健康敵手。

唉呀，我們不是故意的！

美國慢性病患的人數逐漸增多，我們也希望醫院及醫師都能盡全力來幫助大家，可惜從近幾十年來的報導與法庭案件來看，不當的醫療行為反倒屢見不鮮。像《美國醫學會期刊》就刊登了一篇由芭芭拉‧史塔非（Barbara Starfield）醫師所寫的文章，指出由於醫療、用藥疏失以及藥物或手術不良反應，每年導致二十二萬五千四百人死亡（見下頁【表1.4】[12]），名列美國第三大死因，僅次於癌症與心臟病（見下頁【表1.5】[13]）。

醫療所造成的死亡人數，以最後一項「藥物不良反應」最多：也就是在正常用藥劑量下[14]，所發生的「毒性、意料之外或

表1.4　醫療系統造成的死亡[12]

下列原因每年造成美國人死亡的人數	
用藥疏失[15]	7,400
非必要手術[16]	12,000
醫院其他可預防的疏失[12]	20,000
院內感染[12]	80,000
藥物不良反應[17]	106,000

表1.5　美國重大死亡原因[13]

原因	死亡人數
心臟病	710,760
癌症（惡性腫瘤）	553,091
醫療疏失[12]	225,400
中風（腦血管疾病）	167,661
慢性下呼吸道疾病	122,009
意外	97,900
糖尿病	69,301
流行性感冒與肺炎	65,313
阿茲海默症	49,558

不理想之反應」[17]。這表示，**即便使用經核准的藥物，並遵照正確的用藥程序，這些原本用來恢復健康的藥物，仍可能出現預期外的反應，導致每年十萬人死亡**[17]。此外，這份報告中也整理並分析了三十九個不同的研究，發現有7%的住院病人曾發生嚴重的藥物不良反應，導致「必須住院、住院期間延長、永久失能或死亡」[17]。這還只是指依照指示用藥的病患，不包括成千上萬因錯誤用藥而受苦的人，也不包括「可能」副作用的不良反應，或未能達成治療目標的用藥。換句話說，這只是一個保守估計[17]。

過去十年來有任何改變嗎？沒有，就算有，也只是變得更糟。二〇一三年，一項新的評估[18]發現：「每年至少有二十一萬人的死亡與醫院的可預防性傷害有關，但事實上，病人因可預防性傷害而早發性死亡的數字，估計每年超過四十萬。」其中還揭露：「嚴重傷害似乎是致命傷害的十到二十倍。」這項評估的依據，是發表於二〇〇八年到二〇一一年之間的四大關鍵研究，其研究方法似乎比之前的報告更為周密可靠。

若大家都能更加了解營養，醫學界也廣為推行預防醫學和自然療法，就能避免人們在病入膏肓時，還把那麼多有毒甚至會要人命的藥物送進體內。我們也不必急著找出更多治標不治本的新藥，不用為這些特效藥花下大筆的經費進行研發、申請專利並量產上市，結果卻導致其他的健康問題。目前的醫療系統並無法達成最初的希望，因此我們應該改變想法，以更廣的觀點來思考健康議題，了解什麼叫作營養好，並且善用這些知識。

昂貴的墳墓

美國的醫療支出可以稱得上是全球最高（見【表1.6】），

表1.6　1997年每人的醫療支出（以美元計）[19]

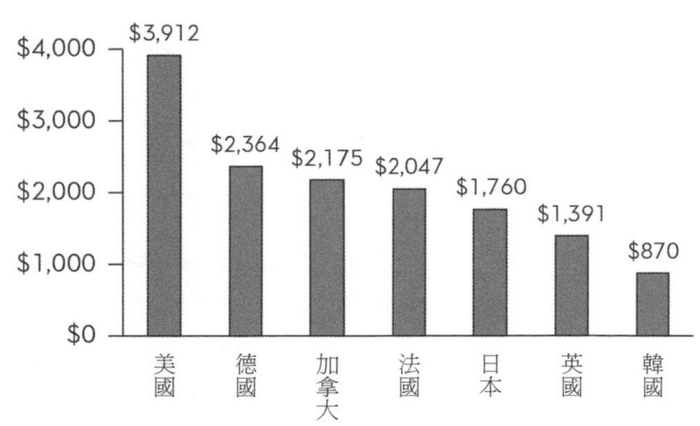

表1.7　醫療費用占國內生產總額的比例[19]、[20]

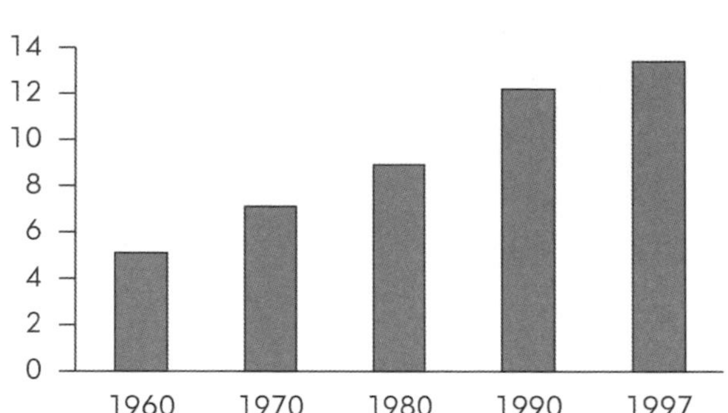

一九九七年，我們在衛生醫療上的花費超過了一兆美元[19]。當我們在二〇〇五年寫這本書的時候，美國在「健康」上的花費已經急劇增加到失控的地步，以至於醫療財政署預估，美國的醫療體系到了二〇三〇年將會花掉十六兆美元[19]。醫療支出一直在超越通貨膨漲，以致每人每花掉七美元，就有一美元是用在衛生醫療上（見【表1.7】）。我們都看到了，在過去不到四十年的時間裡，醫療支出占國內生產毛額（GDP）的比率，竟然成長了將近300％！增加的這些錢都用到哪兒去了？促進健康嗎？我說不是，而且許多憂心忡忡的學者專家也同意我的看法。

在二〇一三年，有項研究以多種不同衛生醫療效能指標，比較了三十四個國家的健康狀況，包括美國、加拿大、澳洲和一些西歐國家[21]。其他國家每人花在衛生醫療上的金錢，是美國的一半或一半以下——如果美國預期自己醫療體系的等級排在其他國家之上，那麼這看來似乎是合理的。但遺憾的是，在這些國家中，美國的醫療體系一直是表現最糟的其中之一[12]。在另一項不同的調查分析中，如本書第一版報告過的，世界衛生組織將美國的衛生醫療體系表現列為全球第三十七名[22]。

在我執筆的此時，美國人的預期壽命低於平均值——與瑞士相較，男性少四・二歲，女性少四・八歲。顯然美國的衛生醫療體系並非全球最好的，即使政府在每位國民身上花費了較多金錢。此外，在過去十年間，美國遭受了一次重大的經濟衰退，在那段期間我們激烈的討論如何重建衛生醫療體系。二〇一三年十月，平價醫療法案（又稱歐巴馬健保）開始實施，但它在衛生醫療花費上會造成什麼效應，目前尚未明朗。因此，我們很難預料未來幾年可能會耗費掉多少經濟成本。

然而，二〇一三年的時候，在三十四個經濟合作暨發展組織（OECD）的國家當中，美國依舊「闊氣的」在每個人身上花費更多錢。同時值得注意的是，除了希臘和波蘭這兩個遭遇經濟困境的國家，所有經濟合作暨發展組織的國家都有全球性的健保保障範圍，美國除外。美國計畫於二〇一五年花費的全民健保費用是二・八兆美元，比一九九七年的估計值多出兩倍以上[23]。

此外，甚至可以說令人擔憂的是，美國在衛生醫療上的花費在可支配收入上所占的比例也愈來愈高。根據德盧吉（de Rugy）表示：「奉獻給健康議題那部分的美國國內生產毛額，從一九八〇年代的9%，成長到二〇一一年的約18%。」[24]政府的醫療與醫療輔助服務中心估計，到了二〇二二年，衛生醫療的花費將占美國國內生產毛額的19.9%[25]。

在寫第一版時，我們為了衛生醫療問題而花的收入已令人不堪負荷，如今的情況猶甚當時，這種事在未來還能多離譜？

經濟衰退對於近年來逐步成長的衛生醫療花費有什麼影響？一間專業的服務公司華普永道（PricewaterhouseCoopers）聲稱，衛生醫療花費上慣性通膨的五年（二〇〇七至二〇一一）趨

在美國，醫師決定如何進行治療的考量要點，通常是基於金錢，而不是病人的健康。

緩期已結束，又恢復了向上成長的趨勢。衛生醫療成本通膨率在二〇一四年是6.5%，在二〇一五年是6.8%。相較之下，總體通貨膨漲在二〇一四年只有1.58%，在二〇一五年是負0.09%[26]。換句話說，從二〇〇七年到二〇一五年期間的衛生醫療花費，占掉了愈來愈多的收入比例，而且還在持續成長中，即使遇到總體經濟緊縮時也一樣，這真的很令人吃不消啊！

我從這些趨勢和估計中發現的奇特之處是，在更宏觀的討論被輕忽時，衛生醫療支出計畫的細部特點卻獲得了不尋常的關注，例如，特殊藥物的發展和花費趨勢、醫院內外的醫師執業地點、行政管理問題的效率化、更佳經濟效益的衛生醫療計畫中的顧客購買[27]。也就是說，政府為了誰該支付衛生醫療服務費用這種枝微末節的小事而爭辯不休，卻對已知將會大幅縮減人民所需的公共衛生、營養和生活型態等服務的議案執行閉口不提。

醫生基於什麼會得到健保補助（而非基於什麼對病人的健康最好）來做出療法決定，這在美國太常發生了——沒有健康保險的結果從來沒有這麼可怕過！在寫第一版的時候，有將近四千四百萬的美國人是沒有醫療保險的[28]。這個數字一直在持續增加，直到二〇一三年，當時沒醫療保險者占總人口的14.4%（四千五百四十萬人），其後由於平價醫療法案的實施，比率降到了二〇一四年的11.5%（三千六百八十萬人）和二〇一五年的9.2%（二千九百四十萬人）[29]。美國在衛生醫療上的花費比世界上任何一個國家都要多，卻仍有數千萬人民無法享受到基本的醫療照護——我沒辦法接受！

從疾病盛行、醫療照護效能和經濟學這三大角度來看，美國醫療體系的問題很大。我不想只靠著重複說些數字與統計就評判這個主題，然而的確有許多人都曾經歷過到醫院或照護之家，看著心愛的人受病魔折騰的糟糕經驗；也或許你曾是個病人，因為親身經歷而知道這套體系有時候運作得很差。想想，原本用來治療我們的醫療系統卻常常傷害了我們，這難道不諷刺嗎？

你真的了解嗎？

我們必須讓民眾知道真相，讓人們了解我們的研究成果所揭發的事實，讓大家知道為什麼我們現在會苦於某些健康問題，而這些病痛其實都是可以避免的，也要讓所有的人知道，**為什麼我們砸下數十億美元來做研究，卻仍有許多人無法安享天年**。諷刺的是，解決之道其實非常單純又便宜，解救美國健康危機的關鍵，就在於我們選擇把什麼食物放進嘴裡！

許多人自認為非常了解營養知識，其實並不然。我們跟隨一波波的飲食風潮，先是對飽和脂肪酸、牛油或碳水化合物避之唯恐不及，之後又熱愛維他命E、鈣質補充品、阿斯匹靈或鋅，還費盡心力著重攝取極為特定的幾樣食品成分，彷彿這就足以解答健康之謎，然而這些做法通常都不切實際！

或許你還記得，一九七〇年代晚期，蛋白質飲食法席捲美國，許多人相信，以高蛋白奶昔來取代真正的食物具有減肥功效。這股風潮的結果是，在極短的時間內，有近六十名服膺這套飲食法的女性因而送命。

後來，又有好幾百萬人因為看了《阿金博士的減肥大革命》、《高蛋白質飲食完全手冊》以及《享瘦南灘》、《好卡路里與壞卡路里》而採行高蛋白、高脂肪的飲食模式，然而，堆積如山的證據在在證實，這些時髦的飲食風潮會嚴重危害健康。我們對營養的無知——或是誤解，其實會傷害我們的健康。

過去二十年來，我一直與這種混淆大眾視聽的看法搏鬥。一九八八年，我應邀前往美國參議院，在約翰・葛倫（John

Glenn）所主持的「政府事務委員會」發表我的觀點，說明大眾搞不清楚飲食和營養知識的主因是：**科學家通常太過注重細節而忽略更廣大的整體脈絡**。我們把力量和希望只寄託在單一的個別營養素，比方維他命A是否可預防癌症，或維他命E能預防心臟病，這種做法實在過度簡化或無視於大自然的複雜。

若只研究食物中一小部分的生化成分，並試圖從中推斷出關於飲食或健康的大結論，往往會得到矛盾的結果，這種結果不僅困惑著科學研究人員與政策制定者，更讓大眾一頭霧水。

只顧賺錢的飲食風潮書

許多「營養學」暢銷書的作者自稱是研究人員，但我並不認為他們的研究是經過有獨創見解的專業實驗發展而來的——他們並未在同事或者同儕的嚴密監督下設計或進行研究。

他們很少甚至從未在通過同行審查的科學期刊上發表過文章，也可能根本沒有受過營養科學的正規訓練，他們不屬於專業的研究界，不參與其中活動，也不擔任審查同行的成員。不過，他們常常發展出許多能賺錢的計畫與產品，把錢賺進口袋，同時把短暫且無用的飲食風潮丟給讀者。

如果你很清楚附近書店都在販賣些什麼「健康」書籍，那麼，你很可能聽過《阿金博士的減肥大革命》、《享瘦南灘》、《打敗糖罐子》、《進入健康帶》、《不同血型不同飲食》或其他具有類似目的、推薦「低碳水化合物」飲食的書（不太巧妙的暗示著高蛋白質與高脂肪飲食）。這些書籍把健康資訊說得莫名其妙，難得讓人看不懂。你可能被這些速成計畫搞得疲倦、便祕或餓得半死，或者滿腦袋都在計算熱量，為衡量碳水化合物、蛋白質和脂肪到底有幾公克而暈頭轉向。問題到底出在哪裡？脂肪？碳水化合物？營養素的比例究竟該是多少，才能達到最好的減重效果？十字花科的蔬菜和我的血型合不合？我的補充劑吃對了嗎？每天究竟該攝取多少維他命C？我有酮血症嗎？我需要幾公克的蛋白質？終於你明白了！**這不是健康，而是飲食風潮，底下包藏著醫學、科學與大眾媒體最差勁的一面！**

若你只關心如何安排兩週的減肥菜單，那這本書就不是為你而寫的。我希望提供你更具深度且更有意義的方式來看待健康，而且我的方式絕對最健康，不僅簡單好遵循，還具有藥物與手術都沒有的好處，更沒有任何副作用！我絕不是只規劃菜單，也不要你整天畫表格或計算熱量，這套方式也絕不是用來讓我發財的。更重要的是，這套方式有強而有力的證據支持，它會改變你的飲食與生活習慣，最後為你帶來不可思議的健康大躍進。

簡而言之，我提出的健康處方就是說明蔬食的種種健康益處，以及食用動物性食品（包括所有的肉類、乳製品與蛋類）的諸多危機，這些危機在之前大多不為人知。我不會以哲學或其他先入為主的觀念來證明蔬食的好處，畢竟我自己當初也位於光譜的另一端：我曾經是個酷愛吃肉的酪農人，工作生涯之初也是個「體制內」的科學家，我甚至在幫醫學預科學生上營養生化學課程時，對素食者的觀點表達痛心惋惜……

證據在此，做不做由你

我現在關注的，只是把我觀點中的科學基礎，以最清楚的方式加以解釋，因為唯有相信證據、體驗好處，才可能改變飲食

許多「營養學」暢銷書作者自稱是研究人員，卻可能根本沒有受過營養科學的正規訓練！

習慣，並持之以恆。吃東西的原因有很多，健康只是其中一種，而我的任務只是以淺顯易懂的方式，告訴大家這些科學證據，至於接下來該怎麼做，則由你自己決定。

可以證明我的觀點的科學證據多為實證性，是經過觀察與測量，並從正規研究的發現中所得來。這是兩千四百年前醫學之父希波克拉底所倡導的科學：「真正明白與自以為知，其實是兩回事；真正明白是科學，但是自以為知則是無知。」

我的證據多經過人體試驗，這些研究都是我本人，以及我研究團隊中的學生和同事所完成，而且研究設計與目的也都各不相同，其中包括了研究菲律賓孩童罹患肝癌的原因，是否與食用黴菌而產生黃麴毒素有關[30]、[31]，還有一項菲律賓全國性的計畫，是為營養不良的學齡前兒童設立自助式營養中心[32]。除此之外，我們在中國調查過八百名女性飲食習慣對骨骼密度與骨質疏鬆症的影響[33]~[35]，以及研究乳癌發生的指標性生物表徵[36]、[37]。我們也在中國與臺灣的一百七十個村落裡，研究飲食與生活方式對疾病死亡率所造成的影響——這項全國性的完整調查，就是知名的「中國營養研究」[38]~[41]。

這些研究所處理的，都是一些向來被認為與各種飲食方式有關的疾病，涵蓋範圍非常多元，因此恰好可以讓我們完整地研究飲食與疾病的關聯。其中最重要的，就是我所主持的中國營養研究，它從一九八三年展開。

除人體試驗外，我也在實驗室進行一項為期二十七年的動物實驗研究。這項計畫始於一九六〇年代末期，由「美國國家衛生研究院」資助，深入探究飲食與癌症之間的關聯。我們的研究成果曾在許多優良的科學期刊上發表，並且對癌症因果關係的核心原理提出質疑與挑戰。

我們的努力獲得了相當於七十四個年度的研究資助，換句話說，由於我們同時不只進行一項研究計畫，因此在不到三十五年的期間所做的研究，相當於七十四年有獲得贊助的計畫。我自己或與他人一起為計畫所撰寫的文章超過三百五十篇，此外，我本人、我學生與同事也因長期致力於這一系列研究與發表文章而獲得許多獎項，比如一九九八年「美國癌症研究中心」表揚我們「**終身致力於飲食、營養與癌症的科學研究，獲得重大成就**」；同年《自我雜誌》將我們列入「與食品相關的二十五名重要人物」。我也於二〇〇四年獲得「天然營養食品協會」頒發的伯頓．卡曼科學獎（Burton Kallman Scientific Award）。

我還應邀到四十多個州及海外幾個國家的研究與醫學機構演講，證明各專業社群對於我們的研究結果都相當有興趣。我也曾進入國會的委員會、聯邦與州政府機構等演講，顯示我們的研究成果攸關大眾利益。

此外，我還曾應邀參與包括《麥克尼爾．雷爾新聞時間》（McNeil Lehrer News Hour）等超過二十五個電視節目的訪談，另外，除了《今日美國》、《紐約時報》、《週六晚報》的大幅報導，用力宣傳我們在研究上的電視紀錄片，也成為我們公關活動的一部分。

自從本書第一版在二〇〇五年發行以來，我在美國境內外出席過數百場講習，多半是為了醫療機構及其所贊助的研討會。湯姆已經完成為期七年的醫學訓練，包括住院實習，現在他是經權威認證的家醫科醫師。

目前他在羅徹斯特大學醫學院臨床家庭醫學部擔任講師，並且是我們非營利組織「柯林坎貝爾營養研究中心」的主任，也是「羅徹斯特醫學中心之營養醫學計畫」的共同創立者兼醫學主任。他為像我一樣的專業聽眾授課，也出版本書的使用指南《救命飲食人體重建手冊》。

希望就在你的食物裡

在研究過程中，我與湯姆一再看到蔬食的好處與效果，遠勝過醫療上所使用的藥物或手術。舉凡心臟病、癌症、糖尿病、中風與高血壓、關節炎、白內障、阿茲海默症以及性無能等，各種因為老化與組織退化而漸漸發生、使人們無法安享天年的慢性病，都可以藉由蔬食而獲得很好的預防效果。

此外，現在已經有很清楚的證據指出，**即使是已進入後期的心臟病與幾種癌症、糖尿病以及其他幾種退化性疾病，都能藉由飲食而扭轉病勢**。現在，這觀念已經是不容忽視的了，若科學或醫學界的人還對此不聞不問，那麼這些人不光是固執，更是不負責任。

良好的營養還能預防過去被認為是先天基因體質所造成的疾病！我們知道，**即使身體裡有致病的基因，這些「基因性」疾病都是可以避免的**。然而，因為大家相信某種疾病是由特定的基因所引發，所以只顧著砸下更多的經費來進行基因研究，希望哪天能夠「關閉」這些討人厭的基因；醫藥公司的公關方案甚至宣稱，未來每個人的身分證上都會記載著好與不好的基因，我們只要拿著這種身分證去看醫生，請他開個藥丸，就能抑制我們體內不好的基因。我非常懷疑這類奇蹟能否實現，而且就算只是嘗試去實現它，也可能會出現意料之外的嚴重後果。然而，眼前其實早就有一種立即可用、便宜又有效的方式能解決健康問題——那就是營養！

我的實驗中發現，動物即便有很明顯的罹癌基因體質，但是只要藉由營養，都可開啟或關閉癌細胞的成長。正確的飲食方式不僅可預防疾病，還能帶來身心兩方面的健康與幸福感。許多運動員都發現，採行低脂的蔬食能為他們帶來更優越的表現，這些人包括鐵人大衛・史考特（Dave Scott）、田徑明星卡爾・劉易士（Carl Lewis）與愛德恩・摩西（Edwin Moses）、網球名將馬蒂納・娜拉提諾娃（Martina Navratilova）、摔角好手克利斯・坎貝爾（Chris Campbell），以及七十八歲的馬拉松長青樹露絲・海德莉（Ruth Heidrich）等世界級的運動好手。

事實上，我們曾在實驗室以不同的飲食來餵食兩組老鼠，其中一群老鼠吃的和美國人類似，也就是含有許多動物性蛋白質的飲食，另一組則吃動物性蛋白質含量低的食物，結果，每當兩組老鼠有機會跑滾輪的時候，食用低動物性蛋白質食物的老鼠，運動量明顯高出許多，也不容易疲倦，而這種結果也可以從世界一流的運動員身上看到。

這個結果對醫藥體系應該已經不算新聞了，早在一個世紀以前，耶魯大學醫學院知名的營養學教授羅素・齊坦登（Russell Chittenden），便已經研究過蔬食是否會影響學生的體能負荷[42]、[43]。他讓一些學生、教師和自己都吃蔬食，並測量體能表現，其結果與我們在一個世紀後從老鼠身上所獲得的成果不謀而合。

正確的飲食方式不但簡單，還可大量減少用藥支出，也能避免副作用。只要吃得對，就不必讓那麼多人晚年躺在醫院中，與慢性病進行漫長又昂貴的戰爭，而醫療支出與醫療疏失會隨之減少，過早死亡的情形也會降低，這麼一來，醫療照護體系就能符合最初的目標——保護並促進我們的健康。

我常思考過去在農場裡的日子和農家生活，是如何影響我的想法。我家人只要是醒著時，就沉浸在自然當中。夏天從日出到日落，我們都在戶外耕種、收割作物，並照料牲口。家裡的菜園在媽媽的照顧下，成為鄉下最棒的一座綠園。她每天忙進忙出，用自家所生產的新鮮食物，讓家人吃得飽飽的。

的確，我走了一條神奇的漫漫長路，回首前塵，我對於自己的所學，時常感到驚訝。我多麼希望家人與周遭的其他親友，能在二十世紀中期就擁有我們現在關於食品與健康的資訊，這樣爸爸的心臟病或許就可能提早預防，甚至扭轉病勢，他或許能更健康地多活幾年，並見到現在與我一起合作本書的小兒子（他與我父親同名）。我在科學界待了超過六十年，相信當前的第一要務，就是讓大家知道這些悲劇是能避免的。我們擁有確鑿的科學證據，而且要讓大家都知道，我們一定要挑戰現狀，以免看著心愛的人承受不必要的痛苦——現在，該是起身端正視聽，並掌握我們健康的時候了！

1.American Cancer Society. "Cancer Facts and Figures—1998." Atlanta, GA: American Cancer Society, 1998.
2.Flegal KM, Carroll MD, Ogden CL, et al. "Prevalence and trends in obesity among U.S. adults, 1999-2000." *JAMA* 288 (2002): 1723-1727.
3.National Center for Health Statistics. "Obesity and Overweight." Accessed September 2, 2016 at http://www.cdc.gov/nchs/fastats/obesity-overweight.htm.
4.Lin B-H, Guthrie J, and Frazao E. "Nutrient Contribution of Food Away from Home ." *In*: E. Frazao (ed.), *America's Eating Habits: Changes and Consequences.* Washington, DC: Economic Research Service, USDA, 1999. Cited on p. 138 in: Information Plus. *Nutrition: a key to good health.* Wylie, TX: Information Plus, 1999.
5.American Diabetes Association. "Statistics about Diabetes. Data from the National Diabetes Statistics Report." Alexandria, VA: American Diabetes Association, 2014.
6.Mokdad AH, Ford ES, Bowman BA, et al. "Diabetes trends in the U.S.: 1990-1998." *Diabetes Care* 23 (2000): 1278-1283.
7.Centers for Disease Control and Prevention. "National Diabetes Fact Sheet: National Estimates and General Information on Diabetes in the United States, Revised Edition." Atlanta, GA: Centers for Disease Control and Prevention, 1998.
8.American Diabetes Association. "Economic consequences of diabetes mellitus in the U.S.

in 1997." *Diabetes Care* 21 (1998): 296-309. Cited In: Mokdad AH, Ford ES, Bowman BA, et al. "Diabetes trends in the U.S.: 1990-1998." *Diabetes Care* 23 (2000): 1278-1283.

9. American Heart Association. "Heart Disease and Stroke Statistics—2003 Update." Dallas, TX: American Heart Association, 2002.
10. Ornish D, Brown SE, Scherwitz LW, et al. "Can lifestyle changes reverse coronary heart disease?" *Lancet* 336 (1990): 129-133.
11. Esselstyn CB, Ellis SG, Medendorp SV, et al. "A strategy to arrest and reverse coronary artery disease: a 5-year longitudinal study of a single physician's practice." *J. Family Practice* 41 (1995): 560-568.
12. Starfield B. "Is U.S. health really the best in the world?" *JAMA* 284 (2000): 483-485.
13. Anderson RN. "Deaths: leading causes for 2000." *National Vital Statistics Reports* 50(16) (2002):
14. World Health Organization. Technical Report Series No. 425. "International Drug Monitoring: the Role of the Hospital." Geneva, Switzerland: World Health Organization, 1966.
15. Phillips D, Christenfeld N, and Glynn L. "Increase in U.S. medication-error death between 1983 and 1993." *Lancet* 351 (1998): 643-644.
16. U.S. Congressional House Subcommittee Oversight Investigation. "Cost and quality of health care: unnecessary surgery." Washington, DC: 1976. Cited by: Leape, L. "Unnecessary surgery." *Ann. Rev. Publ. Health* 13 (1992): 363-383.
17. Lazarou J, Pomeranz B, and Corey PN. "Incidence of adverse drug reactions in hospitalized patients." *JAMA* 279 (1998): 1200-1205.
18. James JT. "A new, evidence-based estimate of patient harms associated with hospital care." J Patient Safety 9 (2013): 122 - 128.
19. Health Insurance Association of America. *Source Book of Health Insurance Data:* 1999-2000. Washington, DC, 1999.
20. National Center for Health Statistics. *Health, United States, 2000 with Adolescent Health Chartbook.* Hyattsville, MD: National Center for Health Statistics, 2000.
21. Starfield B. *Primary Care: Balancing Health Needs, Services, and Technology.* New York, NY: Oxford University Press, 1998.
22. World Health Organization. World Health Report 2000: Press release. "World Health Organization assesses the world's health systems." June 21, 2000. Geneva. Accessed at http://www.who.int
23. PricewaterhouseCoopers. "Behind the Numbers: Slight Uptick in Expected Growth Rate Ends Five-Year Contraction." London: PricewaterhouseCoopers, 2014.
24. de Rugy V. "US health care spending more than twice the average for developed countries." Arlington, VA: Mercatus Center, George Mason University, 2013. Accessed at http://mercatus.org/publication/us-health-care-spending-more-twice-average-developedcountries.
25. Centers for Medicare and Medicaid Services. "National Health Expenditure Projections 2012 - 2022." Baltimore, MD: Centers for Medicare and Medicaid Services, 2014. Accessed at https://www.cms.gov/research-statistics-data-and-systems/statistics-trendsand-reports/nationalhealthexpenddata/downloads/proj2012.pdf.
26. Shiller R. "US inflation rate by year." 2015. Accessed at http://www.multpl.com/inflation/table.
27. Campbell, TC. Re: "Seize the ACA: The innovator's guide to the Affordable Care Act

(executive summary)." [Blog comment]. Clayton Christensen Institute for Disruptive Innovation, November 23, 2014. Accessed at http://www.christenseninstitute.org/publications/aca/#comment-159005; PricewaterhouseCoopers. "Behind the Numbers:Slight Uptick in Expected Growth Rate Ends Five-Year Contraction." London:PricewaterhouseCoopers, 2014.

28.Coble YD. American Medical Association press release. "AMA decries rise in number of uninsured Americans." September 30, 2003. Chicago, IL. Accessed at http://www.ama-assn.org/ama/pub/article/1617-8064.html

29.Cohen RA, and Martinez ME. "Health insurance coverage: early release of estimates from the National Health Interview Survey, January - March 2015." Rockville, MD:National Health Interview Survey Early Release Program, U.S. Centers for Disease Control and Prevention, August 2015. Accessed at http://www.cdc.gov/nchs/data/nhis/earlyrelease/insur201508.pdf.

30.Campbell TC. "Present day knowledge on aflatoxin." *Phil J Nutr* 20 (1967): 193-201.

31.Campbell TC, Caedo JP, Jr., Bulatao-Jayme J, et al. "Aflatoxin M_1 in human urine." *Nature* 227 (1970): 403-404.

32.這個計畫是由美國國際發展組（USAID）出資，和菲律賓衛生署一起合作進行。USAID支付我六年的全額薪資，結果是在全菲律賓各地建立了一百一十所媽媽經中心（Mother Craft Center）。這份合作計畫的進度，由維吉尼亞理工學院的合作夥伴查理・恩吉爾（Dean C. W. Engel）整理成月報，每個月向USAID報告。

33.Hu J, Zhao,X, Jia J, et al. "Dietary calcium and bone density among middle-aged and elderly women in China." *Am. J. Clin. Nutr.* 58 (1993): 219-227.

34.Hu J, Zhao X, Parpia B, et al. "Dietary intakes and urinary excretion of calcium and acids: a cross-sectional study of women in China." *Am. J. Clin. Nutr.* 58 (1993): 398-406.

35.Hu J, Zhao X, Parpia B, et al. "Assessment of a modified household food weighing method in a study of bone health in China." *European J. Clin. Nutr.* 48 (1994): 442-452.

36.Potischman N, McCulloch CE, Byers T, et al. "Breast cancer and dietary and plasma concentrations of carotenoids and vitamin A." *Am. J. Clin. Nutr.* 52 (1990): 909-915.

37.Potischman N, McCulloch CE, Byers T, et al. "Associations between breast cancer, triglycerides and cholesterol." *Nutr. Cancer* 15 (1991): 205-215.

38.Chen J, Campbell TC, Li J, et al. *Diet, life-style and mortality in China. A study of the characteristics of 65 Chinese counties.* Oxford, UK; Ithaca, NY; Beijing, PRC: Oxford University Press; Cornell University Press; People's Medical Publishing House, 1990.

39.Campbell TC, and Chen J. "Diet and chronic degenerative diseases:perspectives from China." *Am. J. Clin. Nutr.* 59 (Suppl.) (1994): 1153S-1161S.

40.Campbell TC. "The dietary causes of degenerative diseases: nutrients vs foods." *In*: N. J. Temple and D. P. Burkitt (eds.), *Western diseases: their dietary prevention and reversibility*, pp.119-152. Totowa, NJ: Humana Press, 1994.

41.Campbell TC, and Chen J. "Diet and chronic degenerative diseases: a summary of results from an ecologic study in rural China." *In*: N. J. Temple and D. P. Burkitt (eds.), *Western diseases: their dietary prevention and reversibility,* pp. 67-118. Totowa, NJ: Humana Press, 1994.

42. Chittenden RH. *Physiological economy in nutrition.* New York: F. A. Stokes, 1904.

43. Chittenden RH. *The nutrition of man.* New York: F A. Stokes, 1907

2

蛋白質王朝
A House of Proteins

在營養學這個科學領域，每個人都是站在T．柯林．坎貝爾這位巨人的肩膀上。本書堪稱目前營養學著作中最重要的一本，閱讀之後或許能救你一命。

—Dean Ornish醫師；預防醫學研究中心創辦人暨總裁、加州大學舊金山分校醫學院臨床教授

我的整個生物醫學研究生涯全都繞著蛋白質在打轉。我曾經待過平凡的研究室，也曾前往菲律賓為營養不良的孩童提供飲食，甚至還進入擬定全國健康政策的政府會議室——無論走到哪裡，蛋白質宛如一條看不見的韁繩，一直把我緊緊繫著。因為長久以來，蛋白質一直有著不可逾越的崇高地位，其重要性已經滲透到飲食和健康的實踐中，甚至在專業水平上，徹底影響著我們的生命存續。

關於蛋白質的描述，有一部分是科學，一部分是文化，還有很大一部分是神話。我想起歌德的一段話，這是我的朋友霍華．李曼（Howard Lyman）告訴我的，李曼是個優秀的講師與作家，也曾自己經營農場養過牛。歌德曾說：「我們最擅長把顯而

易見的東西隱藏起來。」其實，蛋白質不為人知的故事，就是這段話最好的寫照。圍繞在蛋白質四周的教條，幾乎都直接或間接、批評或引導著生物醫學研究的每種思想。

一八三九年，荷蘭化學家傑哈・慕德（Gerhard Mulder）發現了蛋白質這種含氮的化學物質[1]，從那以後，蛋白質便儼然成為所有營養素中最神聖的一種。事實上，蛋白質（Protein）這個字是源於希臘文的Proteios，意思就是「最重要的」。

這引出一個問題：這種營養到底為什麼會受到人們一窩風的瘋狂擁護，特別是使人深信蛋白質只出現在動物肉類和肉製品中？有人推測，那是因為人們相信吃下動物，就能將力量、耐力和敏捷性傳導給攝取者；或許也與人類想主導控制其他有感知能力生靈的欲望有關。但無論動機如何，在十九世紀，蛋白質幾乎是肉類的同義詞，這個觀念與我們共存了整整一百年以上，對我們的飲食信仰和習慣產生了莫大影響。來做個小測試吧！當我說到「蛋白質」時，第一個浮現在你腦海的食物可能會是牛肉。若真如此，讓我告訴你，你絕不是唯一一個這樣回答的人。

蛋白質迷思

關於蛋白質，有許多最基本的問題，其實很多人都搞不清楚，比如說：

❶什麼是良好的蛋白質來源？

❷一個人究竟該攝取多少蛋白質？

❸植物性蛋白質跟動物性的一樣好嗎？

❹需要在植物性食物中加肉，以獲取完整的蛋白質嗎？

❺該不該食用蛋白粉或胺基酸補充品？尤其是活動量大的人或運動員？

❻需不需要攝取蛋白質補充品，以促使肌肉生長？

❼素食者從哪裡攝取蛋白質？

❽吃素的孩子沒有攝取動物性蛋白質，能適當成長嗎？

這些常見的問題或疑慮，都有相同的基本原則，就是問出這些問題的人都相信，肉就是蛋白質，蛋白質就是肉。

這種觀念起源於一個事實——動物性食品的「精髓」就是蛋白質！比方說，如果製造商把肉品與乳製品的脂肪去除，我們仍然會認得這些肉與乳製品，就像常見的瘦肉切片和脫脂乳品，都是如此處理。

不過，假使我們把動物性食品中的蛋白質去除，那麼剩下的東西就和原來的完全不同了，比如說**沒了蛋白質的牛排，就只剩下一灘水、油脂與少量的維他命與礦物質——這樣的東西誰要吃呢？**總之，若一種食物被認為是動物性食品，它就一定含有蛋白質！蛋白質是動物性食品的核心要素。

早期許多科學家都是蛋白質的忠誠擁護者，例如，優秀的德國學者——卡爾·沃特（Carl Voit，1831～1932），他知道「男人」每天只需要四十八·五公克的蛋白質，但因為當時的文化偏好，他建議的每日攝取量竟高達一百一十八公克。由於蛋白質就等於肉，因此每個人都希望餐桌上能擺上許多肉。如同我們渴望擁有更大的房子或跑得更快的車子，沃特認為，好的東西永遠不嫌多。

二十世紀初期，許多知名的營養研究者都是沃特的學生，比如說麥克斯·羅布納（Max Rubner，1854～1932）與艾特瓦特（W. O. Atwater，1844～1907），這兩名學生都很遵守老師的教誨。羅布納曾說，攝取蛋白質（也就是肉）是文明的象徵：「**攝取大量的肉，是文明人的權利。**」而艾氏後來在美國農業部成立了第一個營養研究所，身為美國農業部的主管，他建議每天應攝取一百二十五公克的蛋白質（現在的建議攝取量是五十五公克）。我們之後會看到，這個數字對農業部有多麼重要。

就這樣，這個文化偏見根深蒂固的進入了我們的生活——如果你是文明人，就會吃大量的蛋白質；有錢人吃肉，窮人的主食則是植物性產品，如馬鈴薯和麵包。有些人認為，社會階級低的人之所以懶惰無能，就是因為吃的肉或蛋白質不夠多。十九世紀蓬勃發展的營養學領域，隨處可見到這種精英論與傲慢觀點，它們滲透進入每個關於蛋白質的思考辯證中，讓所有人都認為愈大愈好、愈文明，甚至愈有靈性。

二十世紀初的英國知名醫師馬凱（McCay），就頗能道出這段可笑又不幸的歷史。馬凱醫師曾在一九一二年駐紮於英國殖民地印度，負責辨認挑選印度部落中優秀的戰士。他曾說，攝取較少蛋白質的人「體格差，只會是個畏畏縮縮的娘娘腔。」

彩珠串與胺基酸

我們所攝取的熱量，大多來自於蛋白質、脂肪和碳水化合物這幾種「巨量營養素」（macronutrients），再加上水分，差不多就是食物的整體重量。此外，其中還包括少量的維他命與礦物質，即「微量營養素」（micronutrients）。所有人都需要一點點微量營養素（毫克或微克）以維持最佳健康狀態。

在這許多營養素中，蛋白質可說是最神聖的一環！它是我們身體中最重要的成分，種類高達數十萬種，以酵素、荷爾蒙、結構性組織及轉運分子（transport molecules）等方式運作，是維持生命所必需。蛋白質是由一串數百或是數千個胺基酸所組成的長鏈，而依據不同算法，胺基酸又可以分為十五到二十種。

每隔一段時間，蛋白質就會磨損而需要更替，因此我們需要攝取含有蛋白質的食品來幫忙更新蛋白質。經過消化後，蛋白質能提供新的胺基酸基礎材料來製造新蛋白質，汰舊換新。各種食物的蛋白質品質並不同，端視於這些食物能提供多少必需胺基酸，以替代我們體內的老舊蛋白質。

將組成蛋白質的胺基酸拆解與重組的過程，就像有人給了一串彩色珠子來替代我們遺失的一串舊珠子，但這串新珠子的排列方式並不同於遺失的那串，因此我們得弄斷珠串，收集這些珠子再重新組合，讓彩色珠珠的排列順序和我們失去的那條一樣。但若少了藍色珠子，那麼在編一條新串珠時，速度就會變慢或停滯，直到取得更多藍色的新珠子才會恢復。攝取營養來為身體組織製造新蛋白質、替代磨損的舊蛋白質，概念大概就是如此。

人體組織所需要的胺基酸（彩色珠子），大約有八種必須從食物中攝取，這些人體無法自行製造的胺基酸，稱為「必需胺基酸」。就像串珠鍊子的比喻一樣，如果我們所吃的食物中，缺乏或不足這八種胺基酸的任何一種，那麼新蛋白質的合成作用就會減緩或停滯——此時，蛋白質是否優良的概念就出現了。所謂最好的食物蛋白質，只不過就是指經過消化之後，能夠提供正確種類與數量的胺基酸，以有效合成人體新組織的蛋白質。因此，「優質」的意義就是：這項食品能夠提供正確種類與數量的胺基酸，來製造人類所需的新蛋白質。

最優不等於最健康

那麼，吃什麼最能有效提供基礎材料，幫人體的蛋白質汰舊換新？答案是：人肉。人肉蛋白質的量恰到好處，最符合人體所需要的胺基酸。不過，我們的同胞可不是用來吃的，所以只好選擇「次佳」的蛋白質：其他動物。其他動物和我們蛋白質的量很相似，因為牠們所能提供的每一種必需胺基酸的量，非常接近我們所需要的量。這些蛋白質利用起來非常有效，因此被稱為「優質」蛋白質。在動物性食品中，奶蛋類的胺基酸和人類蛋白質最為匹配，因此也被認為品質最好，而「低品質」的植物性蛋白質，可能會缺乏一種以上的必需胺基酸，但就整體植物性蛋白質而言，依然具備全部的必需胺基酸。

所謂的優質，是指食物中蛋白質用來促進生長的效率。如果說最有效率就是最健康，那麼上述的說法當然很對，但事實並不是如此——「效率」及「優質」兩個詞是會誤導人的。其實，有許多非常有力的研究指出，「低品質」的**植物性蛋白質雖然合成新蛋白質的速度較慢，但相對而言卻較穩定，可以說是最健康的蛋白質**——穩紮穩打才是贏家。但是現在一般人的觀念都是，某食物的蛋白質品質如何，端視於吃那種食物的動物成長多快，而的確也有某些食物的蛋白質效率比與價值都很高，這些食物就是動物性食品[2]。

若我們只注重身體發育的效率，認為長得愈快就一定愈健康，就會促使人們選擇食用最「優質」的蛋白質。這種蛋白質品質的觀念源起，過去並不為大眾所熟知，但至今仍影響深遠。

比如說，許多選擇蔬食的人，到今天都還會問：「*我要怎麼獲得蛋白質？*」好像植物沒有蛋白質似的！就算現在大家已知道植物也有蛋白質，但是由於它常被認為品質不好，因此仍會引發疑慮，結果就是，大家每次用餐時，都得煞費苦心從各種不同的植物性食品中去湊合蛋白質，來彌補彼此缺乏的胺基酸。這真是矯枉過正！我們都知道，人體其實能夠藉由極為複雜的新陳代

能提供最符合人體所需要的胺基酸，其實是人肉，只不過我們不想吃人肉，所以才選擇「次佳」的其他動物性蛋白質。

謝系統，來從每天所食用的各種天然植物性蛋白質中，取得所有的必需胺基酸，因此**根本不必刻意吃下更大量的植物性蛋白質，或是費盡心力規劃每一餐**。

蛋白質落差

我剛開始工作時，最重要的營養與農業議題就是設法增加大家的蛋白質攝取量，並確定這些蛋白質都是最優質的，這是當時同事和我都深信不疑的共同目標。我從小就知道，所有農場飼料中最貴的，就是用來餵牛和豬的蛋白質補充品，而我進研究所攻讀博士學位時，有三年都在研究如何讓牛羊更有效率地成長，好讓人能多吃一點牠們的肉，從而獲取更多優質蛋白質[3]、[4]。

當我還是研究生的時候，堅信推廣優質蛋白質（即動物性食品）是非常重要的任務，而且，當時致力於研究全球蛋白質的並不光是我，還有許許多多其他的團體。

一九六〇、七〇年代，我一再聽到發展中國家有「蛋白質落差」的情形[5]。「蛋白質落差」指出，全球饑荒與第三世界孩童營養不良的主要原因是蛋白質攝取不足，尤其是優質（動物性）蛋白質[1]、[5]、[6]，而為了解決這個問題，許多計畫紛紛出籠。

麻省理工學院有一位知名的教授，曾經和年輕的同事在一九七六年提出以下論點：「充足的蛋白質供應量，是解決全球糧食問題的不二法門。」[6]他們還說：「除非適當地補充適量的奶、蛋、魚、肉，否則（貧窮國家）以穀類為主的飲食，不足以提供孩童發育所需的蛋白質。」

為了處理這嚴重的問題，麻省理工學院研發出一種富含蛋白質的食物補充品，就叫作「INCAPARINA」，並與奧本大學合作研究，把魚碾製成「魚蛋白濃縮物」，給全球的窮人食用。此外，普度大學種植出一種含有更多離胺酸的玉米（離胺酸是玉米蛋白質中「缺乏」的一種胺基酸），美國政府則針對奶粉生產業提供補助津貼，以期提供優質蛋白質給全球的貧窮人口。康乃爾大學甚至派出許多人才，前往菲律賓開發具豐富蛋白質的米種，並發展畜牧業，而聯合國及美國政府的糧食和平計畫、重量級的大學和許多組織、學校，都大聲疾呼要以優質蛋白質來根除世界饑荒問題，而我通常都能獲得這些計畫的第一手消息，也認識推動安排這些計畫的主持人。

舉例來說，「聯合國糧農組織」（FAO）的農業發展計畫對發展中國家的影響就相當大。該組織的兩名工作人員[7]在一九七〇年時曾經這樣說：「……就整體而言，蛋白質無疑是發展中國家最嚴重缺乏的營養素。這些國家的眾多人口，大多都吃缺乏蛋白質的植物性食品，於是導致健康狀況不佳、每人生產力低落。」奧崔德（M. Autret）是糧農組織中的重要人物，他甚至說：「（發展中國家）由於飲食中動物性蛋白質的含量偏低，也缺乏多種來源，因此蛋白質的品質並不好。」[5]他同時也強調，食用動物性蛋白質與年收入之間有很大的關聯。奧崔德強力主張，應該增加動物性蛋白質的產量與攝取量，以彌補世界上蛋白質落差日益嚴重的情形。他還提倡：「所有科學與技術資源都應該動員起來，創造出富含蛋白質的新食品，或從目前尚未充分利用的資源中，擷取最大的利益，讓人類獲得食物。」[5]

任職馬里蘭大學與美國商務部的布魯斯．史帝林（Bruce Stillings）也倡導動物性飲食，他在一九七三年承認：「雖然飲食本身並不一定侷限於動物性蛋白質，但是其質量仍是整體飲食中蛋白質品質的指標。」[1]他繼續指出：「供應充足的動物性食品，是世界公認增加全球蛋白質營養的良方。」

的確，提供蛋白質確實是改善開發中國家營養狀況的重要方式，尤其是對那些熱量來源只來自一種植物的人們。但是，**提供蛋白質卻並不是唯一的方法，甚至不一定能維持長期健康。**

「媽媽經」

當年，我的立場也和大家一樣。一九六五年，我離開麻省理工學院到維吉尼亞理工學院任教，當時生物化學與營養學系的系主任是查理．恩吉爾（Charlie Engel），他相當關心國際間營養不良的孩童，並為他們擬定一套營養計畫。他非常熱切的想在菲律賓推行一個叫作「媽媽經」（mother craft）的自助計畫，這計畫的重點在於向母親們宣導妥善利用當地生產的食物，幫助孩子健康成長，不必再倚賴極度匱乏的醫藥系統。恩吉爾在一九六七年展開這項計畫，並邀請我擔任他的校園統籌，也希望我到菲律賓住久一點，而他自己則已定居馬尼拉。

理所當然的，我們把重點放在蛋白質，希望以之解決營養不良的問題，因而在各個「媽媽經」教育中心裡都特別強調蛋白質，並協助人們提高蛋白質的攝取量。與一般做法不同的是，我們傾向藉由花生來取得蛋白質，因為花生幾乎到處都能生長，而且花生和紫花苜蓿、黃豆、苜蓿、豆莢類與其他豆類一樣是豆科植物，能將氮吸收固定在土壤中，並含有豐富的蛋白質。

只是花生也有個麻煩問題。許多證據——首先是英國[8]~[10]，後還有麻省理工學院（我曾待過同一個實驗）[11]、[12]——顯示，花生常會遭到黴菌產生的黃麴毒素所汙染。這個問題需要好好注意，因為研究指出黃麴毒素會使大鼠罹患肝癌，而且據說是當時發現最強的致癌化學物質。於是我們得處理兩個與計畫切身相關的問題：減少孩童營養不良，並解決黃麴毒素的汙染。

在我到菲律賓之前，曾經先到海地觀察幾家實驗性的「媽媽經」中心，這個機構是由肯・金（Ken King）與雷蘭・偉伯（Ryland Webb）兩位教授所組織，兩人都是我維吉尼亞理工學院的同事。海地絕對適合實行「媽媽經」計畫，其總統老杜瓦利耶（Papa Doc Duvalier）竭力榨取國家資源以中飽私囊，當時，該國有54％的孩子活不到五歲，死亡原因多為營養不良。

之後我前往菲律賓，發現情況好不到哪兒去，因此我們決定把「媽媽經」中心設置在營養不良情形最嚴重的地方，並將力量集中在最需要的村子裡。我們在每個村子進行調查，先為每個孩子量體重，並把他們的體重與西方同齡孩童的參考標準加以比較，之後再把營養不良的情形分成三個等級。第三級最嚴重，表示是位於百分位數六十五之下的。請注意，就算是百分位數為一百的，也只達到和美國平均體重一樣的水準，如果百分位數低於六十五，表示情形已嚴重到近乎餓死。

即便在某些大城市的都會地區，三到六歲的孩童中，也有15％至20％營養不良的程度是第三級。當年，曾有個瘦得跟竹竿似的媽媽，抱著一對眼睛突出的三歲雙胞胎過來，一個不到五公斤，一個才六公斤出頭，她得想盡辦法才能讓孩子張開嘴巴，吃點稀飯。有些比較大的孩子已經因為營養不良而失明，得靠著弟弟妹妹的引導，才能吃到提供給他們的食物。

跌破眼鏡的真相

這些景象給了我們非常大的動力，埋首於計畫之中。前面提過，由於我們希望用花生來提供蛋白質，所以得先解決黃麴毒素汙染的問題。研究的第一步，是收集一些基本資訊，比如說菲律賓有哪些人吃進了黃麴毒素？又有哪些人會罹患肝癌？為了尋找答案，我申請了國家衛生研究院的經費，並成功獲得補助。同時，我們還採取第二個策略，也就是提出另一個問題：黃麴毒素究竟如何導致肝癌？我們計畫利用實驗室的大鼠來進行分子研究，而這項深度研究，也獲得國家衛生研究院的經費補助。

有了這筆經費，我們得以同時進行基本與應用兩個層面的研究。從基本與應用兩個層面來研究問題的好處很多，因為不僅能得知食物或是化學物質對健康的影響，還能說明這些影響的原因，這麼一來，我們就能更了解食物與健康的生化原理，也更能知道這個原理和日常生活可能有什麼關聯。

研究以一系列的調查開始，首先，我們發現花生與玉米受汙染的情形最嚴重。我們從當地雜貨店買的二十九罐花生醬，全數受到黃麴毒素汙染，含量為美國食品規定標準的三百倍！至於整顆花生的汙染情形則不那麼嚴重，皆未超過美國商品所限制的標準。花生醬與整顆花生的差別是從工廠開始的：**最好的花生在輸送帶上會先以手工挑選出來，裝進廣口瓶中販售；最差的發霉花生則會一路送到輸送帶末端，最後用來製作花生醬。**

第二個問題是，哪些人最容易受到黃麴毒素及其致癌性的影響？答案是：孩童！幾乎所有含有黃麴毒素的花生醬，都是吃進孩子的肚子裡。我們分析孩童尿液中黃麴毒素代謝所產生的排泄物，藉以估計他們吃進多少黃麴毒素，而這些孩子的家中都有吃剩的花生醬[13]。

我們所收集的資料中，出現了一項值得注意的模式：馬尼拉和宿霧這兩個地區，是菲律賓肝癌發生率最高的，也是黃麴毒素攝取量最多的。基本上，花生醬幾乎都是在馬尼拉這一帶食用，而宿霧的居民則是吃玉米。

不過，問題可不只是那麼單純。在某次因緣際會下，我認識了十分有名的醫師荷西．凱杜（Jose Caedo），他是馬可仕總統的顧問。他告訴我，菲律賓肝癌的問題之所以會這麼恐怖，是因為**十歲以下的孩童竟也會因肝癌而喪命**。在西方國家，肝癌多半侵襲四十歲以上的人，但是凱杜告訴我，他甚至曾經親自幫還不到四歲的孩子們動過肝癌手術！

這已經夠不可思議了，不過，凱杜還說了更驚人的事情：罹患肝癌的孩子，都來自吃得最好的家庭。最有錢的家庭，吃的都是我們認為最健康的飲食，也就是類似美國人以肉品為主的飲食，他們是全國攝取最多蛋白質的人，而且攝取的都是優質的動物性蛋白，然而卻是肝癌患者！

這怎麼可能呢？全球肝癌發生率最高的幾個國家，都是蛋白質平均攝取量最低的，因此大家也都認定，肝癌是缺乏蛋白質的結果，而我們之所以到菲律賓的一大原因，也正是希望能解決他們蛋白質不足的問題，盡量讓更多營養不良的孩童攝取更多蛋白質。然而，凱杜與他的同事竟然告訴我，**攝取最多蛋白質的孩童，罹患肝癌的比率也最高**。

愈營養愈危險

大約同一時期，印度一份不甚知名的醫學期刊上，登了一篇研究報告[14]，內容談到兩組實驗大鼠的肝癌與蛋白質攝取量。研究人員為其中一組大鼠施予黃麴毒素後，餵以含有20%蛋白質的飲食，另一組大鼠也給予相同份量的黃麴毒素，不過給牠們的飲食中僅有5%的蛋白質。結果發現，在飲食中攝取20%蛋白質的大鼠中，每一隻都得了肝癌，或是表現出前期病變，但是飲食中蛋白質含量為5%的那組中，卻沒有一隻患病。然而這個

罹患肝癌的孩子，都來自吃得最好的家庭，他們攝取最多蛋白質，而且多是優質的動物性蛋白質。

100%與0%的巨大差異，正與「最容易罹患肝癌的，正是飲食中蛋白質含量較高的族群」的觀察相當吻合。

但似乎沒有人願意接受印度那份研究報告的結果！有天我從底特律開完會、搭機返家時，遇見曾任教於麻省理工學院的教授保羅・紐伯恩（Paul Newberne），雖然當時他已離職，不過他比我要資深得多。那時，認真思考營養在癌症發展過程中扮演何種角色的人屈指可數，而紐伯恩正是其中之一。我告訴他我在菲律賓的感想與那篇印度研究報告，結果他說：「他們一定是把關動物的籠子給弄反了，高蛋白質飲食絕不可能促成癌症發展。」就這樣，他立刻把這篇報告拋諸腦後。

從那一刻起，我開始意識到自己已經在無意間捲入了一項具有爭議的觀念，這觀念不僅讓同事無法置信，甚至會惹他們不快。我該不該冒著被認為是傻瓜的風險，認真看待蛋白質可能促癌的說法？還是該選擇明哲保身、不予理會？

生命中所發生的點點滴滴，彷彿以某種方式，預先告知了我事業中的這一刻。五歲時，同住的姑媽因癌症病逝。在她臥病時，姑丈偶爾會帶我和哥哥一起去醫院探望姑姑，雖然那時我還太小，不很明白究竟發生什麼事情，卻清楚記得那個C開頭的字「癌症」（Cancer）有多麼嚇人。我當時想：「長大以後，我一定要找出治療癌症的方式。」

後來，在我婚後沒幾年，當我正開始在菲律賓工作時，我岳母死於結腸癌，享年五十一歲。同一時間裡，我在初步研究中，開始注意到飲食和癌症可能存在著關聯。我岳母的例子特別悽慘，我太太凱倫是獨生女，因此母女倆很親，然而由於她沒有健康保險，因此未能獲得妥善的醫療。經過這些事，該如何在職業生涯裡做出選擇，就簡單得多了——我要跟著研究結果走，希望能更了解這種可怕的疾病。

回想起來，這就是我為什麼會開始專心研究飲食與癌症的原因。決定研究蛋白質與癌症的那一刻，是個重要的轉捩點。如果我想繼續了解這件事情，只有一個方法：開始從事最基本的實驗研究，不光是看食用更多蛋白質是否容易導致癌症，更要知道這是如何發生的。

你不了解的科學本質

科學的證明並不容易取得，尤其是要在醫學與健康的領域上建立絕對的證據，這比在生物、化學、物理等「核心」科學要難得多，幾乎可以說是不可能。

所有相關學術研究調查的主要目標，都只能決定什麼事「可能」為真，因為健康研究在本質上都是統計的結果。比方說，一天抽四包菸會不會得肺癌？答案是：可能會。我們知道你得肺癌的機會可能比不抽菸的人要高許多，也能告訴你可能性（統計數字）有多高，但不確定你這個人到底會不會得肺癌。

營養學研究上，飲食與健康的關係，有時無法釐清得那麼涇渭分明，因為人有各種不同的生活型態和基因背景，吃的食物也五花八門。

此外，實驗有其限制，像成本、時間的限制以及測量誤差等，全都是值得注意的障礙。更重要的是，食物、生活型態與健康是在複雜與多面向的系統之下互動，因此要將任何一項因素與疾病建立相關證據，幾乎是天方夜譚。

有鑑於此，我們會採用許多策略來做研究。在某些情況之下，我們會觀察並且測量不同族群的人們之間，已存在有哪些不同，以評估某個假設的原因是否導致某個假設的結果。舉例來說，我們可能觀察比較脂肪攝取量不相同的社會，再觀察攝取量的差異是否與乳癌、骨質疏鬆症或其他疾病的比例相吻合；我們也可能觀察病患的飲食特徵，再與未罹患這種疾病的比較組比較；我們也可能先觀察和比較一九五〇年與一九九〇年的疾病比例，之後再觀察疾病比例的變化是否與飲食變化相符合。

除了觀察已經存在的現象，我們也會進行假設性實驗，故意用假定的方式介入治療，看看會發生什麼事。比方說，我們會在測試藥品安全與效能時，進行介入性實驗：一組人給予藥品，另一組人則給予安慰劑（一種外觀與藥物一樣卻無活性成分的物質，只是讓病人開心）。然而，介入飲食卻困難得多，尤其是當我們無法將人們限制在某種臨床背景時，情況更是如此，因為在這種狀況下，我們只能冀望大家忠誠地採用特定飲食。

思考證據的四大重點

在我們從事觀察性與介入性的研究之後，便開始累積研究成果，並權衡這個證據是支持或否定某個假設。如果經過詳細思考，發覺某個想法有某項證據的強力支持，因而無法否定其合理性，那我們就會把這個觀念當作是可能的事實。如果你願意從各種不同的研究調查中，仔細思考證據的重要性，並從中尋找出關於飲食與健康的真相，將會獲得極大的啟發。不過，當你思考證據時，必須把以下四個重要觀念謹記在心。

相關性與因果關係

你會在許多研究中看到「相關」這個字，這是用來表示兩項因子之間的關係，有時甚至是指因果關係。在中國營養研究裡面，這個觀念特別重要。我們調查了六十五個縣、一百三十座村莊與六千五百名成人及其家庭成員，以觀察不同的飲食、生活型態與疾病特徵之間的關係，是否有模式可循。比如說，如果蛋白質食用量較高的族群，肝癌的發生率也較高，那麼我們就會說蛋白質與肝癌發生率出現正相關——當一者上升時，另一者也會跟著上升。如果蛋白質攝取量較高的人口，肝癌的發生率卻較低，那麼蛋白質與肝癌發生率就出現負相關，也就是兩項因子是往反方向前進，一者上升，另一者下降。

然而，不論蛋白質與肝癌是正相關還是負相關，都不能證明蛋白質會導致或預防肝癌。為什麼呢？讓我舉個簡單的例子來說明：電線桿愈多的國家，心臟病與其他種種疾病的發生率都較高，因此，電線桿與心臟病是正相關，但卻不能因此證明電線桿會導致心臟病——相關並不表示因果關係。

然而這絕非表示「相關」沒有意義，事實上，經由適當的詮釋，相關性能有效用來研究營養與健康的關係。例如，中國營養研究裡，有超過八千項在統計上極具意義的相關性，就有很大的價值。因為得到這麼多類似的相關性資料，研究者就能開始看出飲食、生活型態與疾病之間關係的模式，而這些模式也能說明飲食與健康間那極其複雜的過程究竟如何運作。但若想證明某單一因素影響某單一結果，光靠相關性是不夠的。

統計顯著性

你或許會認為，要決定兩項因素是否相關，並沒有什麼了不起，反正它們要不就是相關，要不就是不相關，但實際上並非如此！當你在檢視一大堆數據的時候，必須進行統計分析，才能決定兩項因子是否相關。這是一個或然率，我們叫作「統計顯著性」（statistical significance）。統計顯著性可以用來衡量所觀察到的實驗結果究竟是真的可靠，還是只是巧合。若你擲一枚硬幣三次，每次都正面朝上，這可能只是巧合。可是假使你擲了一百次，每次都正面朝上，那你就可以相當確定這枚硬幣的兩面都是正面。這就是「統計顯著性」背後的概念，亦即說明相關性（或其他研究發現）有多少機會是真實的，而非偶然發生的機率。

一項研究成果的巧合機率若低於5%，就表示它具有統計顯著性，這表示如果研究再進行一次，那麼有95%的機率會得到一樣的結果。這個95%的分界點雖然是任意界定的，不過已是個標準。另一個任意界定的分界點是99%，若實驗結果符合99%的檢查標準，那這個實驗擁有高度的統計顯著性。

作用機制

如果有其他的研究也顯示兩項相關因子具有生物學上的關聯，這相關性就視為更可靠。比如電線桿與心臟病有正相關，但沒有研究顯示電線桿如何在生物層面影響心臟病，那麼這相關也就只是相關。但若有研究指出蛋白質與肝癌的進程可能有生物學與因果上的關聯，這種相關就會被視為更可靠——因為知道某種東西在體內運作的過程，便表示知道其「作用機制」，也就能進一步強化證據。另一種說法是，兩項因子「在生物學上具有合理的相關」，如果一項關係具有生物上的合理性，就比較可靠。

綜合分析

最後，我們要了解的概念叫作「綜合分析」。綜合分析是把從不同來源的整合數據列表，並把它當成一組數據來分析。累積並分析大量的整合數據，所獲得的結果就更顯得重要。綜合分析的結果比單一的研究更有價值，不過難免也有例外。

從不同研究中獲得成果後，就能開始利用這些工具與觀念來衡量證據的重要性。經過這番努力，我們可以逐漸了解哪些假設最可能是真的，並提出因應之道，而與之不同的假設當然也就不再具有合理性，而且我們也對這結果有信心。就技術上而言，絕對證據既無法取得，也不重要，但常理性的證據（有99%的確定性）是可以獲得，並且非常重要。比方說，我們就是藉由這個過程來詮釋研究，進而獲知吸菸與健康有關。吸菸從來就沒有被證明100%與肺癌有關，但是吸菸與肺癌無關的機率非常非常低，因此我們對兩者之間的看法就這樣固定下來了。

1.Mulder GJ. The Chemistry of Vegetable & Animal Physiology (translated by PFH Fromberg). Edinburgh, Scotland: W. Blackwood & Sons, 1849.

2.Stillings BR. "World supplies of animal protein." *In*: J. W. G. Porter and B. A. Rolls (eds.), *Proteins in Human Nutrition,* pp. 11-33. London: Academic Press, 1973.

3.Campbell TC, Warner RG, and Loosli JK. "Urea and biuret for ruminants." *In*: Cornell Nutrition Conference, Buffalo, NY, 1960, pp. 96-103.

4.Campbell TC, Loosli JK, Warner RG, et al. "Utilization of biuret by ruminants." *J. Animal Science* 22 (1963): 139-145.

5.Autret M. "World protein supplies and needs. Proceedings of the Sixteenth Easter School in Agricultural Science. University of Nottingham, 1969." *In*: R. A. Laurie (ed.), *Proteins in Human Food*, pp. 3-19. Westport, CT.: Avi Publishing Company, 1970.

6.Scrimshaw NS, and Young VR. "Nutritional evaluation and the utilization of protein resources." *In*: C. E. Bodwell (ed.), *Evaluation of Proteins for Humans*, pp. 1-10. Westport, CT: The Avi Publishing Co., 1976.

7.Jalil ME, and Tahir WM. "World supplies of plant proteins." *In*: J. W. G. Porter and B. A. Rolls (eds.), *Proteins in Human Nutrition*, pp. 35-46. London: Academic Press, 1973.

8.Blount WP "Turkey "X" Disease." *Turkeys* 9 (1961): 52, 55-58, 61, 77.

9.Sargeant K, Sheridan A, O'Kelly J, et al. "Toxicity associated with certain samples of groundnuts." *Nature* 192 (1961): 1096-1097.

10.Lancaster MC, Jenkins FP, and Philp JM. "Toxicity associated with certain samples of groundnuts." *Nature* 192 (1961): 1095-1096.

11.Wogan GN, and Newberne PM. "Dose-response characteristics of aflatoxin B_1 carcinogenesis in the rat." *Cancer Res.* 27 (1967): 2370-2376.

12.Wogan GN, Paglialunga S, and Newberne PM. "Carcinogenic effects of low dietary levels of aflatoxin B_1 in rats." *Food Cosmet. Toxicot.* 12 (1974): 681-685.

13.Campbell TC, Caedo JP, Jr., Bulatao-Jayme J, et al. "Aflatoxin M_1 in human urine." *Nature* 227 (1970): 403-404.

14.Madhavan TV, and Gopalan C. "The effect of dietary protein on carcinogenesis of aflatoxin." *Arch. Path.* 85 (1968): 133-137

3

癌症不要來
Turning Off Cancer

本書以公正、勇氣與清楚的文筆寫作，內容有知識界的誠實與深刻的洞見，是令人注目的著作，也會是十年來最重要的一本。若能身體力行，那麼《救命飲食》將會快速為大眾開創健康的新紀元。

—Hans Diehl；暢銷作家和美國營養學院院士

美國人最怕癌症了！癌症會以好幾個月、甚至好幾年的時間慢慢折磨病人，使之痛苦不堪後再奪其性命，這幅景象令人不寒而慄，癌症也因此成為嚴重疾病中最可怕的一種。

每當媒體報導發現什麼新的化學致癌物質時，準會立刻引起大眾的注意與反應，有些致癌物質甚至會引發極度的恐慌，例如幾年前的「愛拉」（Alar，一種二甲基氨基琥珀糠胺酸）事件便是一例。「愛拉」是常用來噴灑在蘋果上面的一種生長控制劑，一九八九年二月「自然資源保護協會」發表了〈不可容忍的風險：孩童食物中的殺蟲劑〉這篇報導[1]，而哥倫比亞電視公司的《六十分鐘》旋即製播一集相關節目，協會代表在節目中指出，「愛拉」是「食品中最強的致癌物」[2]、[3]。消息一出，民眾全都宛如驚弓之鳥，甚至有個母親打電話給州警察局，要警察去攔下一輛校車，沒收她孩子手上的蘋果[4]。從紐約、洛杉磯、亞特蘭大到芝加哥，全國學校體系都不再供應蘋果與蘋果製品，這個事件讓美國蘋果產業遭到嚴重的經濟衝擊，損失超過兩億五千萬美元[5]，「愛拉」也於一九八九年六月後停產停用[3]。

「愛拉」的情形其實並不是特例，其他像是：胺基三唑（Aminotriazole，蔓越莓所使用的除草劑，導致一九五九年「蔓越莓恐慌」）、DDT（瑞秋．卡森出版《寂靜的春天》後，DDT便廣為人知）、亞硝酸鹽（Nitrites，熱狗與培根所使用的防腐劑，也可增色提味）、紅色色素二號、人工甘味（包括環己基氨基磺酸鹽cyclamates與糖精saccharin）、戴奧辛（在工業製程及越戰時使用的脫葉劑「橙劑」Agent Orange，即含有這種汙染物）及黃麴毒素，也都被指出會致癌。

我很了解這些討人厭的化學物質，因為在一九七八年到一九七九年間，美國食品與藥物管理局（FDA）曾提議禁用人工甘味劑，結果引發大眾關切，於是國家科學院便成立糖精與食品安全政策專業小組，負責評估糖精潛在的危險，而我正是其中的成員之一。此外，我也是最早把戴奧辛離析出來的科學研究人員，我還從麻省理工學院主導亞硝酸鹽研究的實驗室，獲得許多第一手資訊，而這許多年來，我也以黃麴毒素為題，發表了重要的研究成果——黃麴毒素是目前發現過致癌力最強的化學物質，至少在大鼠身上是如此。

熱狗飛彈

上述化學物質的屬性固然相差甚遠，卻都和癌症有關。每種研究都在在顯示，這些物質可能會提高實驗動物罹患癌症的機率——亞硝酸鹽就是個很好的例子。若你已屆中年，或年紀更大一些，當你聽到「亞硝酸鹽、熱狗與癌症」時，大概會跌坐回椅子上，點頭說：「喔！對，我記得這回事。」假使你的年紀沒那麼大，那麼聽好了，歷史會以奇妙的方式重演。

事件發生的時間大約是在一九七〇年代初期，當時越戰正接近尾聲、尼克森總統將永遠以水門案留名、能源危機使加油站前人潮大排長龍，以及亞硝酸鹽登上報紙頭條。

「事情得從亞硝酸鈉（Sodium Nitrite）開始說起。亞硝酸鈉是一九二〇年代以來就常使用於肉品中的防腐劑[6]，它能殺菌，使熱狗、培根與罐頭肉品呈現漂亮的粉紅色，並賦予美味。」一九七〇年，《自然》（Nature）期刊發出一篇報導，說明亞硝酸鈉可能與人體產生反應，進而形成亞硝胺（nitrosamines）[7]。「亞硝胺本身就是一系列可怕的化學物質，根據『美國全國毒理學計畫』[8]指出，有超過十七種的亞硝胺，『經合理預期，將會導致人類罹患癌症。』」也就是說，動物實驗的結果指出，接觸愈多化學物質，癌症的發生率也會相對提高，但這還不夠充分，我們需要更完整的回答。

首先，我們來看看其中一種亞硝胺——「肌氨酸乙酯亞硝胺」（N-nitrososarcosine，簡稱NSAR）。曾有一項研究把二十隻大鼠分兩組，每組NSAR的接觸量不同，高劑量是低劑量的兩倍。施予低劑量NSAR的大鼠，死於喉癌的比例僅超過35%，而施予較多NSAR的大鼠，在實驗的第二年全死於癌症[9]~[11]。

那麼，這些大鼠到底攝取了多少NSAR呢？其實兩組大鼠的攝取劑量都很驚人。假設你朋友想讓你接觸NSAR，罹患喉癌。他給你的NSAR的量就和給老鼠的「低」劑量一樣——那麼，你朋友會請你吃燻香腸三明治，上面有整整一磅（約四百五十公克）的燻香腸，你高高興興的吃了，然後他又給你一份，一份接一份、一份接一份……你得吃下二十七萬個燻香腸三明治[9]、[12]，而且每天這樣吃，吃超過三十年！這樣一來，照體重比例來算，你吃進去的NSAR大概就和「低劑量」老鼠一樣多了。

研究人員運用一些方式讓老鼠接觸NSAR，最後大鼠出現癌症的機率較高，於是NSAR可「合理預期」會使人罹患癌症。雖然評估過程中並沒有人體研究，但是像NSAR這種會導致大鼠和小鼠都罹患癌症的化學物，很可能在某種程度上也會導致人類罹患癌症。**然而，我們還是不知道接觸量到何種程度才會致癌，畢竟動物所接受的劑量實在都過於龐大。**儘管如此，研究人員還是靠著動物試驗，就提出NSAR「經合理預期，將會導致人類罹患癌症」的結論[9]。

於是極具聲望的《自然》在一九七〇年首先發難。他們刊登一篇文章，斷定亞硝酸鹽會促進人體中亞硝胺的生成，進而可能促癌，並在文中言之鑿鑿地說道：「應減少亞硝酸鹽及某些二級胺的接觸量，最好避免食用，如此可降低罹癌的機率。」[7] 突然間，亞硝酸鹽成了潛在的健康殺手。由於我們是在食用加工肉類（如熱狗與香腸）時接觸亞硝酸鹽，是以某些產品就成了箭靶，尤以熱狗為最，因為它不只含亞硝酸鹽等的添加物，其材料還可能是磨碎的口、鼻、脾、舌頭、咽喉與其他的「可食用臟器」[13]，於是熱狗「熱」不起來了。大力提倡消費者運動的拉夫·奈德（Ralph Nader），甚至曾說熱狗是「美國最致命的飛彈」[14]，有些消費者保護團體要求禁用亞硝酸添加物，政府官員也開始嚴格檢討亞硝酸潛在的健康危機[3]。

一九七八年，這個議題再度掀起風暴，因為麻省理工學院發現亞硝酸鹽還會提高大鼠淋巴癌罹患率。這項研究於一九七九年刊載在《科學》期刊上[15]，研究中發現，大鼠被施予亞硝酸鹽後，罹患淋巴癌的機率平均為10.2%，但是未施予亞硝酸鹽的大鼠僅有5.4%。等風暴過去後，專業委員會提出建議，而業界也減少亞硝酸的使用，之後這議題就不再是聚光燈的焦點了。

小劑量大風險

簡單來說，研究結果一旦和致癌化學物沾上邊，就會在社會掀起大風暴。然而，亞硝酸鹽可能形成的亞硝胺NSAR、「**經合理預期，將會導致人類罹患癌症**」的說法，乃是從實驗動物身上而來，而這些動物一生中有泰半時間都被施予超高劑量的化學物質。我並非主張亞硝酸鹽安全無虞，只是想要指出，導致大眾恐慌的是亞硝酸鹽致癌的機率可能非常低。但科學研究人員是否能夠更深思熟慮，做出更有意義、更值得注意的研究成果？他們是否能找出有沒有哪個化學物質，在實驗上能夠100%地啟動實驗動物的癌症，而當這項物質相對缺少時，又能把動物罹癌的機率降低到0%？更重要的是，這項化學物質是否能在一般的攝取範圍內，就造成100%或0%的結果，而不是像在實驗中，使用劑量過高的NSAR？尋找這種物質，就像是癌症研究的聖杯，對於人類健康的意義極為深遠。

事實上，的確有這種化學物質存在，那就是蛋白質！證據就是我在菲律賓看到的那篇印度研究報告[16]！它完全符合上述條件——施予大鼠的蛋白質劑量在一般食用量的範圍內。這項研究的結果非常驚人，根據印度的研究報告，大鼠被施予黃麴毒素後，體質會比較容易得到肝癌，但結果卻只有食物中含有20%蛋白質的大鼠罹患肝癌，只含5%蛋白質的則全都安然無恙！

在一般範圍內，蛋白質就會因攝取量的相對增減，造成實驗動物100%或0%的罹癌率。

科學家可以說是一群最多疑的人，尤其當他們看到令人跌破眼鏡的研究成果時更是如此，我當然也不例外。其實，身為研究者，本來就有責任去質疑、去探索這些具有爭議的研究結果。我們可以懷疑，這個研究結果只適用於接觸到黃麴毒素的老鼠，對其他種類的生物或人類其實並不如此；我們也可以合理懷疑，是其他不知名的營養素影響了數據，或是如我的朋友所言，那份印度研究根本是把兩組大鼠給搞錯了。

為了進一步研究這個問題，我獲得國家衛生研究院的經費，包括人體實驗和動物試驗。在這兩項申請案中，我都沒有大喊蛋白質可能導致癌症——畢竟當個異議分子有百害而無一益，而且當時我也不相信蛋白質有害。因此，在動物實驗的研究計畫裡，我建議「調查黃麴毒素代謝作用的各種不同因子」；人體研究則多集中於在菲律賓調查黃麴毒素如何影響肝癌。這總計三年的研究調查結果，我會在最後一章裡簡短介紹。這項研究後來不斷更新，內容也更完整，最後發展成「中國營養研究」。

基本上，蛋白質如何影響腫瘤發展的研究，必須非常審慎地進行，只要有任何不妥，就會失去說服力，尤其是無法說服未來要審查經費申請的同業們。**事後證明，我們的態度與策略是正確的**，國家衛生研究院在接下來的二十四年都撥下經費，其他的研究機構，如美國癌症學會、美國癌症研究中心及美國癌症研究基金會等，也陸續跟進相關研究。

本章接下來的部分會牽涉到動物實驗，包括囓齒類的大鼠與小鼠。我知道許多人反對以動物實驗進行研究，我也尊重他們的看法。但是，若非這些動物實驗，我今天不會倡導蔬食。這些

黃麴毒素是目前發現致癌力最強的化學物質，但是蛋白質的影響比它更大！

從動物實驗中得來的研究發現與原則，大大影響我日後對於研究的詮釋，包括我主持的中國營養研究。

那麼，是否真有其他方式能取代動物實驗，又能獲得相同的資訊呢？老實說，到目前為止，即便詢問過最支持動物權的同事，我仍找不到答案。動物實驗能詳細說明癌症的因果關係中至為重要的許多原理，這些原理無法從人體實驗中獲得，但卻很可能造福和我們一樣的生物、環境和自己。

癌症三階段

癌症的發展會經過三個階段：啟動期、促進期，以及進展期。打個簡單的比方，癌症的發展就像種一塊草皮，啟動期是你在土裡撒下種子，促進期是草開始成長，而進展期就是草已經失控，入侵到車道、灌木叢與人行道。

那麼，究竟是什麼過程，能把種子成功地植入土地？也就是說，容易罹癌的細胞究竟是如何啟動的？能夠開啟這個過程的化學物質稱作致癌物，這些物質雖然有少數是自然界所形成的，比如黃麴毒素，但大部分多是工業處理過程中的副產品。**致癌物會讓一般細胞的基因突變，變成易罹癌的細胞，而突變，就是細胞的DNA受到傷害，造成基因永遠改變。**

整個啟動期（見下頁【表3.1】）的進行時間可能很短，甚至只有幾分鐘，端視於化學致癌物需要多少時間被消化吸收到血液中、送到細胞成為活性產物、連結到DNA，然後傳遞到子細胞。等到子細胞形成之後，啟動期便宣告完成。這些子細胞及其所有子代的基因都有缺陷，因而更容易引發癌症。除了極少的例外，否則啟動期一旦完成，便無法再逆轉。

啟動完成之後，就進入了第二個階段——促進期。就像準備抽芽的草種，新形成的易罹癌細胞也蓄勢待發，即將成長增生成為看得見的癌細胞。這個階段比啟動期要長得多，人類通常需要好多年。這時，新形成的細胞群會增生成愈來愈大的東西，即臨床上看得見的腫瘤。

不過，就像土裡的種子，初期的癌細胞若缺乏適當條件，是不會成長繁殖的。種子需要能維持健康的水分、陽光與其他營養素，才能長成草坪，若不提供或漏失任何一種因子，種子就不會成長。開始發育後如果又少了任何一項因子，那新的幼苗就會

表3.1　肝臟細胞裡的黃麴毒素啟動腫瘤

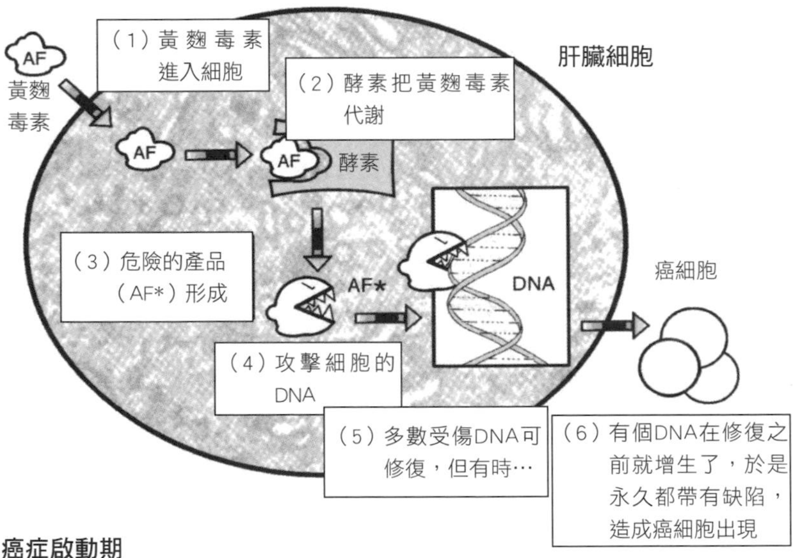

癌症啟動期

多數致癌物進入我們的細胞之後（步驟1），本身並不會啟動癌症，而是得先經由極為重要的酵素，轉變成更容易起反應的東西（步驟2、3）。這些致癌物的產物之後與細胞的DNA緊緊結合，形成致癌DNA複合體或加合物（步驟4）。

致癌DNA的加合物若未修復或移除，就會透過細胞的基因作用而引發混亂。所幸大自然是聰明的，這些致癌加合物可以修復，速度甚至相當快（步驟5）。但如果這些加合物仍保持在原地，同時細胞又產生新的子細胞時，基因損害就發生了，而這些基因缺陷（或突變）就會傳給之後形成的新細胞（步驟6）[17]。

進入休眠狀態，等待這個缺少的因子補齊。這就是促進期最奧妙的地方——**促進期是可以扭轉的，關鍵在於早期癌症是否獲得適當的成長條件**。正因如此，某些飲食因子就變得非常關鍵，有些飲食因子會促成癌症生長，被稱為促癌物，有些飲食因子則可減緩癌症滋長，因而稱作抑癌物。如果促癌物多於抑癌物，癌症就會快速發展，但只要抑癌物多過促癌物；癌症就會減緩發展或者停止。這整個過程就像拔河一樣，因此，這奧妙的可逆性有多重要，實在是不言而喻。

癌症的第三個階段稱作進展期，最初是一群後期癌細胞的成長出現進展，最後則是造成無法挽回的傷害。癌症腫瘤的發展會從最初原生部位侵襲到附近，甚至更遠的組織。一旦癌細胞具有這些致命的特性，就是惡性的，而當癌細胞開始離開原本發生的部位並擴散時，就是轉移。癌症進入末期後，結果就是死亡。

蛋白質與啟動期

剛開始研究時，人們對癌症形成的幾個階段只略知一二，但我們對這些階段的了解，已足以明智地安排研究。我們有很多疑問：能不能確認那份印度研究，搞清楚低蛋白質飲食是否真能抑致癌症形成？更重要的是，蛋白質為什麼能影響癌症進程？其中機制是什麼？蛋白質究竟如何運作？我們得一一審慎地進行深度實驗，這樣獲得的成果才能禁得起最嚴格的檢驗。

蛋白質的攝取如何影響癌症啟動？我們的第一個實驗，就是看看蛋白質的攝取如何影響「混合功能氧化酵素」（MFO）。這種酵素負責黃麴毒素的代謝，它非常複雜，可以把對人體有好有壞的藥品與許多化學物質予以代謝。弔詭的是，混合功能氧化酵素可以把黃麴毒素解毒，卻也可以活化它們。

我們展開研究時，假定所食用的蛋白質，會使肝臟裡負責將黃麴毒素解毒的酵素產生轉變，進而改變腫瘤的生長。因此，我們首先必須判定，蛋白質食用量是否會改變酵素活動。在進行一連串的實驗之後（見【表3.2】[18]），答案昭然若揭——只要調整蛋白質的攝取量，就能輕易改變酵素的活動[18]~[21]。

正如印度那份最初的研究所指出的，減少蛋白質攝取量（20%降到5%），能快速地大幅降低酵素活動[22]。這暗示著，藉由低蛋白質飲食來降低酵素活動，可以讓較少的黃麴毒素轉化成可能與DNA結合、並使之突變的危險代謝物。

我們決定要驗證這層關係：低蛋白質飲食是否真能減少黃麴毒素產物與DNA的結合，進而產生較少的加合物？我實驗室裡的大學部學生瑞秋·佩斯頓（Rachel Preston）做了實驗（見【表3.3】），實驗中可以看出，蛋白質攝取量愈低，黃麴毒素與DNA的加合物也就愈少[23]。

酵素「工廠」

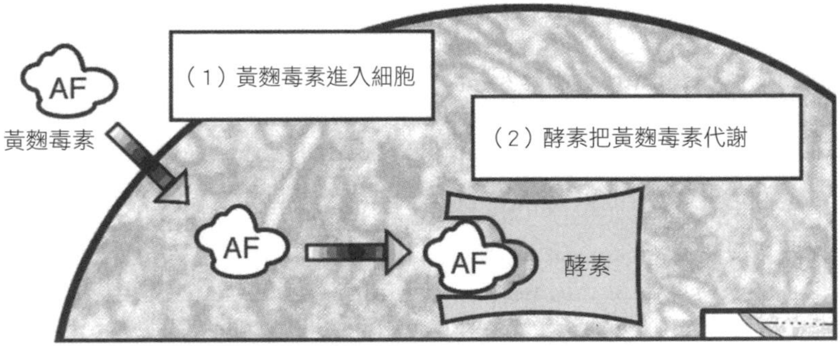

AF
黃麴毒素
（1）黃麴毒素進入細胞
（2）酵素把黃麴毒素代謝
AF
AF
酵素

簡言之，我們可以把混合功能氧化酵素系統想成是細胞裡不停運作的工廠，各種化學「原料」會被送進工廠，所有複雜的化學反應都在工廠裡執行，以分解或組合各種原料。經過轉化過程之後，原料的化學物質多半會變成一般正常的產品，然後送出工廠。但這個非常複雜的過程，有時也會產生非常危險的副產品。請想像一下，若有人要你把臉伸進煙囪，並於其中深呼吸幾個小時，你一定會拒絕，而在細胞裡，危險的副產品如果沒有經過控制，就會成為非常容易起反應的黃麴毒素代謝物，它們會攻擊細胞的DNA，破壞其基因藍圖。

表3.2　飲食中蛋白質的攝取量對酵素活動的影響

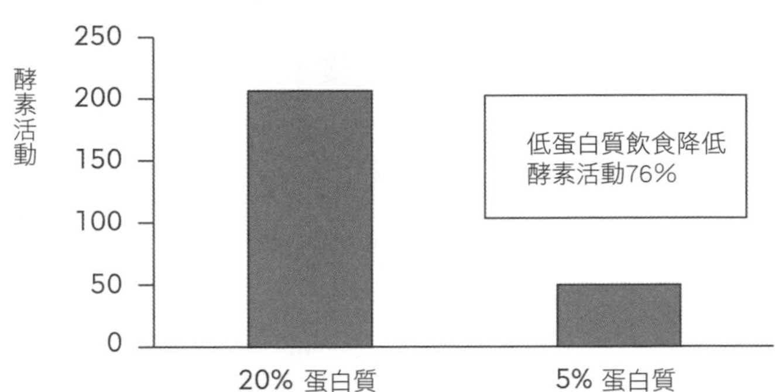

表3.3　低蛋白質飲料對降低致癌物與細胞核成分結合的影響

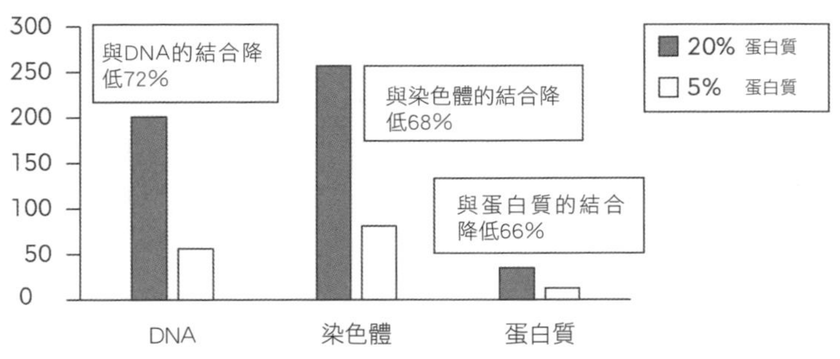

證據清楚地指出，減少蛋白質的攝取量可以明顯降低酵素活動，進而預防危險致癌物與DNA結合。這些證據確實夠力，甚至足以解釋為什麼食用較少蛋白質的受測個體，比較不會引起癌症。但我們希望了解更多，並進一步確認這個效應，於是我們繼續尋找其他解釋，且每當我們想找出蛋白質是如何運作並產生效應的方式或機制時，幾乎都一定找得到解釋。

隨著時間過去，我們漸漸得知非常重要的事，比方說，我們發現低蛋白質飲食（或意義相同的方式）能藉由以下機制減少腫瘤發生率：

❶減少黃麴毒素進入細胞[24]~[26]。

❷細胞增殖較慢[18]。

❸酵素複合體之中所發生的許多變化，會降低其活動力[27]。

❹相關酵素的關鍵成分，數量減少[28]、[29]。

❺減少黃麴毒素與DNA的加合物形成[23]、[30]。

發現低蛋白質飲食的運作方式（機制）不只一種，實在令人大開眼界。這不僅大幅提高印度研究成果的重要性，也說明了：生物效應通常是有許多不同的反應同時發生，而且其模式很可能是高度整合且集中。這是否表示，**人體內其實有很多備援系統，以防其中一個失靈？**接下來的幾年中，我們的研究陸續解開謎團，而真相也逐漸大白。

從龐大的研究來看，有個觀念很明確：降低蛋白質的攝取可以大幅減少腫瘤的啟動。儘管證據相當明確，這個發現仍會受到許多人無上限的挑撥，情況嚴重到科學領域中的專家幾乎沒有人想談論或承認它的存在——「提高蛋白質的攝取會啟動初期癌症」的言論質疑了我們對蛋白質的崇敬，所以一定是錯誤的！

助紂為虐的蛋白質

現在再回到草皮的比喻，若啟動期就是在泥土播下種子，那麼在播種時，低蛋白質飲食可減少「癌症草坪」的種子數量。這個發現很重要，但我們還有很多事要做。我們接著想要知道，癌症的促進期究竟發生了什麼？低蛋白質飲食在啟動期所帶來的好處，是否能延續到促進期？

就現實而言，受限於時間與金錢，讓我們很難針對癌症的促進期做研究，因為研究癌症促進期非常昂貴。我們必須讓大鼠活到長出完整的腫瘤，而從大鼠的平均壽命來看，這類實驗每項都要花兩年以上的時間，即必須斥資十萬美元以上——現在一定更多。所以，要解答心中的疑惑，不能依靠研究腫瘤的完全發展，否則三十五年過去了，今天的我還是只能待在實驗室。

這時，我們得知一個令人振奮的消息[31]：一份剛出爐的研究報告，說明了如何測量啟動期甫完成時，類癌細胞所形成的細胞群。這些從顯微鏡裡才看得到的小小細胞群，叫作「病灶」。「病灶」是日後會變成腫瘤的前驅細胞群，雖然多數病灶不會發展為成熟的腫瘤細胞，但卻能斷定出有腫瘤開始發展。透過觀察病灶發展、測量病灶數量與大小變化[32]，可以間接得知腫瘤會如何發展，以及蛋白質可能具有的影響，而且不必花一輩子的時間和數百萬美元的經費來做實驗。

研究的結果很驚人，**病灶發展幾乎全部都由攝取多少蛋白質來決定，而非攝取多少黃麴毒素**。這點可從許多值得關注的方式看出：首先，是我的研究生史考特．愛波頓（Scott Appleton）[33]與喬治．當奈夫（George Dunaif）[34]，他們的研究相當具代表性（見【表3.4】）。黃麴毒素造成啟動期後，飲食中含有20%蛋白質的病灶，發展遠高過飲食中僅含5%蛋白質的病灶[33]、[34]。

表3.4　飲食中蛋白質含量與病灶形成

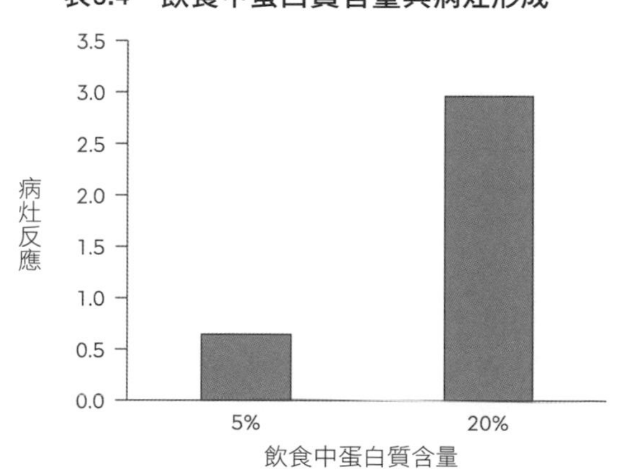

在這項研究中，每隻動物所接觸的黃麴毒素都是等量的。但是，如果一開始所接觸的黃麴毒素量不同呢？蛋白質還會不會有影響？我們以兩組大鼠來研究這個問題。兩組大鼠都吃標準基線飲食，但是一組施予高劑量黃麴毒素，另一組則施予低劑量，並分別啟動了癌症進程。到了促進期，我們對之前施予高劑量黃麴毒素的那組老鼠，改予低蛋白質飲食，而施予低劑量的那組則給予高蛋白質飲食，並觀察一開始便有許多癌症種子的老鼠，是否能藉由低蛋白質飲食而克服危機。

值得注意的是：起初施予高劑量黃麴毒素（有最多癌症啟動因子）的大鼠，在食用含5%蛋白質的飲食後，病灶的發展明顯降低。相較之下，一開始施予低劑量的大鼠，在餵食20%蛋白質的飲食後反倒產生更多病灶（見【表3.5】）。於是機制原理確立了：病灶的發展最初是由接觸多少致癌物所決定，但到了促進期，則多由飲食中攝取的蛋白質份量來控制。無論一開始的接觸量為多少，促進期蛋白質攝取量的影響都將勝過致癌物。

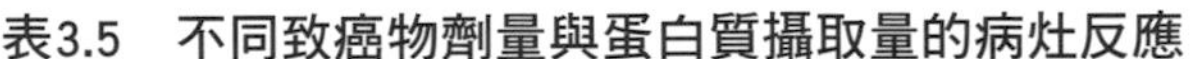
表3.5　不同致癌物劑量與蛋白質攝取量的病灶反應

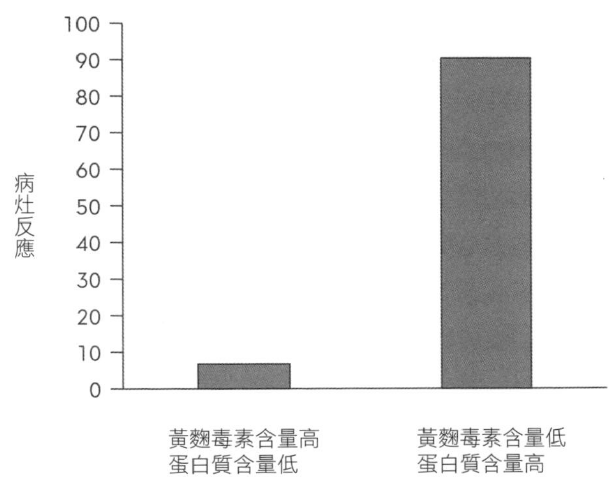

我們以這項背景資訊，設計出更重要的實驗，並由我的研究生琳達・楊曼（Linda Youngman）所進行[35]。實驗的完整步驟包括：所有動物都施予等量的致癌物，而在十二週的促進期裡，則以含5％與20％蛋白質的飲食交替餵食。此外，我們還把這十二週的促進期，再以每三週為一期畫分成四個階段，第一階段為一到三週，第二階段為四到六週，以此類推。

在第一到第二階段裡，所有受個體皆投以20％蛋白質的飲食（20-20，數字表示每階段蛋白質占飲食的百分比），於是動物的病灶都如預期中持續增大。但是當我們在第三階段轉換為低蛋白質飲食（20-20-5）後，病灶的發展銳減。到了第四階段，當我們回復給予20％蛋白質飲食（20-20-5-20），那麼病灶也會回復到之前的發展。

在另一個實驗中，我們在第一階段給予20％的蛋白質攝取量，第二階段則變成5％（20-5），於是病灶發展倏然降低。但第三階段一回到20％，我們又會看到，飲食中的蛋白質非常能夠促進病灶的發展。

結論是，調整蛋白質食用量，就能在各個階段加速或減緩病灶的生長。實驗也說明，雖然低蛋白質飲食能暫時讓致癌物進入休眠狀態，但身體會「記得」致癌物先前的危害[35]、[36]。

也就是說，**接觸黃麴毒素會留下基因「印記」，雖然低蛋白質飲食能讓它暫時休眠，但日後只要營養攝取不當，仍會重新喚醒它。**

吃多少會致癌？

從研究中還可以看出，適當調整蛋白質攝取量，將能改變癌症發展。不過，要如何定義蛋白質的多寡？在大鼠的研究之中，其飲食中蛋白質含量為4%到24%（見【表3.6】[37]），而病灶需要10%的蛋白質才會發展，然而，一旦超過了10%，增加的蛋白質將會導致病灶急遽發展。我實驗室的日本訪問學者崛尾教授（Fumiyiki Horio）日後也再度驗證了這個結果[38]。

這項實驗最有意義的發現是：**動物成長所需的飲食蛋白質比例為12%，唯有在達到或超過這個比例時，病灶才會開始發展**[39]——動物吃的蛋白質符合或超過需求，疾病就會發動攻勢。

幼鼠和孩童發育，以及成鼠與成人維持健康所需之蛋白質，是非常類似的，所以這項發現和人類很有關係[40]、[41]。根據蛋白質的每日建議攝取量（RDA），人類有10%的能量來源應取自於蛋白質，雖然這遠超過實際所需，但每個人的需求不同，因此每天建議攝取量定為10%，才能確保每個人都攝取到充足的蛋白質。只是，多數人每天食用的蛋白質多半都超過10%：

表3.6　飲食蛋白質促進病灶

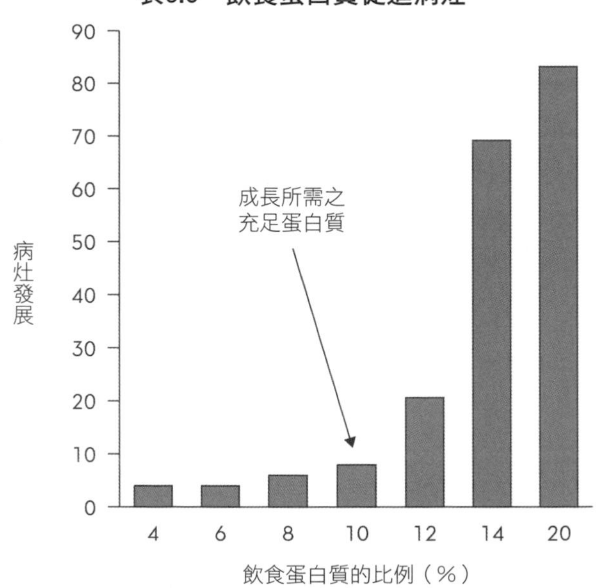

美國人平均攝取達15%至16%！如此是否會導致罹患癌症的風險？從動物研究結果來看，答案是：是的——不見得只因為蛋白質的特殊效應，也由於被取代的是妨礙這種蛋白質效應的食物。

依據體重與總攝取熱量來估算，飲食中蛋白質占10%，表示每天會吃下約五十至六十公克的蛋白質。若美國人的平均攝取量為15%至16%，表示每人每天平均要吃下七十到一百公克的蛋白質，其中男性吃得較多，女性較少。如果以食物來說明，一百大卡的菠菜（四百二十五公克）有十二公克蛋白質；一百大卡的生埃及豆（約兩大匙）有五公克蛋白質；一百大卡的上等腰肉牛排（約四十二・五克）就有十三公克的蛋白質。

這些資訊帶出了另外一個問題：黃麴毒素的劑量，與病灶形成之間的重要關係，是否會受蛋白質攝取量而變動？一種化學物質唯有在劑量提高，致癌率也隨之提高時，才能算是致癌物；如果某種有致癌嫌疑的化學物質並無這種現象，就該認真思考這種物質究竟是否為致癌物。為了研究劑量所產生的反應，我們運用了十組大鼠，每一組接觸黃麴毒素的份量都依序遞增，之後再於促進期間以普通水準（20%）的蛋白質或低量蛋白質（5%至10%）來餵食（見下頁【圖3.7】[34]）。

結果正如預期，飲食中蛋白質攝取量為20%的大鼠，病灶的數量與大小都會隨著黃麴毒素劑量而增加，劑量與反應的關係既強烈又清楚。然而，僅攝取5%蛋白質的動物，劑量與反應的相關曲線則完全消失——即便動物被施予最大承受量的黃麴毒素，病灶依然沒有反應。這項結果再度顯示，**低蛋白質飲食的影響，可超越強力致癌物（黃麴毒素）的致癌效果。**

每日10%的蛋白質建議量已經遠遠超過實際所需，但大部分的人每天食用的蛋白質卻多半都超過這個建議量。

表3.7　黃麴毒素劑量與病灶反應

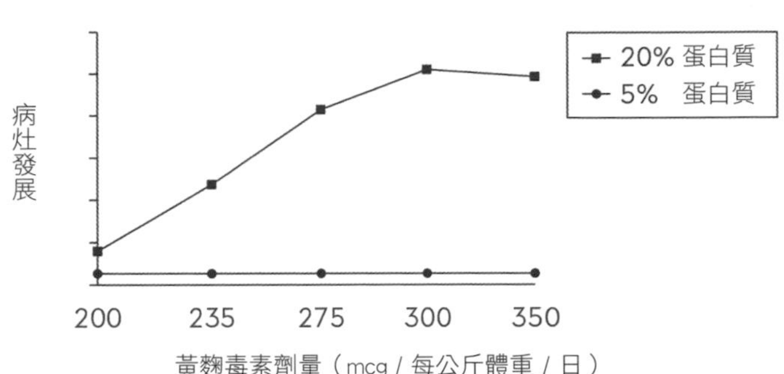

照這樣看來，人們可能會問：如果缺乏「適當」的營養條件，化學致癌物是不是就可能不會引起癌症？如果我們時常接觸少量會致癌的化學物質，是否只要不提供促進並滋養腫瘤發展的食物，就可能不會罹癌？我們能否透過營養來控制癌症？

蛋白質可不是全都一個樣

透過營養來控制癌症，到現在都還是很激進的觀念，不過事情還不僅止於此，我們還有另一項議題，會產生更具爭議的資訊——若是實驗中所使用的蛋白質種類不同，是否會有任何差別？一般而言，我們在實驗中都使用酪蛋白。

所以，下一個問題理所當然是：如果以相同的方式來檢驗植物性蛋白質，那麼其促癌效果是不是也和酪蛋白一樣呢？答案非常驚人：不會！實驗中，**植物性蛋白質並不會促成癌腫瘤生長，即便攝取量很高也一樣**。一名從我這邊獲得榮譽學位的大學部學生大衛・舒辛格（David Schulsinger），進行了下面這項研究（見【表3.8】[42]），結果發現，即使以20％的水準餵食，麥麩（小麥蛋白）也不會產生和酪蛋白一樣的促癌效果。

我們同時也檢測了大豆蛋白對病灶的發展，想看看它是否和酪蛋白有相同的影響。結果餵以20％大豆蛋白飲食的大鼠和攝取20％小麥蛋白的大鼠，都沒有形成早期病灶。突然，牛奶蛋白看起來不再那麼優了！我們發現，降低蛋白質攝取量，可同時以多種方式避免癌症啟動，而超過成長所需的高蛋白質攝取量，則會促進癌症在啟動期之後繼續發展。

不過，這裡所說的、會促成癌症的是牛奶蛋白！**要同事們接受蛋白質會助長癌症發展的觀念，已經夠困難了，更何況是牛奶蛋白？**

到目前為止，我們都是倚靠實驗，來衡量腫瘤發展的早期指標——早期類癌的病灶。現在，研究的重頭戲登場了，我們要測量完整的腫瘤形成。我們安排了大型的研究，動用好幾百隻大鼠，並運用各種方式來檢驗其壽命中腫瘤的形成[36]、[43]。

餵食蛋白質對腫瘤發展的影響非常驚人，一般而言，大鼠的平均壽命為兩年，故本研究為期一百週。一百週後，所有施予黃麴毒素、並餵以一般水準20％酪蛋白的老鼠，全因肝癌死亡或奄奄一息[36]、[43]，但是以5％低蛋白質飲食餵食的老鼠都活著，而且活潑健康、皮毛光亮。

表3.8　蛋白質種類與病灶反應

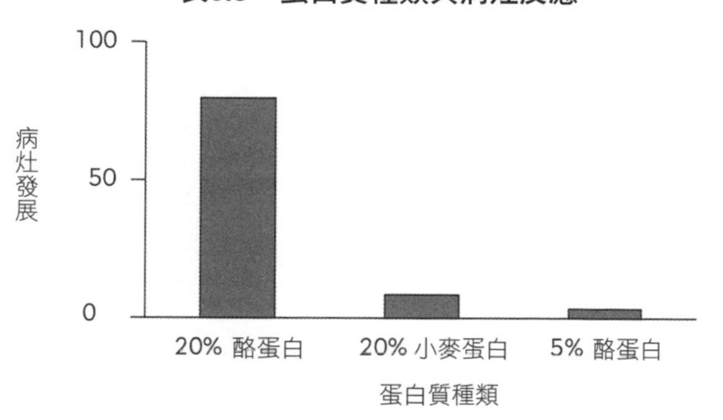

這個100比0的比數在研究上是破天荒的，也和那份印度的研究幾乎一模一樣（見【表3.9A】[16]）。

在同個實驗中[36]，我們在四十或六十週時，改變其中一些老鼠的飲食，以再次研究癌症促進期的可逆性。結果發現，這些改成低蛋白質飲食的老鼠，腫瘤成長明顯比一直維持高蛋白質飲食的低了35%到40%！而在實驗中途才從低蛋白質飲食改吃高蛋白質飲食的老鼠，腫瘤又會開始成長。這個實驗成果，再度確認了早期利用病灶所獲得的結果——只要控制營養，就能把癌症「開啟」或「關閉」。

此外，我們也在老鼠的「終生」研究中測量早期病灶，來

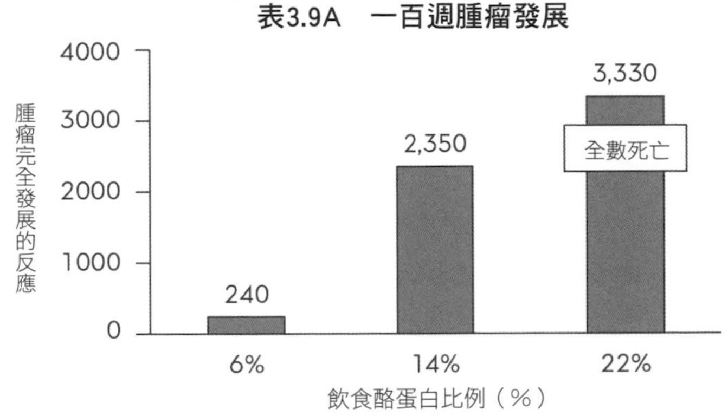

表3.9B　「終生」研究測量早期病灶

病灶反應
20
0
6%
14%
22%
飲食酪蛋白比例（%）

觀察其反應是否與腫瘤反應相同。結果顯示，病灶與腫瘤生長的一致性非常高（見【表3.9B】36、43），由病灶的發展來預測末期腫瘤的生長，這一點實在令人印象深刻。沒想到，我們的研究成果竟然有這麼高的一致性、生物可能性以及統計顯著性，也完全確認了印度那份最初的研究。對施予黃麴毒素的大鼠來說，牛奶蛋白是很強的促癌物，而蛋白質的促癌效應在飲食水準（10％到20％）內就會發生，這對囓齒類動物或是人類來說很普通，因此也更顯驚人！

其他癌症與致癌物

那這項研究要如何應用到人類的健康——尤其是肝癌——上呢？要研究這個問題，得先研究其他物種、致癌物與器官。若在這些範疇中，酪蛋白都會引起相同效應，那人類可要當心了。於是，我們擴大研究範圍，想看看先前的發現是否站得住腳。

正當我們進行大鼠的實驗時，有些研究44、45指出，B型肝炎病毒（HBV）的慢性感染是造成人類罹患肝癌的元凶，感染慢性B型肝炎的人罹患肝癌的機率為一般人的二十到四十倍。這些年來，有許多研究討論B肝病毒如何導致肝癌46；在實驗操作上，就是把病毒基因的一段插入小鼠肝臟的遺傳物質中，進而啟動肝癌——也就是把動物的基因「轉殖」（transfection）。

各個實驗室裡所進行的許多B型肝炎基因轉殖小鼠研究，幾乎全都把重心放在B型肝炎病毒以什麼分子機制運作，沒人注意到營養，以及營養對於腫瘤的發展。其中，一群研究者主張黃麴

在人類很普通的飲食水準（10%至20%）之下，動物性蛋白質的促癌效應就會產生，根本不用等到攝取過量。

毒素是導致肝癌的主因，另一群則主張B型肝炎病毒才是元凶，但兩造都沒人敢提出營養與肝癌有沒有什麼關聯。

於是我們想要找出，酪蛋白對因B型肝炎病毒而罹患肝癌的小鼠有什麼影響。我的研究團隊中，有個優秀的中國學生胡濟凡（Jifan Hu音譯）率先著手研究，希望能回答這個問題，之後程志謙（Zhiqiang Cheng音譯）也加入研究行列。

首先，我們需要一群基因轉殖的老鼠。一般而言，小鼠的「品種」有兩種，一種是加州拉荷亞，另一種是馬里蘭州的洛克維爾。我們必需將兩種品種小鼠的肝臟基因，分別插入不同段的B型肝炎病毒，讓牠們都有高度罹患肝癌的傾向[47]、[48]。研究結果基本上和大鼠的一模一樣：

【表3.10】[47]是顯微鏡下小鼠肝臟的橫切面，深色的東西就是癌症發展的指標（請忽略那些孔洞，那只是血管的橫切面）。飲食中含有22%酪蛋白的小鼠（D），形成了很多早期癌，14%的（C）就少得多，而6%的（B）則是完全沒有，剩下的（A）為控制組，肝臟裡無病毒基因。

緊接著的【表3.11】[47]則顯示出會導致肝癌的B型肝炎病毒基因，在插入小鼠肝臟之後的展現。我們發現，這兩張圖都指出相同的結果：飲食中含22%酪蛋白的小鼠，其導致肝癌的病毒基因展現得很明顯，但6%酪蛋白飲食的小鼠則幾乎沒有展現。

這時候，我們已經擁有非常充分的資訊可以提出結論：**酪蛋白會在以下兩種情形大幅提升肝癌發展的機率：第一種是施予黃麴毒素的大鼠，第二種是感染B型肝炎病毒的小鼠。**

除了發現這些重要的影響之外，我們還知道這些影響如何以網路般的互補方式運作。因此，接下來的問題將會是：這些發現能否廣為推論到其他的癌症與致癌物上？正巧芝加哥伊利諾大學醫學院中，有個團隊正在進行大鼠乳癌的實驗[49]~[51]，研究結

表3.10　飲食蛋白質對於基因轉殖（HBV）引發小鼠肝癌的影響

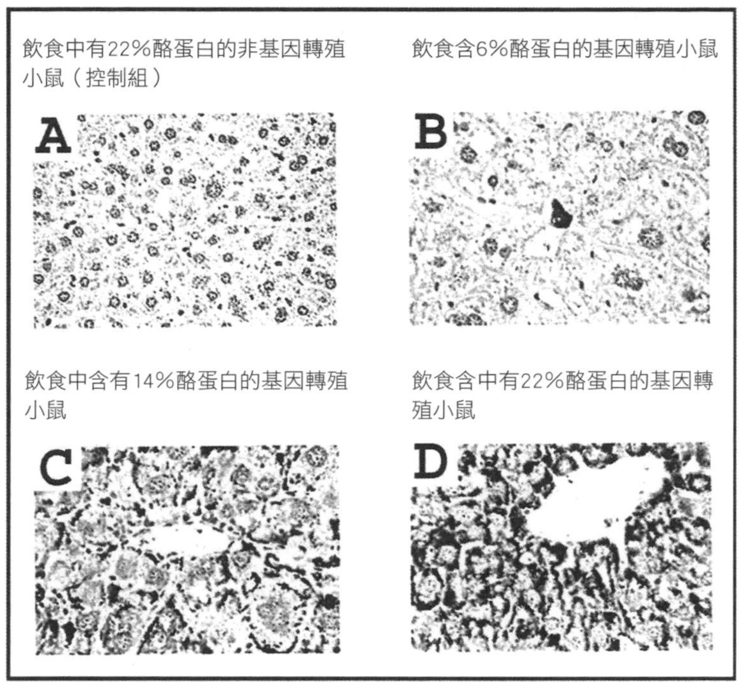

表3.11　飲食蛋白質對於小鼠基因表現的影響

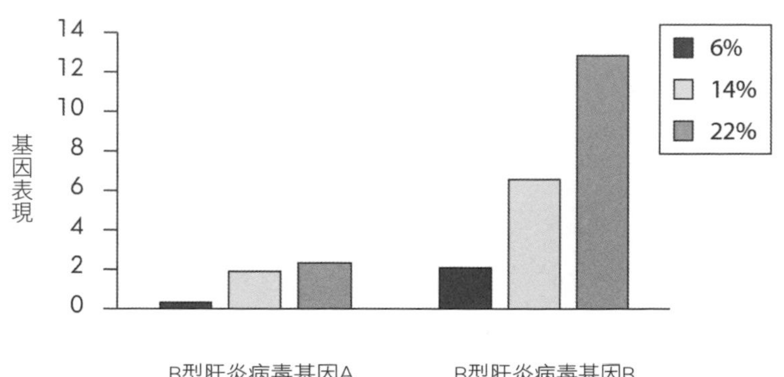

果指出，**增加酪蛋白的攝取量，將會促成乳癌發展**。他們發現，若酪蛋白攝取量較高，將會發生下面三種狀況：

❶酪蛋白會促進施予兩種實驗性致癌物（二甲基苯DBMA和亞硝基甲基偬NMU）的大鼠之乳癌。

❷藉由一連串的反應結合而運作，增加癌症機率。

❸會和與人類相同的女性荷爾蒙系統來運作。

更大的關聯

於是，種種實驗都出現了非常統一的模式，酪蛋白都會以高度整合的機制系統，促進癌症生長，這絕對是非常強而有力且令人信服的一致反應。比方說，酪蛋白會影響細胞與致癌物之間的互動方式、DNA對致癌物的反應，以及癌細胞的生長，而這些發現的深度與一致性，有四個理由能說明和人類的高度相關性。第一，大鼠和人類對蛋白質的需求幾乎相同；第二，蛋白質在人體的運作方式幾乎與大鼠相同；第三，導致癌症生長的蛋白質攝取量，和人類食用的相同；第四，對於囓齒類動物與人類來說，癌症的啟動期遠不如促進期重要，因為**在日常生活中，我們很可能都被「施予」了某種程度的致癌物，但是否會發展成完整的腫瘤，則端視於促進期**。

我們的發現嚴重挑戰了過去的觀念，勢必會引來強烈的懷疑，然而這些發現也提供了線索，說明即將發生的事。我想獲得更具廣度的證據，想知道其他營養素對於癌症有何影響？它們又會如何與別的致癌物、器官互動？其他營養素、致癌物與器官的影響會不會彼此抵銷？或是某些食物的營養素是否具相同的影響？促進期能否反轉？若答案是肯定的，那麼，只要我們減少會促進癌症的營養素攝取量，或提高能抗癌的營養素攝取量，癌症或許能及時控制，甚至反轉。於是，我們利用許多不同的營養素展開更多的研究，包括魚蛋白、飲食脂肪和稱為類胡蘿蔔素的抗氧化物。我有兩名傑出的研究生湯姆．歐康納（Tom O'conner）與何育平（Youping He音譯），著手衡量營養素對肝癌與胰臟癌的影響能力。他們的成果與其他的研究都發現：營養對癌症促進期的控制，遠超過最初致癌物劑量的影響。現在，此發現慢慢成為營養與癌症之間關係的普同特性。《美國癌症研究中心期刊》也注意到這些研究，甚至在封面上刊登一些我們的發現[52]。

不僅如此，有一項模式也漸漸明朗：動物性食品的營養素會促進腫瘤發生，而植物性食品則能減少腫瘤發生。施予黃麴毒素而引發腫瘤的大鼠終生研究，就很符合這項模式；而被B型肝炎病毒改變基因的小鼠實驗中、研究乳癌與不同致癌物質的實驗裡[52]、[53]，還有類胡蘿蔔素抗氧化劑及癌症促進期的研究，也都出現相同的模式[54]、[55]。從癌症第一階段的啟動期，到第二階段的促進期中的種種機制，都出現一樣的模式。

讀到這一章時，有的人說：「就是它了！」然後永遠地改變了他們的飲食方式。這是因為他們最崇敬的營養在攝取過量時會促進他們最恐懼的疾病的發展，光是這個想法，就足以改變他們的飲食方式，無需再進一步的說明。有些深受飲食文化影響的人也會說：「就是它！」但他們的反應是不再往下讀，並繼之以激烈的攻擊性發言，質疑一開始就不該做這種研究。

然而，不管是哪一種反應，這項證據已經觸及到人們所熱切秉持的信念。

實驗結果一致得令人驚訝。不過，要注意的是：證據都來自動物研究。雖然有許多很強的論點指出，這些研究結果在質性上和人類息息相關，但我們尚未看到量化的相關性。換句話說，這些和動物性蛋白質與癌症的原理，究竟是在任何情況下都和人類息息相關，或只在相當獨特的情形下才對少數人稍有重要性？和這些原理有關的癌症病患每年有一千人？一百萬人？或更多？我們需要人體實驗的直接證據，利用嚴謹的方法，全面調查大量人口的飲食模式，這些人的生活習慣與基因背景都須非常相似，但卻有各種不同比例的疾病。

要從事這種研究的機會極少，不過我們好運極了，機會竟從天而降！一九八○年，我們很榮幸邀請到中國的陳君石博士來到我的實驗室，他是一位和藹可親的專業科學研究人員。他的加入讓我們得以把先前在實驗室中發現的所有原理，推向另一個層次，而這將是醫學史上針對營養、生活方式與疾病之間的關係，所進行的最完整的研究——我們即將進行中國營養研究！

1.Natural Resources Defense Council. "Intolerable risk: pesticides in our children's food." New York: Natural Resources Defense Council, February 27, 1989.
2.Winter C, Craigmill A, and Stimmann M. "Food Safety Issues II. NRDC report and Alar." *UC Davis Environmental Toxicology Newsletter* 9(2) (1989): 1.
3.Lieberman AJ, and Kwon SC. "Fact versus fears: a review of the greatest unfounded health scares of recent times." New York: American Council on Science and Health, June, 1998.
4.Whelan EM, and Stare FJ. *Panic in the pantry: facts and fallacies about the food you*

buy. Buffalo, NY: Prometheus Books, 1992.
5.U.S. Apple Association. "News release: synopsis of U.S. Apple Press Conference." McLean, VA: U.S. Apple Association, February 25, 1999.
6.Cassens RG. *Nitrite-cured meat: a food safety issue in perspective.* Trumbull, CT: Food and Nutrition Press, Inc., 1990.
7.Lijinsky W, and Epstein SS. "Nitrosamines as environmental carcinogens." *Nature* 225 (1970): 21-23.
8.National Toxicology Program. "Ninth report on carcinogens, revised January 2001." Washington, DC: U.S. Department of Health and Human Services, Public Health Service, January, 2001. Accessed at http://ehis.niehs.nih.gov/roc/toc9.html#viewe
9.International Agency for Cancer Research. *IARC Monographs on the Evaluation of the Carcinogenic Risk of Chemicals to Humans: Some N-Nitroso Compounds.* Vol. 17 Lyon, France: International Agency for Research on Cancer, 1978.
10.Druckrey H, Janzowski R, and Preussmann R. "Organotrope carcinogene wirkungen bei 65 verschiedenen N-nitroso-verbindungen an BD-ratten." *Z. Krebsforsch*. 69 (1967): 103-201.
11.Thomas C, and So BT. "Zur morphologie der durch N-nitroso-verbindungen erzeugten tumoren im oberen verdauungstrakt der ratte." *Arzneimittelforsch.* 19 (1969): 1077-1091.
12.Eisenbrand G, Spiegelhalder B, Janzowski C, et al. "Volatile and non-volatile N-nitroso compounds in foods and other environmental media." *IARC Sci. Publi.* 19 (1978): 311-324.
13.National Archives and Records Administration. "Code of Federal Regulations: Title 9, Animals and Animal Products, Section 319.180 (9CFR319.180)." Washington, DC: Government Printing Office, 2001.
14.Kanfer S. October 2, 1972. "The decline and fall of the American hot dog." *Time*: 86.
15.Newberne P. "Nitrite promotes lymphoma incidence in rats." *Science* 204 (1979): 1079-1081.
16.Madhavan TV, and Gopalan C. "The effect of dietary protein on carcinogenesis of aflatoxin." *Arch. Path.* 85 (1968): 133-137.
17.如果這個缺陷成為第一代子細胞的一部分，那麼它就能進入之後所有世代的細胞，最後就有可能形成臨床上能檢測出的所謂癌症。然而，這是把一個極為複雜的程序過度簡化的說法。或許，其中最重要的簡化省略，是它的兩個假設前提：(1)需要一個以上的突變，才能引發並促進癌症的發展；(2)並不是所有的基因缺陷，都會導致癌症。
18.Mgbodile MUK, and Campbell TC. "Effect of protein deprivation of male weanling rats on the kinetics of hepatic microsomal enzyme activity." *J. Nutr.* 102 (1972): 53-60.
19.Hayes JR, Mgbodile MUK, and Campbell TC. "Effect of protein deficiency on the inducibility of the hepatic microsomal drug-metabolizing enzyme system. I. Effect on substrate interaction with cytochrome P-450." *Biochem. Pharmacol.* 22 (1973): 1005-1014.
20.Mgbodile MUK, Hayes JR, and Campbell TC. "Effect of protein deficiency on the inducibility of the hepatic microsomal drug-metabolizing enzyme system. II. Effect on enzyme kinetics and electron transport system." *Biochem. Pharmacol.* 22 (1973): 1125-1132.
21.Hayes JR, and Campbell TC. "Effect of protein deficiency on the inducibility of the hepatic microsomal drug-metabolizing enzyme system. III. Effect of 3-methylcholanthrene

induction on activity and binding kinetics." *Biochem. Pharmacol.* 23 (1974): 1721-1732.

22.Campbell TC. "Influence of nutrition on metabolism of carcinogens (Martha Maso Honors Thesis)." *Adv. Nutr. Res.* 2 (1979): 29-55.

23.Preston RS, Hayes JR, and Campbell TC. "The effect of protein deficiency on the in vivo binding of aflatoxin B_1 to rat liver macromolecules." *Life Sci.* 19 (1976): 1191-1198.

24.Portman RS, Plowman KM, and Campbell TC. "On mechanisms affecting species susceptibility to aflatoxin." *Biochim. Biophys. Acta* 208 (1970): 487-495.

25.Prince LO, and Campbell TC. "Effects of sex difference and dietary protein level on the binding of aflatoxin B_1 to rat liver chromatin proteins in vivo." *Cancer Res.* 42 (1982): 5053-5059.

26.Mainigi KD, and Campbell TC. "Subcellular distribution and covalent binding of aflaloxins as functions of dietary manipulation." *J Toxicol. Eviron. Health* 6 (1980): 659-671.

27.Nerurkar LS, Hayes JR, and Campbell TC. "The reconstitution of hepatic microsomal mixed function oxidase activity with fractions derived from weanling rats fed different levels of protein." *J. Nutr.* 108 (1978): 678-686.

28.Gurtoo HL, and Campbell TC. "A kinetic approach to a study of the induction of rat liver microsomal hydroxylase after pretreatment with 3,4-benzpyrene and aflatoxin B_1." *Biochem. Pharmacol*. 19 (1970): 1729-1735.

29.Adekunle AA, Hayes JR, and Campbell TC. "Interrelationships of dietary protein level, aflatoxin B_1 metabolism, and hepatic microsomal epoxide hydrase activity." *Life Sci*. 21 (1977): 1785-1792.

30.Mainigi KD, and Campbell TC. "Effects of low dietary protein and dietary aflatoxin on hepatic glutathione levels in F-344 rats." *Toxicol. Appl. Phamacol.* 59 (1981): 196-203.

31.Farber E, and Cameron R. "The sequential analysis of cancer development." *Adv. Cancer Res.* 31 (1980): 125-226.

32.在這一章裡各種各樣的圖表中所反映的病灶，大多是依據「肝臟體積的百分比」，其中包含了「病灶數量」及「病灶大小」，這兩者都指出腫瘤形成的趨勢，因此這些從個別實驗中得出的結果可以彼此間相互比較。這份資料數據是配合一個共同的基準比率，其所反應的結果，是來自注射一份標準劑量的黃麴毒素，並餵以蛋白質占20%的飲食。

33.Appleton BS, and Campbell TC. "Inhibition of aflatoxin-initiated preneoplastic liver lesions by low dietary protein." *Nutr. Cancer* 3 (1982): 200-206.

34.Dunaif GE, and Campbell TC. "Relative contribution of dietary protein level and Aflatoxin B_1 dose in generation of presumptive preneoplastic foci in rat liver." *J. Natl. Cancer Inst.* 78 (1987): 365-369.

35.Youngman LD, and Campbell TC. "High protein intake promotes the growth of preneoplastic foci in Fischer #344 rats: evidence that early remodeled foci retain the potential for future growth." *J. Nutr*. 121 (1991): 1454-1461.

36.Youngman LD, and Campbell TC. "Inhibition of aflatoxin B_1-induced gamma-glutamyl transpeptidase positive (GGT+) hepatic preneoplastic foci and tumors by low protein diets: evidence that altered GGT+ foci indicate neoplastic potential." *Carcinogenesis* 13 (1992): 1607-1613.

37.Dunaif GE, and Campbell TC. "Dietary protein level and aflatoxin B_1-induced preneoplastic hepatic lesions in the rat." *J. Nutr*. 117 (1987): 1298-1302.

38.Horio F, Youngman LD, Bell RC, et al. "Thermogenesis, low-protein diets, and decreased development of AFB1-induced preneoplastic foci in rat liver." *Nutr Cancer* 16 (1991): 31-41.

39.About 12% dietary protein is required to maximize growth rate, according to the National Research Council of the National Academy of Sciences.

40.Subcommittee on Laboratory Animal Nutrition. *Nutrient requirements of laboratory animals. Second revised edition, number 10.* Washington, DC: National Academy Press, 1972.

41.National Research Council. *Recommended dietary allowances. Tenth edition.* Washington, DC: National Academy Press, 1989.

42.Schulsinger DA, Root MM, and Campbell TC. "Effect of dietary protein quality on development of aflatoxin B1-induced hepatic preneoplastic lesions." *J. Natl. Cancer Inst.* 81 (1989): 1241-1245.

43.Youngman LD. *The growth and development of aflatoxin B1-induced preneoplastic lesions, tumors, metastasis, and spontaneous tumors as they are influenced by dietary protein level, type, and intervention*. Ithaca, NY: Cornell University, Ph.D. Thesis, 1990.

44.Beasley RP. "Hepatitis B virus as the etiologic agent in hepatocellular carcinoma-epidemiologic considerations." *Hepatol*. 2 (1982): 21S-26S.

45.Blumberg BS, Larouze B, London WT, et al. "The relation of infection with the hepatitis B agent to primary hepatic carcinoma." *Am. J. Pathol*. 81 (1975): 669-682.

46.Chisari FV, Ferrari C, and Mondelli MU. "Hepatitis B virus structure and biology." *Microbiol. Pathol*. 6 (1989): 311-325.

47.Hu J, Cheng Z, Chisari FV, et al. "Repression of hepatitis B virus (HBV) transgene and HBV-induced liver injury by low protein diet." *Oncogene* 15 (1997): 2795-2801.

48.Cheng Z, Hu J, King J, et al. "Inhibition of hepatocellular carcinoma development in hepatitis B virus transfected mice by low dietary casein." *Hepatology* 26 (1997): 1351-1354.

49.Hawrylewicz EJ, Huang HH, Kissane JQ, et al. "Enhancement of the 7,12-dimethylbenz(a) anthracene (DMBA) mammary tumorigenesis by high dietary protein in rats." *Nutr. Reps. Int.* 26 (1982): 793-806.

50.Hawrylewicz EJ. "Fat-protein interaction, defined 2-generation studies." *In*: C. Ip, D. F. Birt, A. E. Rogers and C. Mettlin (eds.), *Dietary fat and cancer*, pp. 403-434. New York: Alan R. Liss, Inc., 1986.

51.Huang HH, Hawrylewicz EJ, Kissane JQ, et al. "Effect of protein diet on release of prolactin and ovarian steroids in female rats." *Nutr. Rpts. Int*. 26 (1982): 807-820.

52.O'Connor TP, Roebuck BD, and Campbell TC. "Dietary intervention during the post-dosing phase of L-azaserine-induced preneoplastic lesions." *J Natl Cancer Inst* 75 (1985): 955-957

53.O'Connor TP, Roebuck BD, Peterson F, et al. "Effect of dietary intake of fish oil and fish protein on the development of L-azaserine-induced preneoplastic lesions in rat pancreas." *J Natl Cancer Inst* 75 (1985): 959-962.

54.He Y. *Effects of carotenoids and dietary carotenoid extracts on aflatoxin B_1-induced mutagenesis and hepatocarcinogenesis*. Ithaca, NY: Cornell University, PhD Thesis, 1990.

55.He Y, and Campbell TC. "Effects of carotenoids on aflatoxin B_1-induced mutagenesis in S. typhimurium TA 100 and TA 98." *Nutr. Cancer* 13 (1990): 243-253.

4

到中國取經

Lessons from China

柯林·坎貝爾的《救命飲食》是本好讀的重要著作。他和兒子湯姆聯手討論飲食與疾病關係的研究，結論則指出動物性蛋白質帶來的惡果，相當驚人。同樣令人大開眼界的是，他能克服困難把這些結果公諸於世。

—Robert C. Richardson博士；諾貝爾獎得主

你是否曾經有股衝動，想用照片永遠留住某一刻？大多數人無法忘記的時光，都是夾雜著生活中的點點滴滴，無論悲喜，屬於自己的時光都會塑造記憶。在這些時光中，一切意義重大的事情，彷彿都是在同一時間一起發生。這就是時光的快照，它能為我們大半輩子的經驗賦予意義。

時光快照對研究人員也很重要——為了讓未來更加美好，我們安排實驗，希望保存並分析某一刻的確切細節。我很幸運，能在一九八〇年初期得到機會親身參與一個重要時刻。那時，資深的中國科學家陳君石博士蒞臨康乃爾大學，來到我的實驗室工作，他是中國預防醫學科學院與食品衛生研究所的副所長，也是最早訪問美國、建立起兩國關係的學者之一。

癌症地圖

一九七〇年代初期，中共總理周恩來因癌症病逝。在周恩來癌症末期時，曾展開全國性的研究，收集當時大家仍不甚明瞭的疾病資訊。這項調查囊括了十二種癌症死亡率，範圍涵蓋中國二千四百個縣及八億八千萬人口（96%），動員的工作人員高達六十五萬名，堪稱有史以來最具企圖心的生物醫學研究。該研究從許多方面來看都非常有意義，調查結果被繪製成一張地圖（見【表4.1】），能看出某些癌症在哪裡特別盛行，哪些地方又幾乎不見蹤影[1]。

從地圖上可清楚看到，中國癌症具很高的地理特性——某

表4.1　中國癌症地圖範例

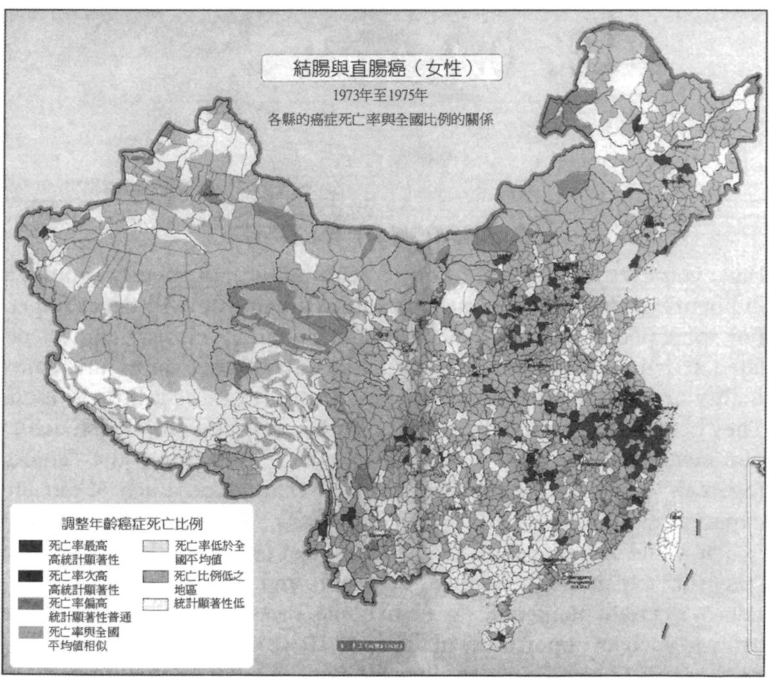

表4.2　中國各縣癌症比例範圍

癌症	男性	女性
所有癌症	35-721	35-491
鼻咽癌	0-75	0-26
食道癌	1-435	0-286
胃癌	6-386	2-141
肝癌	7-248	3-67
結腸直腸癌	2-67	2-61
肺癌	3-59	0-26
乳癌	--	0-20

＊經年齡調整的死亡率，代表每年每十萬人的癌症病例

些癌症在部分地區特別常見。其實，更早期的研究就已出現過這個觀念，即不同國家的癌症發生率差異很大[2]~[4]。不過，中國的數據更引人注意，因為癌症比例的地理差異更大（見【表4.2】），而且是發生在一個87%的人口都同屬漢族的國家。

各縣人民的基因背景都相同，為何癌症比例的差異卻非常大？是否因為癌症是由環境與生活型態所造成的？其實，有些科學家已提過這種結論——一九八一年時，美國國會曾邀集科學家針對飲食與癌症做出評議，結果科學家估計，基因只占總癌症風險的2%至3%[4]。如此看來，中國癌症地圖背後的資料相當耐人尋味：部分癌症在某些縣的比例很高，甚至比癌症比例最低的縣高出百倍以上，這數字相當值得注意。相較之下，美國人的癌症比例在某些地區，頂多是其他地區的二到三倍。

其實，許多細枝末節的癌症差異性，往往會變成大新聞，進而導致大量的金錢花費與政治風波。以紐約州來說，長島乳癌比例較高的訊息由來已久，而為了驗證這項議題，也已砸下約三千萬美元的巨資[5]，以及年復一年的努力。然而這個引起轟動的比例到底是多少呢？其實長島乳癌比例最高的兩個郡，只

比全州平均值高出了10%到20%。然而，些微的差異已足以成為新聞頭條、嚇壞民眾，並促成政治人物採取行動。那麼，中國的研究結果卻顯示，有些地方的癌症比例為其他地方的一百倍（10000%），豈不更值得深入研究？

由於中國人的基因幾乎相同，因此癌症比例差異顯然可以解釋為環境造成，而許多關鍵問題也因應而生：為什麼有些鄉下縣分的癌症比例極高，其他卻不是如此？為什麼差異性大得出奇？為什麼就總數而言，癌症在美國比在中國普遍？

萬事具備

與陳博士談得愈多，我們就愈希望能夠扼要了解時間的快照，探究中國鄉下人的生活，記錄他們的飲食、生活型態、血液和尿裡的東西，以及為何死亡。我們強烈地盼望能用前所未見的方式，清楚且詳細地建構出一個更廣泛的樣貌，來說明他們的經驗，以便在接下來的幾年裡繼續研究，並且回答各式各樣的「為什麼」。

科學、政治與經費，偶爾會一起發揮功用，造就了不起的研究，我們正好就碰上了這種好運，因而有機會針對飲食、生活型態與疾病，做出了史上最全面的回顧與了解。

我們組成了**世界一流的科學團隊**，包括陳君石博士和黎均耀先生，他曾與其他人共同撰寫了《中華人民共和國惡性腫瘤地圖集》，也是衛生部中國醫學會的重要科學家。第三名成員則是牛津大學的理查·貝托（Richard Peto），他是全球知名的流行病

癌症並非完全由基因決定，根據一份一九八一年的研究顯示，基因只占總癌症風險的2%至3%。

學家，不僅受封為爵士，也因為癌症研究而獲得眾多獎項，而我則擔任團隊的計畫主持人。

接著，我們克服了必備經費的障礙，歷經了中情局的干預與中國政府的冷眼以待，最後終於能著手進行這中美兩國間第一件大型研究。

我們認為，本研究必須盡量完整，從癌症地圖上，我們已經得知四十種以上的疾病及其死亡率[6]。在研究中，我們收集了三百六十七項變數的資料，再把每個變數與其他變數逐項比對。我們前往中國六十五個縣，對六千五百名成人進行問卷調查與驗血，還取得尿液樣本，直接測量每個家庭三天來所吃的全部食物，並從全國市場採集食品樣本來分析。

研究中所選的六十五個縣都座落於中國的農村與半農村地帶，這是刻意的安排，因為我們希望受試者大半輩子都在同一個地區生活與飲食。這個策略很成功，因為平均有90％到94％的成人受試者，在受試後仍繼續住在自己的故鄉。

調查完成之後，我們獲得了生活型態、飲食與疾病變數之間，八千種以上具有統計顯著性的關聯。**這份研究的完整性、品質與獨特性皆無與倫比，因而被《紐約時報》譽為「流行病學大賞」**。簡而言之，我們完成了一項創舉，我們回溯了時間洪流中重要的時刻，並了解其中的意義（請見附錄B）。

中國飲食經驗

中國營養研究提供了一個大好機會，可以驗證先前在動物實驗中所發現的原理。我們可以藉此得知，之前實驗室的結果是否適用於人類經驗？因黃麴毒素而罹患肝癌的大鼠身上所獲得的發現，是否能應用到人類的其他癌症與疾病上？

中國營養研究最關鍵處，在於中國鄉下以植物性食物為主的飲食性質，對健康究竟有何影響？在美國，整體熱量的15%至16%是來自蛋白質，其中有高達81%是來自動物性食品[7]。但在中國鄉下，總熱量來自蛋白質的比例只有9%到10%，其中又只有10%是來自動物性食品[8]，這顯示中國與美國的飲食營養成分差異很大，如【表4.3】所示。

【表4.3】是以六十五公斤體重為基準，中國官方皆以這種標準方式來記錄這類資訊，因此我們可以便捷地把不同人口加以比較。比如說，體重為七十七公斤的美國成年男性，每天的熱量攝取約為二千四百大卡，而一般體重77公斤的中國農村男性，每天攝取的熱量則約為三千大卡。因此就表上各類別而言，中國與美國的飲食經驗差別甚大：中國人攝取的總熱量高得多，但脂肪、蛋白質和動物性食物卻少得多，纖維質與鐵質也高得多——這些差別非常重要。

中國的飲食模式固然與美國差距甚遠，但就算在其國內本身也還有著許多差異。在我們調查飲食與健康的關聯時，「實驗變異」（即各種範圍序列的數值）是非常重要的要素，很幸運的，在中國營養研究中，測量因子就具相當可觀的實驗變異，比如說疾病比例就有很大的變異（見一一四頁【表4.2】），而臨床數據與飲食攝取量的變異也非常充分。比如說，以縣平均值來

表4.3　中式與美式的飲食攝取量

營養素	中國	美國
熱量（kcal／日）[9]	2641	1989
總脂肪（占熱量的百分比%）	14.5	34-38
膳食纖維（g／日）	33	12
總蛋白質（g／日）	64	91
動物性蛋白質（熱量的百分比%）	0.8	10-11
總鐵質（mg／日）	34	18

看，血膽固醇的差異範圍最高者為最低者的兩倍，而血液中的β-胡蘿蔔素約為九倍，血脂為三倍，脂肪攝取量約六倍，纖維質攝取量約五倍。這很關鍵，因為我們最初也最主要的目的，就是把中國境內各縣放在一起加以比較。

這是第一個調查各種飲食經驗與健康影響的大型研究，我們是以中國為範圍，調查以大量到極大量植物性食品為主的飲食，以往的研究則都是以西方國家為對象，觀察以大量到極大量動物性食品為主的飲食。中國鄉村與西方飲食及隨之而來的疾病模式天差地遠，這也是這份研究如此重要的原因。

媒體把中國營養研究稱作「科學研究的里程碑」，《週六晚報》說這項計畫「將會震撼全球的醫學與營養研究者」[10]；醫學體制內的某些人則說，這項研究空前絕後。這研究是個機會，能調查我腦海中逐漸成型且極具爭議的飲食與健康觀。現在，我想讓你看看我們從這份研究的所學，和二十多年的研究、思考與經驗，如何改變我對營養與健康的看法及飲食方式。

貧窮病，富裕病

我們就算不是科學家，也能清楚知道每個人會死亡的機率是百分之百。人終究必定一死，因此，經常有人把這回事當作理由，把自己有違健康資訊的行為合理化。但是，追求健康並不該是為了永生，而是為了全心全意享受我們擁有的時光，讓這輩子盡量維持身體的運作良好，避免痛苦地與疾病長期抗戰。想要安享天年並活得更好，方式其實很多。

追求健康並不該是為了永生，而是為了全心全意享受我們擁有的時光。

由於中國《惡性腫瘤地圖集》羅列了逾四十八種疾病的死亡率，我們因而得以研究民眾死亡的種種原因，且能進一步建立假設：是否某些疾病集中於某些特定地區？例如，結腸癌是否與糖尿病發生在相同地區？假若事實證明的確如此，那我們就能假設，糖尿病與結腸癌（或其他聚集的疾病）都有共同原因，這些原因包括地理、環境，甚至是生物因素等等。然而，所有疾病都是生物過程出了錯的結果，因此我們可以推論，無論觀察到什麼「原因」，都會透過生物事件而運作。

當所有疾病以交叉方式排列，並相互比較每種疾病與其他疾病的發生機率[11]，就會發現疾病可以分成兩大類：富裕病多半出現在經濟已開發的地區，貧窮病則發生在鄉下農村[12]。

【表4.4】清楚說明了，兩大組中的每一種疾病，都和本身組別的其他疾病息息相關，卻與另一組卻幾乎完全無關。例如，在中國鄉下肺炎率高的區域，寄生蟲疾病的比率也會很高，但乳癌的機率就不高。

至於造成許多西方人死亡的冠狀動脈心臟病，則多出現在經常發生乳癌的地方。此外，冠狀動脈心臟病在開發中國家相當少見，但這並不是因為該地區的人壽命較短，因而避免了這種西方疾病，因為這些比例是以年齡為基準而做出的比較，也就是同年齡的人相互比較的結果。

表4.4　從中國鄉下所觀察到的疾病分類

富裕病 （營養過剩）	癌症（結腸癌、肺癌、乳癌、血癌、兒童腦癌、胃癌、肝癌）、糖尿病、冠狀動脈心臟病
貧窮病 （營養過不足或衛生不佳）	肺炎、肺結核、腸阻塞、消化性潰傷、消化性疾病、寄生蟲病、新陳代謝與內分泌疾病（糖尿病除外）、風濕性心臟病、妊娠疾病與其他

疾病之間的這層關聯其實早有所聞，但中國營養研究進一步增加了許多疾病死亡率的數據，而且都是無與倫比的，此外我們還增加了獨特的飲食經驗調查。結果正如預期，某些病確實好發於同樣的地理區，這意味著它們擁有共同的病因。

這兩類疾病通常稱作「富裕病」與「貧窮病」。當開發中國家的人口財富逐漸累積之時，飲食習慣、生活型態與衛生系統也會跟著改變，而隨著財富增加，死於「富裕病」的人數也會慢慢超過「貧窮病」。

由於在美國與西方國家，許多人都是死於富裕病，因此這些疾病也常被稱作「西方病」，然而，由於富裕病和飲食習慣息息相關，因此或許我們應該稱之為「營養過剩疾病」比較妥當。有些鄉下地方的富裕病很少見，但是有些地區卻很常見，而中國營養研究的核心問題就是：這種現象是否為飲食習慣的差異所造成的？

現在就來看看各觀察的統計顯著性吧！在接下來的統計分析中，羅馬數字Ⅰ表示有95％以上的確定性，Ⅱ表示有99％以上的確定性，至於Ⅲ，則表示有99.9％以上的確定性，若沒有羅馬數字，表示關聯性低於95％[13]。當然，這些機率也可以表示所觀察之事物為真的機率——95％的確定性表示二十次觀察裡有十九次為真；99％的確定性表示一百次觀察裡有九十九次為真，99.9％的確定性表示一千次觀察裡有九百九十九次為真。

吃進肚子裡，送到血液裡

首先，我們以飲食與生活型態的變數，來比較每個縣的西方病盛行率[12]。出乎我們意料的是，最有力的一項西方病指標，就是血膽固醇[Ⅲ]。

膽固醇可分為兩種，第一種叫作「飲食膽固醇」，它存在於我們所攝取的食物當中，也就是我們常見包裝上所標示的膽固醇。它是一種食物的成分，而且只存在於動物性食品中。當醫師在測量你的膽固醇水準之時，並無法得知你吃進了多少膽固醇，就像他無法測得你究竟吃進了多少熱狗或雞胸肉一樣。但是，他能測量到你血液中所呈現的膽固醇含量，即你的肝臟所製造的「血膽固醇」——這就是第二種膽固醇。

血膽固醇和飲食膽固醇雖然在化學成分上一樣，但實際上並不代表它們是相同的東西。這種情形就和脂肪一樣，飲食脂肪是你吃的東西，比如說薯條上的油脂，但是體脂肪卻是另一回事，那是你身體所製造的物質，和你早上塗在土司上的脂肪（牛油或乳瑪琳）並不相同。飲食中的脂肪與膽固醇，不一定會變成體內的脂肪與膽固醇，因為身體形成體脂肪或血膽固醇的方式非常複雜，牽涉到數百種化學反應和非常多的營養素。同樣的，正因為這麼複雜，因此吃進飲食脂肪和飲食膽固醇對健康的影響，和醫師所測量到的高膽固醇、高體脂肪對健康的影響，也很可能有不一樣的結果。

在中國鄉下的一些地區，血膽固醇數值正不斷往上攀升，罹患西方病的機率也隨之提高。這項事實之所以令人訝異，是因為中國人的血膽固醇濃度，比我們原先所想的還要低得多，平均為127毫克／公合（編註：mg/dl；血液生化檢查中所用的濃度單位，1公合＝100ml），比起美國人的平均值215毫克／公合[14]，要低了將近100毫克／公合！有些縣的平均值甚至只有94毫克／公合，更不可思議的是，在中國內陸有兩群約二十五名的女性，血膽固醇的平均值竟然僅有80毫克／公合。

美國人的血膽固醇範圍為170至290毫克／公合，**即使是血膽固醇量偏低的美國人，與中國鄉村人口相比，仍算是含量很**

高的。在美國有一種迷思，認為膽固醇若低於150毫克／公合可能會引發健康問題，如果此言為真，那麼中國鄉村人口裡，有85％都會出現健康問題才對，但事實卻並非如此。即使血膽固醇水準遠低於西方所謂的「安全範圍」，但是中國鄉村人口發生心臟病、癌症與其他西方病的比率卻相對較低。

我茫然又疑惑於這些數字的正確性，因為現有的文獻（根據我當時的知識）從未指出總膽固醇有低到140至150毫克／公合左右的程度。

我們的方法有可能是不可靠的嗎？因此，我們用兩個額外的測定方法來比較這些發現，然後探究樣本裡的某些膽固醇，是否可能因為從溶液離析出去，而沒被分析注意到。但是，我們在中國鄉下發現的低膽固醇濃度，並不是方法論問題的結果，它們真的就是那麼低，這件事促使我們領悟，必須稍微調整我們對血膽固醇的知識，尤其是它與疾病的關係。

高膽固醇高癌症風險

在展開中國營養研究之時，沒有人預知膽固醇會與上述任何一種疾病有關，因此我們得到這種結果之時非常驚訝：若血膽固醇濃度從170毫克／公合下降到90毫克／公合，那麼肝癌[II]、直腸癌[I]、結腸癌[II]、男性肺癌[I]、女性肺癌、乳癌、孩童血癌、成人血癌[I]、孩童腦癌、成人腦癌[I]、胃癌與食道癌（喉癌）就會減少。瞧！這可是好長的一串名單啊！**許多美國人知道膽固醇過高可能會導致心臟疾病，卻不知道還有癌症的危機。**

隨著財富的增加，死於「富裕病」的人數，也將會慢慢超過死於「貧窮病」的人數。

此外，血膽固醇並不只有一種，它可以分成低密度脂蛋白（LDL）和高密度脂蛋白（HDL），前者是不好的，後者是好的。在中國營養研究中，假使不好的膽固醇「低密度脂蛋白」濃度高，也會和西方疾病產生關聯。

請記住！若以西方標準來看，這些疾病在中國都算是很少見的，而且中國人的血膽固醇大都是很低的。我們的研究明確指出，中國人因為膽固醇低而獲益匪淺，即使不到170毫克／公合的人們也一樣。現在想像一下，如果有某個國家，其人民的血膽固醇數值遠高出全中國的平均值，那麼你就可以知道，一些在中國很少見的疾病如心臟病和某些癌症等，在這個國家裡一定相當盛行，甚至可能是頭號殺手！

這正是西方國家的情形！就拿我們研究時的幾個例子來說好了，美國男性死於冠狀動脈心臟病的比例是中國男性的十七倍[15]，而美國人的乳癌死亡率，也是中國鄉村的五倍。更值得注意的是，在中國西南的四川與貴州省，死於冠狀動脈心臟病的人非常少，從一九七三年到一九七五年這三年的觀察時間裡，貴州二十四萬六千名男性與四川十八萬一千名女性中，沒有任何一個人在六十四歲之前死於冠狀動脈心臟病[16]！

這些關於低膽固醇的數據發表後，我從三位知名的心臟病研究者與醫師那兒得知一項資訊，這三位博士分別是：比爾·卡斯特利（Bill Castelli）、比爾·羅伯茲（Bill Roberts）與小克德威爾·艾索斯丁（Caldwell Esselstyn Jr.）。卡斯特利博士長期擔任國家衛生研究院佛明漢心臟研究中心的主任，艾索斯丁博士是克里夫蘭醫院的知名外科醫師，對逆轉心臟病的研究卓然有成，而羅伯茲博士，則長期擔任權威性醫學期刊《心臟病學》（Cardiology）的編輯。在他們漫長的專業生涯中，從未見過哪個死於心臟病的病患，血膽固醇是低於150毫克／公合。

表4.5　與血膽固醇有關的食品

肉類[I]、奶、蛋、魚[I-II]、脂肪[I]與動物性蛋白質的攝取量提高……	血膽固醇提高
植物性食品與營養素的攝取量提高，包括植物性蛋白質[I]、膳食纖維[II]、纖維素[II]、半纖維素[I]、可溶性碳水化合物[II]、植物性的維他命B群[I]（胡蘿蔔素、B_2、B_3）、豆類、淺色蔬菜、水果、胡蘿蔔、馬鈴薯，以及多種穀類……	血膽固醇下降

吃肉等於增加血膽固醇

很顯然的，血膽固醇是疾病風險的重要指標，這就帶出了一個重要的問題：食物如何影響血膽固醇呢？簡單來說，動物性食品與增加血膽固醇相關（見【表4.5】），而植物性食品則和減少血膽固醇有關，幾乎沒有例外。

許多動物實驗與人體研究都指出，食用動物性蛋白質會增加血膽固醇[17]~[20]。當然，飽和脂肪與飲食膽固醇也會提高血膽固醇，只不過影響不如動物性蛋白質那麼明顯[17]~[20]。相對地，植物性食品不僅不含膽固醇，而且會以許多方式降低身體製造的膽固醇——中國營養研究的發現，全都符合上述現象。

疾病與血膽固醇的關係相當值得注意，以美國標準來看，中國人血膽固醇含量與動物性食品的食用量都非常低，例如在中國鄉下，每人每天平均只攝取七·一克的動物性蛋白質（大約是三塊麥克雞塊的攝取量），而美國人卻高達七十克。我們原本假設，只要把動物性蛋白質攝取量與血膽固醇降到像中國鄉下人那麼低，應該就不會發生西方病。我們錯了！即便在中國鄉村，攝取少量的動物性食品仍會提高罹患西方疾病的風險。

我們研究了飲食對不同血膽固醇的影響，至此又出現了引人注目的結果——人類若食用動物性蛋白質，將會增加「不好」的血膽固醇[III]，反之，若是食用植物性蛋白質，則會降低不好的血膽固醇[II]。大部分的醫師都會說，飽和脂肪與飲食膽固醇是最能影響血膽固醇含量的飲食因子。近幾十年來，可能還會有人說大豆或其他高纖維的粗糠製品能降低膽固醇，但鮮少有醫師會提及動物性蛋白質和血膽固醇的關係。這種情形至今仍沒有什麼改變，**就算已有證據顯示動物性蛋白質和血膽固醇的關係比飽和脂肪或飲食膽固醇更密切，但許多醫師還是不願承認這個事實。**

脂肪與乳癌

如果哪天來個營養學大遊行，每種營養素都有一輛花車，那麼陣容最龐大的絕對會是脂肪！從研究人員到老師、從官方政策制定者到業界代表，有許多人長期研究脂肪，或是對此發表看法。來自各個社群的眾多人們，在過去半個世紀中，持續建構出「脂肪」這頭巨獸。

假設這個奇特的遊行在美國大街上舉辦，坐在紅磚道上的每個人，眼光都停駐在脂肪花車上。許多人看到這臺花車，都說：「我得離這臺車遠一點！」之後卻又立刻吞下一大坨脂肪；也有些人會爬到花車上不飽和脂肪的那端，說這些脂肪是好的，只有飽和脂肪才是壞的；還有許多科學研究人員對著脂肪花車指指點點，說裡面藏著心臟病與癌症小丑。同時，有些自稱是飲食大師的人如已故的羅伯．阿金（Robert Atkins）博士，若他還活

我們錯了！即使是攝取少量的動物性食品，都可能會提高罹患西方疾病的風險。

著，可能會在花車上的一角擺攤賣起書來。當遊行將近尾聲時，所有在車上暴飲暴食的人最後都會搔著頭，覺得滿肚子油膩，搞不清楚自己究竟該做什麼，也弄不清自己為什麼要這麼做。

也難怪一般消費者會覺得困惑！四十多年過去了，對於脂肪的疑問依舊沒有答案。飲食當中究竟可以有多少脂肪？哪種脂肪？多元不飽和脂肪比飽和脂肪好嗎？單元不飽和脂肪是不是最好？那麼特殊的脂肪又是什麼，比如omega-3、omega-6、反式脂肪與DHA？是不是要少碰椰子脂？魚油呢？亞麻籽油有什麼特點？到底什麼是高脂飲食，什麼又是低脂飲食？

就算是受過訓練的科學研究人員，也不一定能理清頭緒，因為如果是以分開的方式單獨思考脂肪問題的種種細節，結果一定會受到嚴重誤導。所以，用化學表現的整體網絡來思考，會比單一思考一個個獨立的化學物質來得有意義。然而，就某些方面來說，這種把脂肪攝取單獨思考的愚行也為我們上了最好的一課。讓我們稍微回顧過去四十年來所出現的脂肪大小事，便可明白為什麼大家對於脂肪、乃至於整體飲食都相當困惑。

平均而言，我們總熱量的35％到40％是攝取自脂肪[21]。事實上，我們從十九世紀末，也就是工業革命展開之際，就一直採取這種高脂肪飲食。隨著所賺的錢愈來愈多，我們也開始食用更多高脂肪的肉類與乳製品，以展現我們的富裕。

一直到二十世紀中葉後，科學家才開始質疑脂肪含量這麼高的飲食是否妥當，國內外飲食建議[22]~[25]逐漸認為，脂肪攝取量應降到總熱量的30％以下，這個觀念也維持了好幾十年。但現在高脂飲食引起的疑慮竟消失了！某些暢銷書作者甚至倡導要提高脂肪攝取量，還有些經驗老道的研究人員認為根本不需要把脂肪攝取量降到30％以下，只要攝取正確的脂肪種類即可。

不論如何，雖然無任何證據指出這是維生所必需的門檻，但

表4.6　數種食物的脂肪含量

食物	脂肪占食品熱量的百分比
奶油	100%
麥當勞雙層起士堡	67%
全脂牛奶	64%
火腿	61%
熱狗	54%
大豆	42%
「低脂」（2%）牛奶	35%
雞肉	26%
菠菜	14%
早餐麥片	8%
脫脂牛奶	5%
豆莢	5%
胡蘿蔔	4%
青豆	3.5%
烤全馬鈴薯	1%

30%的脂肪攝取量已經成為一個普遍的基準。現在，讓我們先來看看幾種食物的脂肪含量，然後再來思考這個數字背後的意義。由【表4.6】可以看出，動物性食品的脂肪都比植物性高得多，僅有少數例外[26]。從幾個國家的飲食脂肪比較，也能清楚看出這一點，而脂肪攝取量與動物性蛋白質攝取量間，有超過90%的相關性[27]，這表示**脂肪攝取量增加時，動物性蛋白質的攝取量也同樣會增加**。換句話說，飲食脂肪就是飲食中動物性食品所占比例的指標，而且幾乎能完全匹配。

成為癌症的焦點

一九八二年，美國國家科學院（NAS）提出一份關於飲食、營養與癌症的報告，我也參與了撰寫的工作，該報告是第一份深入考量飲食脂肪與癌症關聯的專業小組報告，也是相關單位首度建議脂肪攝取量不應超過總熱量的30%，以預防癌症。在此之前，由喬治·麥高文（George McGovern）[28]主持的參議院營養專責委員會，就曾舉辦知名的飲食與心臟病聽政會，並建議飲食脂肪最高攝取量不應超過30%。雖然麥高文的報告引發大眾對於飲食與疾病的討論，但是一九八二年國科院的這份報告才讓議論更具爆發力。由於這份報告的焦點在於癌症而不是心臟病，因而更增加大眾的興趣與關注，同時也激發出更多的研究活動，讓民眾意識到飲食對預防疾病的重要。

當時許多報告都在討論[22]、[29]、[30]，究竟多少的飲食脂肪對健康最有好處。脂肪會引來特別的眼光，主因是國際研究發現，飲食脂肪含量和乳癌、大腸癌及心臟病的關係很密切，而這些疾病正是許多西方國家人們無法長壽的原因。顯然，此相關性必然引發大眾的高度注意，而中國營養研究正是在這種氛圍下展開。

在許多研究調查中，最知名的當屬加拿大西安大略大學的已故教授肯恩·卡洛（Ken Carroll）所提出的調查報告[31]，其研究成果指出了飲食脂肪與乳癌之間的明顯關係（見【表4.7】）。

肯恩教授的研究與先前一些其他人的報告不謀而合[3]、[32]，而且若與遷徙研究做比較，還可看出更值得討論的現象[33]、[34]。遷徙研究是指某些人從某地遷徙到另一個地區，並開始採取新居住地的典型飲食方式後，結果罹患某疾病的風險會和新遷入地的居民一樣。這強烈暗示飲食與生活型態是這些疾病的主因，也表示基因不一定那麼重要——正如先前說過的，牛津大學的理查·多爾（Richard Doll）爵士與理查·貝托爵士所指出的，所有癌症約僅有2%到3%可以歸咎為基因使然[4]。

來自國際與遷徙研究的數據是否表示，如果採取完善的生

表4.7　脂肪總攝取量與乳癌

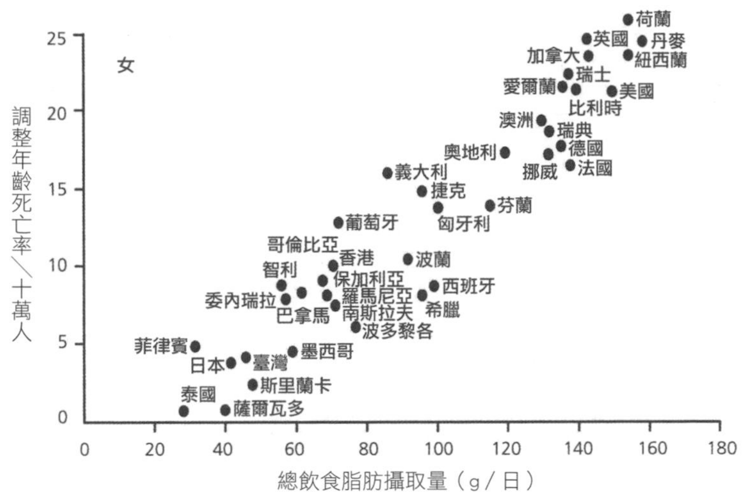

活型態，就能把乳癌機率降低到零？資料顯然表示了這種可能性。這就是許多科學家的結論，少吃脂肪就能降低乳癌風險！甚至有些人還推測，飲食脂肪會導致乳癌。當然，這樣的詮釋太過簡化，卡洛教授其實還製作了其他的表格，如下頁【表4.8】與【表4.9】，不過幾乎都被忽略了。這些表格指出，**乳癌其實是和攝取動物性脂肪有關，而不是植物性脂肪。**

在我們一九八三年的調查裡，中國鄉村的飲食脂肪攝取量和美國有兩大不同：第一，中國總熱量中僅有14.5%來自脂肪，但美國人則為36%。第二，中國鄉下的脂肪攝取量幾乎全來自食物中的動物性食品。在中國鄉下，飲食脂肪與動物性蛋白質的相關性高達70%到84%[35]，相當近似於其他國家的93%[27]。

這一點很重要，因為中國與國際營養研究中，脂肪攝取量

許多科學家認為，少吃脂肪就能降低乳癌風險，甚至推測飲食脂肪會導致乳癌，但如此詮釋實在太過簡化！

表4.8 動物性脂肪攝取量與乳癌

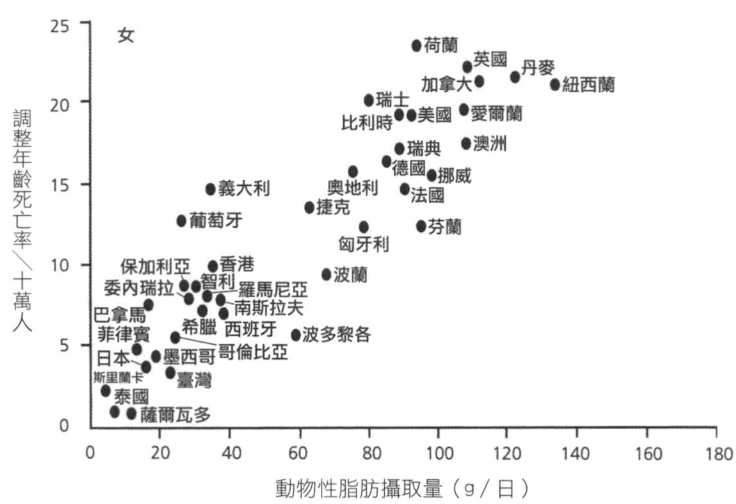

表4.9 植物性脂肪攝取量與乳癌

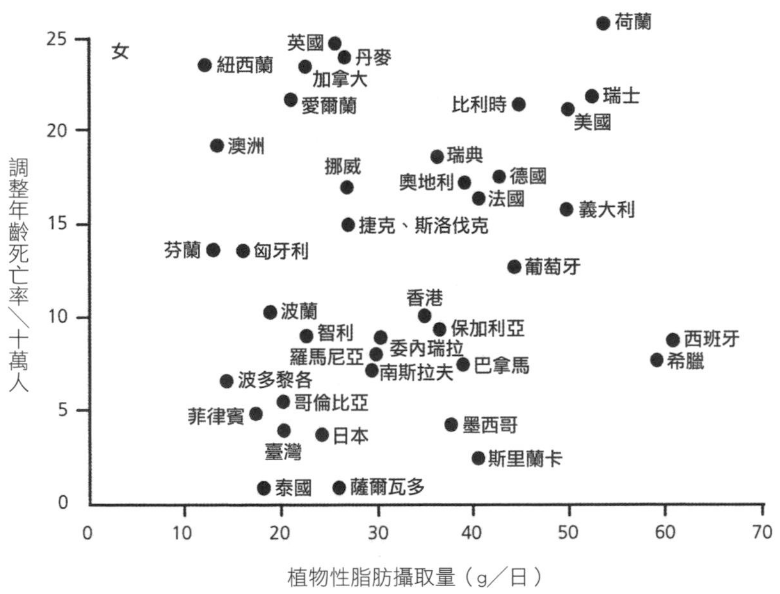

僅只是動物性食品攝取量的指標，因此，脂肪與乳癌的相關性，可能是一個明確的暗示，告訴我們若是動物性食品的攝取量提高，乳癌風險也會跟著增加。

但是，美國可就不同了！因為美國人會在食品與飲食中選擇性地增加或除去脂肪，美國人從植物性食品（如洋芋片、薯條）中所獲得的脂肪，可能和加工過的動物性食品（脫脂牛奶、瘦肉）一樣多，甚至可能還要更多。因此，中國人不像美國人一樣，需要白費力氣處理食物中的脂肪。

由於中國的飲食脂肪攝取範圍只有6％到24％這麼低，因此我原本認為他們的飲食脂肪與心臟病或各種癌症之間的關係，不會像西方這樣密切而重要。

在美國，許多科學與醫學界的同事，都認為含有30％脂肪的飲食就叫作「低脂」飲食，因此，若我們能把飲食中的脂肪控制在25％到30％，便已足夠帶來最大的健康效益，之後，就算我們攝取的脂肪再往下減少，也無法再帶來更多好處——結果，答案又是出乎意料！

從中國鄉下所得到的研究結果顯示，如果飲食脂肪含量從24％降到6％，將會與降低乳癌有密切的關聯。然而，中國鄉下的飲食脂肪較少，並不光只表示他們攝取的脂肪量較少，更代表他們的動物性食品攝取量較低。

脂肪與荷爾蒙

現在，我們把乳癌與動物性食品的這層關係，拿來和其他**會導致女性罹患乳癌的危險因子——初經年齡早、血膽固醇高、更年期晚及體內女性荷爾蒙較高**放在一起，看看中國營養研究和這些危險因子有什麼關係？

研究結果顯示，高飲食脂肪與高血膽固醇有關[I]，而高飲食脂肪、高血膽固醇，再加上高量女性荷爾蒙，將會使乳癌發生率提高[I]，以及女性的初經提早[I]。

中國鄉下的女性初經年齡多相當晚。我們調查了一百三十個村莊，每個村莊問及二十五名女性初經來潮的年齡，她們的總平均初經年齡為十七歲，而美國卻是平均十一歲！

有許多研究顯示，初經較早將會導致較高的乳癌風險[36]。初經由女孩子的發育速度所促發，發育愈快，初經來得愈早。經證實，**女孩若發育快，成年後身高會較高、體重較重，體脂肪也會較高，這都和高乳癌風險有關**。在中國與美國，初經較早也會導致血液中荷爾蒙（如雌激素）濃度較高，若飲食中一直富含動物性食品，那麼整個生育年齡，荷爾蒙含量都會很高，而更年期會延遲個三到四年[I]，生育年齡會整整多九到十年，即女性一生中處於高女性荷爾蒙的時間會大為增長。許多研究都曾指出，生育年齡增長與乳癌風險提高有密切關係[37]、[38]。

這種種複雜的關係所形成的網路很引人注目。一個女性在三十五到四十四歲的關鍵年齡間，血液中雌激素濃度都偏高[III]，和之後五十五到六十四歲間的女性荷爾蒙「泌乳素」高[III]，都與高脂肪飲食有關。

這些荷爾蒙和動物性蛋白質[III]、乳類[III]與肉類[II]有高度相關，可惜我們無法以中國營養研究直接說明荷爾蒙含量與乳癌的相關性，因為乳癌在中國很少見[39]，但是我們還是能從旁推敲一些相關性：例如比較中國和英國女性的荷爾蒙濃度[40]，中國女性的雌激素濃度只有英國女性的一半，美國女性則與英國相差無幾，而中國女性的生育年齡期為英美的75％，表示中國女性一生中所接觸的雌激素比英美女性低35％到40％，這又和中國女性乳癌機率是英國的五分之一相互呼應。

乳癌之網

高動物性蛋白質、高脂肪飲食，與提高乳癌風險的生育荷爾蒙及初經年齡早有很大的關聯，這清楚地說明了，我們不應該讓孩子吃動物性食品含量過高的飲食。

若你正好是位女性，相信你一定不曾想過，富含動物性食品的飲食，竟會讓你的生育年齡延長九到十年？這項觀察意味著一件很有意思的事——正如《女性》雜誌創刊人葛蘿莉亞．史坦能（Gloria Steinem）所言，吃得正確可延後初經年齡，進而避免青少女懷孕。

除了發現荷爾蒙，我們是否能證明動物性食品的攝取與整體癌症比例有關？其實有點難，但我們衡量了一種因子——每個家庭的癌症病例。從中國營養研究來看，動物性蛋白質的攝取和家族癌症盛行率很有關[III]。別忘了中國人動物性蛋白質的攝取量極低，這讓這層關係更顯重要且值得注意。

動物性蛋白質或乳癌機率之類的飲食與疾病因子，會改變血液中某些化學物質的濃度，這些化學物質叫作「生物標記」（biomarkers），舉例來說，心臟病的生物標記就是血膽固醇。我們測量了與動物性蛋白質有關的六種生物標記[41]，想要了解生物標記是否能夠證實動物性蛋白質的攝取與家族癌症有關，答案是：絕對可以！每種和動物性蛋白有關的血液生物標記，都和家族中罹患癌症的人數有很明顯的關聯[II-III]。如此一來，這許多觀察就編成了一張緊密的網，顯示動物性食品和乳癌的關係很大。這個結論之所以有力，主要是因為兩項證據：第一，這張網的每

生育年齡增長會提高乳癌風險，而攝取富含動物性食品的飲食，會讓女性的生育年齡延長九到十年。

個部分都有一致的相關性，且多半具有統計顯著性；第二，這個結果是在動物性蛋白質攝取量非常低的情形下產生的。

我們對於乳癌的研究，是證明中國營養研究為什麼可以令人信服的絕佳範例。我們不只建構脂肪與乳癌之間單一的單純關係[I]，而是打造一張更廣大的資訊網路，說明飲食如何影響乳癌風險。我們能以多種方式來檢驗飲食與膽固醇、還有初經年齡與女性荷爾蒙濃度究竟扮演什麼角色，而這些全都是乳癌的風險因子。如果每個新發現都指出相同方向，那麼我們看到的情況就具有很高的說服力與一致性，並具有生物合理性。

重要的食物纖維

都柏林三一大學的已故教授——丹尼斯．柏克特（Denis Burkitt），是個非常能言善道的學者。他的研究主題是關於膳食纖維，也曾為了研究非洲人的飲食習慣，隻身開著一臺吉普車，在非洲貧困的鄉下旅行一萬英里之遙。柏克特教授主張，纖維可以把體內的水分推入腸道，讓東西順利移動，而且這些沒有被消化的**纖維質就如同貼紙，可以吸附我們腸子裡不好的、甚至可能致癌的化學物質**，若纖維質攝取量不足，就容易便祕而引發各種疾病。纖維質不能被消化，卻是保持健康所必須的物質。他說，這些疾病包括大腸癌、憩室疾病、痔瘡與靜脈曲張。

膳食纖維只存在於植物性食物中，它可以讓植物的細胞壁變堅固，而且具有成千上萬種不同的化學種類。纖維質多半是由非常複雜的碳水化合物分子所構成，幾乎無法被人體消化，但是它本身的熱量極低，甚至完全零熱量，因此能夠稀釋飲食中的熱量密度，最重要的是，它還能帶來飽足感而降低食慾，進而在填飽肚子的同時，避免攝取過多的熱量。

中國的纖維攝取量平均為美國的三倍（見【表4.10】）[42]，差距相當大，何況還有許多縣的平均值更高。不過，美國一些「專家」主張，攝取過多的纖維質可能會妨礙身體吸收鐵質及其他維持健康所必須的礦物質，因為纖維可能會和這些養分結合，並把它帶出我們的身體，讓我們來不及吸收。他們認為，每天所攝取的纖維質最多不應超過三十到三十五公克。然而——這個數值只不過是中國鄉村地區的平均攝取值而已！

我們在中國營養研究中，很小心地研究鐵質與纖維質的議題，結果發現，纖維質絕非阻礙鐵質吸收的敵人。我們用了六種方法——四種血液中的生物標記和兩種鐵質攝取量的估計值，測量了中國人食用多少鐵質，以及他們體內的鐵質含量。在我們比較測得結果與纖維質攝取量時，發現並沒有證據顯示，提高纖維質攝取量會破壞人體的鐵質吸收。事實正好相反！在測量血液中含有多少鐵質時，血紅素是個良好的指標，在膳食纖維攝取量增加時，血紅素也會增加[I]。

我們發現，諸如小麥與玉米這類的高纖維植物（精米不算在內），正好也富含鐵質——攝取愈多纖維質，就能攝取更多的鐵質[III]。**中國鄉下的鐵質平均攝取量為每天三十四毫克，遠超出**

表4.10　平均膳食纖維攝取量，g／日

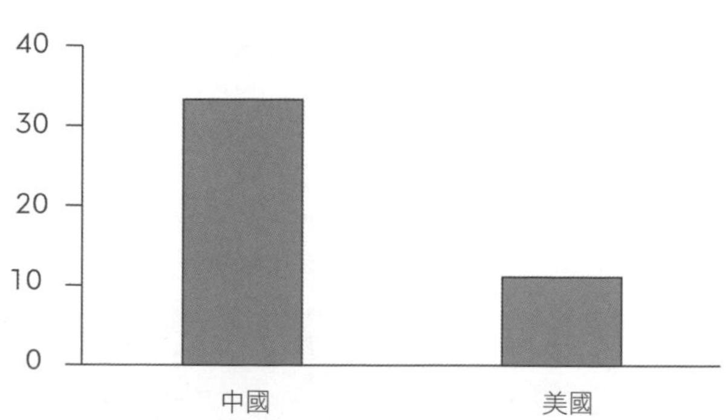

美國人的每天十八毫克，這和他們攝取的植物性食品遠多於動物性食品非常有關[43]。

中國膳食纖維與鐵質的調查結果發現，食用較多植物性食品的人，會吃下更多膳食纖維，也因而攝取較多鐵質[III]，進而使血紅素含量較高（且具有統計顯著性）。

可惜的是，在中國鄉下卻仍有一些人（包括婦女與小孩）的鐵質偏低，尤其是在寄生蟲病普遍的地區。在中國鄉下，寄生蟲病較盛行的地方，人體內的鐵質也較低[I]，於是有人藉機主張這些人應多吃點肉，但證據卻顯示，要改善這個問題，應從減少寄生蟲病著手。

柏克特的非洲行，以及他主張攝取高纖維飲食的人較不會罹患大腸癌的論點，引起許多人開始關注膳食纖維。其實，這種觀念固然是柏客特推廣的，但其實已經至少流傳了兩百年之久。英國在十八世紀末、十九世紀初，即有一些最重要的醫生都說便祕和缺少纖維質的飲食有關，也和較高的癌症風險有關（多指乳癌與「腸道」癌）。

在中國營養研究開始之初，纖維質可能預防大腸癌的想法已經很普遍，然而一九八二年美國國家科學院的飲食、營養與癌症委員會卻說：「未發現確切的證據能說明膳食纖維具有保護之效，能避免人類罹患結腸直腸癌。」而且報告的結論還說道：「……如果真有這種效果，那可能是纖維中的特定成分發揮效用，而不是整體膳食纖維影響。」[22]回顧起來，這應該是我們對於這個議題的討論不夠充分所導致的結果。委員會提出的疑問、研究文獻的探討與證據詮釋，都太過集中於尋找纖維的特定成分

不同於西方科學家長久以來的觀點，提高纖維質攝取量不會破壞人體鐵質的吸收，反而會吃下更多鐵。

來當作主因，可惜因為找不到，於是便把關於纖維質的假設給推翻了。

這還真是一個大錯特錯的結果！中國營養研究便能提出證據，指出纖維質和幾種癌症確實有關——纖維攝取量高，向來與結腸直腸癌機率較低有關，此外，攝取高纖維質也和降低血膽固醇有關[I, II]。當然，攝取高纖維質勢必表示你食用大量的植物性食品，因為豆類、葉菜與全穀類都富含纖維質。

抗氧化劑——美麗的尖兵

植物最明顯的特色之一，就是具有各式鮮艷的色彩。如果你很注重食物的外觀，那你一定會覺得，沒有什麼能比得上一大盤蔬果——紅的、綠的、黃的、紫的、橘的……五顏六色的蔬果真是秀色可餐又有益健康。顏色漂亮的蔬果和很高的健康效益有密切的相關，事實上，在顏色與健康的關係背後，的確藏著一段美麗的故事，而且有完整的科學根據。

蔬果的顏色來自各式各樣被稱為抗氧化劑的化學物質，這種化學物質只能在植物裡面找到，至於動物性食品裡的抗氧化劑含量，則全來自於其所吃進的植物，並少量儲存於組織內。活生生的植物所具備的顏色與化學作用，皆闡述了大自然之美。植物從陽光獲取能量，並藉由光合作用將之轉化為生命。透過光合作用，陽光的能量會先變成單醣，之後再變成更複雜的碳水化合物、脂肪與蛋白質。

複雜的光合作用是植物內部劇烈的活動，完全由分子間的電子交換來驅動——電子是能量交換的媒介，而光合作用的發生之處則有點類似核反應爐。在植物裡面四處活躍的電子可以把陽光變成化學能量，但這些電子須小心管理，若在過程中偏離適當的位置，便會製造出自由基，並引發大浩劫。這就好像核反應爐中間的反應器，如果發生輻射物質（自由基）外洩，將會嚴重危害周圍環境一樣。

那麼，植物如何管理這些複雜的反應，避免迷途電子與自由基的危害呢？答案是：植物會在可能發生危險反應的周圍建起防護罩，吸收這些非常活躍的物質。這層防護罩就由抗氧化劑所構成，它可以攔截並搜尋電子，避免它偏離路徑。

一般來說，**抗氧化劑通常都有顏色**，因為會吸收多餘電子的化學物質，也會產生看得見的顏色。有些抗氧化劑叫作類胡蘿蔔素，其中又再分有數百種，繽紛的顏色包括β-胡蘿蔔素的黃色（南瓜）、茄紅素的紅色（番茄），以及橘色的隱黃素（柳橙）等。其他抗氧化劑可能沒有顏色，例如抗壞血酸（維他命C）與維他命E，這些無色的抗氧化劑會在植物其他需要保護之處發揮抗氧化的功效，以免植物因為電子亂闖而受傷。

然而，這神奇的過程和我們有何關係？其實，我們的身體在一生中，也會產生少量的自由基，只要暴露於陽光、接觸某些工業汙染物或營養攝取不均衡，都會造成自由基的不良禍害。自由基會讓我們的組織變得僵硬與運作不佳；不受控制的自由基造成的傷害會引發白內障、動脈硬化、癌症、肺氣腫、關節炎，以及其他隨著年紀增長而漸形普遍的病痛。

現在問題來了！我們不會自動建立起防護罩，保護自己不受自由基的傷害，我們不是會行光合作用的植物，無法自己生產抗氧化劑。幸好，抗氧化劑在人體內也和在植物裡一樣能發揮功效。植物製造了抗氧化劑保護罩，同時也產生漂亮的顏色，讓它

抗氧化劑只能在植物裡面找到，而動物性食品的抗氧化劑含量，則全來自於其所吃進的植物，並少量儲存於組織內。

們看起來秀色可餐，這麼一來，身為動物的我們就會被吸引，吃下它，並把抗氧化劑防護罩轉移過來，維持我們的健康——真是天衣無縫的搭配、大自然智慧的奇蹟啊！

健康交響曲

在中國營養研究中，我們記錄了維他命C與β-胡蘿蔔素的攝取量，並測量血液中維他命C、E與類胡蘿蔔素的含量，以評估抗氧化劑的狀況。結果發現，這些抗氧化劑的生物標記中，以維他命C的證據最驚人。維他命C與癌症最明顯的關係，在於它與每個地區易罹癌的家庭數量有關[44]。血液中維他命C含量低的家庭較可能出現高癌症發生率[III]，維他命C含量低與數種癌症高發生率的關係很清楚，包括食道癌[III]、血癌、鼻咽癌、乳癌、胃癌、肝癌、直腸癌、結腸癌與肺癌。最先注意到食道癌並對它產生興趣的，是電視節目《新星》（NOVA）的製作人，他報導中國的癌症死亡率，我們則受到節目激發，決定自行調查食道癌背後的故事。維他命C主要來自水果，而吃水果也與食道癌呈負相關[II][45]。在水果攝取量最低地區，癌症發生率為其他地方的五到八倍，而維他命C對癌症的影響，也同樣適用於冠狀動脈心臟病、高血壓與中風[II]——水果的維他命C顯然非常善於預防許多疾病。

至於其他的抗氧化劑、血液中α與β-胡蘿蔔素（維他命先質）、α與γ生育醇（維他命E）的測量方式，都非抗氧化劑效果的良好指標，因為這些抗氧化劑在血液中是靠著脂蛋白來傳送，而脂蛋白也同樣攜帶不好的膽固醇，所以當我們測量這些抗氧化劑時，也會測到不健康的生物標記。由於實驗無法兩全其美，故我們不能查出類胡蘿蔔素與生育醇的優點[46]，但我們確實發現，血液中β-胡蘿蔔素含量較低，胃癌機率也較高[47]。

然而，我們仍不能說，光靠著維他命C、β-胡蘿蔔素與膳食纖維，就能預防癌症。**要獲得健康不能光靠個別的營養素，而是需要含有這些營養素的完整食物**——也就是植物性食品。比如說，一碗菠菜沙拉就有纖維質、抗氧化劑與數不清的其他養分，當它們在我們體內一起運作，就能合奏出美妙的健康交響曲。因此，盡量多吃完整的水果、蔬菜與全穀類，這麼一來就能獲得上述所有的健康益處，甚至更多。

自從市面上出現許多維他命補充品以來，我就不斷提倡全食物蔬食的健康價值。單一營養成分的補充品雖都宣稱自己有益健康，但事實證明這些說法其實相當可議。切記！若想要維他命C或β-胡蘿蔔素，別碰藥罐子，多吃水果和綠色蔬菜才對。

阿金危機

如果你還沒有發現，就讓我來告訴你！在飲食的領域裡有個龐然大物——「低碳水化合物飲食」，它非常有名且風行。幾乎所有書店架上的瘦身書都是從這個主題演變而來：你高興吃多少蛋白質、肉類和脂肪都行，但千萬別碰「肥死人」的碳水化合物！時至今日，低碳水化合物現象仍占有一席之地，即使曾被我在二〇一三年所寫的一本小作品《低碳水化合物的騙局》中斷一時[48]（在出版商決定它成為一本獨立的書前，原是同樣於二〇一三年出版的《救命飲食2：不生病的秘密》的一章。湯姆也在《救命飲食人體重建手冊》中陳述過這些熱門飲食法）。事實上，提倡極低碳水化合物總量飲食法的書在過去幾十年間愈來愈多。儘管它們的名稱各異，如巴瑞．席爾的《健康帶飲食》、亞瑟．蓋斯頓的《享瘦南灘》、威廉．戴維斯的《小麥完全真相》、蓋瑞．陶布斯的《面對肥胖的真相》及《好卡路里與壞路里》、大衛·博瑪特的《無麩質飲食，讓你不生病！》、羅倫·柯爾登的《原始飲食法》、妮娜·泰柯茲的《令人大感意外的脂肪》、艾瑞克·魏斯特曼的《新阿金飲食法：獻給全新的你》等等，不勝枚舉。它們在訊息上只有極小、通常是裝飾性的差異，都提倡阿金形式——極低碳水化合物的飲食法。

你也許會問，這些作者之中的有些人談論的是精製碳水化合物，如糖和白麵粉等，而非一般的碳水化合物，不是嗎？如果是這樣子——將自己的評論限制在逆轉精製碳水化合物的健康影響上——我們就會站在同一陣線了。然而，大多數的作者幾乎，甚至根本沒有這樣的區別。這些作者中的其中一位——大衛·博瑪特，在《無麩質飲食，讓你不生病》以很明確的主張總結說，他指的「不是精製的白麵粉、麵條和白米」，而是「許多人奉為健康食物的所有穀物——全小麥、全胚芽、雜糧、七穀、生鮮穀、穀粉等等。」

這些書的作者都提倡，應維持飲食上低碳水化合物的比率在總熱量的15%至20%之間。這表示他們提倡的是相當高脂、相當高蛋白質的飲食，因為補足另外80%至85%熱量的唯一方法，就是透過脂肪和蛋白質。美國標準飲食中50%的熱量，已經是來自於脂肪和蛋白質，而這些書的目的，是要把那個數字提得更高。大部分的這些作者對於蔬食只是嘴上說說而已（甚至更少或完全沒有提到水果和全穀），他們所規劃出來的菜單，都含有大量的動物性脂肪和蛋白質。正如你在這本書中已經看到，我所有的研究成果與觀點都指出，這種瘦身法是現今美國人的頭號健康殺手，那麼，這種瘦身法到底是怎麼回事呢？

打開低碳水化合物高蛋白質飲食的瘦身書，會發現其基本論點為：過去二十年來，美國人聽從了專家的建議，於是陷入一股「低脂」飲食的迷障，但結果卻是，大家都比以前還要胖！這個論點乍聽之下似乎很有吸引力，但卻忽略了一項麻煩的事實，根據政府的糧食統計數字報[49]告指出：「從一九七〇年到一九九七年，美國人脂肪與油脂的攝取增加了約六公斤，從二十四公斤增加到三十公斤。」如果以百分比來看，脂肪占總熱量的比例確實有降低的趨勢，不過那是因為我們在大啖脂肪的同時，還把更多含糖的垃圾食物塞進肚子，因此脂肪比例才會下降，**事實上，美國人根本沒有採行「低脂」實驗**。

低脂「洗腦」實驗已經過測試並證明失敗的說法，是目前許多瘦身書開宗明義提出的論據，然而，這些書籍根本是嚴重無知，或是投機者的騙局，因為這些作者完全沒有受過營養學的訓練，也從沒進行過經同儕審查的專業研究。但是，為何這些書籍還能大賣呢？那是因為遵循這些瘦身法的人確實瘦了，至少短期內是如此。因此，要帶領人們走出這錯誤資訊的迷宮，並破除他們的不實承諾，著實是件不容易的事。

「阿金輔助醫學中心」曾經贊助一項研究發表[50]，研究人員讓五十一名肥胖的民眾採用阿金飲食法[51]，結果其中有四十一名受試者在進行六個月的阿金飲食法後，平均減了九公斤，更重要的是，平均血膽固醇含量也稍微降低了[50]。因為這兩項結果，媒體就把該研究當成真實的科學證據，說阿金飲食法既有效又安全……可惜，媒體沒有繼續深究。

要知道，一切沒那麼樂觀，第一個跡象就是，肥胖的受試者在研究期間，熱量攝取都受到嚴格限制。一般來說，美國人平均每天攝取二千二百五十大卡的熱量[52]，但參與這個研究的受試者都在節食，他們每天平均只攝取一千四百五十大卡，攝取的熱量比平均值足足少了35％！就算你每天吃的是蟲子和硬紙板，只要每天少攝取35％的熱量，就能在短期內減重，且血膽固醇的水準也會改善[53]，但這不表示蟲子和硬紙板就是健康飲食。

「求病」瘦身法

也許有人會說，一千四百五十大卡的熱量就很足夠了，因為他們在受試期間都覺得很飽足。但是如果你把熱量的攝取與支出加以比較，簡單的算術就會告訴你，沒有誰能夠經年累月忍受這種熱量限制。人們非常不擅長於長時間限制能量攝取，正因為如此，所以從來就沒有一份長期研究，能指出「低碳水化合物節食法」會成功。然而，這還只是問題的開頭罷了！

這份由阿金集團所贊助的研究並且指出：「二十四週的過程中，有二十八名受試者便祕（68%）、二十六名口臭（63%）、二十一名頭痛（51%）、四名掉髮（10%），以及一名女性出現經血增多。」[50]他們也援引其他研究說：「該飲食法對孩童的反效果包括草酸鈣與秋石尿酸鈣引發的腎結石、嘔吐、無月經（女性的月經週期停止）、高膽固醇血症以及……維他命缺乏。」[50]此外，他們還發現採用該飲食法的人尿液中排出的鈣竟增加了53%[50]，嚴重危及骨骼健康，這種減重方式（其中有些只是在一開始排水）[54]代價實在太高了！

一項由澳洲研究人員發表的低碳水化合物飲食評論提出：「諸如心律不整、心臟收縮功能不全、猝死、骨質疏鬆、腎臟受損、癌症風險提高、身體活動不全、脂質失常等併發症，都與飲食中長期限制碳水化合物有關。」[54]此外，二〇〇二年有個青少女甚至在採取高蛋白飲食法後猝死[55]、[56]。多數人無法一生都採用該飲食法，即便做了也是為自己的健康添麻煩。事實上我並不知道，是否有任何飲食和人類疾病上的證據，會比證明低碳水化合物飲食對人類健康有危害的發現更具說服力。曾聽一名醫師稱高蛋白、高脂肪、低碳水化合物的飲食為「求病」瘦身法，這別名相當中肯。其實化療或注射海洛因都能瘦身，但我也不推薦。

到目前為止，沒有一項研究直接且正確的做過低碳水化合物飲食和全食物蔬食飲食的比較。一項有潛力揭示高碳水化合物和低碳水化合物飲食對健康益處影響差異的研究，比較了極高蛋白質的原始飲食法與標準美式飲食（脂肪與蛋白質的攝取量已算高）[57]。從健康的觀點來看，採用原始飲食法的研究對象居於劣勢，他們的總膽固醇（p＜0.05）、低密度脂蛋白膽固醇（p＜0.01）和三酸甘油脂（p＜0.05）升高，高密度脂蛋白膽固醇（p＜0.05）降低。類似的研究還有二〇一三年一項針對十七個績效良好的研究（總計二十七萬二千二百一十六個研究對象）所做的整合分析做出結論：**採納低碳水化合物飲食的人，總死亡率提升了31%**[58]。

值得注意的是，我們在偵測這些數據的敏感性時，拿來比較的兩種飲食法都含有大量蛋白質，這使得屬於低碳水化合物飲食的原始飲食法的各種負面效應在統計上顯不出重大的意義。要是原始飲食法或其他低碳水化合物飲食法直接與全食物蔬食飲食法相比較，負面效應可能會更多、更顯著。這是理所當然的，因為其他許多研究有大量的證據指出，終身攝取低碳水化合物加上高動物性脂肪和高蛋白質飲食的人，更容易（而非不容易）招致乳癌[59]、結腸癌[60]、心臟病[61]及許多其他西方社會中觀察到的典型病痛。總之，我從這些發現中知道，絕對不會有證據指出，低碳水化合物飲食能像全食物蔬食飲食一樣逆轉疾病。

最後一點要補充的是：這樣的飲食法並非全是阿金博士推薦的。的確，大部分的瘦身書只不過是巨大食物與健康王國裡的一部分。在阿金博士飲食法的案例裡，他主張許多他的病患需要營養補充劑，其中有些是用於應付「一般節食者的問題」[62]。舉例來說，他書中就有一個段落提到抗氧化劑補充品的功效，這段文字無憑無據又違反了許多最新的研究[63]，他在最後寫道：「補充抗氧化劑可有效解決病人面對的各種問題，因此你會看到，有許多人每天都至少要服用三十顆維他命丸。」[64]每天三十顆？

有些人拿著江湖術士的萬靈丹兜售，沒有營養學的專業研究及訓練，也沒發表過專業文章。當然，也有些人是科學家，擁有正式訓練、進行研究，並在專業論壇上發表研究成果。然而，卻是阿金博士這個患有心臟病與高血壓的胖子[65]，靠著販賣一套保證能減肥、維持心臟健康與血壓正常的飲食法，成為史上最有錢的江湖術士，或許這正好證明了現代行銷高手的超凡能力。

碳水化合物的真面貌

近來瘦身書大行其道，最糟的結果就是：大家更搞不清楚碳水化合物的健康價值！

其實，堆積如山的科學證據指出，最健康的飲食就是碳水化合物含量高的飲食，它可以扭轉心臟病與糖尿病，預防許多慢性病，而且……沒錯！它通常還具有明顯的減重效果。只不過，事情可不只是那麼單純。

除非是萃取出來、精製且放到糖罐子或麵粉盒裡的，不然我們所攝取的碳水化合物大部分都來自於水果、蔬菜和穀物。這些天然的碳水化合物由長鏈的較單純碳水化合物分子所組成，然後以受到控制與調節的方式被消化（分解）成較單純分子（如食用糖之中的庶糖），再進入後續的代謝作用裡。複合式碳水化合物包括許多形式的膳食纖維，它們幾乎都不會被消化，但提供了重要的健康益處。

一個患有心臟病和高血壓的胖子，卻販賣著一套保證能減肥、維持心臟健康與血壓正常的飲食法，而且還大賣特賣！

存在於全食物中的碳水化合物，也包含大量的維他命、礦物質和可使用形式的能量。**水果、蔬菜及全穀都是你能攝取到的最健康食物，而且它們主要是由碳水化合物所組成。**

在這片健康領域裡的另一端，則是高度加工、高度精製的碳水化合物，其纖維質、維他命與礦物質都已在加工過程中被去除。食物中典型的單一碳水化合物包括有白麵包、用白麵粉加工製成的餅乾零嘴，以及酥皮點心、糖果、高糖分的非酒精飲料等。這些高度精製的碳水化合物來自穀類或製糖植物（如甘蔗或甜菜），它們在消化過程中，會立刻被分解成最單一形式的碳水化合物，並且被人體吸收成為人體所需的血糖或葡萄糖。

糟糕的是，大多數美國人都攝取大量的精製單一碳水化合物，但複合碳水化合物的攝取量卻少得可憐。以一九九六年為例，42%的美國人每天會吃蛋糕、餅乾、酥皮點心或派，但是只有10%有吃到一種深綠色蔬菜[49]。同年，另一個不好的現象則是，在我們總蔬菜攝取量的一半裡，蔬菜種類只有三種[49]：第一是馬鈴薯，多半是以薯條或薯片的方式食用；再來是結球萵苣，這是最不營養的蔬菜之一；最後是罐裝番茄，這很可能都是以披薩和義大利麵的方式進人們口中。我們曾經在第一版中提過，在一九九六年，美國人每天攝取三十二茶匙的添加糖[49]，但現在回想起來很明顯，這是很難成立的估計數字。

目前最可靠的估計值，似乎是二〇〇七到二〇〇八年的一天十九茶匙，比一九九九到二〇〇〇年的二十五茶匙少，這主要是因為汽水的攝取量減少了[66]。這個最新且降低一些的估計值，也反映出美國農業部在二〇〇〇年的一項決定：要將添加精製糖和天然糖區分開來。

由於伴隨著全穀中的維他命、礦物質和膳食纖維，天然糖一般較不會被認為會產生健康問題——除非它造成個人飲食中過多添加糖的負擔。我們毫無節制的攝取精製碳水化合物，這才是為什麼碳水化合物在整體上那麼難辭其咎的原因。在美國，絕大部分碳水化合物的攝取，都是來自於垃圾食物或穀物，由於這些東西過於精製，但為了說服消費者它們仍含有益於健康的成分，所以必須補充維他命和礦物質，但補充形式的營養素根本比不上它們在全食物中天然形式的效果。

你可以攝取一種只包含下列食物的低脂、高碳水化合物飲食：精製麵粉做的麵食、烤馬鈴薯片、汽水、甜穀片和低脂糖果棒；但這麼吃真是個壞主意，你不會從攝取這些食物的飲食中獲得健康益處，因為那些不是全食物。在實驗研究中，高碳水化合物飲食的健康益處來自於攝取發現於全穀、水果和蔬菜的複合式碳水化合物。所以，還是吃顆蘋果、櫛瓜或一碗配上豆子和其他蔬菜的糙米飯吧！

重量級發現

說到減重，中國營養研究的發現相當出人意料，正好可為減重議題帶來全新的啟發。剛開始進行研究之時，我認為中國的問題跟美國正好相反——聽說中國人都吃不飽，容易發生饑荒，而由於糧食不足，因此中國人都長不高——看來事情很簡單，不過就是熱量不夠分配罷了！然而，我們後來卻發現，雖然中國在過去五、六十年裡確實有營養方面的問題，但我們對於他們熱量攝取的觀點，**卻是完全錯了**，而且錯得一塌糊塗。

在這項研究中，我們想要比較中國與美國的熱量攝取，但這中間卻有一個陷阱：中國人的身體活動量比美國人大，鄉下人的體力勞動更是普遍，假使把活動量很高的勞工與一般美國人相比，結果一定會使人誤解——把幹粗活的勞工所消耗的能量與一名會計相比，兩者之間的熱量攝取一定天差地遠，如此比較根本沒有價值，只不過更加確定耗費體力的勞工活動量較大罷了！

為了解決這個問題，我們依照身體活動量，把中國人排成五個等級，其中活動量最少的，是在辦公室上班的人，我們把他們的熱量攝取算出來後，再與一般美國人比較，結果發現，就每公斤體重的平均熱量攝取而言，活動量最低的中國人比一般美國人高出了30%，但體重卻低了20%（見【表4.11】）。

這個明顯的矛盾有兩種可能的解釋。首先，即使是坐辦公室的中國人，身體活動量也比一般美國人多。在我們的調查研究期間，許多中國鄉下的辦公室員工幾乎去任何地方都必須騎腳踏車，所以會需要消耗更多的熱量，以執行他們的日常工作和維持健康。即便如此，我們仍看不出來有多少額外的熱量消耗是由於身體活動，又有多少是由於其他事情，例如他們的食物。

然而，我們的確知道，有些人的身體利用所攝取熱量的方式與其他人不同，一般而言，我們會說「他們的新陳代謝率較高」，或是「基因使然」。你一定認識這種人，他們想吃多少就吃多少，卻從來不見體重增加，但是大多數人仍得小心的控制熱量攝取——或者說，我們大多數人都是這麼認為。只不過，這又是太過簡化的詮釋。

根據我們自己與其他人的重要研究，我能提出更完整的詮釋。事情是這樣的，如果沒有嚴格限制熱量攝取，那麼食用高脂肪、高蛋白飲食的人所攝取的熱量一定會超出我們的身體所需。對於這些多出來的熱量，我們的身體會把它們儲存為體脂肪，並且可能把它塞進肌肉纖維間（即肉類的「油花」），或是比較明顯的地方，比如說臀部、腰部、臉和大腿。

關鍵來了！只要身體多保留一點點所需熱量，體重變化就會很明顯。比如說，若每天多攝取五十大卡的熱量，一年就可

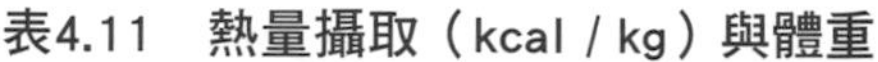

表4.11　熱量攝取（kcal / kg）與體重

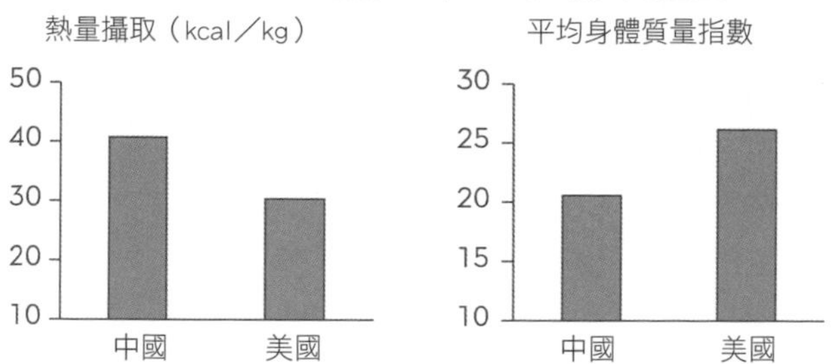

能會胖個五公斤。也許你一時不以為意，但是五年後可就胖了二十五公斤。或許會有人在聽了上面這段話以後，決定每天少攝取五十大卡的熱量。理論上來說，這樣應該會帶來很大的改變差異，然而實際上，這卻完全不可行，因為要精準地追蹤每天攝取的熱量根本是不可能的事，在餐廳用餐就是一例。

事實的真相是：雖然我們可以選擇採行某種短期的熱量控制飲食法，但人體卻能透過許多機制自行選擇最後攝取多少熱量及如何利用。因此，限制熱量很難長久維持，效果也絕不會好，無論是限制碳水化合物或脂肪都一樣。我們的身體會運用一套微妙的平衡活動與精密機制，來決定如何使用、儲存或燃燒熱量。若能吃得正確、善待身體，身體便會知道該如何把熱量以更理想的功能來運作，比如說維持體溫、保持新陳代謝正常運作、支持身體活動，或拋棄過多熱量，而非形成體脂肪。

現在重點來了！攝取高蛋白質高脂肪的飲食，會導致熱量無法轉換成體熱，反倒變成體脂肪儲存起來（除非是嚴格限制熱量來減重）。相反的，**攝取低蛋白質低脂肪的飲食，則會讓熱量以體熱的方式「流失」**。

要嚴格限制熱量攝取其實並不可行，因為要精確地追蹤每天攝取的熱量，根本是不可能的事。

身體把更多熱量變成脂肪儲存起來，而流失較少熱能，不是表示身體運作比較有效率嗎？但我敢打賭，你寧願不那麼有效率，反而會希望熱量能轉換成體熱而非體脂。其實，若想要事如所願，只要攝取低脂肪與低蛋白質的飲食就可以了。

這正是中國營養研究所顯示的結果。中國人消耗較多的熱量，是因為他們的身體活動量較大，也因為他們所攝取低脂低蛋白的飲食，能把熱量轉換成體熱，而非形成體脂肪——即便是身體活動量最低的中國人亦如此。

請記住！每天只需五十大卡，就能改變我們身體脂肪的儲存，進而改變體重[67]。

我們在動物實驗裡也看到相同的現象：對於餵以低蛋白質飲食的實驗動物，平常攝取的熱量雖稍多些，但是體重卻增加得很少，牠們還會把額外的熱量以體熱的方式處理[68]、比較願意運動[69]，並比一般飲食的動物更不容易罹患癌症。

我們發現，隨著耗氧量增加，脂肪燃燒的速度也較快，且會變成體熱散失掉[68]。

飲食可以小幅改變熱量的新陳代謝，進而引起體重的大幅變化，這是個重要又有用的概念。這表示我們可以按部就班地控制體重，長期下來便能見效，同時也說明了為什麼常看到採行全食物及低脂低蛋白飲食的人明顯較不會有體重問題，即便他們的熱量攝取並沒有不同，甚至還更高。

飲食與身材

低脂低蛋白的飲食富含取自蔬果的複合碳水化合物，有助於減重。那麼，如果是希望個子變得高大一些呢？想要變得更高大，其實是很多文化裡相當普遍的心願，歐洲人在亞洲與非洲殖民之時，甚至認為個子較小的人比較不文明——個子大似乎代表了勇敢、男子氣概與支配權。

許多人認為，吃富含蛋白質的動物性食品，就可以變成強壯的大個兒，這種想法來自於「食用動物性蛋白質（也就是肉類）是維持體力所必需」這個在世上盛行許久的觀念。動物性食品含有較多蛋白質，並被認為是「較優質」的蛋白質，因此，動物性蛋白質在急速現代化的中國裡，和在全球一樣備受讚譽。

然而，攝取動物性蛋白質能讓個子高大的觀念其實暗藏著其他問題——吃最多動物性蛋白質的人，也最容易罹患心臟病、癌症與糖尿病。在中國營養研究裡，攝取動物性蛋白質固然會讓人身材較高大[I]，但總膽固醇濃度與壞膽固醇的濃度也較高[II]。不僅如此，體重不光是和動物性蛋白質攝取量有關[I]，也和癌症[II-III]與冠狀動脈心臟病[II]比例較高有關。個子高大看似好事，可惜代價實在太高了！有沒有方法可以讓我們完全發揮生長潛力，同時又能把疾病風險降到最低呢？

中國營養研究雖未測量孩童的成長率，但卻測量了成人的身高體重，並得到令人驚訝的資訊：食用較多蛋白質的男性[III]及女性[II]個子高大的比例均較高[70]。然而，這卻應該歸功於植物性蛋白質，因為中國人的蛋白質中有90％都是植物性。雖然動物性蛋白質確實與體重較重有關[I]，富含蛋白質的牛奶似乎也有效用[II]，但好消息是：植物性蛋白質攝取量愈多，和身高愈高[II]、體重愈重[II]的關係也十分密切。普遍而言，人體發育和蛋白質有關，而植物性蛋白質和動物性一樣有效。

這表示，攝取植物性食品也能讓基因發揮生長潛能，進而讓人變得高大。那麼，為什麼甚少攝取或甚至完全不攝取動物性蛋白質的開發中國家人民，個子都比西方人小？這是因為全球貧窮地區的植物性飲食，通常種類不多且質量不佳，而且這些地方的公共衛生條件均不好，兒童疾病很盛行，這麼一來就會出現發育遲緩的現象。在中國營養研究裡，成人個子矮小與肺結核[III]、寄生蟲病[III]、肺炎（與身高的相關性為[III]）、腸阻塞[III]與消化性疾病[III] 等死亡率高的地方均有關。

所以，身高體重是可以藉由低脂的植物性食品來提升的，但前提是公共衛生條件要夠良好，能有效控制貧窮病發生，如此心臟病、癌症、糖尿病等富裕病也可以同時降到最低。因為低動物性蛋白質的低脂飲食，除了可讓人完全發揮生長潛力，還能控制血膽固醇，減少心臟病與各種癌症的機率。

這麼多支持植物性飲食的關聯，會不會只是巧合？保守來說，非常不可能只是巧合，因為在科學研究中，很少在各種關係間都出現這麼一致的證據。植物性飲食指出了新的世界觀與飲食典範，不僅挑戰現狀，也保證能帶來新的健康益處。

回歸原點

我踏入職場之初，曾經傾全力於研究肝癌的生化過程，也以動物進行幾十年的實驗，這些實驗絕對超越「精確科學」的要求。我們發現，**酪蛋白甚至所有的動物性蛋白，可能是我們所食用的東西裡致癌可能性最高的物質**——只要調整飲食中酪蛋白的份量，就可以啟動或阻斷癌症生長，影響甚至超過毒性很強的致癌物黃麴毒素。雖然這些發現大體上都已經確定，但仍只適用於實驗動物身上，因此，我非常希望能深入中國營養研究，來找出人類肝癌原因的證據[71]。

其實，攝取植物性食品也能讓基因發會生長潛能，進而讓人變得高大。

中國鄉下的肝癌比例很高，有些區域甚至還特別高，為什麼呢？元凶似乎是慢性B肝病毒感染。平均而言，我們的受試者有12%到13%慢性感染，有些地區的比例更高達一半！反觀美國人，則只有0.2%到0.3%的B肝病毒慢性感染者。

不過，還有更值得注意的事情。中國人罹患肝癌的原因除了感染B肝病毒之外，飲食也扮演了關鍵角色，這從血膽固醇濃度就可以找到線索。肝癌與血膽固醇提高非常有關[III]，而我們也已經知道，動物性食品會造成膽固醇增加。

那麼，B肝病毒是如何發威的？小鼠實驗提供了很好的訊息。在小鼠身上，B肝病毒會啟動肝炎，不過卻只有在餵食高劑量酪蛋白時才會促成癌症成長，同時血膽固醇也會增加。這些觀察與人類的發現極為吻合：慢性感染B肝病毒並食用動物性蛋白質的人，血膽固醇和罹患肝癌的比例都很高。簡而言之，病毒是槍，而扣下扳機的則是不好的營養。

令人振奮的真相於是開始成型，這個真相含意深遠，也指出能應用到其他飲食與癌症關聯的重要原理。這是尚未公諸於世的真相，它能挽救生命，最終也將引導出一個重要的觀念：**對抗癌症最有力的武器，就是我們每天所吃的食物！**

慢性感染B型肝炎病毒的人，罹患肝癌的風險也會增加，而我們的研究結果指出，同樣感染病毒的人，吃較多動物性食品者，血膽固醇會比不吃動物性食品者高，也較容易罹患肝癌。最重要的是，動物實驗與人體研究的結果非常吻合。

一網打盡

根據目前的飲食狀況，幾乎每個美國人都將死於富裕病。從中國營養研究中，我們發現營養對富裕病的影響很大——攝取植物性食品與降低血膽固醇有關，而動物性食品則和高血膽固醇有關。此外，動物性食品和乳癌風險高有關，而植物性食品則和乳癌機率較低有關，至於植物的纖維質與抗氧化劑，則與消化道癌症的比例較低有關。植物性飲食與活動量大的生活型態，能讓體重更為健康，還能讓個子更高大。我們的研究設計得很完整，研究結果也很全面，從維吉尼亞州理工學院與康乃爾大學的實驗室，到遙遠的中國，都漸漸畫出了清楚一致的樣貌：吃正確的食物能降低罹患致命疾病的風險！

其實計畫剛開始進行時，有部分人士相當抗拒。曾參與中國營養研究早期規劃的一名康乃爾大學同事，就在一次會議中表現得很激動。事情起因於，我倡導調查已知與許多未知的飲食因子是如何一起運作而導致疾病，故我們得衡量許多因子，無論之前的研究是否調查過，結果那名同事說，若這就是我們想做的事，他絕對沒有任何意願和我們一起「亂槍打鳥」。

這名同事表達的觀點和主流科學界一樣，但卻和我的想法不同。他們認為，分別研究單一的（即最知名的）因子才是最好的科學研究，並說如果一大票因子中多半是不特定的，那根本不能說明什麼。若要測量特定的影響，比如硒對於乳癌的影響，那是沒問題的，但如果要在同一個研究當中測量多種營養條件，並希望藉此辨別出重要的飲食模式則相當不妥。

然而我希望看到更寬廣的樣貌，**因為我們調查的是大自然本身超乎想像的複雜性與微妙**。我想調查的是飲食模式如何與疾病發生關聯，食物中的一切因子如何一起運作，將決定它會帶來健康或疾病。我們愈把單獨一種化學物質當完整食物來研究，就愈會陷入無知的陷阱中。

因此我主張，我們更應採行「亂槍打鳥」的方式，而非避之唯恐不及。我們得思考整體的飲食模式和完整的食物，然而，這並非表示我認為亂槍打鳥是唯一的研究方式，也不是認為中國營養研究的結果能夠形成絕對的科學證據，但是，中國營養研究絕對能提供充分的資訊來影響實際的決策！

本研究中出現了一張令人難忘又能增長見聞的資訊網路，但在這個龐大的研究中，是否每種潛在的線索或關聯都能與這張資訊網絡完美吻合？答案是「否」。雖然大多數具有統計顯著性的線索，都很容易納入這個網路中，但仍有些出人意料的結果，其中有的已獲得解釋，但仍有些尚待解答。

拼出全貌

中國營養研究所發現的一些關聯，乍看之下完全不符合西方人的經驗。我小心翼翼，區別出哪些發現可能是機率或實驗不當而造成的不尋常現象，哪些才真正能為我們舊有思考方式帶來新的洞見。之前提過，中國鄉下人的血膽固醇含量很讓人驚訝，在中國營養研究剛開始進行時，一般都認為200到300毫克／公合的血膽固醇是屬於正常範圍，低於這個範圍就應該小心，甚至還有些科學與醫學團體認為，每公合低於150毫克的含量是很危險的。而我自己，在一九七〇年代末的膽固醇為260毫克／公合，和家裡其他成員並沒有什麼差別，醫生也說：「很好，位於平均值範圍之內。」

但我們測量中國人的血膽固醇濃度後，感到非常震驚。他們的範圍介於70到170毫克／公合之間，數值高的也不過等於美國人的低水準，而數值低的甚至連醫師桌上的表格都找不到！顯

一般認為200到300毫克／公合的血膽固醇是正常範圍，但是如此「正常」的膽固醇水準已經代表明顯的心臟病風險。

然我們對於「正常」值或正常範圍的觀念，只適用於採行西方飲食的西方受試者，而「正常」的膽固醇水準竟然代表了明顯的心臟病風險，而遺憾的是，罹患心臟病在美國也是「正常」的。過去這些年來所建立的標準，只是與我們在西方看到的情形一致，而我們常認為美國的數值就一定是「正常」的，因為我們往往相信西方的經驗都是正確的。

最後，大部分證據的力量與一致性，已足以歸納出有效的結論，也就是**全食物蔬食有極大好處**，而動物性食物則沒有。我實在很難找到其他的飲食方式，具有這麼多絕佳的效益，不僅好看、能讓人長高，還能避免我們文化中許多人過於早逝。

中國營養研究是個重要的里程碑，雖然它本身無法證明飲食會導致疾病——在科學的領域裡，幾乎無法找到絕對的證據，任何理論在提出後都會經過辯論，直到證據非常明顯，大家才會接受這個理論非常接近真實。以飲食與疾病而言，中國營養研究大幅增加證據的重要性，而實驗的特色（多種飲食、疾病與生活型態的特徵、各類飲食經驗與測量數據的方式極佳）提供無與倫比的機會，以前所未見的方式拓展我們對飲食與疾病的想法。

中國營養研究的結果，加上我從其他人的研究中找到的證據，說服我改變了自己的飲食與生活型態。二十五年前我就不再吃肉，而過去十六至十八年來，我便也幾乎不再吃所有的動物性食品，包括乳製品——只有極少數的場合例外。雖然上了年紀，但我的膽固醇卻下降了，我現在的身材比二十五歲時好，目前的體重比三十歲時輕了二十公斤，我現在的身高與體重比例十分理想。我的家人，包括我的孩子和他們的另一半，都採用這種飲食方式。這多虧了我太太凱倫，她總是有辦法創造出迷人、美味和健康的全新飲食生活方式。一如你將發現的，我們差不多都很接近全食物蔬食飲食法。我敢向你保證，它的功效非常好。

不過我必須強調，改變我想法的不只是中國營養研究。自從《救命飲食》第一版問世之後，有些自命不凡的「科學家」對這本書結論的說法，好像我們的成果只來自於中國鄉村的發現。真是胡說八道！陳述我們在中國鄉村的發現只有這一章，本書的其他部分都來自於我的實驗室，以及其他許許多多的研究團體。正是這項證據的廣度——來自於基礎到應用研究、來自於大範圍的實驗研究設計、來自於公共政策如何塑造科學報告困難度的資訊——為我所詮釋我們在中國的發現的證據更增添影響力。

這些批評當中最常被引用的抱怨，是我僅憑一個關聯性所推測出來的原因，但那完全是一項錯誤的申述。我太清楚這種原理，我在第二章已討論過。這項批評也假設，科學假定應該著重在相當簡化的因果關係上，在那種因果關係裡，一個特定的實體會導致另一個特定的效果或結果，其中又牽涉了應該是獨立行動的特定機制。但這不是營養（或我們的身體）運作的方式，營養的效應牽涉到透過無數機制而行動一致的無數個營養「原因」（這在《救命飲食2：不生病的秘密》中有說明）。

差不多所有關於飲食和營養如何發揮作用，以產生健康或疾病的證據，都是簡化證據，因為簡法化是做這種研究的一般策略。我們多半以孤立的機制（把營養孤立於它們的自然脈絡之外）來研究假說，就像它們是單一事件（見第三章）似的，而且我們也這樣研究特定的疾病，就像那些疾病與其他健康結果少有或沒有關係似的。這導致一個結果，當用於建構整體的結構時，這些被簡化的細節就變得相當重要，但當被孤立於整體外（原本是其中一部分）做闡釋時，它們又是造成困惑的源頭。

多年來，我不斷超越我們自己的研究範圍，去看看其他研究學者在飲食和健康上有什麼樣的發現。當我們的研究發現從特定擴展到一般的時候，願景也繼續擴大，因為其他科學家的研究，使我們能夠尋找以及更精確的檢視更大的脈絡。你會看到，已浮現的健康願景直教人讚嘆不已。

1.Li J-Y, Liu B-Q, Li G-Y, et al. "Atlas of cancer mortality in the People's Republic of China. An aid for cancer control and research." *Int. J. Epid*. 10 (1981): 127-133.
2.Higginson J. "Present trends in cancer epidemiology." *Proc. Can. Cancer Conf*. 8 (1969): 40-75.
3.Wynder EL, and Gori GB. "Contribution of the environment to cancer incidence: an epidemiologic exercise." *J. Natl. Cancer Inst*. 58 (1977): 825-832.
4.Doll R, and Peto R. "The causes of cancer: Quantitative estimates of avoidable risks of cancer in the United States today." *J Natl Cancer Inst* 66 (1981): 1192-1265.
5.Fagin D. News release. "Breast cancer cause still elusive study: no clear link between pollution, breast cancer on LI." August 6, 2002. Newsday.com. Accessed at http://www.newsday.com/news/loca/longisland/ny-licanc062811887aug06.story?coll=ny%2Dtop%2Dheadlines
6.總共有八十二份死亡率報告，但是其中有一部分是相同的疾病，只是針對的是不同年齡的人。
7.Hu FB, Stampfer MJ, Manson JE, et al. "Dietary protein and risk of ischemic heart disease in women." Am. J. Clin. Nutr. 70 (1999): 221 - 227.
8.Chen J, Campbell TC, Li J, et al. Diet, life-style and mortality in China. A study of the characteristics of 65 Chinese counties. Oxford, UK; Ithaca, NY; Beijing, PRC: Oxford University Press; Cornell University Press; People's Medical Publishing House, 1990.
9.這裡的卡路里攝取量，中國部分指的是六十五公斤從事「輕體力勞動工作」的成年男性，對照組的美國部分，則是同樣六十五公斤的成年男性。
10.SerVaas C. "Diets that protected against cancers in China." *The Saturday Evening Post* October 1990:26-28.
11.所有有效的疾病死亡率都依照矩陣排列，這樣就可以輕鬆快速地看出每一種死亡率與其他所有死亡率之間的相互關係。每一個對照結果都會依據其彼此間是正相關還是負相關，來按上一個加號或減號。所有的正相關列出一份表單，而所有的負相關則列在另一份表上。這樣兩份表上每一個個別疾病都跟自己那份表上的其他疾病正相關，而與另一份表上的疾病負相關。雖然不是全部，但大部分的這些相互關係都顯示出極重要的統計意義。
12.Campbell TC, Chen J, Brun T, et al. "China: from diseases of poverty to diseases of affluence. Policy implications of the epidemiological transition." *Ecol. Food Nutr.* 27 (1992): 133-144.
13.Chen J, Campbell TC, Li J, et al. *Diet, life-style and mortality in China. A study of the characteristics of 65 Chinese counties.* Oxford, UK; Ithaca, NY; Beijing, PRC: Oxford University Press; Cornell University Press; People's Medical Publishing House, 1990.

14.Lipid Research Clinics Program Epidemiology Committee. "Plasma lipid distributions in selected North American Population. The Lipid Research Clinics Program Prevalence Study." *Circulation* 60 (1979): 427-439.

15.Campbell TC, Parpia B, and Chen J. "Diet, lifestyle, and the etiology of coronary artery disease: The Cornell China Study." *Am. J. Cardiol.* 82 (1998): 18T-21T.

16.These data are for villages SA, LC and RA for women and SA, QC and NB for men, as seen in the monograph (Chen, et al. 1990)

17.Sirtori CR, Noseda G, and Descovich GC. "Studies on the use of a soybean protein diet for the management of human hyperlipoproteinemias." *In*: M. J. Gibney and D. Kritchevsky (eds.), *Current Topics in Nutrition and Disease, Volume 8: Animal and Vegetable Proteins in Lipid Metabolism and Atherosclerosis.*, pp. 135-148. New York, NY: Alan R. Liss, Inc., 1983.

18.Carroll KK. "Dietary proteins and amino acids--their effects on cholesterol metabolism." *In*: M. J. Gibney and D. Kritchevsky (eds.), *Animal and Vegetable Proteins in Lipid Metabolism and Atherosclerosis*, pp. 9-17. New York, NY: Alan R. Liss, Inc., 1983.

19.Terpstra AHM, Hermus RJJ, and West CE. "Dietary protein and cholesterol metabolism in rabbits and rats." *In*: M. J. Gibney and D. Kritchevsky (eds.), *Animal and Vegetable Proteins in Lipid Metabolism and Athersclerosis*, pp. 19-49. New York: Alan R. Liss, Inc., 1983.

20.Kritchevsky D, Tepper SA, Czarnecki SK, et al. "Atherogenicity of animal and vegetable protein. Influence of the lysine to arginine ratio." *Atherosclerosis* 41 (1982): 429-431.

21.膳食脂肪的量可以用飲食總重量的百分比或是總熱量的百分比來表示，但是大多數的媒體跟研究者都會以總熱量百分比來表示，因為我們進食主要是要滿足我們對卡路里的需求，而不是對食物重量的需求。所以我在這本書裡，也一貫用這樣的方式來表示。

22.National Research Council. *Diet, Nutrition and Cancer*. Washington, DC: National Academy Press, 1982.

23.United States Department of Health and Human Services. *The Surgeon General's Report on Nutrition and Health*. Washington, DC: Superintendant of Documents, U.S. Government Printing Office, 1988.

24.National Research Council, and Committee on Diet and Health. *Diet and health: implications for reducing chronic disease risk*. Washington, DC: National Academy Press, 1989.

25.Expert Panel. *Food, nutrition and the prevention of cancer, a global perspective*. Washington, DC: American Institute for Cancer Research/World Cancer Research Fund, 1997

26.Exceptions include those foods artificially stripped of their fat, such as non-fat milk.

27.Armstrong D, and Doll R. "Environmental factors and cancer incidence and mortality in different countries, with special reference to dietary practices." *Int. J. Cancer* 15 (1975): 617-631.

28.U.S. Senate. "Dietary goals for the United States, 2nd Edition." Washington, DC: U.S. Government Printing Office, 1977

29.Committee on Diet Nutrition and Cancer. *Diet, nutrition and cancer: directions for research*. Washington, DC: National Academy Press, 1983.

30.其他還有許多在同時期展開的政府報告和大型的人類研究，都受到廣泛的公開討論，並且證實及（或）解釋了飲食中的脂肪和這些疾病之間的關係。其中包括了從一九八〇年開始的《美國飲食指南》系列報告第一部，還有一九八四年展開的哈佛護士健康研究，自一九六〇年代開始的佛明漢心臟研究最初步的結果報告，安索・季斯的七國研究，多重風險因子介入試驗，以及其他許多。

31.Carroll KK, Braden LM, Bell JA, et al. "Fat and cancer." *Cancer* 58 (1986): 1818-1825.

32.Drasar BS, and lrving D. "Environmental factors and cancer of the colon and breast." *Br. J. Cancer* 27 (1973): 167-172.

33.Haenszel W, and Kurihara M. "Studies of Japanese Migrants: mortality from cancer and other disease among Japanese and the United States." *J Natl Cancer Inst* 40 (1968): 43-68.

34.Higginson J, and Muir CS. "Epidemiology in Cancer." *In*: J. F. Holland and E. Frei (eds.), *Cancer Medicine*, pp. 241-306. Philadelphia, PA: Lea and Febiger, 1973.

35.脂肪攝取量和動物性蛋白質攝取量之間的關係，以所攝取的每公克脂肪來看是84%，而以所攝取熱量中的脂肪百分比來看是70%。

36.Kelsey JL, Gammon MD, and Esther MJ. "Reproductive factors and breast cancer." *Epidemiol. Revs.* 15 (1993): 36-47

37.de Stavola BL, Wang DY, Allen DS, et al. "The association of height, weight, menstrual and reproductive events with breast cancer: results from two prospective studies on the island of Guernsey (United Kingdom)." *Cancer Causes and Control* 4 (1993): 331-340.

38.Rautalahti M, Albanes D, Virtamo J, et al. "Lifetime menstrual activity--indicator of breast cancer risk." (1993): 17-25

39.我們不可能從這一組女性受試者的資料之中，統計得出血液中荷爾蒙濃度與乳癌風險之間的關聯性，因為她們的血液樣本是在生理週期之間隨機取得，而且乳癌的比率是如此之低，使得我們幾乎不可能證實任何關聯性，即使這就是真實狀況。

40.Key TJA, Chen J, Wang DY, et al. "Sex hormones in women in rural China and in Britain." *Brit. J. Cancer* 62 (1990): 631-636.

41.這些生物標記包括了血漿銅、尿素氮、雌激素、泌乳激素、睪酮，以及呈反比的性激素結合球蛋白。它們每一個都已經在較早的研究中，被證實與動物性蛋白質的攝取量相關。

42.從膳食纖維的總攝取量來看，中國和美國每人每天的攝取量分別是三十三・三克和十一・一克。中國各省分間的平均攝取量範圍是每天七・七至七十七・六克，美國中部90%的男性每天攝取量範圍是二・四至二十六・六克。

43.與植物性蛋白質的正相關是+0.53***，而動物性蛋白質則是+0.12。

44.基本上，用「癌症在家庭中的普及度」作為最後的測量準則，能夠更有效地掌控與許多不同類型癌症相關的各種致癌原因，因而能夠針對飲食這項因子的影響做獨立的研究。

45.Guo W, Li J, Blot WJ, et al. "Correlations of dietary intake and blood nutrient levels with esophageal cancer mortality in China." *Nutr. Cancer* 13 (1990): 121-127

46.這些脂溶性抗氧化劑的全面影響到底有多大，只有在這些抗氧化劑的濃度符合各個受試者的低密度脂蛋白指數的時候，才能真正驗證出來。但是我們在研究當時並不知道這件事，因此在取得受試樣本時並沒有做這樣的調配。

47.Kneller RW, Guo W, Hsing AW, et al. "Risk factors for stomach cancer in sixty-five Chinese counties." *Cancer Epi. Biomarkers Prev*. 1 (1992): 113-118.

48.Campbell TC (with Jacobson H). The low-carb fraud. Dallas: BenBella Books, 2013.

49.Information Plus. *Nutrition: a key to good health*. Wylie, TX: Information Plus, 1999.

50.Westman EC, Yancy WS, Edman JS, et al. "Carbohydrate Diet Program." *Am. J. Med*. 113 (2002): 30-36.

51.Atkins RC. *Dr. Atkins' New Diet Revolution*. New York, NY: Avon Books, 1999.

52.Wright JD, Kennedy-Stephenson J, Wang CY, et al. "Trends in Intake of Energy and Macronutrients--United States, 1971-2000." *Morbidity and mortality weekly report* 53 (February 6, 2004): 80-82.

53.Noakes M, and Clifton PM. "Weight loss and plasma lipids." *Curr. Opin. Lipidol*. 11 (2000): 65-70.

54.Bilsborough SA, and Crowe TC. "Low-carbohydrate diets: what are the potential short- and long-term health implications?" *Asia Pac. J. Clin. Nutr.* 12 (2003): 396-404.

55. Stevens A, Robinson DP, Turpin J, et al. "Sudden cardiac death of an adolescent during dieting." *South. Med. J.* 95 (2002): 1047-1049.

56.Patty A. "Low-carb fad claims teen's life - Star diet blamed in death." *The Daily Telegraph (Sidney, Australia)* November 2, 2002: 10.

57.Smith MJ, Trexler E, Sommer A, Starkoff B, and Devor S. "Unrestricted Paleolithic diet is associated with unfavorable changes to blood lipids in healthy subjects." Int. J. Exerc. Sci. 7 (2014): 128 - 139.

58.Noto H, Goto A, Tsujimoto T, and Noda M. "Low-carbohydrate diets and all-cause mortality: a systematic review and meta-analysis of observational studies." PLoS ONE 8 (2013): 1 - 10.

59.Carroll KK, Gammal EB, & Plunkett ER. "Dietary fat and mammary cancer." Can. Med. Assoc. J. 98 (1968): 590 - 594.

60.Drasar BS, and Irving D. "Environmental factors and cancer of the colon and breast." Br. J. Cancer 27 (1973): 167 - 172; Armstrong D, and Doll R. "Environmental factors and cancer incidence and mortality in different countries, with special reference to dietary practices." Int. J. Cancer 15 (1975): 617 - 631.

61.Keys A. "Coronary heart disease in seven countries." Circulation 41, suppl. (1970): I1 - I211.

62.Atkins, 1999. Page 275.

63.阿金博士宣稱，有一種抗氧化劑雞尾酒保健法可以保護人體，對抗心臟病、癌症及老化的發生，這個說法已經被近來完成的好幾項大型實驗結果推翻。

64.Atkins, 1999. Page 103.

65.Bone J. "Diet doctor Atkins 'obese', had heart problems: coroner: Widow angrily denies that opponents' claims that heart condition caused by controverial diet." *Ottawa Citizen* February 11, 2004: A11.

66.Welsh JA, Sharma AJ, Grellinger L, & Vos MB. "Consumption of added sugars is decreasing in the United States." Am J Clin Nutr 94 (2011): 726 - 734.

67.Campbell TC. "Energy balance: interpretation of data from rural China." Toxicological Sciences 52 (1999): 87 - 94.

68.Horio F, Youngman LD, Bell RC, et al. "Thermogenesis, low-protein diets, and decreased development of AFB1-induced preneoplastic foci in rat liver." *Nutr. Cancer* 16(1991): 31-41.

69.Krieger E, Youngman LD, and Campbell TC. "The modulation of aflatoxin(AFB1) induced preneoplastic lesions by dietary protein and voluntary exercise in Fischer 344 rats." *FASEB J.* 2 (1988): 3304 Abs.

70.The cited associations of total animal and plant protein intakes are taken from manuscript under review.

71.Campbell TC, Chen J, Liu C, et al. "Non-association of aflatoxin with primary liver cancer in a cross-sectional ecologic survey in the People's Republic of China." *Cancer Res*. 50 (1990): 6882-6893.

The China Study

Part II

有錢人的富裕病

美國人過著富裕的生活，卻也因為富裕病而死。美國人每天都像國王皇后般大吃大喝，然而這種生活型態卻奪走了許多人的性命。你認識的人當中，可能就有人正受著心臟病、癌症、中風、阿茲海默症、肥胖或糖尿病的折磨，或許你自己就是罹患者，也或許這些疾病正在你的家族中蔓延開來。

不過，根據觀察，上述疾病在某些靠著全食物蔬食過活的傳統文化中均相當少見，比如說中國的鄉下地區。然而當傳統文化逐漸富有，便會開始食用更多肉類、乳製品與精製的植物性食物（例如餅乾、汽水），這時種種病痛也就接踵而至。

我在公開演講中，大都會以自己個人的故事為開頭，就像這本書一樣，而每當演講完畢，也一定會有人想更進一步了解飲食與某種富裕病的關係。說不定，你自己就正對某種疾病滿腹疑問，而且這病正好就是富裕病，是美國人的重大死因。

說來也許令人驚訝，你所關心的疾病可能和其他的富裕病有著許多相同點，尤其是與營養的關聯。比如說，會導致癌症和心臟病的，其實並非兩種不同的飲食。從全球研究者所累積的證據來看，能預防癌症的飲食，也能預防心臟病以及肥胖、糖尿病、白內障、黃斑病變、阿茲海默症、認知系統缺陷、多發性硬化症、骨質疏鬆症以及其他疾病，而且這種飲食對每個人都有好處，絕不受基因或個人體質影響。

簡單說來，舉凡上述與其他各種疾病，其實都出於一種相同因子的影響——不健康、含有大量毒素的飲食，以及具有過多致病因子，卻缺乏健康因子的生活型態——換句話說，就是西式飲食！相對地，能夠對抗這所有疾病的飲食，就是全食物蔬食。

接下來幾章我會依照疾病或疾病類別來安排，每一章都將提出實驗證據，來說明食物如何和每種疾病產生關聯。讀完每一章，你將會看到廣度深度兼具的驚人科學論點，來支持全食物與蔬食。對我而言，不同類別的疾病全都出現統一的證據，正好讓全食物蔬食論點的說服力更形有力而無與倫比。如果食用全食物蔬食確實能避免各種疾病，那麼，還會有人想吃別種飲食嗎？我相信沒有，想必你也同意。

美國與許多西方國家對飲食與健康的觀念，向來大錯特錯，也因而付出了慘痛的代價——生病、體重過重、搞不清楚狀況，這些都是普遍現象。我從實驗室出發到中國營養研究，再看到本書第二部所討論的資訊之時，已經完全信服。我漸漸了解，過去我們最尊崇的習慣是錯的，而真正的健康卻全然遭到漠視，最糟的是，毫不起疑的大眾多半已經付出最終的代價。這本書是我端正視聽的努力，在接下來的幾章裡會一一指出，不論是心臟病、癌症、肥胖還是失明，要達到最佳健康狀態，我們確實有一條更光明的坦途。

身為一名醫師，湯姆見過這些疾病所造成的災難。這些疾病是一個人悲劇的前兆，許多人都體會過。除了個人代價，其所耗掉的醫療照護經費，足以對美國的經濟產生威脅。這些疾病也一直加深致力於幫助人們的醫療專業人員的挫折感，這麼努力去幫助人們，卻一再的看著他們的健康情況持續衰退，這是非常令人灰心喪志的。所有的這些問題都在乞求一個新類型的解答，一種能指出我們疾病根源的解決方式。如同你將在後面的文章中看到的，解決之道再明白不過了。

5

破碎的心臟
Broken Hearts

《救命飲食》提出目前最有說服力的證據，說明飲食方式可預防心臟病、癌症與西方病。

—陳君石醫學博士，中國疾病預防控制中心營養與食品安全所資深研究教授

請把手放在胸口，感受一下自己的心跳，再把手放到可按到脈搏處，靜靜感受一下……那些脈動，是你活著的標記！為你創造這些脈動的，是你的心臟！在你一生中的每一秒，心臟都毫不停歇地為你工作。若你能活到統計數字上的平均年齡，你的心臟將已為你跳動了三十億次[1]。現在，請你花一點點時間，仔細思索一下一個事實：就在你閱讀上面那段文字時，已經有一個美國人的心血管被完全堵塞，血流因此被阻斷，導致組織與細胞快速死亡。這個過程當然有個較廣為人知的名字，那就是「心臟病發作」！等你看完這一頁的時候，又會有四個美國人心臟病發，還有另外四個人會中風或是心臟衰竭[2]。而在接下來的二十四小時裡，又將有三千個美國人會心臟病發[2]，相當於二〇〇一年九一一恐怖攻擊事件所造成的罹難人數。

大家都一樣

心臟，是生命的關鍵，然而在美國，它也常是造成死亡的關鍵。估計有40%的美國人，都將死於心臟或是循環系統功能失調[3]，死亡人數遠超過其他任何的損害或病痛——包括癌症！近一百年來，美國的第一大死因幾乎都是由心臟病拔得頭籌[4]，這個致命疾病沒有性別或種族的差別，所有人都籠罩在它的陰影中。女性朋友可能會認為，乳癌的威脅較心臟病大，但是她們錯了！女性心臟病的死亡率是乳癌的八倍[5]、[6]！我們甚至可以說，「最美國」的運動是棒球，「最美國」的點心是蘋果派，而「最美國」的病，非心臟病莫屬！

一九五〇年，茱蒂．哈樂黛（Judy Holliday）躍上銀幕，班恩．侯根（Ben Hogan）稱霸高爾夫球界，而音樂劇《南太平洋》（South Pacific）贏得了東尼獎。同年六月二十五日，北韓以迅雷不及掩耳的方式入侵南韓，所幸美國政府能及時反應——杜魯門總統火速派軍進駐，發動陸空攻勢，嚇阻北韓軍隊。三年後，即一九五三年七月，南北韓正式簽訂停火協議，韓戰正式結束。在這段期間，共計有三萬名以上的美軍捐軀。

韓戰結束之時，《美國醫學會期刊》報導了一項非常重要的科學調查。軍隊的醫學研究人員檢驗了三百名於韓戰捐軀的男性軍人的心臟，這些軍人平均年齡為二十二歲，先前從未被診斷出有心臟病，然而在解剖他們的心臟時，研究者卻發現他們患病的證據非常驚人，且病例數奇高——研究者所檢驗的心臟，有77.3%都顯示了罹患心臟病的明確證據[7]。

77.3%這個數字真讓人目瞪口呆！數字出現時，大家仍對這個頭號死因不甚了解，而這份研究清楚指出，**心臟病會一輩子發展，每個人都有罹患的可能！**這些軍人可不是懶洋洋的沙發馬鈴薯，而是處於青春年華的巔峰狀態。從那時候起，其他研究也陸續確認心臟病的確相當頻繁地出現在美國年輕人的身上[8]。

心臟病解密

心臟病到底是什麼呢？大體來說，形成心臟病的構成要素之一，就是硬塊斑（plaque）。硬塊斑是一層油油的蛋白質、脂肪（包括膽固醇）、免疫系統細胞和其他累積在冠狀動脈內壁的物質。一名外科醫生曾說，如果你用手抹過覆蓋了硬塊斑的動脈，那感覺就像是抹過一塊熱熱的起士蛋糕。**如果你的冠狀動脈堆起了硬塊斑，那就表示你已經罹患了某種程度的心臟病**。以韓戰軍人的解剖報告來說，每二十個人裡，就有一個人動脈硬塊斑的累積程度，嚴重到90%的動脈都阻塞了[7]。這就好像花園裡的水管糾結，只能靠著細細的水流來澆灌乾枯的花園。

那麼，這些軍人怎麼沒有心臟病發作呢？動脈只剩下10%暢通，怎麼會夠用呢？其實，如果動脈內壁的硬塊斑是經過好幾年慢慢累積的，那麼血流就有時間慢慢調整。我們可以把流過動脈的血液想像成洶湧的河川，如果你每天在河邊堆幾個石頭，堆了好幾年，就像硬塊斑在血管壁慢慢累積，如此水流將會另外找路，形成小支流或小隧道，或許也會再匯聚成一條新河道，然後流向目的地。這些穿梭在附近或鑽過石頭的小通道，就叫作「支系」。我們的心臟也一樣，如果硬塊斑是經過好幾年慢慢累積而成，那麼血流就有時間可以發展支系，血液也依然能流經心臟。然而，一旦硬塊斑累積過多，就會導致血流嚴重受阻，這時你的

光是三百名二十二歲「年輕軍人」中，竟然77.3%都顯示有罹患心臟病的明確證據。

胸口將會疼痛難耐，這就是心絞痛。不過，這種慢慢累積的硬塊斑，很少會導致心臟病發作[9]、[10]。

那麼，究竟是什麼才會導致心臟病發作呢？其實，**那些累積得不那麼嚴重、阻塞不到50％動脈的硬塊斑，反倒常常是導致心臟病發的主因**[11]。事實上，所有的硬塊斑外頭，都包覆有一層薄膜狀細胞（Cap），能夠把硬塊斑的中心與血流分開。然而，在這些危險的硬塊斑裡面，這層薄膜狀細胞卻異常地薄而且脆弱（這無疑與製造一個不良組織環境的飲食方式有關——組織環境裡有過量活性含氧物和不足量的抗氧化物，表示這種飲食中含有過量動物性食物和不足量的蔬食[12]）。當血液衝過時，就會對它們造成侵蝕，甚至使之破裂。一旦這層薄膜狀細胞破裂，硬塊斑的主要內容物就會與血液混合，之後，破裂處附近的血液就會開始凝塊，凝結會不斷增加，也會很快地堵住整條動脈。

動脈在這麼短的時間內被堵住，血流旁支來不及發展，流經破裂處的血液就會因此大幅降低，心肌也無法獲得所需之氧氣，進而導致心肌細胞開始死亡，心臟的幫浦機制也逐漸失效。此時，患者可能感到胸口極為疼痛，上至頸部下顎、下至手臂也可能產生劇痛，總之，病患這時已經面臨死亡大關。在美國，每年有一百一十萬人心臟病發的過程都是如此，而每三個心臟病發的患者中，就有一名會死亡[9]、[10]。最致命的其實是中低程度的硬塊斑累積，即阻塞不到50％動脈的硬塊斑[11]、[13]，那麼，我們該怎麼預測心臟病發的時間？不幸的是，現有技術尚不足以做到這點。我們無法得知哪個硬塊斑會破裂、何時破裂或嚴重程度如何。不過，我們卻能確切知道罹患心臟病的相對風險。過去奪走許多壯年人性命的心臟病，曾經非常神祕，但許多科學研究已經一步步解開其中的謎團。在這些科學研究中，影響最深遠的，就是「佛明漢心臟研究計畫」（Framingham Heart Study）！

佛明漢心臟病研究

二次大戰之後，美國國家心臟研究所[14]在經費有限[4]、任務艱鉅的情況下成立。那時的科學家們已知道，不健康的心臟動脈內的那層硬塊斑，是由膽固醇、磷脂及脂肪酸所構成[15]，但卻不知造成這種損害的起因、過程，以及導致心臟病發作的確切原因。為了尋找答案，心臟研究所決定以數年的時間追蹤一個地區的人口，並詳細記錄人口中每個人的病歷，看看哪些人會罹患心臟病，而哪些人不會。最後，科學研究者選擇了麻薩諸塞州的佛明漢市。一九四八年，這座城市裡有五千多名的男女市民，願意擔任科學家針筒下的研究對象，讓大家能更了解心臟病。

這些科學家們並沒有辜負這些自願者，我們確實從研究中得到了許多資訊。佛明漢心臟研究觀察了哪些人罹患心臟病、哪些人不會罹患，並且比較其病歷，終於了解到：心臟病的風險因子包括膽固醇、血壓、身體活動量、吸菸與肥胖。許多年來，醫師們都以佛明漢的預測模式，來分辨哪些人容易罹患心臟病，哪些人不會。該研究已衍生出一千篇以上的科學研究報告，至今已研究四個世代的佛明漢市民。

佛明漢研究計畫中，最珍貴耀眼的成果就是發現了血膽固醇。一九六一年，研究者提出非常有說服力的說法，指出血膽固醇高與心臟病間的相關性很大。例如男性的血膽固醇濃度「若每公合超過二百二十四毫克，那麼這個人罹患冠狀動脈心臟病的機率，將是每公合低於二百一十毫克者的三倍以上！」[16]血膽固醇濃度是否能預測心臟病，原本眾說紛紜，但這時答案塵埃落定了——膽固醇濃度確實會帶來差異！而同一份報告也證明，高血壓是心臟病的重要風險因子。

強調風險因子的重要，是一項革命性的概念。佛明漢研究展開之際，全球大多數醫師都認為心臟病是身體必然出現的「耗損」情形，因此對它一籌莫展。他們認為心臟就像是汽車引擎，隨著年齡增長，零件會漸漸失靈，甚至失效。然而，一旦我們能證明，心臟病是可以從測量風險因子而預先得知，那預防心臟病的概念便會應運而生。這個研究的研究者寫到：「……顯然預防方案絕對必要！」[16]也就是說，只要降低風險因子，例如血膽固醇和血壓，我們就能降低心臟病的風險。

現在，膽固醇與血壓已是家喻戶曉的詞彙，美國每年砸下三百億醫藥費，以控制心臟病與其他心血管疾病的風險因子[2]，幾乎每個人都知道，若能將危險因子控制在適當範圍，就能積極預防心臟病。然而，這種認知卻是在五十年前才形成的，而且多半得歸功於佛明漢心臟研究計畫的研究者與受試者。

死亡，是食物造成的！

佛明漢心臟研究計畫是史上最知名的一項研究，但美國在過去六十年裡，還曾進行許多其他研究。早期研究的結論都是：美國人罹患心臟病的比例居全球之冠，這點值得美國人提高警覺。一九五九年的一項研究中，比較二十個不同國家冠狀動脈心臟病的死亡率（見【表5.1】）[17]，便可看出這種現象。

這些研究的檢驗對象皆為西方社會，但若與較傳統的社會相比，就會發現心臟病發生率的差異更為驚人。比如在研究中，最引人矚目的就是巴布亞新幾內亞的高地人，因其心臟病例非常少見[18]。別忘了！中國鄉下的心臟病比例也很低——美國男性死於心臟病的比例，為中國男性的十七倍[19]。

為何在六〇、七〇年代，美國人容易罹患心臟病，但許多其他國家的人相對而言卻安然無恙？答案很簡單：死亡，是食物造成的！**只要是飽和脂肪與動物性蛋白質的食用量較少、而全穀類與蔬果的攝取量較高的文化，心臟病的比例就會較低**——這些文化多靠植物性食品維生，而美國人則多倚賴動物性食品。

但是，會不會是基因作祟，導致某個族群比較容易罹患心臟病呢？其實實情並非如此，從一群遺傳基因相同的人身上，就能看出飲食與疾病的關聯，也差不多和上述情形類似。比方說，居住在夏威夷或加州的日本人，血膽固醇濃度與冠狀動脈心臟病的比例，都比日本本土高出許多[20]、[21]，這顯然是環境造成的，因為這些人大多數擁有一樣的基因。

此外，**菸癮也不是心臟病的原因**，因為日本男性可能是全球最愛抽菸的人，但是發生冠狀動脈心臟病的情形仍比日裔美籍人士低[20]。研究者在報告中把茅頭指向了飲食，他們寫道，血膽固醇會隨著「飲食中所攝取的飽和脂肪、動物性蛋白質與飲食膽固醇」而增加，相對地，血膽固醇「與飲食中所攝取的複合碳水

表5.1　1955年左右，55～59歲男性心臟病死亡率[17]

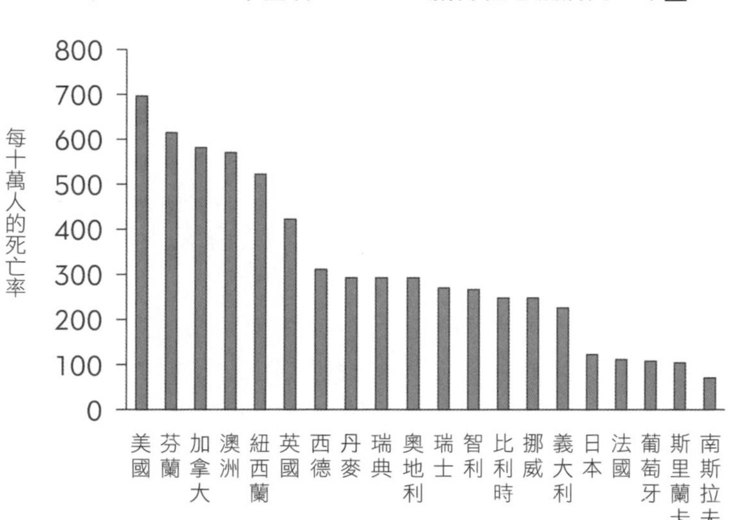

化合物呈負相關……」[21]。簡言之，動物性食品與血膽固醇濃度較高有關，植物性食品則與血膽固醇較低有關。

這項研究意味著飲食可能導致心臟病，不僅如此，早期研究結果也勾勒出一致的情景：吃進愈多飽和脂肪與膽固醇（攝取動物性食品的指標），罹患心臟病的風險也愈高，而當其他文化的飲食方式愈美式，心臟病的比例也就跟著竄升。

超越時代的研究

我們現在已經知道什麼是心臟病，也知道影響心臟病的因子為何，但是，罹患心臟病時該怎麼辦呢？佛明漢心臟研究計畫之初，已有醫師除了設法預防心臟病，還試著尋找治療方式。他們以當時最創新、最成功的治療計畫來治療心臟病，然而，他們採用的，卻是最原始簡單的技術：刀與叉！

這群醫師在密切注意當時持續進行的研究之餘，也不忘連結到常識。他們知道[22]：

❶在動物實驗中，攝取過多脂肪與膽固醇會導致動脈粥樣硬化（動脈變硬、硬塊斑累積）。

❷吃進食物裡的膽固醇，會造成血液中膽固醇濃度提高。

❸血膽固醇高可預告心臟病的發生，或導致心臟病。

❹世界上大多數人皆未罹患心臟病，而這些不會罹患心臟病的文化，脂肪與膽固醇的攝取都較少。

醫師們決定讓病患改變飲食，要他們少吃脂肪以及膽固醇。其中的一名先驅，就是洛杉磯的萊斯特．莫里森（Lester Morrison）醫師。早在佛明漢研究展開的前兩年（一九四六年），他就已經先進行了一樣研究，「以判斷飲食脂肪的攝取和動脈粥樣硬化發生率的關聯。」[23]

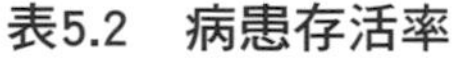
表5.2　病患存活率

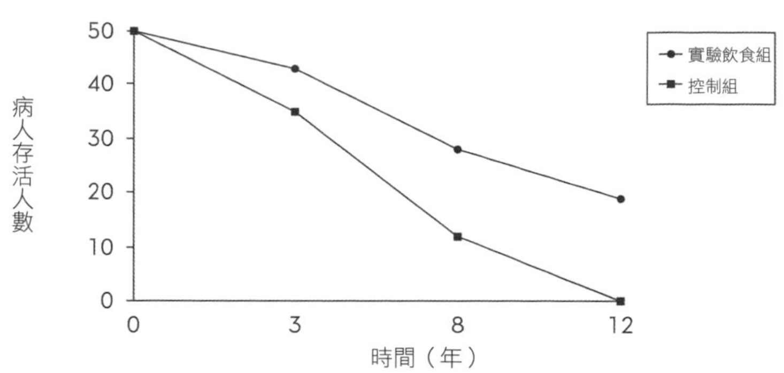

在實驗中，他讓五十名曾經心臟病發的病患維持一般飲食，而另外五十名也曾心臟病發的病患則採用實驗飲食。他把實驗飲食組的脂肪與膽固醇攝取量減少，根據他所公布的樣本菜單，病人一天只能吃兩次少許的肉：中午是同份量五十七公克的「冷的烤羊肉（瘦肉）配薄荷醬」，晚上也是同份量的「瘦肉」[23]，就算再怎麼愛吃冷的烤羊肉配薄荷醬，也不能吃多。事實上，實驗飲食所禁止的食品有一大串，包括奶油濃湯、豬肉、肥肉、動物脂肪、全脂牛奶、奶油、牛油、蛋黃、牛油製成的麵包與甜點，以及整顆蛋[23]。

這種進步的飲食有什麼成效呢？維持普通美式飲食的五十名病人，八年後只有十二名還活著（24%），實驗飲食組的病人，則有二十八名還活著（56%），人數幾乎是控制組的兩倍半。十二年之後，控制組的病人已全數死亡，但是實驗組卻有十九名還活著，存活率達38%[23]。實驗飲食組有許多人死亡，固然令人遺憾，但顯然他們因為適量減少動物性食品攝取，並多吃植物性食品，因而遏止了病勢（見【表5.2】）。

莫里森醫師是在一九四六年開始研究的，當時多數科學家都認為心臟病是不可避免的老化過程，並無挽救之道。雖然莫里

表5.3　動物性蛋白攝取量與55～59歲男性心臟病死亡率[17]

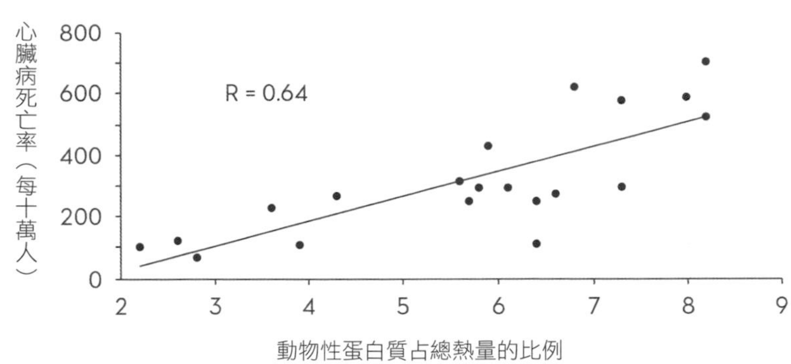

森醫師並未治療心臟病，但是他證明了，**以飲食這麼簡單的方式，就能明顯改變病程，即便疾病已經進展到曾發作的階段**。約莫在同一時期，另一組研究團體也提出類似的證明：一群北加州的醫師，讓更多已進入後期的心臟病患採取低脂、低膽固醇的飲食，結果發現，這些病人存活率為未採取者的四倍[24]。

希望顯然出現了！心臟病不再是上了年紀之後無可避免的結果，即便疾病已經進入後期，只要採行低脂、低膽固醇的飲食，仍可大幅延長病人的壽命。不僅如此，這項新發現把飲食與其他環境因子都當成是心臟病的主因。在當時，所有關於飲食的討論都只狹隘地聚焦在脂肪與膽固醇，把這兩種食物成分看作是唯一的大壞蛋。然而我們現在知道，把注意力集中在脂肪與膽固醇是錯誤的。因為脂肪與膽固醇正是攝取動物性食品的指標，【表5.3】即可看出動物性蛋白質攝取量與五十五歲到五十九歲男性死於心臟病之間的關係（二十個國家）[17]。

這份研究顯示，你吃的動物性蛋白質愈多，就愈容易罹患心臟病。此外，還有許多實驗調查指出，若將動物性蛋白質餵食給大鼠、兔子與豬等，將會明顯提高這些動物的膽固醇濃度，但植物性蛋白質卻能大幅降低膽固醇濃度[25]。人體實驗不光是印證這些發現，更表示**若想降低膽固醇，與其少攝取脂肪或膽固醇，還不如多吃植物性蛋白**[26]。

雖然這些有關動物性蛋白質的研究，有些是在過去三十年間做的，但早在六十年前，當健康領域第一次開始討論飲食和心臟疾病時，就已經有相關的研究發表了。一九四一年，利用兔子所做的實驗結果證明，動物性蛋白質（酪蛋白）所引發的動脈硬化症，是植物性蛋白質（大豆）的五倍之多[27]。

連一百多年前調查心臟病飲食起因的實驗研究，都暗暗指出與動物性蛋白質有關。在當時，假設飲食起因的思想學派大致分為兩派，一個著重在飲食中的脂肪和膽固醇，另一個則著重在蛋白質，尤其是動物性蛋白質[28]。雖然在兔子實驗中，飲食裡的脂肪被發現能引發早期動脈硬化症的形成，但動物性蛋白質（像是酪蛋白）被證實更能導致動脈硬化。早在一九〇九年，亞歷山大・伊格納托斯基博士（Alexander Ignatowski）即把動脈硬化的形成歸因於動物性蛋白質[29]。對這些早期文獻[30]重新探討的研究報告指出，動物性蛋白質在引發早期心臟病的形成上，比膽固醇更具此效能。只不過，當時只有脂肪與膽固醇被揪出來並遭到猛烈的批評，動物性蛋白質仍躲在陰影下。可是，脂肪、動物性蛋白質與膽固醇正是動物性食品的共通特徵，那麼，動物性食品會造成心臟病，難道不是非常合理的懷疑？

當然，沒有人會全面抨擊動物性食品，以免引來專業人士的孤立與嘲諷。在營養學界，曾發生許多極具爭議的事件，通常都是因為出現了革命性的觀念，而許多人不喜歡這觀念。藉由飲食來預防心臟病的想法宛如毒蛇猛獸，因為這表示以肉類為主的

動物性食品會造成心臟病，但沒人會全面抨擊，因為會引來專業人士的孤立和嘲諷。

美國傳統飲食方式雖然是我們的最愛，但卻會傷害心臟，對我們不好——安於現狀的乖寶寶們討厭這個觀念。

一名支持現狀的科學家，就大大地描繪了這些看似較不易罹患心臟病的人，文辭間大肆揶揄。一九六〇年，他用以下的「幽默」文字，諷刺當時的新發現[31]。

「最不容易罹患冠狀動脈心臟病者的速寫：娘娘腔的市府工作人員或防腐師，身心完全不具有警覺性，沒有幹勁、雄心壯志或是競爭精神，做什麼都沒有時限壓力。這種男人食慾差，只靠著撒了玉米油或魚油的蔬果過活，拒菸，對於收音機、電視或汽車嗤之以鼻。頭髮茂密，瘦巴巴的，看起來不愛運動，卻靠著健身來鍛鍊那看不太出來的肌肉。收入、血壓、血糖、尿酸與膽固醇都很低。自從結紮之後，就服用菸鹼酸、維他命B_6，長期採用抗凝血療法。」

這篇文章的作者大可說：「只有真正的男人才會得心臟病。」雖然他說蔬菜水果是最不容易罹患心臟病的人吃的，但這種飲食還是被描述成「粗劣貧乏」。因為很不幸地，**我們的文化把肉與體力、男子氣概、性別認同和經濟財富畫上了等號，也因此蒙蔽了主張維持現狀的科學家們對食物的看法**，讓他們無視於許多健康的證據，並把這種觀念一路傳遞下來。

也許那位作者該和我朋友——克利斯．坎貝爾見個面。他曾兩次獲得美國全國大學體育學會甲組的摔角冠軍、高級摔角三次全國冠軍、兩次奧運獎牌，也是康乃爾大學法學院的畢業生。三十七歲時，他以九十公斤的體重成為美國奧運摔角項目上年紀最大的得獎者。坎貝爾是素食者，此外還有更多運動員避開動物性食物，包括好幾位美式足球職業選手和終極格鬥選手，我相信他們不太能苟同被描述為「娘娘腔的市府工作人員或防腐師」。

主張安於現狀與飲食預防的兩個陣營，論戰一直十分激烈。我在一九五〇年代末，曾於康乃爾大學聽到知名研究者安瑟・吉斯（Ancel Keys）的演講，內容是如何以飲食來預防心臟病，而臺下一些聽講的科學家則不相信的搖搖頭，並提出飲食不可能會影響心臟病。研究心臟病的最初幾十年，出現了許多針鋒相對的個人，而這場論戰中最初的傷亡者都是思想開放的人。

假進步

主張維持現狀與提倡改善飲食的兩派，現在依然是戰火激烈，只不過心臟病的樣貌已改變許多。自從本書第一版發行以來，網路和媒體上爆發出一陣高度熱烈的討論，其中普遍的看法是，血膽固醇是導致心臟病的因素，而反對者（多半是那些否認動物性食物——膽固醇的膳食來源——也許會造成健康問題的人）則主張並非如此（在技術上，兩者都不對。血膽固醇只是疾病風險的指標或評估，在討論到總體人口時最為有效，但它對個人來說，只是疾病風險的一個概略估計）。

儘管我們仍忙於應付同樣的爭論，我們對抗心臟病的方式與進展究竟如何？事實是，主張維護現狀的人多半仍受到保護。雖然大家已經知道飲食有預防疾病的潛力，但對於後期病患，人們仍把注意力集中在手術與藥物的介入，飲食則被拋諸腦後。手術、藥物、電療與新的診斷工具奪走了所有聚光燈的焦點。

要治療心臟病，現在可施行冠狀動脈繞道手術，即以一條健康的動脈「黏」到生病的動脈上，繞過動脈上最危險的硬塊斑；最大的手術當屬心臟移植，有時甚至會動用人工心臟；還有一種手術程序不必切開胸腔，叫作冠狀動脈「氣球擴張術」，也就是：在狹窄、生病的動脈裡放進小小的氣球，把它充氣，將硬塊斑擠回血管壁，使得通道打開，提供更多血液通過。

此外，我們現在有體外電擊器來使心臟復甦，還有心臟起搏器及精確的造影技術，讓我們不必直接碰到心臟，就能觀察到每一條動脈的狀況。

過去六十年來，相對於飲食與預防的化學藥品與技術，進步幅度確實令人讚賞。最近有名醫師在總結初期廣泛的心臟病研究之時，特別提到了醫療器械：「大家曾希望，二次大戰之後所發展的科學與工程優勢，能應用到（對心臟病的）這場戰爭中……受戰爭激發而出現長遠進步的器械工程與電子學，似乎對於心血管系統的研究特別有用……。」[4]

我們確實已經成就某些大幅的進步，證據是今天的心臟病死亡率比一九五〇年代足足下降了58%[2]！死亡率下降58%，看起來是化學藥品與技術的一大勝利，然而其中重要的進展，應該歸功於急診室對於心臟病突發病患的處理治療。一九七〇年代，年紀超過六十五歲的人如果心臟病發，就算能活著進醫院，仍有38%的機率可能死亡。但是今天，病患若能活著送進醫院，死亡率只有15%，這是因為醫院急救的反應迅速多了[2]。

此外，抽菸人數也持續下降[32]、[33]，繼而降低心臟病的死亡率。總體而言，醫院與機械設備都出現進展，又有新醫藥發現，加上吸菸率降低和更多手術選擇，值得喝采的事情還真不少。我們進步了，看起來正是如此！但我們真的進步了嗎？

不管怎麼說，現今心臟病仍是美國的頭號健康殺手，每二十四小時，就有將近兩千名美國人因心臟病死亡[2]。雖然我們有上述種種進步，然而每年死於心臟病的人仍不計其數。事實上，心臟病的發生率（不是死亡率）[34]大約與一九七〇年代初期一樣[2]。換句話說，雖然我們死於心臟病的比率沒那麼高，但我們罹患心臟病的比率還是跟以前一樣。而且，一項很近期的研究發現，罹患心臟病的年齡層比以前更為年輕了[35]。看來，我們似乎只是將心臟病的死期稍微延後了些，但對於阻止心臟病的發生，我們根本一無所獲。

手術——虛幻的救星

其實，**器械治療手法的效果，遠比我們所認為的還要小得多**。在繞道手術變得特別普遍的一九九〇年間，美國進行了三十八萬次的繞道手術[36]，也就是每七百五十個美國人，就有一名動過這種大手術。手術時，病人的胸腔會被打開，血流則是藉由一組鐵箝、幫浦與機器導入新的路線，並從病人身上切下一段腿部血管或胸部動脈，縫到心臟生病的部分，這麼一來，血流就可繞過阻塞的動脈。

繞道手術的花費相當可觀，根據美國心臟學會在二〇一一年的報告中[37]，一項最新的估計指出，手術費用大約在七萬美元到二十萬美元之間，而做這種非急需手術（elective surgery，相對於緊急手術而言）的病患，每五十名就有一名以上會在過程中[38]死於併發症[39]。

手術的副作用包括心臟病發、感染、呼吸道併發症、出血併發症、高血壓與中風。在手術過程中，必須把心臟附近的血管箝住，這時硬塊斑會從血管內壁剝落，而血液會把這些碎塊帶往腦部，導致許多「小」中風。研究者曾經比較過病人在術前術後的智力，結果竟然發現，有79％的病人在手術七天之後「出現某方面的認知功能缺陷」[40]。

那人們為什麼還要自討苦吃呢？因為繞道手術最廣為人知的好處，就是減少心絞痛，或稱胸痛。進行過繞道手術的病人，在一年內有70％到80％不會再發生難耐的劇烈胸痛[41]，但這項好處卻無法持久！有高達三分之一的病人，在手術後的三年之內再度發生胸痛[42]，而十年之內，有一半的病人會死亡、心臟病發或胸痛復發[43]。根據長期研究顯示，因為繞道手術而延長生命的病人，其實寥寥可數[13]，這些研究甚至指出，進行過繞道手術的病人，心臟病發作的次數不亞於未採取手術的病人[13]。

還記得哪種硬塊斑的累積，會導致心臟病發作嗎？是那些較小、較不穩定、容易破裂的硬塊斑。然而**繞道手術鎖定的目標，卻是最大、最明顯的硬塊斑，這些硬塊斑或許會導致胸痛，卻不會導致心臟病發作。**

氣球擴張術的情形也差不多，這項昂貴且風險高的手術，是先辨識出冠狀動脈阻塞之處，然後插入氣球充氣，這樣可以把硬塊推回血管壁，讓更多血液能夠通過。這種氣球擴張術往往伴隨著支架放置，方法是把一種網狀結構的金屬管狀物放入動脈狹窄的部位，以撐開血管腔一段時間。這已經變成一種很普遍的手術，因為它能夠減緩胸痛。

在二〇一三年前的十年間，約有七百萬美國人做過支架放置術，費用超過一千一百億美元[44]。遺憾的是，即使有最新的藥劑釋放型支架（drug-eluting stent，可使動脈擴張得更久），仍有5%至10%的支架會「堵塞」，一年仍有二十萬次為了讓血液再次流通而重新施做的手術[45]。更糟的是，鮮少或幾乎沒有證據指出，當用於疾病穩定時（相對於發作中的心臟病而言，此時支架可用來救命），這些支架能夠延長壽命[46]。而且不意外的，由於這種手術的濫用，已經興起了一堆相關訴訟[47]。

以進步的機器來治療心臟病，看似成效很好，但是其實相當令人失望。用於穩定病症時，繞道手術、血管形成術和支架不僅無法處理心臟病的根本原因，更無法預防心臟病發，最糟糕的是，除了危在旦夕的心臟病患，沒有人的壽命能因而延長。

這到底是怎麼回事呢？雖然過去六十年來的心臟病研究似乎為

大眾帶來許多好處，但我們還是得捫心自問：我們真的贏了這場戰爭嗎？我們是否能有一些不同的做法？比方說，五十年前從飲食中學到的教訓？先前提過的萊斯特・莫里森醫師所發現的飲食治療法，後來怎麼了？

那些發現後來多半被迫銷聲匿跡了，我是在近年才知道這些一九四〇、一九五〇年代的研究的存在。真不明白，我在五〇年代末、六〇年代初就讀研究所時，為什麼專家不肯承認有這類研究在進行，或是有人在認真思考這些調查？而在此同時，美國人的飲食習慣卻是每況愈下，美國農業部指出，大家比三十年前吃進更多的肉和脂肪[48]——顯然，我們走錯方向了！

過去二十年間，這些已被大家遺忘的資訊再度浮上檯面，於是，反對現狀的爭戰又再次加溫。幾個極為優秀的醫師證明，要對抗心臟病，其實有更好的方法。他們以最簡單的治療，展現出突破性的成功，再度顯示**最好的藥物就是食物！**

勇於挑戰的艾索斯丁醫師

猜猜看，全美甚至全球最好的心臟病醫療中心在哪裡？紐約？洛杉磯？芝加哥？或是佛羅里達州裡某個住著許多老人的城市？根據《美國新聞與世界報導》的報告，答案是：俄亥俄州的克里夫蘭。來自全球的病人紛紛搭機前往克里夫蘭醫院，請最好的醫師實行最先進的心臟病治療。

在這家醫院中，有位大有來歷的醫師——小克德威爾・艾索斯丁！他在克里夫蘭醫院受訓後，曾到越南擔任軍醫，因此獲

除了危在旦夕的心臟病患之外，沒有人的壽命能靠外科手術或醫療器械而延長。

頒銅星勳章。之後，艾索丁醫師在這家全球一流的醫療機構中，成為極成功的醫師，並擔任該院的院長、理事會成員、乳癌工作小組召集人、甲狀腺與副甲狀腺科主任。發表過百餘篇科學報告的他，也曾獲得一九九四年到一九九五年美國最佳醫師提名[49]。

我最欣賞艾索斯丁醫師的一點，並不是他的資歷或所獲得的獎項，而是他能堅持尋找真相。勇於挑戰體制的艾索斯丁醫師，曾邀我參加他所籌備的「第二屆脂質與冠狀動脈心臟病之根除及預防全國會議」，並為這次會議寫了下面這段文字：

「我擔任外科醫師已有十一年之久，對於美國醫學界癌症與心臟病的治療模式，我已經完全幻滅了。這百年來，癌症管理幾乎沒有改變，也沒有人認真的在預防心臟病與癌症。然而，我發現這些疾病的流行病學很值得討論：全球有四分之三的人並未罹患心臟病，而這項事實與飲食的關係非常密切。」[50]

艾索斯丁醫師開始重新審視醫療實務：「我發覺醫療、血管造影、手術介入都只能治標；心臟病需要不同的方式，才能治本。」他決定測試全食物蔬食對已確定罹患冠狀動脈心臟病的患者有何影響[51]，於是開始使用最少量的降膽固醇藥和非常低脂的植物性飲食來治療心臟病，結果獲得極為亮眼的成果[51]、[52]。

一九八五年，艾索斯丁醫師展開研究，希望病人的血膽固醇降到每公合一百五十毫克以下，他要每個病人在飲食日誌中寫下自己吃的每種東西。接下來五年，他每兩週與病人會面一次，討論療程、驗血、記錄血壓與體重。他白天與病人見面後，晚上會打電話告知病人驗血結果，並進一步討論飲食的效果。此外，每個病人每年都會見面，彼此談談計畫與社交，也交換有用的資訊。他不僅勤奮研究，也親自給病人堅定的支持與關懷。

此外，艾索斯丁醫師與妻子安也和病人採行一樣的飲食方式，吃的食物完全不含額外脂肪，也幾乎不含動物性食品。醫師與同事報告：「（參加者）要避免油脂、肉類、魚、家禽與乳製品，脫脂牛奶與零脂肪優格除外。」[51]計畫進行到大約第五年時，艾索斯丁醫師更建議病人**連脫脂牛奶與優格也別碰了**。

傲人的勝利

有五名病人於頭兩年退出研究，於是剩下十八名受試者。這十八名病人來找艾索斯丁醫師的時候，原本病況都相當嚴重，在研究展開之前的八年，這十八個人曾經歷四十九次因心血管出問題而引起的痛苦體驗，包括心絞痛、繞道手術、心臟病發、中風，以及氣球擴張術。他們的心臟都非常不健康，我們甚至可以想見，他們是因為擔心自己即將面臨死亡，而在驚慌之餘參加了這項研究[51]、[52]。

結果，這十八名病人獲得了傲人的勝利。研究剛開始的時候，病人的平均膽固醇為246毫克／公合。在研究過程中，血膽固醇的平均值下降到132毫克／公合，比150毫克／公合的目標還要低得多[52]。不好的膽固醇「低密度脂蛋白」濃度固然大幅下降[51]，然而，最令人印象深刻的倒並不是血膽固醇濃度，而是研究展開之後患者冠狀動脈的病況。**在接下來的十一年裡，奉行飲食法的十八個病人中，僅發生過一次心血管狀況**，而那次狀況是發生在一名兩年未採用該飲食法的病人身上：自從不採用該飲食法之後，那名病人又出現了心絞痛，於是決定恢復健康蔬食，之後病人的心絞痛就不見了，也沒有再次發作[52]。

患者的病況不僅停止，甚至出現扭轉：七成病人原本阻塞

採行低脂蔬食療法的十八個病人，不僅症狀消失，有些人的病況甚至出現扭轉。

的動脈後來都暢通了[52]。有十一名病人願意接受心血管造影，即幫心臟的某些動脈照X光片，結果顯示，這11個人原本動脈阻塞的情形，在研究的最初五年裡平均減少了7%。這聽起來或許算不上大變化，但如果血管的直徑增加7%，表示血流量增加至少30%[53]，更重要的是，這表示心絞痛是否會出現，也代表生與死的界線。

該研究為期五年，研究者指出：「這是以脂肪最少的飲食搭配降膽固醇藥的研究中，為期最長的一次，而病患動脈狹窄（阻塞）平均減少7%，更超越先前的所有報告。」[51]

有一名醫生對艾索斯丁的研究產生了特別的注意，因為他發現，當自己心臟已經出問題時，看起來還健康無恙，但最後卻心臟病發，那時他才四十四歲。他罹患的是特殊的心臟病，任何傳統藥物都無法保證安全。於是他找上艾索斯丁醫師，決定投身這項飲食計畫。

三十二個月之後，雖然未服用任何降膽固醇的藥物，但是他的病勢卻逆轉了，而且血膽固醇竟然降低到89毫克／公合。右頁的【表5.4】分別是他採取艾索斯丁醫師飲食建議之前與之後的動脈造影[8]，顯然非常令人驚訝。在圖片中，亮的部分是流經動脈的血，左圖A中以圓弧標示的地方，顯示嚴重的冠狀動脈疾病，導致血流減少。但是在採取全食物蔬食之後，同一條動脈敞開了，讓更多血流可以通過，逆轉了原本危急的心臟病（右邊的圖B）。

那麼，艾索斯丁醫師是否找到特別幸運的一群病患呢？並非如此。心臟病嚴重到這種程度時，並不會自動痊癒。我們再來看看放棄這種飲食計畫、恢復標準醫療方式的那五名病患——到了一九九五年，這五人分別因為十次的冠狀動脈狀況，而逐一過世了[51]。相較之下，到了二○○三年，即研究的第十七年，所

表5.4　採用植物性飲食之前與之後的冠狀動脈

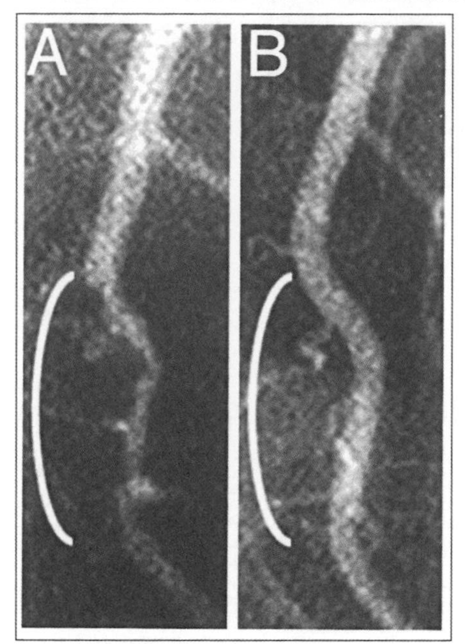

有採取艾索斯丁醫師飲食法的病患，只有一名病逝[54]。二十五年後，到了二〇一一年，在該研究中原來的十八名病患裡，只有五名過世，而且不是死於冠狀動脈心臟病[55]。

腦筋清楚的人都不會再質疑這項發現！**病患在遵循全食物蔬食前，冠狀動脈共出了四十九次狀況，但之後卻完全沒有再發生過。**艾索斯丁醫師做到了傳統「偉大科學」花了六十五年、竭盡全力卻無法達成的目標：他打敗心臟病了！

心臟權威——歐寧胥醫師

除了艾索斯丁醫師，過去二十五年間，心臟病領域還出了另一名權威——狄恩．歐寧胥（Dean Ornish）醫師，因為他的努力與協助，終於把飲食帶到醫學思想的最前線。畢業於哈佛醫學院的他，曾寫過許多暢銷書，知名媒體經常報導他，許多保險業者都會提到他的心臟病治療計畫。如果你曾經耳聞飲食與心臟病的關聯，可能多半得歸功於歐寧胥醫師的作品。

歐寧胥醫師最知名的研究，就是「生活型態心臟試驗」，也就是只靠改變生活型態來治療二十八名心臟病患者[56]。他讓這群病患進行實驗治療計畫，另外二十名病患則採用一般的治療計畫。他很仔細地追蹤兩組病患，並衡量幾項健康指標，包括動脈阻塞、膽固醇濃度與體重。

歐寧胥醫師的治療計畫與講究高科技的現代醫學標準大相逕庭。他讓二十八名病患在治療的第一週住到飯店，並告訴他們該做些什麼以維持健康。他要求病患食用低脂的植物性飲食至少一年，而其中只有10％的熱量是來自脂肪。他們可以隨心所欲地多吃，只要符合「合格」的食物列表即可，而這些食物都是蔬果與穀類。研究者寫道：「**不准吃任何動物性食品，除了蛋白，以及每天一杯的零脂肪牛奶或優格。**」[56]除了飲食之外，實驗組還實行各種壓力管理法，包括每天至少進行一小時的冥想、呼吸練習與放鬆。病患每週也得運動三個小時，運動程度依照疾病的嚴重性而定。為了幫助病人改變生活型態，實驗組成員每週要聚會兩次（四小時），為彼此打氣。歐寧胥醫師與研究小組不使用任何藥物、手術或科技來治療這群病患[56]。

參加實驗的病患都相當遵守研究者的規定，也都獲得了健康改善與活力提高的報酬。就平均而言，他們的總膽固醇濃度從227毫克／公合降到172毫克／公合，而壞膽固醇「低密度脂蛋白」的濃度，也從152毫克／公合降到95毫克／公合。一年後，他們胸痛的頻率、持續期間與嚴重程度皆大幅降低。不僅如此，愈是遵守生活型態建議的病人，心臟痊癒的程度也愈好：一年來最遵守新生活型態的病人，動脈阻塞程度減少4%。這看似沒什麼大不了，但請別忘記，心臟病可是累積了一輩子的，因此一年能減少4%以上，堪稱極佳的成果。總體而言，實驗組裡有82%的病人在一年後都出現心臟病康復的情形。

控制組的病患就沒那麼好過，雖然他們也接受一般照護。從頻率、持續期間與嚴重程度來看，他們的胸痛都更為嚴重：在實驗組的胸痛頻率減少91%時，控制組卻提高165%，膽固醇濃度也明顯偏高，而血管阻塞程度也更明顯。最不注重飲食與生活型態變化的病患，一年後阻塞體積增加8%[56]。

從歐寧胥醫師、艾索斯丁醫師，與其他如莫里森醫師等前輩的研究，相信我們已經找出一條有效的策略，來向心臟病宣戰。這些醫師們的飲食治療不僅能解除胸痛，更能治療心臟病的根本原因，並消除日後冠狀動脈疾病的狀況。無論是在克里夫蘭醫院或其他地方，都沒有任何手術或化學藥物能和飲食一樣，對心臟病的治療成效這麼令人印象深刻。

展望未來

未來仍是充滿希望，我們現在知道的資訊，幾乎已足以消滅心臟病。我們知道該如何預防心臟病，也知道如何成功地治療——只要吃得正確，就能保持心臟健康，不必再切開胸腔以改變動脈路線，或一輩子把影響很大的藥物注入血液之中。

下一步是大規模實行這種飲食方式，這正是歐寧胥醫師已在著手進行的計畫。歐寧胥醫師展開「多中心生活型態示範計畫」，該計畫的團隊分散在八個不同地點，其健康專業人員受訓以歐寧胥醫師的生活型態介入計畫，來醫治心臟病患。有資格參加的病患，病歷上皆載明其病況已嚴重到該動手術的程度。但是，他們並未選擇手術，而是報名了為期一年的生活型態計畫。這項計畫開始於一九九三年，到了一九九八年，已有四十種保險方案為入選的病患支付費用[38]。而在同一年裡，參與計畫的病患已達兩百人，而且成效卓越：經過一年的治療後，有65%的病患胸痛消失，且效果能維持很久；三年之後，超過六成的病患都未再出現胸痛[38]；至二〇一一年為止，約有近四千名病患受惠於該計畫。

此外，這項計畫也十分具有經濟效益。美國每年要進行一百萬次以上的心臟病手術[38]，以二〇〇二年為例，心臟病患共花費了七百八十一億美元在醫師服務與醫院照護上，這還不包括藥費、居家照護或看護中心費用[2]。在一九九〇年代，光是進行一場血管修復手術就要花上三萬一千美元，冠狀動脈繞道手術則要四萬六千美元，從當時到現在，價格又上升了[38]。但在明顯的對照之下，為期一年的生活型態介入計畫卻只需要七千美元。在比較過採用生活型態計畫的病人和採用傳統手術的病人後，歐寧胥醫師和他的同事證實了，生活型態介入計畫平均為每位病人省下了三萬美元[38]——聯邦醫療保險在二〇一一年一月認同其成就，現在也為採用歐寧胥醫師計畫的病人支付醫療費用。

然而，在寫本書第二版時，心臟病治療狀況的一些資訊又更新了。雖然心臟病手術的總數已稍微減少[57]，但手術執行的種類卻改變了。在二〇〇一至二〇〇二年之間，與二〇〇七至二〇〇八年之間[57]，較具侵入性的繞道手術減少了38%，但血管修復術和支架置入手術仍是差不多的。

關於哪一種心臟手術最適合心臟病患者，雖然有大量的討論[58]——其中花費了大筆經費去比較各種的手術干預——但在研究心臟疾病的團體中，幾乎都沒有認真的討論到使用飲食介入法去治療心臟病患者。

這真是十分明顯的疏忽，而且——考量到支架與繞道手術的副作用和花費——對美國民眾而言，這是個無可否認的悲劇。每年有成千上萬的美國人在這些手術期間遭受負面結果的摧殘，包括死亡。一場支架置入手術要價一萬一千美元到四萬一千美元以上[59]，繞道手術要價十一萬七千美元，還不包括醫師費用（根據美國心臟學會資料）[60]。把這一切與艾索斯丁的飲食建議相比較，後者也許只要花短短五小時的時間，就能得到優異的結果——每節人次只要九百美元[61]。

但放眼看看全國，手術花費仍在持續上漲。《每日電訊報》（The Telegraph）指出，根據寰宇藥品資料管理公司（IMS Health）的資料，「膽固醇治療藥物（包括施德丁）」在二〇一〇年的花費估計為三百五十億美元[62]。尤甚者，根據美國心臟學會的資料，治療心臟病的總花費計畫，已從二千七百三十億美元（二〇一一年）提高到二〇三〇年的八千一百八十億美元（儘管大部分是因為愈來愈多人進入了心臟病較常見的年齡）[63]。如果心臟病治療團體是一個國家，那麼這個數字會讓它成為世界上將近兩百個國家裡排名第二十七富有的國家[64]。

要注意的是，這份美國心臟學會的報告對於這項迅速成長的事業，根本沒有提出它或許能透過飲食生活型態來反轉的新見解——除了提倡很世俗化、大眾化的預防方法，像是「減少膳食脂肪的攝取和改善血脂濃度」或「個人化的預防方法，包括評估遺傳變異、生物標記和顯影技術（imaging modalities）」[65]。幾乎沒有、或根本沒有證據顯示，這些方法有重大或能夠造成任何有意義的改變。很顯然，尚有許多未竟之事有待努力。比如說，醫療體系的結構是從化學藥物與手術介入來獲利，飲食完全無法與之分庭抗禮；此外，飲食治療常常招來一種批評，那就是病人根本不肯做重大的改變。

曾有一名醫師指責道，病患之所以改變飲食習慣，只是因為艾索斯丁「一頭熱的信仰」[66]。這種批評不光是錯誤，更是侮辱病患、自欺欺人。如果醫師不相信病人能夠改變飲食，那麼他們根本就不會去討論飲食，只會以草率了事的方式看待飲食治療。事實上，**預設病人根本不想改變生活型態，因而隱瞞了可能救命的資訊，乃是對病人最嚴重的不敬。**

衝出舊思維

有些機構雖然立意良善，卻仍無法擺脫封閉的思想。美國心臟學會所建議的飲食，只是支持飲食節制，稱不上是有科學根據的事實，「全國膽固醇教育計畫」也一樣。這些機構所倡導的飲食節制方式，只有些細枝末節的變化，卻被奉為健康生活型態的「目標」。若你罹患心臟病的風險很高或已是心臟病患，他們建議你應該把飲食控制在「只有」30％的熱量來自脂肪（飽和脂肪占7％），每天的飲食膽固醇不要超過二百毫克[67]、[68]，還說血膽固醇的總值應維持在200毫克／公合以下才「理想」[68]。

這些聲望卓越的機構並未提供最新的科學訊息提給大眾，他們表示，200毫克／公合的血膽固醇總值是「理想的」，但我們知道在心臟病發作的美國人當中，有35％的人血膽固醇總值是介於150到200毫克／公合[69]（真正安全的血膽固醇濃度應該是低於150毫克／公合）。然而，想要逆轉心臟病病勢，最明顯的效果就是控制脂肪只占總熱量攝取的10％。許多研究已經清楚指出，那些遵循政府飲食節制建議的病患，心臟病還是繼續發展[70]，這些無辜的受害者都是注重健康的人，他們聽從建議，把血膽固醇總值維持在180或190毫克／公合，最後卻落得心臟病發，甚至英年早逝。

最過分的是，全國膽固醇教育計畫竟然寫著如此危險的字句：「要減少冠狀動脈心臟病的風險，最具成本效益的方式是改變生活型態。然而，為達到最大的成效，許多人還是需要服用降低低密度脂蛋白（膽固醇）的藥物。」[68]難怪美國人的健康狀況不合格！大家認為聲望最好的機構，結果竟只提出這麼委婉的飲食建議給最嚴重的心臟病患，而且最後還提出警告，說我們還是一輩子吃藥比較安全。

這些最知名的機構擔心，若他們倡導要大幅度改變，根本沒有人會聽話。體制內所建議的飲食，健康價值遠遜於艾索斯丁和歐寧胥醫生的飲食法——200毫克／公合的血膽固醇絕對稱不上安全，30％脂肪攝取的飲食也絕對算不上「低脂」，食物中膽固醇只要超過零毫克，就會戕害健康。然而健康機構卻以「適度節制飲食」之名，有意誤導大眾對於心臟病的觀念。

無論科學研究人員、醫師或制定政策的官員怎麼說，你一定要知道，全食物蔬食絕對是最健康的飲食。歐寧胥醫師與同事在討論劃時代的「生活型態心臟試驗」的研究報告中寫道：「我們研究的重點，在於決定何者為真，而不是何者方便！」[56]我們現在知道，事實證明全食物蔬食不但可以預防、甚至能夠治療心臟病，**只要正確的蔬食，每年就能挽救好幾十萬人的性命**。

長期擔任佛明漢心臟研究的威廉·卡斯特利醫師，堪稱心臟病研究的巨擘，他支持全食物蔬食。艾索斯丁醫師擅長逆轉各種心臟病患的病勢，他提倡全食物蔬食。歐寧胥醫師也是逆轉心臟病病勢的先鋒，不僅不使用藥物或是手術，而且還確實為病人帶來許多經濟效益，他也擁護全食物蔬食。

自從寫了本書第一版之後，我遇到不只數十名醫生建議他們的心臟病患者採取全食物蔬食飲食法，他們就跟艾索丁博士與歐寧胥醫師一樣，都看到了特殊的結果。

現在是希望最大、最具挑戰的年代，也是每個人都能掌握自己健康的時代。在我所認識的醫師中，最優秀、最有愛心的小克德威爾・艾索斯丁醫師說得最好：

「我們這一行的集體意識，現在面臨前所未見的考驗。該是鼓起勇氣，開創傳奇的時候了！」8

1.Adams CF. "How many times does your heart beat per year?" Accessed October 20, 2003. Accessed at http://www.straightdope.com/classics/al_088a.html

2.National Heart, Lung, and Blood Institute. "Morbidity and Mortality: 2002 Chart Book on Cardiovascular, Lung, and Blood Diseases." Bethesda, MD: National Institutes of Health, 2002.

3.American Heart Association. "Heart Disease and Stroke Statistics-2003 Update." Dallas, TX: American Heart Association, 2002.

4.Braunwald E. "Shattuck lecture-cardiovascular medicine at the turn of the millenium: triumphs, concerns and opportunities." *New Engl. J. Med* 337 (1997): 1360-1369.

5.American Cancer Society. "Cancer Facts and Figures-1998." Atlanta, GA: American Cancer Society, 1998.

6.Anderson RN. "Deaths: leading causes for 2000." *National Vital Statistics Reports* 50(16) (2002).

7.Enos WE, Holmes RH, and BeyerJ. "Coronary disease among United States soldiers killed in action in Korea." *JAMA* 152 (1953): 1090-1093.

8.Esselstyn CJ. "Resolving the coronary artery disease epidemic through plant-based nutrition." *Prev. Cardiol.* 4 (2001): 171-177.

9.Antman EM, and Braunwald E. "Acute myocardial infarction." *In*: E. Braunwald (ed.), *Heart disease, a textbook of cardiovascular disease, Vol. II (5th ed)*, pp. 1184-1288. Philadelphia: W.B. Saunders Company, 1997.

10.Esselstyn CJ. "Lecture: Reversing heart disease." December 5, 2002. lthaca, NY: Cornell University, 2002.

11.Ambrose JA, and Fuster V. "Can we predict future acute coronary events in patients with stable coronary artery disease?" *JAMA* 277 (1997): 343-344.

12.Ellulu MS, Patimah I, Khaza'ai H, Rahmat A, Abed Y, and Ali F. "Atherosclerotic cardiovascular disease: a review of initiators and protective factors." Inflammopharmacology 24 (2016): 1 - 10, doi:10.1007/s10787-015-0255-y.

13.Forrester JS, and Shah PK. "Lipid lowering versus revascularization: an idea whose time (for testing) has come." *Circulation* 96 (1997): 1360-1362.

14.Now named the National Heart, Lung, and Blood Institute of the National Institutes of Health in Bethesda, Maryland.

15.Gofman JW, Lindgren F, Elliot H, et al. "The role of lipids and lipoproteins in atherosclerosis." *Science* 111 (1950): 166.

16.Kannel WB, Dawber TR, Kagan A, et al. "Factors of risk in the development of coronary heart disease—six-year follow-up experience." *Ann. Internal Medi.* 55 (1961): 33-50.

17.Jolliffe N, and Archer M. "Statistical associations between international coronary heart disease death rates and certain environmental factors." *J. Chronic Dis.* 9 (1959): 636-652.

18.Scrimgeour EM, McCall MG, Smith DE, et al. "Levels of serum cholesterol, triglyceride, HDL cholesterol, apolipoproteins A-1 and B, and plasma glucose, and prevalence of diastolic hypertension and cigarette smoking in Papua New Guinea Highlanders." *Pathology* 21 (1989):46-50.

19.Campbell TC, Parpia B, and Chen J. "Diet, lifestyle, and the etiology of coronary artery disease: The Cornell China Study." *Am.J. Cardiol.* 82 (1998): 18T-21T.

20.Kagan A, Harris BR, Winkelstein W, et al. "Epidemiologic studies of coronary heart disease and stroke in Japanese men living in Japan, Hawaii and California." *J. Chronic Dis.* 27 (1974): 345-364.

21.Kato H, Tillotson J, Nichaman MZ, et al. "Epidemiologic studies of coronary heart disease and stroke in Japanese men living in Japan, Hawaii and California: serum lipids and diet."*Am. J. Epidemiol.* 97 (1973): 372-385.

22.Morrison LM. "Arteriosclerosis." *JAMA* 145 (1951): 1232-1236.

23.Morrison LM. "Diet in coronary atherosclerosis." *JAMA* 173 (1960): 884-888.

24.Lyon TP, Yankley A, Gofman JW, et al. "Lipoproteins and diet in coronary heart disease." *Califonia Med.* 84 (1956): 325-328.

25.Gibney MJ, and Kritchevsky D, eds. *Current Topics in Nutrition and Disease, Volume 8: Animal and Vegetable Proteins in Lipid Metabolism and Atherosclerosis.* New York, NY: Alan R. Liss, Inc., 1983.

26.Sirtori CR, Noseda G, and Descovich GC. "Studies on the use of a soybean protein diet for the management of human hyperlipoproteinemias." *In*: M. J. Gibney and D. Kritchevsky (eds.). *Current Topics in Nutrition and Disease, Volume 8: Animal and Vegetable Proteins in Lipid Metabolism and Atherosclerosis.*, pp. 135-148. New York, NY: Alan R. Liss, Inc., 1983.

27.Meeker DR, and Kesten HD. "Experimental atherosclerosis and high protein diets." *Proc. Soc. Exp. Biol. Med.* 45 (1940): 543 - 545; Meeker DR, and Kesten HD. "Effect of high protein diets on experimental atherosclerosis of rabbits." *Arch. Pathol.* 31 (1941):147 - 162.

28.Kritchevsky D, and Czarnecki SK. "Animal and vegetable proteins in lipid metabolism and atherosclerosis." In: MJ Gibney and D Kritchevsky (eds.), *Current Topics in Nutrition and Disease, Volume 8: Animal and Vegetable Proteins in Lipid Metabolism and Atherosclerosis,* pp. 1 - 7. New York: Alan R. Liss, 1983; Newburgh LH. "The production of Bright's disease by feeding high protein diets." *Arch. Intern. Med.* 24 (1919): 359 - 377; Newburgh LH, and Clarkson S. "Production of atherosclerosis in rabbits by diet rich in animal protein." *JAMA* 79 (1922): 1106 - 1108; Newburgh LH, and Clarkson S. "The production of arteriosclerosis in rabbits by feeding diets rich in meat." *Arch. Intern. Med.* 31 (1923): 653 - 676.

29.Ignatowski A. "Uber die Wirbung des tierischen eiweiss auf die aorta und die parenchymatosen organe der kaninchen." *Vrichows. Arch. Pathol. Anat. Physiol. Klin. Med.* 198 (1909): 248 - 270.

30.Newburgh LH, and Clarkson S. "Production of atherosclerosis in rabbits by diet rich in animal protein." *JAMA* 79 (1922): 1106 - 1108; Newburgh LH, and Clarkson S. "The production of arteriosclerosis in rabbits by feeding diets rich in meat." *Arch. Intern.*

Med. 31 (1923): 653－676.

31.G.S. Myers, personal communication, cited by Groom, D. "Population studies of atherosclerosis." Ann. Internal Med. 55(1961):51-62.

32.Centers for Disease Control. "Smoking and Health: a national status report." *Morbidity and Mortality Weekly Report* 35 (1986): 709-711.

33.Centers for Disease Control. "Cigarette smoking among adults—United States, 2000." *Morbidity and Mortality Weekly Report* 51 (2002): 642-645.

34.Age-adjusted, ages 25-74.

35.Mentias A, Barakat A, Raza M, et al. "An alarming trend: change in risk profile of patients with ST elevation myocardial infarction over the last two decades." *J. Am. Coll. Cardiol.* 67 (2016): 659.

36.Marwick C. "Coronary bypass grafting economics, including rehabilitation. Commentary." *Curr. Opin. Cardiol.* 9 (1994): 635-640.

37.Roger VL, et al. "Heart disease and stroke statistics—2011 update: a report from the American Heart Association." *Circulation* 123 (2011): e18－e20.

38.Ornish D. "Avoiding revascularizalion with lifestyle changes: the Multicenter Lifestyle Demonstration Project." *Am. J. Cardiol.* 82 (1998): 72T-76T.

39.Page 1319 in Gersh BJ, Braunwald E, and Rutherford JD. "Chronic coronary artery disease." In: E. Braunwald (ed.), Heart Disease: A Textbook of cardiovascular Medicine, Vol. 2(Fifth Edition), pp. 1289-1365. Philadelphia, PA: W.B. Saunders, 1997.

40.Shaw PJ, Bates D, Cartlidge NEF, et al. "Early intellectual dysfunction following coronary bypass surgery." *Quarterly J. Med.* 58 (1986): 59-68.

41.Cameron AAC, Davis KB, and Rogers WJ. "Recurrence of angina after coronary artery bypass surgery. Predictors and prognosis (CASS registry)." *J. Am. Coll. Cardiol.* 26 (1995): 895-899.

42.Page 1320 in Gersh BJ, Braunwald E, and Rutherford JD. "Chronic coronary artery disease." In: E. Braunwald (ed.), *Heart Disease: A Textbook of cardiovascular Medicine, Vol. 2(5th ed),* pp. 1289-1365. Philadelphia, PA: W.B. Saunders, 1997.

43.Kirklin JW, Naftel DC, Blackstone EH, et al. "Summary of a consensus concerning death and ischemic events after coronary artery bypass grafting." *Circulation* 79(Suppl 1) (1989): I81-I91.

44.Waldman P, Armstrong D, and Freedberg SP. "Deaths linked to cardiac stents rise as overuse seen." *Bloomberg* (2013, September 26). Accessed at http://www.bloomberg.com/news/articles/2013-09-26/deaths-linked-to-cardiac-stents-rise-as-overuse-seen.

45.Garg S, Serruys PW. "Coronary stents: current status." *J. Am. Coll. Cardiol.* 56 (2010): S1－S42

46.Stergiopoulos K, Brown DL. "Initial coronary stent implantation with medical therapy vs medical therapy alone for stable coronary artery disease: meta-analysis of randomized controlled trials." *Arch. Intern. Med.* 172 (2012): 312－319.

47.Waldman P, Armstrong D, and Freedberg SP. "Deaths linked to cardiac stents rise as overuse seen." *Bloomberg* (2013, September 26). Accessed at http://www.bloomberg.com/news/articles/2013-09-26/deaths-linked-to-cardiac-stents-rise-as-overuse-seen.

48.Information Plus. *Nutrition: a key to good health.* Wylie, TX: Information Plus, 1999.

49.Naifeh SW. *The Best Doctors in America, 1994-1995.* Aiken, S.C.: Woodward & White, 1994.

50.Esselstyn CB, Jr. "Foreward: changing the treatment paradigm for coronary artery disease." *Am. J. Cardiol.* 82 (1998): 2T-4T.

51.Esselstyn CB, Ellis SG, Medendorp SV, et al. "A strategy to arrest and reverse coronary artery disease: a 5-year longitudinal study of a single physician's practice." *J. Family Practice* 41(1995): 560-568.

52.Esselstyn CJ. "Introduction:more than coronary artery disease." *Am. J. Cardiol*. 82 (1998): 5T-9T.

53.血流量和血管半徑之間的關係大約是四比一，因此，當血管阻塞減少7%時，大約會影響30%以上的血流量。儘管（可惜）我們不能靠計算來得到更精確的判定數字。

54.Personal communication with Dr. Esselstyn, 9/15/03.

55.Esselstyn CBJ, Gendy G, Doyle J, et al. "A way to reverse CAD?" *J. Fam. Pract.* 63 (2014): 356 - 364b; Esselstyn C, and Golubic M. "The nutritional reversal of cardiovascular disease, fact or fiction? Three case reports." *Exp. Clin. Cardiol.* 20 (2014): 1901 - 1908.

56.Ornish D, Brown SE, Scherwitz LW, et al. "Can lifestyle changes reverse coronary heart disease?" *Lancet* 336 (1990): 129-133.

57.Epstein, AJ, Polsky D, Yang F, Yang L, and Groeneveld PW. "Coronary revascularization trends in the United States, 2001 - 2008." *JAMA* 305 (2011): 1769 - 1776.

58.Boyles S. "Heart bypass surgery rate is declining." *WebMD Health News* (2011).

59.Wani M. "How much does a heart stent cost?" *Buzzle* (2013). Accessed at http://www.buzzle.com/articles/how-much-does-a-heart-stent-cost.html "Heart stent cost." CostHelperHealth. Accessed at http://health.costhelper.com/stents.html.

60."Heart bypass surgery cost." CostHelperHealth. Accessed at http://health.costhelper. com/bypass.html.

61.Esselstyn, C. Personal communication, 2014.

62.Cooper, R. "Statins: the drug firms' goldmine." *Telegraph* (2011, January 19). Accessed at http://www.telegraph.co.uk/news/health/news/8267876/Statins-the-drug-firmsgoldmine. html.

63.Heidenreich PA, et al. "Forecasting the future of cardiovascular disease in the United States: a policy statement from the American Heart Association." *Circulation* 123 (2011): 933 - 944.

64.Wikipedia. "List of countries by GDP (nominal)." (2016, July 7). Accessed at https://en.wikipedia.org/wiki/List_of_countries_by_GDP_(nominal).

65.Dmyterko, K. "Circ: costs to treat heart disease will triple to $818B by 2030." *Cardiovasc Business* (2011). Accessed at http://www.cardiovascularbusiness.com/topics/heart-failure/circ-costs-treat-heart-disease-will-triple-818b-2030.

66.Ratliff NB. "Of rice, grain, and zeal: lessons from Drs. Kempner and Esselstyn." *Cleveland Clin. J. Med.* 67 (2000): 565-566.

67.American Heart Association. "AHA Dietary Guidelines. Revision 2000: A Statement for Healthcare Professionals from the Nutrition Committee of the American Heart Association." *Circulation* 102 (2000): 2296-2311.

68.National Cholesterol Education Program. "Third report of the National Cholesterol Education Program (NCEP) expert panel on detection, evaluation and treatment of high blood cholesterol in adult (adult treatment panel III): executive summary." Bethesda, MD: National Institutes of Health, 2001.

69.Castelli W. "Take this letter to your doctor." *Prevention* 48 (1996): 61-64.

70.Schuler G, Hambrecht R, Schlierf G, et al. "Regular physical exercise and low-fat diet." *Circulation* 86 (1992): 1-11.

6

吸金黑洞肥胖症
Obesity

《救命飲食》是非常有用、寫得好又極為重要的著作。坎貝爾博士的大作具劃時代的意義，且論點非常清楚。我從這本勇敢、明智的著作中獲益匪淺。你當然有權選擇在早餐吃培根或雞蛋，之後再吃降膽固醇的藥品，但如果想真正掌握自己的健康，那麼請閱讀《救命飲食》，並趕快身體力行！如果能聽從這本優秀指南的建議，那麼你的身體在這輩子會每天感謝你。

—John Robbins，《危險年代的求生飲食》作者

或許你已經聽過這個消息。

也許你曾看過一些可怕的統計數字，知道美國人肥胖的問題；或許你只是單純地發現到，在雜貨店購物的人中，體態肥碩的人愈來愈多；也或許你曾在教室、遊樂場或安親班注意到，許多小孩深受體重之苦，跑沒幾公尺就氣喘如牛……

現在實在很難不注意到大家的「體重之戰」，翻開報章雜誌、打開廣播電視，都可以看到美國人面臨體重的問題。事實上，每三個美國人裡，就有兩個人過重，而在成年人裡，肥胖人

表6.1　BMI 對照表

	正常體重						體重過重					肥胖		
BMI（kg/m²）	19	20	21	22	23	24	25	26	27	28	29	30	31	32
身高（cm）							體重（kg）							
147	41	43.5	45	48	50	52	54	56	58.5	61	63	65	76	87
150	43	45	47	49	52	54	56	58	60	63	65	67	78	90
152	44	46	48.5	51	53.5	56	58	60	63	65	67	69	81	92.5
155	45	48	50	53	55	58	60	62	65	67	69	72	84	96
157	47	49	52	54	57	59	62	64	67	69	72	74	87	99
160	48.5	51	53.5	56	59	61	64	66	69	72	74	77	89	102
163	50	53	55	58	61	63.5	66	68	71	74	77	79	92.5	105
165	52	54	57	60	62.5	65	68	71	73	76	79	82	95	109
168	53.5	56	59	62	64	67	70	73	76	78.5	81	84	98	112
170	55	58	61	63.5	66	69	72	75	78	81	84	87	101	116
173	57	59	62.5	65	68.5	72	74	77	80	83	86	89	104	119
175	58	61	64	67.5	70	73.5	77	80	83	86	89	92	107	122
178	60	63	66	69	72.5	76	79	82	85	88	92	95	110	126
180	62	65	68	71	75	78	81	84	87.5	91	94	97.5	113	130
183	63.5	67	70	73	77	80	83	87	90	93	97	100	117	133
185	65	68	72	75	79	82.5	86	89	92.5	96	99	103	120	137
188	67	70	74	77.5	81	84	88	92	95	99	102	106	123	141
190	69	72.5	76	80	83	87	91	94	98	102	105	109	126.5	145
193	71	74	78	82	86	89	93	97	100	104	108	112	130	149

口占了三分之一，這些數字不僅很高，而且上升的速度快得令人擔憂（見第一章【表1.2】❶）。

到底怎麼樣叫「過重」？怎麼樣才是「肥胖」？這裡有一個「身體質量指數」（BMI），是表示身材的標準模式，它代表體重（以公斤計）除以身高（以公尺平方計）的比數。根據官方標準，BMI超過二十五表示過重，超過三十就表示肥胖，男女的衡量標準相同。想知道自己的BMI，可以參看【表6.1】。

肥胖的後果

在我們的超級胖國民裡面，最令人沮喪的事情，也許就是體重過重的肥胖孩童人數愈來愈多了。美國大約有18％六到十一歲和21%十二到十九歲的孩子體重過重[2]。另外，有15%的孩子有陷入肥胖的危機[3]。

體重過重的孩童會面臨許多心理與社會方面的挑戰：體重過重的孩子不容易交到朋友，也常被認為是好吃懶做，進而使他們較容易出現行為與學習困難，而青春期可能會出現低自尊的問題，影響甚至相當長遠[4]。

體重過重的年輕人常需要面對各種健康問題，例如，他們的膽固醇濃度通常較高，而這正是許多致命疾病的指標。此外，他們也較容易發生葡萄糖不耐症，因此糖尿病接踵而至；**第二型糖尿病原是成年人的專利，但現在青少年的罹患比例卻正急速竄升**。肥胖孩童高血壓的機率是正常孩童的九倍，而每十個肥胖的孩子裡，就有一個會發生睡眠呼吸中止，這種疾病會導致神經認知系統的問題。最後，肥胖孩子的身上也不難發現各種骨骼問題。更糟的是，小時候胖，長大後較可能成為肥胖的成人[4]。

肥胖的人可能很多事情都沒辦法做，因此無法好好地享受生活。比方說，他們沒辦法盡情和兒孫遊戲，他們不能走太遠、不能運動，在電影院或飛機上也不可能坐得舒舒服服，當然也無法擁有豐富的性生活。事實上，對他們來說，可能連好好地坐在椅子上、不要腰痠背痛都是奢望。對許多肥胖的人來說，站著會讓膝蓋很吃力，而過重的身形也會嚴重影響身體活動力、工作、心理健康、自我看法與社交生活。這些事情雖無關生死，卻會讓人錯失生命中值得好好享受的部分[5]。

當然，沒有人願意變成胖子，那麼，為什麼三分之二的美國人體重過重？還有三分之一的美國人肥胖？

問題不在於缺錢。

在一九九九年，光是與肥胖有關的醫療花費，估計就用了七百億美元[6]。僅僅三年後的二〇〇二年，美國肥胖協會所列出的相關花費已是一千億美元[7]。到了二〇〇六年，與肥胖有關的醫療花費，更達到一千四百七十億至二千一百億美元之間[8]。但這並不是全部，還要加上另外的六百億美元，或更多我們已先自行掏腰包用來減重的錢[9]。他們花大錢參加特殊的瘦身飲食計畫，吞下能抑制食欲或調整新陳代謝的藥丸，這基本上已經成了全民運動。

這類瘦身計畫宛如經濟黑洞，吸走大把金錢，卻什麼回報也沒有。我絕對贊成大家努力達到健康體重的目標，因為體重過重者的價值與尊嚴不容質疑，但我想批評的是，我們的社會體系竟容許甚至鼓勵這種欺瞞大眾的手法。我相信大家已沉沒在錯誤資訊的大海之中，這些資訊全都只是某些人的斂財手段。然而，我們真正需要的是新的解決方式，這種方式不僅可以把正確的資訊帶給每個人，而且每個人都負擔得起。

拒當胖子靠蔬食

想瘦身，就得採行全食物蔬食，再加上適量的運動。這是長期生活型態的改變，而不是講求速成的短期風潮，它不僅能長久維持瘦身成果，同時也能把慢性病的風險降到最低。

你是否認識一些常吃新鮮蔬果與全穀類食物，而非常少吃肉類、洋芋片、薯條或糖果的人？他的體重怎麼樣？如果你認識許多這種人，可能已注意到他們的體重多在健康範圍。

現在，請想想世界上過著傳統文化生活的人們：傳統亞洲文化（中國、日本、印尼）的數十億人口，幾千年來皆以植物性

二〇〇六年光是與肥胖相關的醫療支出就高達了一千一百億美元，而且還白白花費六百億美元只為了預防肥胖！

食品維生，而這些國家的人向來身形苗條，直到最近才開始有了變化。

再想像一下在棒球場上，有個男人買了兩條熱狗，現在又要買第二罐啤酒；或者附近便宜的速食店裡，有個女人點了起士漢堡和薯條，他們的樣子和瘦瘦的亞洲人看起來並不同。不幸的是，這個大啖熱狗、暢飲啤酒的男子，其樣貌儼然已成為標準美國人的代表。有些從國外來的朋友踏進這個豐饒的國度時，第一件注意到的事竟是——

胖子怎麼那麼多？

解決這項問題並不需要那些與血型、碳水化合物計算，或者與深切反省有關的神奇伎倆或複雜的方程式。只要看看哪些人苗條、健康有活力，哪些人又不是如此，然後相信自己的觀察就行了。或者去相信那些令人眼睛一亮的研究發現，因為這些研究無論規模大或小，它們一再地指出，素食者比葷食者都更苗條。參與這些研究的素食者，不管怎麼樣，就是比葷食者瘦了二至十三公斤[10]~[16]。

曾經有一項介入性研究，是讓體重過重的受試者吃低脂肪的全食物蔬食，而且可以隨心所欲地多吃。三週後，受試者平均減少了將近八公斤[17]。

此外，普里特金養生村（Pritikin Center）的四千五百名病患，在經過三週的飲食方案後，也獲得類似成果。該中心提供的飲食以植物性食物為主，並鼓勵病患多運動，之後發現他們的體重在三週之後減少了5.5%[18]。

在許多介入性研究中，都讓受試者採行低脂、全食物及蔬食為主的飲食，而這些研究所發表的結果包括：

❶十二天之後減少一到二公斤[19]。

❷三週之後減四・五公斤[20]、[21]。

❸十二週之後減少五・四公斤[22]。

❹一年之後減少十一公斤[23]。

這些研究結果指出，**採行全食物植物性飲食不僅有助於瘦身，而且能快速見效**。而且，多數研究指出，原本體重過重的程度愈嚴重，能減掉的體重就愈多[24]。一旦瘦下來後，只要繼續採行這種飲食就不會復胖，更重要的是，還能常保健康。

當然，的確有人吃植物性飲食卻不見瘦身成效。事出必有因，飲食中若含有過多精製碳水化合物，就不具有瘦身效果。光吃甜食、派皮點心與麵食是沒有用的，這類食物含有許多已消化的糖與澱粉，而派皮點心常含有大量脂肪，這類高度加工的非天然食品，並不算具減重效果、能促進健康的植物性食品。

請注意！素食並不一定代表全食物蔬食！有些素食者以乳製品來取代肉類，也吃油脂與精製碳水化合物，諸如以精製穀類製成的麵食、甜點與派皮點心。我認為這些人是「垃圾食物」素食者，因為他們的飲食並不營養。

瘦不下來的第二個原因，就是不運動！記住：持續、適量的運動，可以帶來極佳的報酬。

第三，有些人因家族體質而過重，因此他們面臨的挑戰也更嚴苛，這種人可能得更嚴格的控制飲食並多運動。在中國鄉下，根本找不到一個胖子，然而移民到西方國家的中國人，卻還是會發胖。此外，中國人的飲食與生活習慣現在愈來愈美國化，事實上，中國的肥胖人口已僅次於美國[25]，對於遺傳體質容易發胖的中國人來說，一旦採取新的西式飲食，吃進一些不好的食物，麻煩很快就會出現了。

素食並不一定代表全食物蔬食！如果是「垃圾食物」素食者，飲食也不會營養。

這樣減重最有用

持續穩定的減重，必須是一種長期生活型態的一部分，凡是標榜能快速大幅減重的花招，都不具有長期的功效。短期的瘦身成果，並不應該造成長期病痛，但是這些只風行一時的節食風潮卻會引發許多問題，例如腎臟病、心臟病、癌症、骨頭與關節疾病等。

體重是經年累月慢慢增加的，怎能冀望在短時間內就能輕鬆擺脫，還能保持健康？有一項以二萬一千一百零五名素食與全素者為對象的調查[16]顯示，若與吃素不到五年的人相比，「遵循素食五年以上的人，BMI都較低。」

從上面種種看來，體重增加的問題，絕對有解決之道，但要怎麼做才能把它應用在自己的日常生活中呢？

首先，把計算熱量的想法拋諸腦後。一般來說，你可以一邊隨心所欲地吃，一邊瘦身——只要你吃的食物是正確的。

第二，沒有必要犧牲自己、餓肚子或吃淡而無味的食物。肚子餓就表示不對勁，而長期飢餓會啟動身體的防衛機制，導致整體新陳代謝率都降低。

除此之外，人體機制會自然而然地從正確的植物性食品中取得營養，我們沒有必要為吃什麼而費神。這是一種無憂無慮的飲食方式，只要給身體正確的食物，身體就會做正確的事。

有些研究指出，採行全食物低脂蔬食的人所攝取的熱量比較少，但這並不表示他們讓自己餓肚子；事實上，他們比葷食者花更多時間吃東西，吃得也更多[26]，但蔬果與穀類等全食物的能量密度，不如動物性食品與添加脂肪那麼高，因此每一湯匙或一杯全食物的熱量都比較低。

別忘了！每公克脂肪含有九大卡熱量，而碳水化合物與蛋白質只有四大卡。此外，完整的水果與穀類都富含纖維質，可以讓人產生飽足感[26]、[27]，卻幾乎不為飲食添加熱量。就算你吃得真的比較多，但只要是健康的飲食，就能減少你所攝取與消化吸收的熱量。

不過，上述觀念還不足以說明全食物蔬食的優點。我之前對阿金飲食法與其他「低碳水化合物」流行飲食的批評，也可以在一些短期實驗中看出。

在這些實驗中，受試者在採用植物性飲食的時候，還同時攝取較少熱量。就長期來看，這些受試者會發現，持續採取熱量過低的飲食方式並不可行，而靠著限制熱量攝取所得到的減重效果，也很少能長期維持。正因如此，能夠解釋全食物蔬食優點的研究就更顯重要了，因為這些研究證明，減重不能光靠著限制熱量來達成。

這些研究記載著：素食者與葷食者攝取的熱量相同，甚至多得多，但仍比較苗條[14]、[28]、[29]。中國營養研究證明，就相同的體重比例而言，以植物性飲食為主的中國鄉下人所攝取的熱量，其實比美國人高出許多，但卻仍然比較瘦。無疑地，這應歸功於他們的身體活動量較大，問題是，這項研究的比較基準是一般美國人與活動量最小的中國人，也就是坐辦公室的中國人。不僅如此，以色列[28]與英國[14]所進行的研究也指出，素食者所攝取的熱量與葷食者相同，甚至更多，但體重仍然較輕，而以、英兩國都不是以農立國的國家。

這現象隱藏的奧祕之一就是先前提過的「產熱效應」，即人體會藉由新陳代謝而產生體熱，而**素食者靜止時的新陳代謝率稍微較高**[30]，也就是說他們會把較多未消化的熱量轉換成體熱，而非儲存為體脂肪[31]，而只要新陳代謝速率稍微增加一點，在一天之內所燃燒的脂肪就會大幅增加。

對的飲食會讓你更愛活動

體能活動可以帶來明顯的瘦身效果，並且早有科學證據支持這個論點。近來有一項評論把許多可靠的研究加以比較，發現身體活動量較大的人，體重均較輕[32]。另一組研究則指出，運動有助於減重，而持續運動也能維持瘦身效果。

不過，無法持之以恆的運動並非好事，而最好的方式，就是把運動當成生活型態的一部分，這麼一來除了燃燒熱量，還能讓身材更為健美。

要做多少運動才能減重？

根據某項可靠評論[32]的粗估，每天運動十五到四十五分鐘，就會比不運動時減輕五到八公斤；日常生活的家事也能消耗一百到八百大卡的熱量[33]、[34]，因此常忙進忙出者，體重會比困在靜止生活型態的人輕盈許多。

我是因為簡單的動物實驗，才完全了解飲食與運動結合，具控制體重之效。我們之前用20％酪蛋白的一般飲食餵食一組大鼠，另一組的飲食中酪蛋白則僅有5％，結果後者的罹癌比例少得令人訝異，且血膽固醇較低，壽命也較長。最有趣的是，牠們攝取的熱量稍微多些，但皆以體熱的方式燃燒掉。

在實驗過程中，有人發現吃5％酪蛋白的動物，似乎比20％的好動。為了驗證這個想法，我們把餵以5％與20％的大鼠分別放進裝有運動滾輪的籠子，滾輪上設有儀表，記錄輪子滾動的次數。實驗的第一天，餵以5％酪蛋白的動物自發滾輪子的次數，就比餵以20％酪蛋白的高出一倍[35]。為期兩週的實驗中，餵以5％酪蛋白的動物運動量，一直都比另一組高得多。

總結以上觀察，植物性食品以兩種方式維持熱量平衡，進而控制體重：

第一，它以體熱的方式來消耗熱量，而不是把熱量儲存為體脂肪，一年下來，就算熱量攝取的變化不大，但是體重差異卻很明顯。

第二，植物性飲食能鼓勵身體多多活動，一旦體重減輕，身體活動起來又更為方便。飲食加運動不僅能減輕體重，還能全面改善健康。

往正確的方向前進

西方國家目前所面臨最嚴重的健康警訊，就是肥胖。好幾千萬人會因此失能，讓醫療體系承擔前所未有的沉重壓力。許多個人與機構都想努力解決肥胖問題，然而他們批判的重點卻完全不合邏輯，甚至錯誤百出。

首先，現在出現太多快速瘦身的承諾與花招，但肥胖可不是幾週甚至幾個月就能擺平的問題。至於那些會讓人快速減重，卻無法保證未來能健健康康的節食法與藥方，大家更應該提高警覺。能讓人短期瘦下來的飲食，也一定要能維持長期健康，這樣才能算是正途。

第二，大家常把肥胖看成單一獨立的疾病[36]、[37]是錯誤的。以這種方式來思考肥胖，會讓我們的注意力轉移到某些特定療法，而忽略許多與肥胖關係密切的疾病，也就是說，我們忽略了從更廣的整體脈絡去思考並解決問題。

除此之外，還有人認為我們應該了解導致肥胖的基因，藉此來控制肥胖——千萬不要理會這種想法！幾年前[38]~[40]，「肥

就算以植物性食物為主的人所攝取的熱量較多，仍然會比大魚大肉者瘦。

胖基因」的發現被大肆宣傳，之後又出現第二種和肥胖有關的基因，當然，第三、第四種也接踵而至。

尋找肥胖基因的目的，是希望研究人員能夠研發出藥物，以阻斷肥胖的潛在原因。這是短視且徒勞的想法，而且，認為導致肥胖的是一個個可辨識出來的基因（亦即家庭遺傳），也讓我們不切實際地怪罪於無法控制的東西。

儘管肥胖的議題被研究了那麼久，我們所得到的解釋卻依然那麼不切實際，我覺得這真的很悲哀。美國國家醫學圖書館的搜尋引擎PubMed揭露，大約有三千七百篇的肥胖研究評論，二十四萬六千篇的個人研究發表。對於這個疾病的每種可想像到的觀點，似乎都被研究到了，從它的生物原因到遺傳基礎、全球的普及性、社會成本、可逆性，以及與個人行為的關係等等。儘管在這方面的研究多不可數，但我們努力想讓這種「疾病」獲得控制的結果，卻沒有多大的進展。這些研究似乎並未隨著時間而順利阻礙肥胖症的發展，對於採取西式飲食的每個社會也沒多大貢獻。

許多的研究多是出自於「肥胖是一種獨立性質的疾病」的概念，肥胖症還有其專屬的醫學編碼——一種分類選擇，這個主題曾在二十多年前被大量討論過。支持者的論點是，賦予肥胖症一個具體特性，將有助於疾病的診斷與治療，以及保險給付。反對者的論點是，肥胖主要是從攝取西式飲食的人身上觀察到，並與退化性疾病和病痛等高度相關、互關的一系列症狀。獨立治療肥胖症，就表示忽略了從同樣飲食原因而產生的相關疾病。

科學也許很複雜，但實際的答案很簡單。我們絕對可以掌控肥胖的起因，答案就在我們的筷子夾起了什麼！

1.Flegal KM, Carroll MD, Ogden CL, et al. "Prevalence and trends in obesity among U.S. adults, 1999-2000." *JAMA* 288 (2002): 1723-1727.
2.Centers for Disease Control and Prevention. "Childhood obesity facts." (2015, August 27). Accessed at https://www.cdc.gov/healthyschools/obesity/facts.htm.
3.Ogden CL, Flegal KM, Carroll MD, et al. "Prevalence and trends in overweight among U.S. children and adolescents." *JAMA* 288 (2002): 1728-1732.
4.Dietz WH. "Health consequences of obesity in youth: childhood predictors of adult disease." *Pediatrics* 101 (1998): 518-525.
5.Fontaine KR, and Barofsky I. "Obesity and health-related quality of life." *Obesity Rev*. 2 (2001): 173-182.
6.Colditz GA. "Economic costs of obesity and inactivity." *Med. Sci. Sports Exerc*. 31 (1999):S663-S667.
7.Adcox S. "New state law seeks to cut down obesity." *Ithaca Journal* Sept. 21, 2002: 5A.
8.Centers for Disease Control and Prevention. "Childhood obesity facts." (2015, August 27). Accessed at https://www.cdc.gov/healthyschools/obesity/facts.htm.
9.Williams G. "The heavy price of losing weight." *U.S. News and World Report* (2013, January 2). Accessed at http://money.usnews.com/money/personal-finance/articles/2013/01/02/the-heavy-price-of-losing-weight.
10.Ellis FR, and Montegriffo VME. "Veganism, clinical findings and investigations." *Am. J. Clin. Nutr*. 23 (1970): 249-255.
11.Berenson, G., Srinivasan, S., Bao, W., Newman, W. P. r., Tracy, R. E., and Wattigney, W. A. "Association between multiple cardiovascular risk factors and atherosclerosis to children and young adults. The Bogalusa Heart Study." *New Engl. J. Med.*, 338: 1650-1656, 1998.
12.Key TJ, Fraser GE, Thorogood M, et al. "Mortality in vegetarians and nonvegetarians: detailed findings from a collaborative analysis of 5 prospective studies." *Am. J. Clin. Nutri*. 70(Suppl.) (1999): 516S-524S.
13.Bergan JG, and Brown PT. "Nutritional status of "new" vegetarians." *J. Am. Diet. Assoc.* 76(1980): 151-155.
14.Appleby PN, Thorogood M, Mann J, et al. "Low body mass index in non-meat eaters: the possible roles of animal fat, dietary fibre, and alcohol." *Int J. Obes.* 22 (1998): 454-460.
15.Dwyer JT. "Health aspects of vegetarian diets." *Am. J. Clin. Nutr.* 48 (1988): 712-738.
16.Key TJ, and Davey G. "Prevalence of obesity is low in people who do not eat meat." *Brit. Med. Journ*. 313 (1996): 816-817.
17.Shintani TT, Hughes CK, Beckham S, et al. "Obesity and cardiovascular risk intervention through the ad libitum feeding of traditional Hawaiian diet." *Am. J. Clin. Nutr*. 53 (1991): 1647S-1651S.
18.Barnard RJ. "Effects of life-style modification on serum lipids." *Arch. Intern. Med*. 151 (1991): 1389-1394.
19.McDougall J, Litzau K, Haver E, et al. "Rapid reduction of serum cholesterol and blood pressure by a twelve-day, very low fat, strictly vegetarian diet." *J. Am. Coll. Nutr*. 14 (1995): 491-496.
20.Ornish D, Scherwitz LW, Doody RS, et al. "Effects of stress management training and dietary changes in treating ischemic heart disease." *JAMA* 249 (1983): 54-59.
21.Shintani TT, Beckham S, Brown AC, et al. "The Hawaii diet: ad libitum high carbohydrate, low fat multi-cultural diet for the reduction of chronic disease risk factors:

obesity, hypertension, hypercholesterolemia, and hyperglycemia." *Hawaii Med. Journ*. 60 (2001): 69-73.

22.Nicholson AS, Sklar M, Barnard ND, et al. "Toward improved management of NIDDM: a randomized, controlled, pilot intervention using a lowfat, vegetarian diet." *Prev. Med*. 29 (1999): 87-91.

23.Ornish D, Scherwitz LW, Billings JH, et al. "Intensive lifestyle changes for reversal of coronary heart disease." *JAMA* 280 (1998): 2001-2007.

24.Astrup A, Toubro S, Raben A, et al. "The role of low-fat diets and fat substitutes in body weight management: what have we learned from clinical studies?" *J. Am. Diet. Assoc.* 97(suppl) (1997): S82-S87.

25.Burkitt L. "As obesity rises, Chinese kids are almost as fat as Americans." *Wall Street Journal China Real Time Report* (2014, May 29). Accessed at http://blogs.wsj.com/chinarealtime/2014/05/29/as-obesity-rises-chinese-kids-are-almost-as-fat-as-americans/.

26.Duncan KH, Bacon JA, and Weinsier RL. "The effects of high and low energy density diets on satiety, energy intake, and eating time of obese and nonobese subjects." *Am. J. Clin. Nutr.* 37(1983): 763-767.

27.Heaton KW. "Food fibre as an obstacle lo energy intake." *Lancet* (1973): 1418-1421.

28.Levin N, Rattan J, and Gilat T. "Energy intake and body weight in ovo-lacto vegetarians." *J. Clin. Gastroenterol.* 8 (1986): 451-453.

29.Campbell TC. "Energy balance: interpretation of data from rural China." *Toxicological Sciences* 52 (1999): 87-94.

30.Poehlman ET, Arciero PJ, Melby CL, et al. "Resting metabolic rate and postprandial thermogenesis in vegetarians and nonvegetarians." *Am. J. Clin. Nutr*. 48 (1988): 209-213.

31.從波曼（Poehlman）等人的研究結果顯示出高耗氧量，以及較高的靜止代謝率。然而糟糕的是，這結果卻被作者誤解了。我們在實驗老鼠身上得到非常類似的結果。

32.Fogelholm M, and Kukkonen-Harjula K. "Does physical activity prevent weight gain—a systematic review." *Obesity Rev*. 1 (2000): 95-111.

33.Ravussin E, Lillioja S, Anderson TE, et al. "Determinants of 24-hour energy expenditure in man. Methods and results using a respiratory chamber." *J. Clin. Invest.* 78 (1986): 1568-1578.

34.Thorburn AW, and Proietto J. "Biological determinants of spontaneous physical activity." *Obesity Rev*. 1 (2000): 87-94.

35.Krieger E, Youngman LD, and Campbell TC. "The modulation of a flatoxin(AFB1) induced preneoplastic lesions by dietary protein and voluntary exercise in Fischer 344 rats." *FASEB J*. 2 (1988): 3304 Abs.

36.Heshka S, and Allison DB. "Is obesity a disease?" *Int. J. Obesity Rel. Dis.* 25 (2001): 1401-1404.

37.Kopelman PG, and Finer N. "Reply: is obesity a disease?" *Int J. Obes.* 25 (2001): 1405-1406.

38.Campbell TC. "Are your genes hazardous to your health?" *Nutrition Advocate* 1 (1995): 1-2,8.

39.Campbell TC. "Genetic seeds of disease. How to beat the odds." *Nutrtion Advocate* 1 (1995): 1-2,8.

40.Campbell TC. "The 'Fat Gene' dream machine." *Nutrition Advocate* 2 (1996): 1-2.

7

老少通吃糖尿病
Diabetes

從中國學得的教訓提供強而有力的理由，說明植物性飲食可以促進健康、避免富裕病。

—Sushma Palmer博士；美國國家科學院食物與營養委員會前執行主席

第二型糖尿病是最常見的糖尿病類型，往往伴隨著肥胖產生。以一個國家而言，當我們繼續增加體重時，糖尿病罹患率就已提升到失控的地步。從一九九〇到一九九八的八年間，糖尿病發生率增加了33%[1]。而在一九九八年，有超過8%的美國成年人是糖尿病患者。到了二〇一二年，有9.3%的成年人罹患糖尿病，二十歲以下的兒童糖尿病患者多達二十萬人以上（雖然後者的數字包含第一型與第二型糖尿病）[2]，也就是說，在美國有超過二千九百一十萬名糖尿病患者。更可怕的是，糖尿病患者中有將近三分之一的人不知道自己患病[3]。最近有份報紙為了說明糖尿病盛行之勢，還提到有個十五歲的女孩罹患成人型糖尿病，體重一百六十公斤的她，一天得注射三次胰島素[4]。

那麼，究竟什麼是糖尿病呢？幾乎所有的糖尿病病例，都是第一型或第二型。第一型是青少年型糖尿病，發病的多是孩童或青少年，占所有病例的5%到10%。第二型糖尿病占總病例的90%到95%，通常發生在四十歲以上的成年人[3]，不過，現在兒童患者中，卻有45%屬於第二型糖尿病，因此以年齡來區分糖尿病的方式已不再使用，只簡單分為第一型與第二型[5]。

雙面惡魔

兩種糖尿病的起因都是葡萄糖代謝功能失常。正常的新陳代謝程序應為：吃東西→食物經過消化之後，碳水化合物多分解成簡單的糖類，主要是葡萄糖→葡萄糖（血糖）進入血液，胰臟分泌的胰島素負責把血糖送到全身→胰島素就好像接待員，幫血糖開不同的門，讓它進入不同的細胞發揮各種功能。有些葡萄糖會變成短期能量，供細胞立即使用，有些則儲存為長期能量（脂肪），供日後使用。

一旦罹患糖尿病，上述的新陳代謝過程便失靈了。第一型糖尿病患者胰臟中負責製造胰島素的細胞壞死了，無法製造足夠的胰島素，這是因為人體受到自身攻擊，因此第一型糖尿病可視為自體免疫疾病。第二型糖尿病患者仍會製造胰島素，但胰島素卻無法發揮功用，這叫胰島素抗阻（insulin resistance），也就是當胰島素發佈命令分配血糖之時，身體不予理會。一旦胰島素失效了，血糖當然就無法正常代謝。在這兩種情況下，血糖就會上升到危險的程度。其實，要診斷出糖尿病，就是病患被觀察到血糖濃度過高，或是「溢出」到尿液裡去了。

長期葡萄糖代謝失調會出現什麼健康危機？右表的摘要擷取自美國疾病控制中心的報告[2]、[3]：

現代的藥物與手術並無法治療糖尿病，目前的藥物頂多讓糖尿病患的生活維持適度功能，但仍無法根治疾病。因此，糖尿病患得一輩子吃藥治療，也因此耗費許多金錢。美國在糖尿病的花費上，二〇一三年已超過二千四百五十億美元[6]，比起二〇〇〇年的一千三百億美元增長不少[3]。

然而，要根除糖尿病是有可能的，而且可能性非常高——飲食對糖尿病的影響非常深遠，正確的飲食不僅能預防糖尿病，甚至能收治療之效。

糖尿病併發症

心臟病	死於心臟病的風險為二到四倍。 二十歲以上成年人罹患心臟病風險為一・八倍。
中風	中風的風險為二到四倍。 成人中風的風險為一・五倍。
高血壓	糖尿病患者超過七成有高血壓。
失明	糖尿病是成人失明的主因。 有28.5%的糖尿病患者可能因視網膜病變而導致視力喪失。
腎臟病	糖尿病是導致末期腎臟病的主因。 一九九九年，美國有超過十萬名糖尿病患接受洗腎與換腎。 二〇一一年，慢性透析患者或腎臟移植患者發生糖尿病腎衰竭的，有二十二萬八千九百二十四個案例。
神經系統疾病	60%到70%的糖尿病患有輕到重度的神經系統受損問題。
截肢	逾60%的下肢截肢是因為糖尿病。
牙齒疾病	增加牙周病的機率與嚴重度，甚至牙齒脫落。
妊娠併發症	
容易罹患其他疾病	
死亡	

糖尿病在某些地方比其他地方更常見，而且糖尿病比例較低的族群與較高者的飲食不同，都已有明文記載。這是巧合，或有其他因素在運作？大約九十年前，希姆史沃斯（H. P. Himsworth）醫師把當時所有的研究統整成一篇報告──比較六個國家的飲食與糖尿病比例：有些文化攝取高脂肪飲食，有些則採行富含碳水化合物的飲食，而脂肪與碳水化合物攝取量的對比，正是源自於動物性食品與植物性食品（見【表7.1】）[7]。

隨著碳水化合物攝取量的增加與脂肪攝取量的下降，每十萬人的糖尿病死亡率也從20.4銳減為2.9，這代表碳水化合物含量高、脂肪含量低的飲食（植物為主的飲食）可能有助於預防糖尿病。十三年後，這個問題又被拿出來重新探討。研究者們檢驗了東南亞與南美洲的四個國家後，再度發現富含碳水化合物的飲食與糖尿病比例低非常有關。他們指出，這些國家中烏拉圭的糖尿病比例最高，該國「飲食相當西化，熱量、動物性蛋白質、總脂肪與動物性脂肪含量都偏高。」至於糖尿病比例低的國家，飲食方式則「蛋白質（尤其是動物性蛋白質）、脂肪與動物脂肪含量皆相對較低，其熱量多來自碳水化合物，尤其是米。」[8]

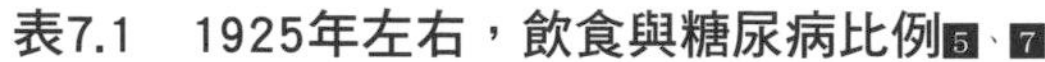
表7.1　1925年左右，飲食與糖尿病比例[5]、[7]

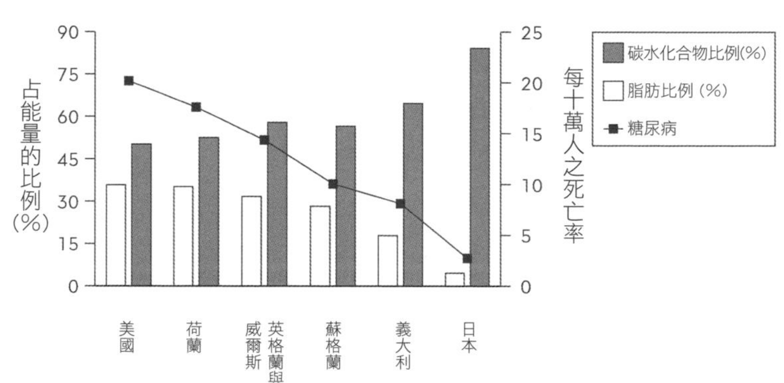

同一批研究者把調查對象擴大到中南美以及亞洲十一個國家，發現與糖尿病關係最大的因子是體重過重[9]！**飲食方式最西化的地區，居民膽固醇濃度最高，與糖尿病的關係也最大**[9]。

看看特定族群

這些過時的跨區調查可能很粗糙，結論也許不全然可靠；或許上述研究中，糖尿病的比例跟飲食無關，而和基因有關；或許其他可能更相關的因子未被衡量，例如身體活動量。因此，更好的測試方法就是鎖定研究一個特定的族群的糖尿病比例！

基督復臨安息日會的成員就是一個非常好的實例。他們因為宗教的關係，所以很少碰魚、肉、蛋、咖啡、酒精與香菸。該教會的信徒泰半是素食者，但其中有九成是吃奶蛋素，所以從動物性食品所攝取的熱量仍然很可觀。此外，即使是葷食的教徒，也絕對非那些最愛吃肉的族群，他們一週約吃三份牛肉，而魚類和家禽還吃不到一份[10]。我知道許多人兩天所食用的肉（包括魚和家禽），就比這些教徒一週還多。

在一項針對基督復臨安息日會成員的飲食研究中，研究者比較了「中等」素食者與「中等」葷食者，這兩者的飲食差別不算太大，但吃素的就是比吃肉的健康得多[10]，那些「放棄」吃肉的教徒，也同時「拋開」了糖尿病之苦，其罹患糖尿病的比例僅有葷食教徒的一半[10]、[11]，肥胖的比例亦如此[10]。

另一項研究當中，科學研究人員衡量了華盛頓州日裔美籍男性的飲食與糖尿病比例[12]。這些男性為日本移民的第二代，然而他們罹患糖尿病的比例，竟然是居住在日本的同齡者的四倍多。這是怎麼回事？就日裔美籍人士而言，罹患糖尿病的人，也攝取最多的動物性蛋白質、動物性脂肪與飲食膽固醇，這些成分都只存在於動物性食品[12]，而他們的脂肪總攝取量也較高，並導致體重過重。日裔美籍的第二代，比在日本出生者吃更多肉類，但攝取的植物性食品卻較少。研究者寫道：「顯然，居住在美國的日本人，飲食習慣較偏美式，而非日式。」這種飲食的後果，就是糖尿病的罹患比例變四倍[12]。

再看看其他的研究結果吧！科羅拉多州聖路易谷（San Luis Valley）的一千三百百名研究對象當中，脂肪攝取量的增加，與第二型糖尿病比例提高極有關聯。研究者說：「這項發現支持以下假設：高脂肪低碳水化合物的飲食，與人類的非胰島素依賴型（第二型）糖尿病有關。」[13]

過去二十五年來，日本孩童罹患第二型糖尿病的比例提高兩倍。研究者指出，過去五十年來，日本人所攝取的動物性蛋白質與動物性脂肪急遽增加，飲食習慣的改變與活動量減少，都可能導致糖尿病病例爆增[14]。

一九四〇年到一九五〇年間，英格蘭與威爾斯的糖尿病比例大幅滑落，尤其是在二次大戰期間，那時民眾的食物攝取模式出現極大的變化。在戰爭期間與戰爭剛結束時，纖維與穀類的攝取量都大幅提高，脂肪的攝取則降低，這是為了共體時艱，導致民眾的飲食較接近食物鏈的「較低層」，但在一九五〇年左右，民眾飲食就不再以穀類為主，而回復為脂肪和糖較多、纖維質較少的飲食，此時的糖尿病比例當然也就跟著上升了[15]。

還有些研究者花了六年時間調查愛荷華州三萬六千名女性，起初這些女性全都沒有糖尿病，但是六年後，有一千一百名罹患了糖尿病。其中，最不易罹患糖尿病的人，都是飲食中穀類

戰時被迫接受攝取食物鏈中「較低層」的飲食——穀物和纖維，卻使英格蘭與威爾斯的糖尿病比例大幅滑落。

與纖維質含量最多的[16]，即飲食中碳水化合物比例最高的（此處指全食物中的複合碳水化合物）。

無論是跨區或單一地區的人口，種種研究都支持全食物蔬食能避免糖尿病，而高脂高蛋白的動物性飲食會促成糖尿病。

治療絕症

上述研究都是觀察的結果，而這些觀察得來的關聯，就算再怎麼常見，仍有可能只是巧合，進而掩蓋了環境（包括飲食）與疾病真正的因果關係。但是，有些研究成立了控制組，或以介入性方式進行，這類研究是讓已罹患第一型或第二型糖尿病的患者，或是有輕微糖尿病症狀者改變飲食習慣。

詹姆斯・安德生醫師（James Anderson）是當今飲食與糖尿病研究的權威，曾經僅靠著飲食，便收集到很引人注目的研究成果。他曾在醫院進行過一項研究，是檢驗高纖、高碳水化合物、低脂的飲食，對二十五名第一型糖尿病與二十五名第二型糖尿病病患的影響[17]。這五十名病患皆未體重過重，而且全都倚賴注射胰島素來控制血糖濃度。

研究的實驗飲食以植物性飲食為主，只能吃少許冷肉片。他先讓病人聽從美國糖尿病協會建議，採取傳統美式飲食，一週後再轉換到為期三週的「蔬食」。之後，安德生醫師測量病人的血糖值、膽固醇濃度、體重與醫療需求，結果令人印象深刻。

第一型糖尿病病患無法製造胰島素，想必改變飲食，也無法解決他們的困境。但事實上，三週後，他們對胰島素藥物治療的需求竟降低了40％，血糖值也大幅改善，就連膽固醇濃度也減少了30％[17]！別忘了，**糖尿病之所以危險，是因為它能引起許多併發症，因此藉由改善血膽固醇濃度而降低併發症的風險也很**

重要。第二型糖尿病比第一型「可治療」，因為患者胰臟的損害情形不那麼嚴重。因此，第二型糖尿病患者吃了高纖低脂的飲食後，結果更亮眼。二十五名第二型糖尿病患者當中，有二十四名不必再接受胰島素藥物治療。

有一名已有二十一年糖尿病病史的男性病患，每天都得使用三十五單位的胰島素，但經過三週密集的飲食治療後，他所需的胰島素劑量已降低為每天八個單位，而在家治療八個星期後，便已毋需再注射胰島素了[17]。【表7.2】即說明了植物性飲食降低病人胰島素治療需求的情形，可看出效果非常明顯。

另一研究的對象，則為十四名清瘦的糖尿病病患，安德生發現，僅靠飲食就能在兩週內讓總膽固醇濃度下降32%[18]，部分結果如【表7.3】所示，血膽固醇濃度從每公合二百零六毫克，降到每公合一百四十一毫克。安德生醫師發現，病患只要能持續採行這種飲食，膽固醇濃度便會降低，而且能在四年期間都維持低濃度[19]。

另一組在普里特金養生村的科學研究者，也發現同樣的成果。他們讓一組糖尿病患採取低脂植物性飲食，並多運動。實驗

表7.2　飲食對病患所需胰島素計量的影響

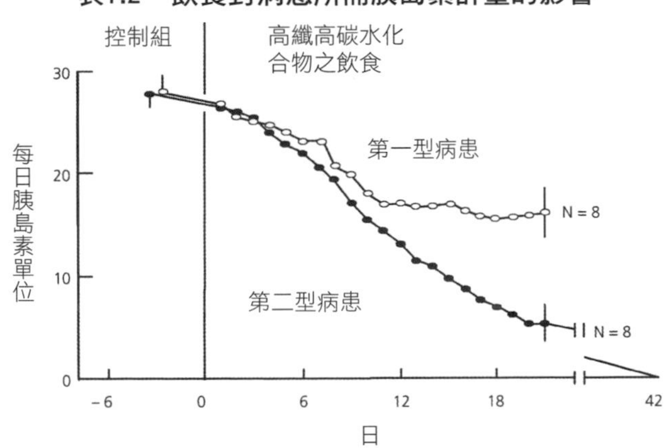

表7.3　高纖高碳水化合物飲食對血膽固醇的影響

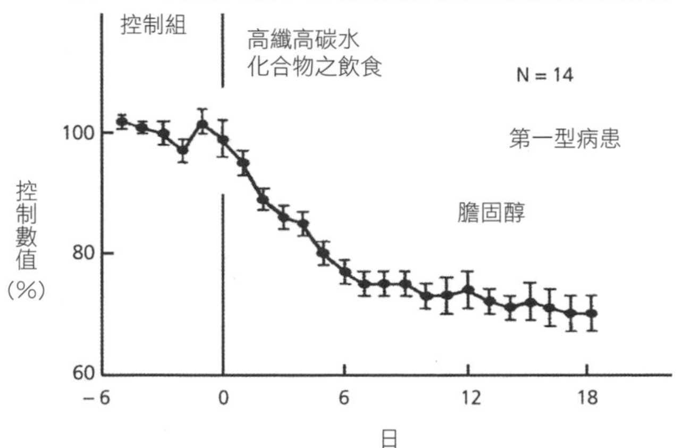

計畫之初，原本需要藥物治療的病患有四十名，但才經過二十六天，其中三十四名就不再需要任何藥物治療[20]。研究小組也證明，只要持續採行植物性飲食，好處就能常年維持[21]。

許多研究都支持植物性飲食對糖尿病病患有好處，有一項科學報告評論了十一種對糖尿病患者進行的治療方式，其中九種採行高纖高碳水化合物的飲食，另外兩項則是高纖，但是碳水化合物含量則為一般水準[22]——十一項研究都顯示血糖與膽固醇水準明顯改善（順帶一提，**雖然膳食纖維補充品也有好處，但是仍無法與全食物蔬食媲美**）[23]。

自從本書第一版問世後，研究學者們做了更多關於全食物蔬食對於糖尿病患者影響的實驗。其中最引人注目的發現，也許是尼爾．柏納德博士（Dr. Neal Barnard）及其同事共同發表的一篇審查報告[24]。相較於一般二至三個月的研究，在他們長達七十四週的研究中，採取蔬食飲食的研究對象，其進展的狀況比採取美國糖尿病協會推薦飲食的對象要好，其中的一些差異在統計學上意義重大。

而使這項發現更令人注目的是，遵循蔬食飲食的參與者並未採取嚴格的全食物蔬食，因此他們的飲食在營養上的效力，並未呈現原本該有的樣子（見【表7.4】）。

表7.4　素食、全食物蔬食飲食和ADA飲食的營養成分

	蔬食（柏納德的研究）24	全食物蔬食	ADA（柏納德的研究）24	ADA（推薦的）
脂肪（卡路里百分比）	22.3%	<10%	33.7%	<25～30%
醣類（卡路里百分比）	66.3%	<80%	46.5%	45～60%
蛋白質（卡路里百分比）	14.8%	<10%	21.1%	15～20%
膽固醇（mg / 每天）	50	0	242	<200
總纖維量（g / 每天）	30	50+	19	25～30

註: ADA = 美國糖尿病協會

這個實驗在參與者的真實生活中所做的飲食改變，把病患的配合度、挑戰態度等均計入因素，所以在營養成分上並未達到全食物蔬食的標準。膳食脂肪較高（22.3%VS.～10%）、膳食蛋白質較高（14.8%VS.～10%），膳食碳水化合物較低（66.3%VS.～80%）。膳食纖維的總攝取量（三十公克／天）比全食物蔬食飲食法中可能達到的一天五十公克以上還要低很多，因為在中國的攝取量可以高達一天七十七公克。還有，在蔬食組的參與者仍攝取了少量的動物性食物，這點可由記錄上的膽固醇攝取量看出來（蔬食不含膽固醇）。

有鑑於這些差異和基於其他臨床醫生的經驗與之前的研究，我推測，假如飲食的改變能夠更徹底，所帶來的健康益處一定更多、更好。舉例來說，一項一九七六年的研究證實，較高

（75％）「複雜的」（也就是全食物）碳水化合物飲食，能使十三名糖尿病男性患者中的九名完全終止之前所需要的胰島素治療，還有另外兩名劑量減半。從前他們所攝取的飲食，是碳水化合物複雜度43％的美國糖尿病協會推薦飲食[25]。

在柏納德醫師研究中的美國糖尿病協會推薦飲食，很接近美國糖尿糖病協會建議的極限——低蔬食碳水化合物與膳食纖維、高蛋白質與脂肪，以及高動物性膽固醇。假如這是第二型糖尿病患者對美國糖尿病協會指南的解讀，顯然除了透過藥丸和手術對症狀的周邊處理，不可能有其他對疾病本身的解決方式。

研究中，第二型糖尿病患者的「蔬食」飲食，雖然比美國糖尿病推薦飲食好，但仍遠不如早期研究中呈現的飲食效果。在此實驗中，蔬食飲食的方向是正確的，只是效果還不夠快。在此期間，我們已經花超過二千五百萬美元（二〇一二年）[6]去假裝治療一項已經可以治癒（名列第四大死因）的疾病。

好習慣要持之以恆

這些研究結果一再顯示，我們可以戰勝糖尿病。近來有兩項研究則在思考：飲食結合運動會對糖尿病有何影響[26]、[27]。其中一項研究是把三千兩百三十四人分成三組，他們雖非糖尿病患者，但罹病風險頗高（血糖濃度高）[26]。第一組為控制組，採行普通飲食與服用不具效用的安慰劑；第二組服用糖尿病用藥「雙胍」（metformin），第三組則接受密集的生活型態介入實驗，包括中度的低脂飲食與運動計畫，以減輕7％以上的體重。

三年後，生活型態改變的那組，罹患糖尿病的人數比控制組少58％，而使用藥物的那組只比控制組少31％。由此看來，二種療法都有用，但生活型態的改變顯然比光吃藥有效且更安全——只要多運動、減重與採行適量的低脂飲食，糖尿病機率就能降低58%[27]。若完全採用全食物蔬食，成效必定更為斐然。

不幸的是，由於資訊錯誤，加上積習難改，因此我們的健康受到嚴重的戕害。就連詹姆斯·安德生醫師都仍免不了要常提出這老掉牙的建議：「就理想狀況來說，七成熱量來自碳水化合物的飲食，且每天纖維質攝取量達七十公克，就能為糖尿病患帶來最大助益。然而，這種飲食法每天只能吃二十八到五十七公克的肉類，對許多在家病患而言並不可行。」[22]

改變生活型態看似很困難，放棄肉類與高脂食物聽起來行不通，但是讓十五歲的孩子罹患第二型糖尿病，難道就行得通？難道罹患一輩子無法治癒的疾病就比較可行？

大幅改變我們的飲食「或許不可行」，但絕對值得一試！

1.Mokdad AH, Ford ES, Bowman BA, et al. "Diabetes trends in the U.S.: 1990-1998." *Diabetes Care* 23 (2000): 1278-1283.

2.American Diabetes Association. "Statistics about diabetes. Overall numbers, diabetes and prediabetes." (2016, April 1). Accessed at http://www.diabetes.org/diabetes-basics/statistics/.

3.Centers for Disease Control and Prevention. "National Diabetes Fact Sheet: General Information and National Estimates on Diabetes in the United States, 2000." Atlanta, GA: Centers for Disease Control and Prevention.

4.Griffin KL. "New lifestyles: new lifeslyles, hope for kids with diabetes." *Milwaukee Journal Sentinel* 22 July 2002: 1G.

5.American Diabetes Association. "Type 2 diabetes in children and adolescents." *Diabetes Care* 23 (2000): 381-389.

6.American Diabetes Association. "The cost of diabetes." (2015, June 22). Accessed at http://www.diabetes.org/advocacy/news-events/cost-of-diabetes.html.

7.Himsworth HP. "Diet and the incidence of diabetes mellitus." *Clin. Sci.* 2 (1935): 117-148.

8.West KM, and Kalbfleisch JM. "Glucose tolerance, nutrition, and diabetes in Uruguay, Venezuela, Malaya, and East Pakistan." *Diabetes*, 15 (1966): 9-18.

9.West KM, and Kalbfleisch JM. "Influence of nutritional factors on prevalence of diabetes." *Diabetes* 20 (1971): 99-108.

10.Fraser GE. "Associations between diet and cancer, ischemic heart disease, and all-cause mortality in non-Hispanic white California Seventh-day Adventists." *Am. J. Clin. Nutr.*

70(Suppl.)(1999): 532S-538S.
11.Snowdon DA, and Phillips RL. "Does a vegetarian diet reduce the occurrence of diabetes?" *Am. J. Publ. Health* 75 (1985): 507-512.
12.Tsunehara CH, Leonetti DL, and Fujimoto WY. "Diet of second generation Japanese-American men with and without non-insulin-dependent diabetes." *Am. J. Clin. Nutri*. 52 (1990):731-738.
13.Marshall J, Hamman RF, and Baxter J. "High-fat, low-carbohydrate diet and the etiology of non-insulin-dependent diabetes mellitus: the San Luis Valley Study." *Am. J. Epidemiol*. 134 (1991): 590-603.
14.Kittagawa T, Owada M, Urakami T, et al. "Increased incidence ol non-insulin-dependent diabetes mellitus among Japanese schoolchildren correlates with an increased intake of animal protein and fat." *Clin. Pediatr*. 37 (1998): 111-116.
15.Trowell H. "Diabetes mellitus death-rates in England and Wales 1920-1970 and food supplies." *Lancet* 2 (1974): 998-1002.
16.Meyer KA, Kushi LH, Jacobs DR, Jr., et al. "Carbohydrates, dietary fiber, and incident Type 2 diabetes in older women." *Am. J. Clin. Nutri*. 71 (2000): 921-930.
17.Anderson JW. "Dietary fiber in nutrition management of diabetes." *In*: G. Vahouny, V. and D. Kritchevsky (eds.), *Dietary Fiber: Basic and Clinical Aspects*, pp. 343-360. New York: Plenum Press, 1986.
18.Andersen JW, Chen WL, and Sieling B. "Hypolipidemic effects of high-carbohydrate, high-fiber diets." *Metabolisim* 29 (1980): 551-558.
19.Story L, Anderson JW, Chen WL, et al. "Adherence to high-carbohydrate, high-fiber diets: long-term studies of non-obese diabetic men." *Journ. Am. Diet. Assoc*. 85 (1985): 1105- 1110.
20.Barnard RJ, Lattimore L, Holly RG, et al. "Response of non-insulin-dependent diabetic patients to an intensive program of diet and exercise." *Diabetes Care* 5 (1982): 370-374.
21.Barnard RJ, Massey MR, Cherny S, et al. "Long-term use of a high-complex-carbohydrate, high-fiber, low-fat diet and exercise in the treatment of NIDDM patients." *Diabetes Care* 6 (1983): 268-273.
22.Anderson JW, Gustafson NJ, Bryant CA, et al. "Dietary fiber and diabetes: a comprehensive review and practical application." *J. Am. Diet. Assoc*. 87 (1987): 1189-1197.
23.Jenkins DJA, Wolever TMS, Bacon S, et al. "Diabetic diets: high carbohydrate combined with high fiber." *Am. J. Clin. Nutri*. 33 (1980): 1729-1733.
24.Barnard N, Cohen J, and Ferdowsian H. "A low-fat vegan diet and a conventional diabetes diet in the treatment of type 2 diabetes: a randomized, controlled, 74-wk clinical trial." *Am. J. Clin. Nutr.* 89 (2009): 1588S - 1596S.
25.Kiehm, T. G., Anderson, J. W., and Ward, K. "Beneficial effects of a high carbohydrate, high fiber diet on hyperglycemic diabetic men." Am. J. Clin. Nutr. 29, 895 - 899 (1976).
26.Diabetes Prevention Program Research Group. "Reduction in the incidence of Type 2 diabetes with lifestyle intervention or Metformin." *New Engl. J. Med*. 346 (2002): 393-403.
27.Tuomilehto J, Lindstrom J, Eriksson JG, et al. "Prevention of Type 2 diabetes mellitus by changes in lifestyle among subjects with impaired glucose tolerance. "*New Engl. J. Med*. 344(2001): 1343-1350.

8

頭號殺手——癌症
Common Cancers

若擔心肥胖流行、自身健康與西方飲食方式對環境與社會的可怕衝擊，那麼，你會在坎貝爾的《救命飲食》中找到明智又切合實際的解決方式。

—Robert Goodland；世界銀行環境首席顧問

我的工作有很大一部分在於研究癌症，舉凡肝癌、乳癌與胰臟癌，都是我的實驗重心，此外，我也曾進行中國營養研究，裡面最令人印象深刻的數據，皆與癌症有關。

許多書籍都曾提出證據，說明營養對癌症的影響，而且每種論點都有其特性；然而，我也發現到，無論是因為何種因素而誘發、或是發生在身體哪一個部位的各種癌症，營養對它們的影響力幾乎都是一樣的。

有鑑於此，我把討論範圍縮小成三種癌症，那麼，本書便能有更多篇幅來處理其他疾病，並出示更廣泛的證據，說明食物與眾多健康問題的關係。

最後，我選擇了波及數十萬美國人的三大代表性癌症來討論，其中兩種是引起許多人注意的生殖系統癌症，即乳癌與攝護腺癌，第三種則是消化性癌症——大腸癌，這是死亡人數僅次於肺癌的第二大癌症。

乳癌：要不要留乳房？

二十年前的春天，我正坐在康乃爾大學的辦公室，突然有位女士打電話找我，詢問關於乳癌的事。

「我家族有很明顯的乳癌史，」這位名叫貝蒂的女士這樣說：「我媽媽和外婆都死於乳癌，而四十五歲的姊姊最近也被診斷出乳癌，因此，我實在不能不擔心我九歲的女兒。她初經快要來潮了，真擔心她罹患乳癌的風險。」她的聲音充滿恐懼：「我看很多研究報告都寫著家族病史非常重要，我很害怕女兒也難逃一劫，甚至想要她動乳房切除術，把兩邊的乳房都拿掉。不知道你有什麼建議？」

這位女士陷入一種困境——該讓女兒走上絕路，或該讓她沒有乳房？雖然看似相當誇張，但全世界成千上萬的女性，每天都面臨著類似的問題，而且在先前一些發現乳癌基因BRCA-1的研究報告出爐之後，變得更加嚴重。

《紐約時報》等各種報章雜誌，都把這項發現當作頭條新聞，並譽之為一大進步，而BRCA-1連同後來發現的BRCA-2所引的騷動，都在強調乳癌是基因肇禍的觀念，故有乳癌家族病史者人人自危。相反的，科學家與製藥公司倒是大為振奮，因為這表示藉由新的基因檢驗技術，便可能有效評估女性罹患乳癌，而他們希望能操控基因，進而預防或治療乳癌；另外，記者們忙著把一些相關資訊轉告讀者，這些看法具有濃厚的基因宿命色彩，也難怪像貝蒂這樣的媽媽們會如此憂心忡忡。

我說：「嗯，首先我得告訴你，我不是醫生，沒辦法給你診斷或治療建議。這得交給你的醫生去做。但是我可以用簡單的方式告訴你目前的研究發現，希望對你有所幫助。」

「好，」她說，「正合我意！」

於是我告訴她一些有關中國營養研究的事和營養所扮演的重要角色，並告訴她基因不足以決定一個人是否會罹癌，許多重要的研究都指出，能完全歸咎基因的癌症僅是少數。

在討論的過程中，我發現她的營養知識相當淺薄。她以為癌症風險全由基因決定，卻不知食物亦是導致乳癌的重要因子。

這麼重要的事，我們只以二、三十分鐘討論。對話結束的時候，我覺得她似乎不滿意我們這次談話，或許是因為我的話比較謹慎又帶科學色彩，也可能是我不願給她建議的緣故。我猜，說不定她早已打定主意要讓女兒動手術了。最後，她謝謝我花時間與她談話，我也祝福她。

貝蒂並不孤單，另一名女性也曾和我討論該不該讓她女兒切除雙乳，也有已切除一邊乳房的女性未雨綢繆，考慮拿掉另一邊乳房。很顯然的，乳癌已成為美國社會的一大煩惱：每八名女性就有一名在其生命中會被診斷出乳癌，比例高居全球前幾位。乳癌民間機構為數眾多且勢力龐大，比其他疾病，乳癌或許最能引發女性恐慌。回想起與貝蒂的對話，我想我應更強調營養對乳癌的影響。我仍然不會給她臨床建議，但我現在知道的資訊，或許對她更有用。

雌激素的威脅

乳癌的風險因子中至少有四項是與營養相關的，如下頁的【表8.1】所示，而且許多完整的研究都已經確立了這些關係，同時也在中國營養研究裡有進一步的確認。

除了血膽固醇濃度之外，造成乳癌風險的因子大同小異：

表8.1　乳癌風險與營養的影響

會增加女性罹患乳癌的風險	動物性食品與精製碳水化合物的影響
初經年齡早	提早初經年齡
停經年齡晚	延後停經年齡
血液中女性荷爾蒙濃度高	增加女性荷爾蒙濃度
血膽固醇高	增加血膽固醇濃度

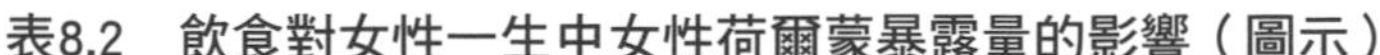
表8.2　飲食對女性一生中女性荷爾蒙暴露量的影響（圖示）

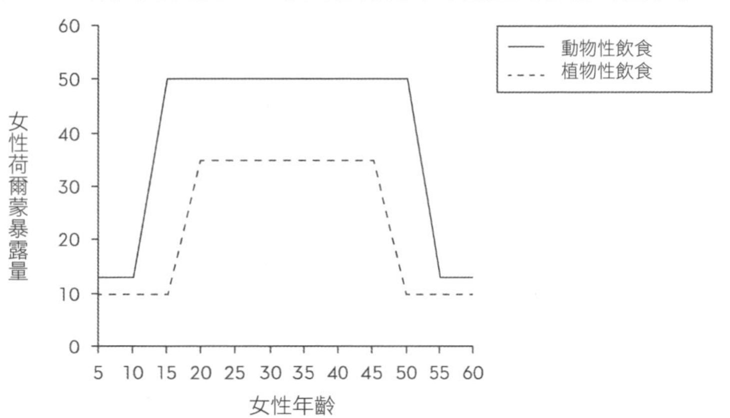

女性荷爾蒙暴露量過高（包括雌激素與黃體激素），患病的機率就會提高。若女性飲食中的動物性食品攝取量大，且食物中植物性食物中的攝取量也大幅降低的話，就會導致青春期提前與更年期延後，進而延長生育年齡。所以，有這種飲食習慣的女性，一生中女性荷爾蒙濃度也會較高，如【表8.2】所示。

根據中國營養研究的資料顯示，西方女性一生中的雌激素暴露量[1]，為中國鄉村女性的二・五到三倍，由於雌激素是影響乳癌的重要關鍵，所以這樣的差距非常可觀[2]。全球知名的乳癌

全世界成千上萬的女性，每天都面臨著，是要走上罹患乳癌的絕路，還是乾脆切掉乳房。

研究團體說[3]，「有明確的證據指出，雌激素濃度是決定乳癌風險的關鍵因素。」[4]、[5]雌激素不僅直接參與癌症進程[6]、[7]，通常也指出其他女性荷爾蒙的存在[8]~[12]，而這些女性荷爾蒙都會提高乳癌風險[6]、[7]。雌激素濃度和其他相關激素的增加，是因為典型西方飲食的攝取——脂肪與動物性蛋白質含量高、膳食纖維含量低的飲食[3]、[13]~[18]。

曾經有研究[19]指出，比較各國情形之後會發現，只要降低17%的雌激素，乳癌比例便會大幅改變，因此中國與西方女性雌激素濃度的差距[20]，也更值得注意。中國營養研究發現，中國女性血液中的雌激素濃度低了26%到63%、生育年齡減少八到九年，可以想見，這會帶來多大的差異。

雌激素暴露量為乳癌關鍵[3]、[21]、[22]，而飲食能決定雌激素的暴露量，若藉由飲食而把雌激素降到可控制範圍，就能進一步降低乳癌風險。不過，遺憾的是，許多女性根本不知道這項證據。如果負責可信的公共衛生機構能妥善告知民眾，相信更多年輕女性會採取實際、有效的措施，以避免可怕的乳癌。

很容易理解，最害怕乳癌的想必是那些有家族病史的女性。家族病史的存在，意味著基因的確會影響乳癌的發展，但太多人以「我家就是這樣」的說法而否認自己有自救的能力——宿命論的態度卸除了一個人的責任感，也嚴重侷限了可能的選擇。

有乳癌的家族病史罹患乳癌的機率可能較高的確是事實[23]、[24]。然而，卻有研究團體指出，**所有乳癌病例中只有3%可歸咎於基因**[24]，雖然其他研究團體的估計認為有家族病史的影響力較高[25]，但美國絕大多數罹患乳癌的婦女，都不是因為家族病史或基因引起的，可惜美國人的心態仍停留於基因宿命論。

在影響乳癌風險的基因當中，BRCA-1和BRCA-2是自一九九四年被發現後[26]~[29]，最受矚目的兩個。一旦BRCA-1和

BRCA-2發生突變時，就會提高乳癌和卵巢癌的風險[30]、[31]，而且這些突變的基因也許會一代一代地傳下去，也就是說，它們是具遺傳性的。這些發現固然令人振奮，但其他資訊卻被忽略了。第一，一般人當中只有0.2%帶有這兩種突變基因[25]，由於基因突變非常少見，故一般乳癌當中，只有少數可歸為BRCA-1或BRCA-2基因突變所造成[32]、[33]。第二，導致乳癌的基因不只這兩種[32]，以後一定會陸續發現許多種基因。第三，光具有BRCA-1與BRCA-2或其他乳癌基因的人並不保證會發病，倒是環境與飲食因素扮演舉足輕重的角色，因為它會影響基因是否展現。

最近有一項報告[31]評論了二十二項研究，這些研究評估BRCA-1與BRCA-2基因突變的女性罹患乳癌與卵巢癌的風險。總體而言，BRCA-1基因突變的七十歲女性罹患乳癌和卵巢癌的風險分別為65%和39%；BRCA-2突變的女性，乳癌與卵巢癌的風險分別為45%與11%。這兩種基因突變的女性罹患乳癌的風險雖高，但高風險的女性仍應相信，注重飲食能帶來莫大好處，畢竟**帶有這種稀少而危險基因的女性，約有一半未罹患乳癌**。

簡言之，雖然發現BRCA-1與BRCA-2對了解乳癌真相而言很重要，但是對於這兩種特殊基因及因果關係的過分強調，大體而言是缺乏根據的。

雖然帶有這些突變基因的女性不多，但我不是認為透徹了解這些基因不重要。只是，我們應該要提醒自己，這些基因要能「展現」，才會參與癌症的形成過程，而營養對於基因展現與否的影響很大——含大量動物性蛋白質的飲食會改變基因的展現。

早發現不一定治得好

由於基因與家族病史相關的新資訊，因此促使女性接受乳癌篩檢。篩檢是合理的步驟，尤其BRCA基因檢查為陽性的女性更是如此，但是別忘了，光靠乳房攝影或基因檢測來確定是否帶有BRCA突變基因，並無法預防乳癌。篩檢只是一種觀察，看疾病是否已發展到可觀察的狀態。有些研究發現[34]~[36]，定期進行乳房攝影的女性組別，比未定期進行乳房攝影的組別死亡率稍低，這表示若早期發現癌症，治癒的機會較大。事情可能確實如此，但研究中統計數字的運用方式，卻不無可議之處。

用來支持「早期發現、早期治療」的數字指出，一旦診斷出乳癌，五年以上的存活率比以往高[37]，但這裡真正傳達的是，許多女性因為早期就發現自己罹患乳癌，接下來，無論是否進行治療，只要能在早期發現疾病，五年存活率就一定提高。由此可知，**五年存活率之所以提高，可能只是因為在疾病進程中提早發現，並非因為治療方式隨著時間而有所改善**[38]。

此外，目前尚有其他預防方式在推廣，包括服用泰莫西芬（tamoxifen，學名三苯氧胺）等藥物或乳房切除術。這對具有家族病史或出現BRCA基因的女性來說，特別值得注意。

泰莫西芬是預防乳癌最知名的藥物[39]、[40]，不過長期效益仍不明朗。美國一項大型的調查發現，經過四年的泰莫西芬控制，女性罹患乳癌的機率大幅降低了49%[41]，然而，這種好處似乎只出現在雌激素濃度很高的女性身上，故這項結果促使美國食品與藥物管理局核准泰莫西芬讓符合某些規定的女性使用[42]。不過，其他研究則顯示，其實沒有任何根據去支持使用或熱衷於這種藥物：歐洲兩項較小型的試驗[43]、[44]並未顯示泰莫西芬的優點具有統計上的顯著性。不僅如此，雖然整體而言，以藥物預防乳癌仍利多於弊，但泰莫西芬卻可能提高中風、子宮癌、白內障、深層靜脈血栓、肺栓塞等疾病的風險[42]。目前，仍有許多研究仍不斷進行，希望能尋找取代泰莫西芬的其他藥物，只不過替代藥物若非療效有限，就是具有相同的副作用[45]、[46]。

泰莫西芬與類似的新藥物，都是「抗雌激素」藥物；由於雌激素和提高乳癌風險有關，因此這些藥物是以降低雌激素的活動來發揮效用[4]、[5]。

在這，我想提出一個簡單的疑問：何不先思考雌激素的濃度為什麼過高？一旦了解起因是營養所造成，不就可以對症下藥？現在已有充分的資訊顯示，動物性蛋白質與脂肪含量皆低的全植物飲食，可降低雌激素的濃度，但大家卻不以調整飲食來解決問題，反而花好幾億元研發並幫這些可能有效也可能無效、也免不了有副作用的藥物打廣告。

飲食因子能控制雌激素的濃度早已不是新聞，不過，最近有項研究特別值得注意[47]：光是讓八到十歲的女孩子攝取脂肪、動物性食品含量稍微較低的飲食，七年後，便能降低數種會促成青春期啟動的女性荷爾蒙濃度達20％至30％（黃體激素甚至減少50％）[47]，**這表示稍微調整飲食，就能在女性一生中最關鍵的時期——也就是播下最早的乳癌種子時，獲得卓越的成效**。這些女孩每天飲食中脂肪含量不超過28％、膽固醇不超過一百五十毫克，是較偏向植物性的飲食，我認為這些女孩子若能完全不碰動物性食品，並更早採用這種飲食，一定能獲得更好的效果，包括青春期延後到來，甚至大幅降低日後罹患乳癌的機率。

乳癌風險高的女性有三種選擇：看著辦、終生服用泰莫西芬，或進行乳房切除術。但應該要有第四種選擇：除了對高風險者定期監測外，還要攝取不含動物性食物、精製碳水化合物和添加脂肪的飲食，避免酒精（會提高乳癌風險），並且盡情大量的運動（能大大降低風險）。我支持第四種，它對即使已做過一次

乳癌高風險女性們，除了看著辦，終生服藥或提早切除乳房外，妳還有第四種選擇——不吃動物性食品。

乳房切除術的女性也一樣有效。許多關於末期心臟病[48]、[49]、臨床證實的第二型糖尿病（見第七章）、初期攝護腺癌[50]、末期黑色素癌（一種致命的皮膚癌）[51]的人體研究，已有清楚的記載，飲食確實可以有效治療已經診斷出來的疾病。而動物實驗[52]也證實，飲食可以治療肝癌。

環境荷爾蒙

另一項關於乳癌的討論已經持續好幾年，它在本書第一版發行的那個年代就是人們日益關注的話題，那就是環境荷爾蒙。雖然還不清楚哪些荷爾蒙會受到干擾，但這些分布甚廣的化學物質，的確會干擾人體荷爾蒙，進而可能導致生殖系統異常、新生兒缺陷與第二型糖尿病。

會引發問題的化學物質很多，通常都與工業汙染有關，其中一類包括戴奧辛與多氯聯苯，這類化學物質無法經由新陳代謝而消失，而會一直存在於環境中。由於無法藉由新陳代謝將這些化學物質排出體外，一旦攝取到，就會累積在體脂肪與授乳母親的乳汁裡。這類化學物質當中，有些會促進癌細胞生長，但除非食用過量的肉、奶、魚類，否則對人體不會造成嚴重危害；的確，我們會接觸到這類有毒的化學物質，90％至95％是因為吃了動物性產品——這又是動物性食品另一項風險。

另一類環境荷爾蒙——多環芳香族碳氫化合物（PAH），也很可能導致乳癌[53]與其他癌症，汽車廢氣、工廠煙囪、汽油瀝青產物、香菸，及其他工業社會常見的流程中，都找得到PAH。不同於多氯聯苯與戴奧辛的是，人體從食物與水中攝取的PAH，能藉由新陳代謝排出體外，但這個過程其實還是有潛藏的危險：人體在代謝PAH時會產生中間物，並與DNA緊緊結合成化合物，即加成物，此為致癌的第一步。

但最近的研究發現，PAH不利於實驗室中乳癌細胞的BRCA-1與BRCA-2基因成長[54]。

第三章曾提到，實驗研究發現，強烈致癌物質進入人體之後，其引發問題的速率主要由營養控制，因此PAH會以多快的速率代謝，並和DNA結合成加成物，多由我們吃進的東西來控制，而攝取西方飲食會導致PAH之類的致癌物質更快與DNA結合，形成會導致癌症的加成物。

二〇〇二年的研究發現，在紐約州長島市，乳癌女性病患體內PAH與DNA加成物濃度較高[55]，可能是因為她們飲食中肉類較多，因而增加了PAH與DNA的結合物，PAH的攝取量極可能與乳癌風險提高完全無關；該研究指出，女性體內的PAH與DNA加成物含量，似乎與她們接觸多少PAH無關[55]。那麼為什麼有些人的加成物濃度較高？這份研究中的女性或許全都攝取相當低量的PAH，但只有飲食中含有大量脂肪與動物性蛋白質，因而導致PAH消化後與DNA結合者，才會罹患乳癌。

這項研究也發現，乳癌與人體無法代謝的多氯聯苯和戴奧辛無關[56]。這項研究與其他發現皆指出，環境荷爾蒙對乳癌的影響力，似乎遠不及我們所選擇的食物種類。

自二〇〇五年本書第一版問世之後，在這個主題的許多研究上也發表了很多報告，但這些報告幾乎都一致假設，環境荷爾蒙是引發乳癌的主要因素，幾乎沒有給營養任何餘地——甚至根本不討論。頂多只是敷衍的提及肥胖或熱量的攝取與乳癌有關，卻不說明肥胖的成因，或它與熱量攝取和消耗的已知關係。

這類文獻最具代表性、同時也一直被大量引用的，是一項

我們之所以接觸到可能致癌的環境荷爾蒙，90%至95%是因為吃了動物性產品。

加拿大的病例對照研究，其中調查了一千零五個乳癌病例，和一千一百四十六個職業牽涉到環境荷爾蒙的暴露，而可能有乳癌風險的社區控制對象[57]。二十九類職業裡，只有五類（農業、酒吧／博奕、汽車用塑膠製造業、罐頭食品業、金工業[58]）在統計數據上顯示與乳癌風險有重大相關性；另外有四類幾乎沒有關係。對我來說，這個證明環境荷爾蒙與乳癌有關的統計數據是很薄弱的證據，但這些研究學者仍然主張他們的發現「支持了與乳癌風險和暴露環境有關的假說，而暴露的環境可能包含擾亂內分泌（荷爾蒙）活動的致癌物和化學物質」。

因職業關係而暴露於環境荷爾蒙下的這個因素，在癌症的發展中似乎有某種程度的影響力；與此同時，將乳癌與飲食之間的關係歸咎於飲食中的環境荷爾蒙，長久以來一直是人們用來避免使食物營養成分變成致癌因素的重點。我們思索以下兩大研究，用來判定何者是飲食與乳癌之間關係的最佳解釋。

首先是一份二〇〇五年後對四百三十九個在乳癌與環境荷爾蒙關係研究的回顧研究[59]。那些作者正確的強調了乳癌成因的巨大複雜性，並提出許多被認為會提高乳癌風險的許多類化學物質，來闡明這種複雜性。但接下來，他們卻沒有把營養計入乳癌風險的成因之一：「檢視飲食、壓力或肥胖和乳癌風險之間關係的文獻，往往具複雜與不確定性，因此我們不予討論。」

在仔細審視過一系列關於飲食與乳癌詳盡研究的所有結論後，第二大研究報告做了總結：「除了酒精的攝取、過重和增加體重之外，（飲食與乳癌發生率之間）並沒有一致、強烈和在統計數據上有意義的關係。」[60]但他們也明白的指出，這種缺乏影響性的結果也許是由於，相較於在跨國研究中能看到較多的飲食變化，在國內研究中所能看到的飲食變化較有限。

結論是，這些研究報告傾向支持環境荷爾蒙是飲食與乳癌關係這個令人震撼議題的較可能解釋。但這個帶偏見的結論是推論出來的，而不是根據實證發現。在評估營養是否為飲食與乳癌關係的癥結時，摘要報告引用的是涵蓋不充分飲食變化的國內研究，而非涵蓋較多飲食變化的跨國研究，這樣反映出，他們缺乏知識或足夠的實驗力量，去察覺出營養效應可能存在的事實。

環境荷爾蒙一旦攝入體內後，就像化學藥物一樣，被主要的肝臟酵素系統——混合功能氧化酶——分解去除毒性（有時是使之活化）。營養可以大大地、迅速地調節這種酵素活動，這個事實我在四十多年前就已經探討過了[61]。舉例來說，我們證實膳食蛋白質中的適度改變，即可以大幅改變像是殺蟲劑（如七氯〔heptaclor〕[62]）、巴必妥酸鹽（barbiturate）（如苯巴比妥〔phenobarbital〕[63]）的毒性，甚至是影響力最強大的化學致癌物（黃麴毒素）的致癌性，每一種都可以稱為環境荷爾蒙。這個以及其他研究從環境荷爾蒙上觀察到的影響，也許根本是營養影響疾病結果的事實呈現——不管有沒有環境荷爾蒙的干預。

與「內分泌干擾」化學物質有關的觀察研究也一樣，這些化學物質會干擾雌激素等荷爾蒙的活動，而荷爾蒙對許多的生物系統都有影響。接觸到較多雌激素會提高乳癌風險，但可靠的證據指出，營養（尤其是膳食蛋白質[64]、纖維[65]和脂肪[66]）能改變血液中雌激素的濃度，因而產生類似破壞雌激素的活動。

文獻中關於環境荷爾蒙與疾病關係的報告，有多少——就其本身而言——是由於接觸到化學物質？又有多少是由於對這些影響的營養修正？有沒有可能，那項加拿大研究中顯示較高乳癌風險與環境荷爾蒙有關的五個職業類別，其實是因為攝取了較不營養的食物？當科學家畫地自限、不從飲食中取得資料時，我們不會知道答案。我的結論和寫本書第一版時一樣：乳癌主要是由提高癌症風險的營養所造成——缺乏全食物蔬食的飲食。

我要極力澄清，我堅決反對將自己暴露在非自然的環境荷爾蒙裡，尤其是那些已被證實有毒性的。但我們不該用只侷限在環境荷爾蒙負面影響的狹隘目光裡，而忽略了減少疾病發生的真正重要方法——全食物蔬食飲食法。

荷爾蒙補充療法

最後一項關於乳癌的議題是：荷爾蒙補充療法（HRT）究竟能不能用，畢竟它會增加罹患乳癌風險。許多女性採用荷爾蒙補充療法來減輕更年期不適、確保骨骼健康，並預防冠狀動脈心臟病[67]。然而，現在大家發現荷爾蒙補充療法不如預期中有益，甚至會帶來某些嚴重的副作用。

二〇〇四年到二〇〇五年間，幾項大型的荷爾蒙補充療法試驗正好才剛發表結果，其中最值得注意的是兩項隨機介入的治療試驗：「女性健康促進計畫」（WHI）[68]以及「心臟與雌激素補充治療研究」（HERS）[69]。女性健康促進計畫在經歷五年多的試驗後，發現採取荷爾蒙補充療法的女性當中，乳癌病例增加26％，而在心臟與雌激素補充治療研究中更是高達30％[70]——研究結果一致指出，荷爾蒙補充療法會使女性荷爾蒙暴露量增加，也確實更容易導致乳癌。

一般認為，荷爾蒙補充療法與降低冠狀動脈心臟病比例有關[67]，但是這種觀念不無可議。

女性健康促進計畫所做的大型試驗中，在每一萬名採取荷爾蒙補充療法的健康停經婦女裡，罹患心臟病的女性多了七名、中風者八名、肺栓塞者八名[68]，全與預期效果相反，心血管疾病的風險仍增加了，但荷爾蒙補充療法確實能降低結腸直腸癌與骨折的比例。每一萬名女性中，結腸直腸癌的人數減少六名，而骨折則少五名[68]。

本書第一版問世後，有研究報告指出，乳癌發生率「相較於二〇〇二年，在二〇〇三年時銳減（6.7%）」，二〇〇四年則呈平穩狀態[71]。這種下跌的規模與同一時期裡荷爾蒙補充療法的減少使用密切呼應，進一步支持了「雌激素會促進乳癌的發生」的發現，也顯示出在終止接觸荷爾蒙療法後的迅速反應。

光是把數字加加減減，就會發現荷爾蒙補充療法是弊多於利。我們或許可詢問女性最怕的疾病和不適是什麼，再決定該怎麼做，而且許多醫師的做法都是如此，但對於正承受更年期之苦的人來說，要做決定是很困難的。

這些女性只有兩種選擇，一種是無奈地忍受更年期的身心症狀，保持低乳癌風險，另一種則是採取荷爾蒙補充療法，以控制更年期不適，但罹患乳癌甚至心血管疾病的風險都可能提高。這種情形不只讓我苦惱，而且更勞民傷財，因為**研發荷爾蒙療法的藥物配製已耗費了數十億美元，最後的結果卻是得不償失**，這可不是「苦惱」兩個字就足以形容的。

我認為應該利用食物來取代荷爾蒙療法，理由如下：

❶生育年齡的荷爾蒙濃度會提高，但是食用植物性飲食的女性，濃度並不會那麼高。

❷生育年齡將結束時，所有女性的生殖荷爾蒙都會下降到「基礎」低濃度，這是完全自然的現象。

❸生育年齡結束時，素食者荷爾蒙濃度下滑的幅度不會像葷食者那麼劇烈，若以假設性的數字來說明這個概念的話，素食者的荷爾蒙濃度可能從四十下降到十五，但葷食者則從六十下降到十五。

❹更年期體內荷爾蒙的劇烈改變會導致更年期症候群。

❺植物性飲食可以讓荷爾蒙下降的程度不那麼嚴重，也可以幫助婦女較安然地度過更年期。

根據目前所知，上述是很合理的好推論，若有更多研究支持更好。即便未來的研究無法確認上述細節，但無庸置疑的是，植物性食品仍然可以藉由各種因子，把乳癌與心臟病的風險降到最低，植物性飲食的好處，絕非藥物可以替代。

使用泰莫西芬、採用荷爾蒙療法、暴露於環境荷爾蒙、預防性的乳房切除術等，的確與乳癌風險有關，並讓我們忘了思考更安全、更有用的營養策略，但就算如此，我們仍一定要改變對乳癌的思考方式，更要把這項資訊告訴需要的婦女。

結直腸癌：受矚目的大腸鏡

二〇〇二年六月底，布希讓錢尼暫代總統約兩個小時，因為他要做大腸鏡檢查。由於這回事和全球政治沾上邊，因此變成全國性的新聞，而大腸鏡篩檢一時也成為聚光燈的焦點。頓時，全國上下突然討論起「大腸鏡」這東西及其功用，喜劇演員有時會拿來開玩笑，新聞主播也述說著這段好戲——難得結腸直腸癌這種極為常見的健康殺手，引起舉國關切。

由於結腸癌與直腸癌都屬於大腸癌，加上相似之處多，因此常合稱為結直腸癌。若以總體死亡率而言，結直腸癌是第四大癌症[72]，而在美國則是第二常見的癌症，有6%的美國人會罹患結直腸癌[37]。有些人甚至聲稱，西方人到七十歲的時候，有一半人的大腸會長出腫瘤，其中有10%會演變為惡性[73]。

還是吃的問題

北美、歐洲、澳洲以及亞洲富裕國家（日本、新加坡）的結直腸癌比例很高，但是非洲、亞洲與中南美洲多數國家的比例卻很低。比方說，捷克共和國每十萬民男性當中，有三十四・

一九名會死於結直腸癌，但是孟加拉卻只有〇・六三人[74、75]。【表8.3】是開發程度較高與較低國家的結直腸癌死亡率比較，數據皆已經過年齡調整。

各國結直腸癌比例懸殊的事實，數十年來已經是眾所周知之事，然而這種差距究竟是起源於基因，還是環境？答案是：飲食等環境因素，在結直腸癌似乎扮演最重要的角色。

根據遷徙研究的顯示，當居民從低癌症風險地區遷徙到高癌症風險區時，罹癌風險的機率在兩個世代內就會提高[76]，這表示飲食與生活習慣是關係結直腸癌的重要原因。其他研究也發現，同一地區的居民，結直腸癌的比例也會隨著飲食或生活習慣差異而大有不同[76]。

同一地區居民癌症比例的急遽改變，並無法解釋為是遺傳基因的不同所造成，因為就人類社群而言，遺傳基因變異需要數千年時間一代傳一代，才會廣為分布、永久改變。所以，環境或生活型態中，一定存在著可預防或提高罹患結直腸癌的因素。

在約四十年前曾發表一項劃時代的報告中，研究者比較了全球三十二個國家中環境因子與癌症的關係，而在癌症與飲食裡有最密切關係的就是結腸癌與肉類攝取[77]。

表8.3　開發程度較高與較低國家的結直腸癌死亡率

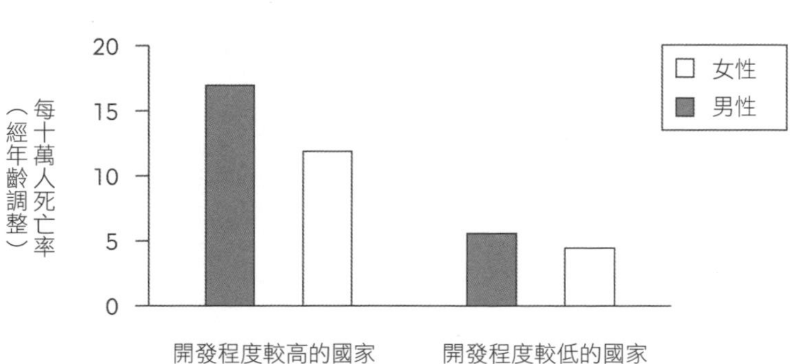

【表8.4】說明二十三個國家中，女性結直腸癌發生率與肉類攝取量的關係。在這份報告中，**肉類、動物性蛋白質與糖攝取量較高、穀類攝取量較低的國家，結直腸癌的發生率高得多**[77]，研究者丹尼斯・柏克特曾假設：攝取膳食纖維是維持消化系統健康所不可或缺的，他採樣非洲人與歐洲人的糞便後與纖維攝取量相比，主張結直腸癌主要源自於膳食纖維攝取量低[78]；而且別忘了，纖維質只存在於植物性食品。

研究者也採用另一份知名報告，內容為比較七個不同國家的飲食，結果發現，每天若額外攝取十公克的膳食纖維，長期下來可以降低結腸癌的風險達33％[79]；十公克的膳食纖維相當於一杯蔓越莓、一顆水梨或一碗豌豆，而且一碗任何豆莢類的豆子，纖維質都會超過十公克。

從所有研究中，似乎都可清楚看見飲食對於結直腸癌的影響重大。然而，究竟是什麼東西能夠避免結腸與直腸癌？纖維質？蔬果？碳水化合物？牛奶？每種食物或營養素似乎都扮演了某種角色，這是爭議不斷的問題，而答案也莫衷一是。

表8.4　女性結腸癌發生率與每日肉類攝取量

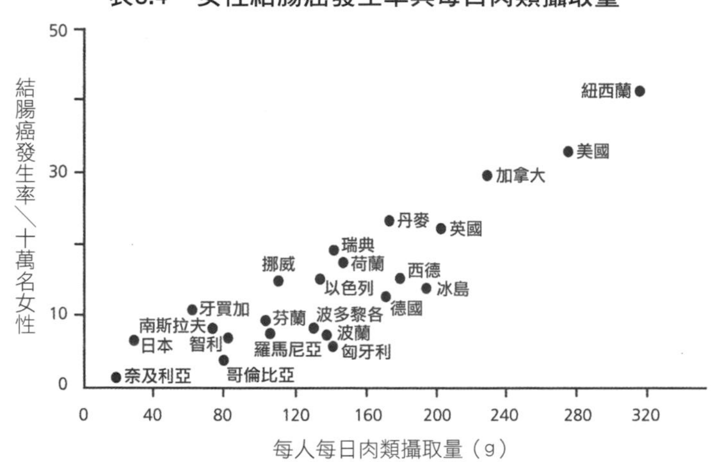

尋找萬靈丹

過去三十五年來關於膳食纖維與大腸癌的爭辯，皆是由柏克特的非洲研究所促成，許多人紛紛認為纖維質有益於結直腸的健康，或許你曾聽過，纖維質能預防結直腸癌，不然，你應該也知道纖維質可以「保持順暢」。

然而，沒有人能夠證明纖維質是預防結直腸癌的萬靈丹。由於一些重大的技術原因，導致不容易獲取跟纖維質有關的明確定論[80]，這些原因或多或少都和「膳食纖維並非一種單純物質、也不光具有一種單純的優點」有關。纖維質其實是數百種物質，優點也經過非常複雜的生化與生理過程才展現出來。科學家如果想評估攝取膳食纖維的優點，往往得先從數百種纖維素的子分類中，決定要衡量哪些種類，以及該使用什麼方式；由此可知，建立標準流程幾乎是不可能的，因為我們根本無法得知究竟是哪種纖維素在體內究竟如何運作。

由於缺乏確切的標準流程，因此我們進行中國營養研究的時候，用了許多方式來測量纖維質。正如第四章的概述，幾乎各種纖維質攝取量都提高之時，結直腸癌的比例就會下降[81]，但是，我們無法明確解釋[82]，究竟是哪種纖維質特別重要。

雖有不確定的因素存在，但柏克特[78]認為含纖維質的飲食能預防結直腸癌，是正確的假設，而會有如此效果，則是各類纖維質加總後的結果；事實上，膳食纖維能預防大腸癌的假設，說服力與日俱增。

一九九〇年，一群研究者評論了六十項纖維質與結腸癌的研究[83]，發現這些研究都能支持纖維質有助於預防結腸癌的觀念。他們統整結果後，發現攝取最多纖維質的人，結腸癌的風險比纖維質攝取量最低者減少43％[83]，而蔬菜食用量最多者的癌症風險，則比食用量最少者低了52％[83]。不過，在這項大型的證據評論中，研究者仍說：「從這些數據中，仍無法分辨哪些效果是來自於蔬菜中的纖維質，哪些效果是來自非纖維質的因素。」[83] 那麼纖維質本身究竟是不是我們所尋找的萬靈丹呢？一九九〇年的時候，我們還不知道。

兩年之後，另一群研究者評論了結直腸癌患者與非患者的十三項研究比較（此即病例對照研究法）[84]。他們發現，攝取最多纖維質者，罹患結腸癌的風險比攝取最低者低了47%[84]。如果美國人**每天可從食物（而非補充品）多攝取13公克的纖維，那麼有三分之一的結直腸癌其實都是可避免的**[84]，而任何一碗豆子都含有十三公克的纖維質。

更新的大型報告是「歐洲預期性癌症與食物調查」（EPIC study），研究中蒐集五十一萬九千名歐洲人的纖維質攝取量與結直腸癌數據[85]。調查發現，纖維質攝取量最高的前20%人口（約每天三十四公克），結直腸癌的風險比攝取量最低的20%人口（約每天十三公克）低了42%[85]。

請務必注意，這些研究中膳食纖維都來自於食物，而非補充品。所以我們只能說，「含有纖維質的飲食」似乎能大幅降低結直腸癌的風險，但若是藉由在食品中加入單獨的纖維素，可能無法產生類似的效果。食用富含纖維質的天然食物，顯然很有好處，而這些食物則包括蔬菜（不含根部）、水果與全穀類。

誰救了直腸癌

事實上，我們甚至無法確定結直腸癌的預防效果，究竟是來自富含纖維質的食物，或是因為通常多吃這類食物的人，動物性食品的攝取量也比較少。換句話說，究竟是蔬菜水果與全穀類具有保護效果，還是肉類具有危險？甚至是兩者皆然？

近來南非進行的調查或許能回答這個問題。南非白人罹患

表8.5　南非黑人與白人的動物性蛋白、總脂肪與膽固醇攝取量

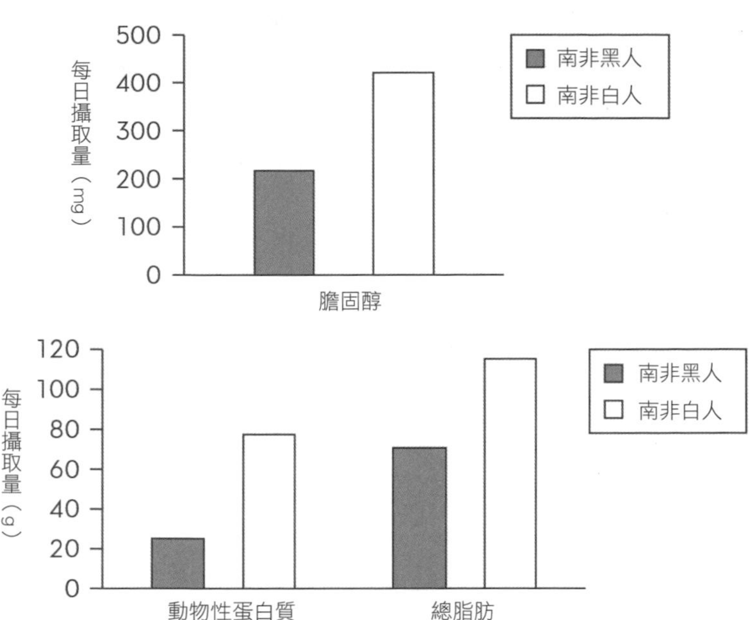

大腸癌的比例是黑人的十七倍，大家原以為這是因為黑人從未精製的玉米中攝取了大量膳食纖維[86]。不過，近年來南非黑人愈來愈常從市面上購買已經去除纖維質的精製玉米，現在他們纖維質攝取量甚至比白人還要低，然而黑人罹患結腸癌的比例仍然很低[87]，這不免令人懷疑，光靠膳食纖維能獲得多少防癌效果？

更新的研究[88]則指出，南非白人結腸癌比例較高，可能是因為他們攝取較多的動物性蛋白質（77相對於25公克／日）、總脂肪（115相對於71公克／日）與膽固醇（408相對於211毫克／日），如【表8.5】所示。

研究者認為，南非白人結腸癌比例會高出許多，可能與飲食中動物性蛋白質與脂肪的含量較有關，而非飲食中缺乏具有保護效果的膳食纖維[88]。

顯然，纖維質含量高、動物性食品含量低的天然飲食，可預防結直腸癌。數據明顯指出，**全食物植物性飲食可大幅降低結直腸癌比例，我們不需知道究竟是哪種纖維質、哪種機制在發揮作用**，甚至不需知道纖維質本身究竟有多少防癌成效。

蔬食多運動，直腸癌不來

二十世紀九十年代的研究指出，蔬菜水果含量低、動物性食品與精製碳水化合物含量高的飲食，不僅是促成結直腸癌的風險因子，同時也會提高胰島素抗阻（糖尿病）症候群的風險[89~91]；有鑑於此，科學家懷疑胰島素抗阻可能會造成結腸癌[89~94]，而能夠有助於控制胰島素抗阻的方式，也有助於預防結直腸癌，這種方式就是全食物蔬食，但全食物植物性飲食恰好含有大量碳水化合物，因而成為目前市場上大力抨擊的目標。

事實上，碳水化合物有兩種，一種是精製碳水化合物，另一種是複合碳水化合物。前者是以機械除去植物的外皮，製成澱粉與糖，而植物維他命、礦物質、蛋白質與纖維，卻多存在於外皮當中。這類食品（一般砂糖、白麵粉等）的營養價值很低，故應盡量避免用精製麵粉做成的麵食、含糖穀片、白麵包、糖果與含糖非酒精飲料。但是富含碳水化合物的全食物則要多吃，例如未精製的新鮮蔬果、糙米與燕麥等全穀類產品，這些食物非常有益健康，尤其取自蔬果來源的效果更好。

或許你曾聽說過鈣質可以幫助對抗結腸癌，這種說法容易被推論為牛奶可以對抗結腸癌。高鈣飲食能預防結腸癌的假設，主要是基於兩種理由：第一，鈣質可以阻礙結腸裡面關鍵細胞的生長[95]、[96]；第二，鈣質可與腸道中的膽酸結合。膽酸是肝臟分泌的，之後流向腸道，因此會進入大腸而促發結腸癌。由於鈣質能夠結合膽酸，因此據信可預防結腸癌。

研究團體證實高鈣飲食（一般是指富含乳製品的飲食），會阻礙結腸中某些細胞的生長[96]，然而並不是各種細胞生長的指標都出現一致的反應，不僅如此，這種看似有益健康的生化效應，是否真能減少癌細胞生長，其實並不清楚[95]、[97]。另一研究團體則證明，鈣質確實能減少可能有害的膽酸，不過也觀察到富含小麥的飲食，更能減少膽酸[98]。奇怪的是，若同時採用高鈣與富含小麥的飲食，結合膽酸的效果反而不如分別服用補充品[98]。這只能表示，把分別觀察到的營養影響加以結合之時，結果可能出人意料，飲食的情況便是如此。

我懷疑，藉由鈣質補充品或富含鈣質的牛奶而攝取大量鈣質的飲食，或許無法對結腸癌有所助益。中國鄉下的鈣質攝取量不多，幾乎不吃任何乳製品[99]，但結腸癌發生率並不較高，甚至比美國要低得多。全球鈣質攝取量最高的歐洲和北美，反倒是直腸癌的比例最高的地區。

另一項對結直腸癌非常重要的因素，就是多運動的生活型態。一般認為，多運動與較不易罹患結直腸很有關。世界癌症研究基金會與美國癌症研究中心曾針對二十項研究提出總結，這些研究中有十七項指出，運動有助於預防結腸癌[76]，可惜似乎缺乏有力的證據，說明這種現象的原因或運作方式。

不只是基因的錯

說到運動的好處，又得回到小布希總統。大家都知道他有慢跑的習慣，因此保有健康的身材，而大腸鏡的篩檢報告也說他健康無虞。然而，究竟什麼是大腸鏡？是不是真的值得檢查？所

全球中鈣質攝取量較高的歐洲和北美，反倒是直腸癌比例最高的地區。

謂大腸鏡檢查，是醫師用直腸探頭去檢查大腸，並尋找組織生長情形是否異常，其中，最常見的異常現象就是息肉。雖然腫瘤與息肉的關聯目前仍不確定，但多數的科學研究人員相信[100]、[101]，兩者和飲食的關係與基因特徵都相當相似，即如果大腸有非癌症問題（例如息肉），日後也可能發生癌症腫瘤。

因此，息肉與其他問題的篩檢是一種合理的方式，以避免日後罹患大腸癌。但如果你長了息肉怎麼辦？動手術移除息肉會不會降低癌症風險？根據全國性的研究顯示，如果能移除息肉，原本預期會結腸癌的比例將會下降76%至90%[101]、[102]，這項調查結果支持了定期篩檢[101]、[103]。一般建議，五十歲以上的成人應該每十年進行一次大腸鏡篩檢，若你結直腸癌的風險較高，則建議從四十歲開始進行，並提高檢查頻率。

以下幾種方式可大略估算個人罹患直腸癌的基因風險，例如從家中已罹患結直腸癌的近親人數來猜想自己罹癌的風險；也可做息肉篩檢；甚至還可以運用臨床檢驗來檢查[104]。

這個例子充分說明，基因研究可以讓我們更了解複雜的疾病，但在熱衷於研究結直腸癌的基因來由時，有兩件事情常被忽略：第一，**結直腸癌病例中能歸咎於已知遺傳基因的，僅占1%至3%**[101]。另外，10%至30%的病例[101]多發生在某些家庭（這種現象稱為「家族聚集」），也可能反映這種疾病顯然受遺傳影響。但這些數字都誇大了「基因造成」的癌症病例人數。

結直腸癌風險可歸咎於遺傳基因者，只有極少數的人（1%至3%），大部分與家族有關的結直腸癌病例（亦即另外的10%至30%），仍取決於環境與飲食因子，因為通常家族居住地與飲食習慣會相同。即便遺傳風險高，健康的植物性飲食也能控制基因展現，就算不能完全消除罹癌風險，也能大幅降低。高纖飲食可預防結腸癌，攝取再多也絕不會促成癌症。

攝護腺癌：男人的隱疾

攝護腺是男性的生殖器官，大小如核桃一般，位於膀胱與結腸中間，負責生產液體，有助於精子和女性的卵結合成受精卵。攝護腺不大，但引起的麻煩倒是很多。

又是動物性蛋白質

近期報告指出：「攝護腺癌是美國男性最常見的一種癌症，約占了所有腫瘤的25%。」[105]七十歲以上的男性約半數都有攝護腺癌潛伏[106]，這時癌症還靜悄悄的，尚不會帶來任何不適。攝護腺癌很常見，而且發展速度緩慢，診斷出罹患攝護腺癌的病患，只有7%會在五年內死亡[107]，因此大家不太知道該如何治療攝護腺癌，甚至該不該予以治療。病人與醫師的主要問題在於，相較於其他因素，攝護腺癌對生命造成的威脅大不大？

決定攝護腺癌是否已演變成可能威脅生命的一種標記，就是血液中攝護腺特異抗原（PSA）的濃度。若男性經診斷後，發現PSA指數高於4，則表示有攝護腺的問題；然而光靠這項檢驗，不足以斷定罹患攝護腺癌，尤其PSA指數剛好高於4時。由於PSA檢驗的不確定性，要做決定也特別困難，雖然我現在無法針對每個臨床情況一一解說，但我能提出一些研究，而這些研究都指出，飲食在攝護腺癌扮演了重要的角色。

雖然飲食與攝護腺癌的細節仍有爭議，但我們可以先看一些是研究團體早已接受、沒有爭議的假設：

❶各國攝護腺癌的比例差異，甚至比乳癌還懸殊。

❷攝護腺癌比例高的地區多是飲食與生活型態西化之國。

❸開發中國家的男性如果採取西式飲食方式，或遷居西方國家，罹患攝護腺的情形會增加。

上述攝護腺癌的疾病模式，與其他富裕病模式並無二致，主要說明雖然攝護腺癌會受基因左右，但是環境因子才是重要角色。接著，你一定猜到我要說植物性飲食好、動物性飲食不好吧！若再更具體一點地來說，飲食與攝護腺癌之間最一致、最特殊的關係之一，就是乳製品的攝取量。

二〇〇一年，哈佛發表了一項很有說服力的研究評論[108]：「十四項病例對照研究的十二項、九項世代研究中的七項皆可看到：乳製品與攝護腺癌在某種程度上具正相關；*這是當前發表的文獻中，攝護腺癌與飲食關係中最一致的指標*（斜體和底線為筆者所加）。在研究中，乳製品攝取量最高的男性，罹患攝護腺癌的風險為全體的兩倍；而攝護腺癌轉移或致命的風險，是攝取量低者的四倍。」[108] 這件事值得再三深思，「這是當前發表的文獻中，攝護腺癌與飲食關係中最一致的指標」，以及乳製品攝取量最高的男性，罹患攝護腺癌的風險為二到四倍。

另一項一九九八年所發表的研究，也提出類似的結論：「從生態資料來看，有一項研究指出每人的肉類與乳製品攝取量，和攝護腺癌死亡率為正相關。在病例對照研究與前瞻性研究中，有二十三項研究指出動物性蛋白質、肉、乳製品、蛋等主要促成因素，與高比例的攝護腺癌相關。值得注意的是，有六項研究都在年長的男性身上發現肉類與乳製品，和攝護腺癌關係，雖然有一種研究並未指出這種關係……攝護腺癌與乳製品的一致性，或多或少來自於其中的鈣與磷。」[109]

許多證據都顯示動物性食品與攝護腺癌有關。以乳製品而言，攝取其中的鈣與磷，可能也會影響是否罹患攝護腺癌。

會促癌的荷爾蒙

許多大型研究都觀察到攝護腺癌與動物性飲食的關係，尤其是含大量乳製品的飲食，若能了解二者關係的作用機制，論點會更明確有力。

第一種機制和「類胰島素生長因子第一型」（IGF-1）有關，它是一種會增進癌細胞生長的荷爾蒙，也會隨身體需求而分泌；它是癌症指標，就像膽固醇是心臟病的指標一樣。在正常情況下，這種荷爾蒙能有效控制細胞的「生長」，即控制自身的繁殖並拋棄老舊細胞，以確保人體健康，但有七項研究[110]指出，在不健康的情況下，IGF-1會更加活躍，除了會導致更多新細胞出現、生長加速，同時也會阻礙舊細胞的移除，這兩項因素都有利於癌症發展。那麼，這和我們吃的食物有何關係？原來，食用動物性食品會使血液中的生長激素IGF-1濃度提高[111]~[113]。

就攝護腺癌而言，血液中IGF-1濃度高出正常值者，罹患後期攝護腺癌的風險為五・一倍[110]。不僅如此，若此時男性血液中會結合或鈍化IGF-1活動的蛋白質含量偏低[114]，那麼罹患後期攝護腺癌的機率為九・五倍[110]，數字大得驚人，而食用諸如肉類與乳製品等動物性食品，則會製造更多的IGF-1[111]~[113]。

重要的維他命D

第二種作用機制則和維他命D的新陳代謝有關。維他命D並不需要從食物中攝取，只要每隔幾天曝曬於陽光下十五到三十分鐘，人體就能自行製造；除了陽光外，我們所吃的食物也會影響維他命D的製造。最活躍的維他命D，形成時會受到人體嚴密監控，而此過程能清楚看出人體有平衡的能力，不僅影響攝護腺癌，還會影響乳癌、結腸癌、骨質疏鬆與第一型糖尿病等自體免疫疾病（附錄C附有簡圖，以說明維他命D的運作）。

這個過程中的要素，是身體把從食物或陽光中所取得的維他命D，變成活性維他命D。活性維他命D能為全身帶來許多好處，比如預防癌症、自體免疫疾病與骨質疏鬆等疾病。不過，活性維他命D卻無法從食物或藥物中獲得，若把活性維他命D單獨製成藥品，效力會過強而不適合醫療使用；但是，你的身體卻能使用一系列經過仔細調節與感應的方式，製造份量恰到好處的活性維他命D，適時發揮最正確的效用。

研究發現，飲食會影響活性維他命D的製造，以及之後的使用方式，**食用動物性蛋白質常常會阻礙活性維他命D的製造，導致人體血液中活性維他命D的濃度過低**。如果濃度一直過低，就會導致攝護腺癌。同樣地，鈣質攝取量若持續偏高，營造出的體內環境也容易使活性維他命D減少，致使問題變得更嚴重。

牛奶與其他乳製品具動物性蛋白質和大量鈣質，這說明了乳製品攝取量與攝護腺為何相關，也提供生物合理性，說明觀察到的數據彼此吻合的原因。以下即本作用機制的回顧：

❶動物性蛋白質導致人體產生更多IGF-1，使得細胞的成長與移除失常，並促成癌症發展。

❷動物性蛋白質會抑制活性維他命D的產生。

❸過多鈣質（如牛奶）也會抑制活性維他命D的製造。

❹活性維他命D對人體健康具有多種健康效益，若活性維他命D的濃度持續過低，體內環境將會有利於各種癌症、自體免疫系統疾病、骨質疏鬆症和其他疾病的發展。

這段文章的重要性主要在說明食物各種好與不好的影響，在經過協調的反應後會產生預防攝護腺癌等疾病的效果。在探尋反應的網路時，要注意各種反應以許多方式一起運作，進而產生相同的效果的，比如預防疾病。沒有任何一種單獨的作用機制，能充分解釋癌症起因，但我確實知道，這些整體又廣泛的證據以非常協調的網路運作，而且還能支持食用乳製品與肉類會帶來高攝護腺癌風險的結論。

歐寧胥醫師對攝護腺癌的研究

在《救命飲食》第一版發行之後，在蔬食對攝護腺的可能影響方面，出現了一些令人注目的新研究。從一項隨機控制試驗中證明末期心臟病能透過蔬食改善的歐寧胥醫師，也在一些早期攝護腺癌患者身上使用了同樣的干預方法。這些患者捨棄手術、放療或化療，選擇了「觀察性等待」，也就是說，只監視癌症發展的跡象。如同之前提過的，攝護腺癌發展得很緩慢，而一般所使用的療法都具有永久性的副作用，所以有些早期攝護腺癌的患者會選擇觀察疾病，而不是立即性的干預。

歐寧胥醫師讓一組人參與一項包含減輕壓力、團體支持及運動的全食物蔬食療程，然後為另一組人開標準醫療藥方。相較於標準醫療組，飲食與生活方式組的攝護腺特定抗原（PSA，prostate specific antigen）指數，在經過十二個月的療程後下降了。而且，他們在細胞培養中的血液壓抑癌細胞生長能力，遠遠超過控制組病患的血液[115]。三個月後，實驗人員更發現，這些人在超過五百種的基因表現上有重大的改變[116]；此外，已知能促進癌細胞發展的基因也受到抑制。在兩年的療程中，標準醫療組裡有27%需要傳統治療（手術、放療或化療），而飲食與生活方式組裡只有5%的人需要傳統治療[117]。總括來說，歐寧胥醫師在早期攝護腺癌上驗證他在末期心臟病方面證實過的事：光靠飲食與生活方式的改變，就能終止、甚至逆轉這種可怕疾病。

就這一點而言，最近的研究發現，被診斷出罹患攝護腺癌且吃較偏向西式飲食（較多加工肉類及紅肉、高脂乳製品和精製穀物）的人，在十年內死於癌症的風險是二・五倍[118]，這應該也沒什麼好驚訝的了。而相較於一天攝取一份乳製品以下的攝護腺癌患者，攝取三份或三份以上乳製品的患者，他們在十年內死於癌症的風險則提升了141%[119]。

從歐寧胥醫師有力的干預研究和之前的觀察研究可知，我們很難否認飲食和生活方式在攝護腺癌的預防和治療上有強烈的影響。就湯姆身為一名實習醫生的觀點來看，我們所擁有的是如此切確的證據——包括觀察性、機械性和干預性的資料——所以每位醫生都應該告訴攝護腺癌患者，應該立即停止攝取乳製品，並且採取全食物蔬食飲食法。

最佳抗癌藥物

今年，有超過五十萬美國人在就醫時會被告知罹患了乳癌、攝護腺癌或大腸癌，三種癌症占了所有新病患的四成，不僅摧殘病患的生命，也危害家人與朋友。

過去，我們都對營養認知不多，也不知道營養對於健康的影響。然而，數十年過去了，情況並沒有什麼改變。很少有人會考慮採用全食物蔬食改善自己的健康，或許，是他們根本不知道這些資訊。

事實上，機構與提供資訊的人，大都不太願討論關於飲食的證據，甚至嗤之以鼻，因為把食物視為健康關鍵，嚴重挑戰了以藥物、放療與手術為本的傳統醫學。營養學專家、研究者與醫師團體，要不是不知道證據，就是不願意分享，使得美國人都被蒙在鼓裡，無法得知能挽救性命的資訊。

現在，已有充分的證據顯示，醫生應討論以改變飲食方式當作癌症預防與治療的可能途徑，甚至指出美國政府應討論飲食毒性就是癌症的最大原因，此外，這些證據也明白證實，各地乳

大部分的癌症機構，都不願討論關於飲食的建議，甚至嗤之以鼻，因為這嚴重挑戰了以藥物和手術為本的傳統醫學。

癌協會、攝護腺與大腸癌相關機構，應提供充足的資訊，讓各地的美國人都知道全食物蔬食是效果極佳的抗癌藥物。

若能如此，明年求醫時得知自己罹患乳癌、攝護腺癌與大腸癌的人，將不到五十萬名。後年，就不會有那麼多朋友、同事與家人得到最可怕的診斷，之後也會逐年減少。未來癌症人數減少的希望，確實可以成真，而能保證大家健康的未來，也絕對值得追求。

1.雌激素以游離、未結合的型式呈現。

2.雌激素的影響力取決於好幾項類似的因子，不過，通常都是來自於雌二醇（estradiol）。我將會用一般常用的詞「雌激素」，來囊括所有與雌二醇有同樣影響力的類固醇和相關的女性荷爾蒙。女性體內極少量的睪丸素也顯示出同樣的影響。

3.Wu AH, Pike MC, and Stram DO. "Meta-analysis: dietary fat intake, serum estrogen levels, and the risk of breast cancer." *J. Nat. Cancer Inst*. 91(1999): 529-534.

4.Bernstein L, and Ross RK. "Endogenous hormones and breast cancer risk." *Epidemiol. Revs.* 15 (1993): 48-65.

5.Pike MC, Spicer DV, Dahmoush L, et al. "Estrogens, progestogens, normal breast cell proliferation, and breast cancer risk." *Epidemiol. Revs.* 15 (1993): 17-35.

6.Bocchinfuso WP, Lindzey JK, Hewitt SC, et al. "Induction of mammary gland development in estrogen receptor-alpha knockout mice." *Endocrinology* 141 (2000): 2982-2994.

7.Atwood CS, Hovey RC, Glover JP, et al. "Progesterone induces side-branching of the ductal epithelium in the mammary glands of peripubertal mice." *J. Endocrinol*. 167 (2000): 39-52.

8.Rose DP, and Pruitt BT. "Plasma prolactin levels in patients with breast cancer." *Cancer* 48 (1981): 2687-2691.

9.Dorgan JF, Longcope C, Stephenson HE, Jr., et al. "Relation of prediagnostic serum estro gen and androgen levels to breast cancer risk." *Cancer Epidemiol Biomarkers Prev* 5 (1996): 533-539.

10.Dorgan JF, Stanczyk FZ, Longcope C, et al. "Relationship of serum dehydroepiandrosterone (DHEA), DHEA sulfate, and 5-androstene-3 beta, 17 beta-diol to risk of breast cancer In postmenopausal women." *Cancer Epidemiol Biomarkers Prev* 6 (1997): 177-181.

11.Thomas HV, Key TJ, Allen DS, et al. "A prospective study of endogenous serum hormone concentrations and breast cancer risk in post-menopausal women on the island of Guernsey" *Brit.J. Cancer* 76(1997): 410-405.

12.Hankinson SE, Willett W, Manson JE, et al. "Plasma sex steroid hormone levels and risk of breast cancer in postmenopausal women." *J. Nat. Cancer Inst.* 90 (1998): 1292-1299.

13.Rosenthal MB, Barnard RJ, Rose DP, et al. "Effects of a high-complex-carbohydrate, low-fat, low-cholesterol diet on levels of serum lipids and estradiol." *Am. J. Med.* 78 (1985): 23-27

14.Adlercreutz H. "Western diet and Western diseases: some hormonal and biochemical mechanisms and associations." *Scand. J. Clin. Lab. Invest.* 50(Suppl.201) (1990): 3-23.

15.Heber D, Ashley JM, Leaf DA, et al. "Reduction of serum estradiol in postmenopausal women given free access to low-fat high-carbohydrate diet." *Nutrition* 7(1991):137-139.

16.Rose DP, Goldman M, Connolly JM, et al. "High-fiber diet reduces serum estrogen concentrations in premenopausal women." *Am. J. Clin. Nutr*.54(1991): 520-525

17.Rose DP, Lubin M, and Connolly JM. "Effects of diet supplementation with wheat bran on serum estrogen levels in the follicular and luteal phases of the menstrual cycle." *Nutrition* 13 (1997): 535-539.

18.Tymchuk CN, Tessler SB, and Barnard RJ. "Changes in sex hormone-binding globulin, insulin, and serum lipids in postmenopausal women on a low-fat, high-fiber diet combined with exercise." *Nutr. Cancer* 38 (2000): 158-162.

19.Prentice R, Thompson D, Clifford C, el al. "Dietary fat reduction and plasma estradiol concentration in healthy postmenopausal women." *J. Natl. Cancer Inst.* 82 (1990): 129-134.

20.Key TJA, Chen J, Wang DY, et al. "Sex hormones in women in rural China and in Britain." *Brit. J. Cancer* 62 (1990): 631-636.

21.Boyar AP, Rose DP, and Wynder EL. "Recommendations for the prevention of chronic disease: the application for breast discase." *Am. J. Clin. Nutr*. 48(3 Suppl) (1988): 896-900.

22.Nandi S, Guzman RC, and Yang J. "Hormones and mammary carcinogenesis in mice, rats and humans: a unifying hypothesis." *Proc. National Acad. Sci* 92 (1995): 3650-3657.

23.Peto J, Easton DF, Matthews FE, et al. "Cancer mortality in relatives of women with breast cancer, the OPCS study." *Int. J. Cancer* 65 (1996): 275-283.

24.Colditz GA, Willett W, Hunter DJ, et al. "Family history, age, and risk of breast cancer. Prospective data from the Nurses' Health Study."*JAMA* 270 (1993): 338-343.

25.National Human Genome Research Institute. "Learning About Breast Cancer." Accessed at http://www.genome.gov10000507#ql

26.Futreal PA, Liu Q, Shattuck-Eidens D, et al. "BRCA1 mutations in primary breast and ovarian carcinomas." *Science* 266 (1994): 120-122.

27.Miki Y, Swensen J, Shattuck-Eidens D, et al. "A strong candidate for the breast and ovarian cancer susceptibility gene BRCA1." *Science* 266 (1994): 66-71.

28.Wooster R, Bignell G, Lancaster J, et al. "Identification of the breast cancer susceptibility gene BRCA2." *Nature* 378 (1995): 789-792.

29.Tavtigian SV, Simard J, Rommens J, et al. "The complete BRCA2 gene and mutations in chromosome 13q-linked kindreds." *Nat. Genet* 12 (1996): 333-337.

30.Ford D, Easton D, Bishop DT, et al. "Risks of cancer in BRCA1 mutation carriers." *Lancet* 343(1994): 692-695.

31.Antoniou A, Pharoah PDP, Narod S, et al. "Average risks of breast and ovarian cancer associated with BRCA1 or BRCA2 mutations detected in case series unselected for family history: a combined analysis of 22 studies." *Am. J. Hum. Genet*. 72 (2003): 1117-1130.

32.Newman B, Mu H, Butler LM, et al. "Frequency of breast cancer attributable to BRCA1 in a population-based series of American women." *JAMA* 279 (1998): 915-921.

33.Peto J, Collins N, Barfoot R, et al. "Prevalence of BRCA1 and BRCA2 gene mutations in patients with early-onset breast cancer." *J. Nat. Cancer Inst.* 91 (1999): 943-949.

34.Tabar L, Fagerberg G, Chen HH, et al. "Efficacy of breast cancer screening by age. New results from the Swedish Two-County Trial." *Cancer* 75 (1995): 2507-2517.

35.Bjurstram N, Bjorneld L, Duffy SW, et al. "The Gothenburg Breast Cancer Screening Trial: first results on mortality, incidence, and mode of detection for women ages 39-49 years at randomization." *Cancer* 80 (1997): 2091-2099.

36.Frisell J, Lidbrink E, Hellstrom L, et al. "Follow-up after 11 years: update of mortality results in the Stockholm mammographic screening trial." *Breast Cancer Res. Treat* 1997 45 (1997): 263-270.

37.Greenlee RT, Hill-Harmon MB, Murray T, et al. "Cancer statistics, 2001." *CA Cancer J. Clin.* 51(2001): 15-36.

38.Cairns J. "The treatment of diseases and the War against Cancer." *Sci. Am*. 253 (1985):31-39.

39.Cuzick J, and Baum M. "Tamoxifen and contralateral breast cancer." *Lancet* 2 (1985): 282.

40.Cuzick J, Wang DY, and Bulbrook RD. "The prevention of breast cancer." *Lancet* 1 (1986):83-86.

41.Fisher B, Costantino JP, Wickerham DL, et al. "Tamoxifen for prevention of breast cancer: report of the National Surgical Adjuvant Breast and Bowel Project P-l Study." *J. Nat. Cancer Inst*. 90 (1998): 1371-1388.

42.Freedman AN, Graubard BI, Rao SR, et al. "Estimates of the number of U.S. women who could benefit from tamoxifen for breast cancer chemoprevention." *J. Nat. Cancer Inst*. 95 (2003): 526-532.

43.Powles T, Eeles R, Ashley S, et al. "Interim analysis of the incidence of breast cancer in the Royal Marsden Hospital tamoxifen randomised chemoprevention trial." *Lancet* 352 (1998): 98-101.

44.Veronesi U, Maisonneuve P, Costa A, et al. "Prevention of breast cancer with tamoxifen: preliminary findings from the Italian randomised trial among hysterectomised women." *Lancet* 352 (1998): 93-97.

45.Cuzick J. "A brief review of the current breast cancer prevention trials and proposals for future trials." *Eur J Cancer* 36 (2000): 1298-1302.

46.Cummings SR, Eckert S, Krueger KA, et al. "The effect of raloxifene on risk of breast cancer in postmenopausal women: results from the MORE randomized trial."*JAMA* 281 (1999):2189-2197

47.Dorgan JF,Hunsberger S, A., McMahon RP, et al. "Diet and sex hormones in girls: findings from a randomized controlled clinical trial." *J. Nat. Cancer Inst*. 95 (2003): 132-141.

48.Ornish D, Scherwitz LW, Billings JH, et al. "Intensive lifestyle changes for reversal of coronary heart disease." *JAMA* 280 (1998): 2001-2007.

49.Esselstyn CB, Ellis SG, Medendorp SV, et al. "A strategy to arrest and reverse coronary artery disease: a 5-year longitudinal study of a single physician's practice." *J. Family Practice* 41 (1995): 560-568.

50.Ornish D, Weidner G, Fair WR, et al. "Intensive lifestyle changes may affect the progression of prostate cancer." *J. Urol.* 174 (2005): 1065 - 1069; discussion 1069 - 1070.
51.Hildenbrand GLG, Hildenbrand LC, Bradford K, et al. "Five-year survival rates of melanoma patients treated by diet therapy after the manner of Gerson: a retrospective review." *Alternative Therapies in Health and Medicine* 1 (1995): 29-37.
52.Youngman LD, and Campbell TC. "Inhibition of aflatoxin B1-induced gamma-glulamyl transpeptidase positive (GGT+) hepatic preneoplastic foci and tumors by low protein diets: evidence that altered GGT+ foci indicate neoplastic potential." *Carcinogenesis* 13 (1992):1607-1613.
53.Ronai Z, Gradia S, E1-Bayoumy K, et al. "Contrasting incidence of ras mutations in rat mammary and mouse skin tumors induced by anti-benzo[c]phenanthrene-3,4-diol-1,2-epoxide." *Carcinogensis* 15 (1994): 2113-2116.
54.Jeffy BD, Schultz EU, Selmin O. et al. "Inhibition of BRCA-1 expression by benzo[a] pyrene and diol epoxide." *Mol. Carcinogenesis* 26 (1999): 100-118.
55.Gammon MD, Santella RM, Neugut AI, et al. "Environmental toxins and breast cancer on Long Island. I. Polycyclic aromatic hydrocarbon DNA adducts." *Cancer Epidemiol Biomarkers Prev* 11 (2002): 677-685.
56.Gammon MD, Wolff MS, Neugut AI, et al. "Environmental toxins and breast cancer on Long Island. II. Organchlorine compound levels in blood." *Cancer Epidemiol Biomarkers Prev* 11 (2002): 686-697
57.Gray J, Evans N, Taylor B, Rizzo J, and Walker M. "State of the evidence: the connection between breast cancer and the environment." *Int. J. Occup. Environ. Health* 15 (2009): 43 - 78; Brophy JT, et al. "Breast cancer risk in relation to occupations with exposure to carcinogens and endocrine disruptors: a Canadian case-control study." *Environ. Health* 11 (2012): 1 - 17.
58.Brophy JT, et al. "Breast cancer risk in relation to occupations with exposure to carcinogens and endocrine disruptors: a Canadian case-control study." *Environ. Health* 11 (2012): 1 - 17.
59.Gray J, Evans N, Taylor B, Rizzo J, and Walker M. "State of the evidence: the connection between breast cancer and the environment." *Int. J. Occup. Environ. Health* (2009): 15, 43 - 78.
60.Michels KB, Mohllajee AP, Roset-Bahmanyar E, Beehler GP, and Moysich KB. "Diet and breast cancer. A review of the prospective observational studies." *Cancer* 109 (2007): 2712 - 2749.
61.Campbell TC, and Hayes JR. "Role of nutrition in the drug metabolizing system." *Pharmacol. Revs.* 26 (1974): 171 - 197; Campbell TC, and Hayes JR. "The effect of quantity and quality of dietary protein on drug metabolism." *Fed. Proc.* 35 (1976): 2470 - 2474.
62.Weatherholz WM, Campbell TC, and Webb RE. "Effect of dietary protein levels on the toxicity and metabolism of heptaclor." *J. Nutr.* 98 (1969): 90 - 94.
63.Mgbodile MUK, Hayes JR, and Campbell TC. "Effect of protein deficiency on the inducibility of the hepatic microsomal drug-metabolizing enzyme system. II. Effect on enzyme kinetics and electron transport system." *Biochem. Pharmacol.* 22 (1973): 1125 - 1132; Hayes JR, and Campbell TC. "Effect of protein deficiency on the inducibility of the hepatic microsomal drug-metabolizing enzyme system. III. Effect of 3-methylcholanthrene induction on activity and binding kinetics." *Biochem. Pharmacol.*

23 (1974): 1721 - 1732.

64.Huang HH, Hawrylewicz EJ, Kissane JQ, and Drab EA. "Effect of protein diet on release of prolactin and ovarian steroids in female rats." *Nutr. Rpts. Int.* 26 (1982): 807 - 820.

65.Rose DP, Goldman M, Connolly JM, and Strong LE. "High-fiber diet reduces serum estrogen concentrations in premenopausal women." *Am. J. Clin. Nutr.* 54 (1991): 520 - 525.

66.Rose DP, Boyar AP, Cohen L, and Strong, LE. "Effect of a low-fat diet on hormone levels in women with cystic breast disease. I. Serum steroids and gonadotropins." *J. Natl. Cancer Inst.* 78 (1987): 623 - 626.

67.Humphries KH, and Gill S. "Risks and benefits of hormone replacement therapy: the evidence speaks." *Canadian Med. Assoc. Journ.* 168 (2003): 1001-1010.

68.Writing Group for the Women's Health Initiative Investigators. "Risks and benefits of estrogen plus progestin in healthy postmenopausal women: principal results from the Women's Health Initiative Randomized Controlled Trial." *JAMA* 288 (2002): 321-333.

69.Hulley S, Grady D, Bush T, et al. "Randomized trial of estrogen plus progestin for secondary prevention of coronary heart disease in postmenopausal women. Heart and Estrogen/progestin Replacement Study (HERS) Research Group." *JAMA* 280 (1998): 605-613.

70.雖然這項發現在統計數字上不是那麼顯著，但是它與「女性健康促進計畫」（WHI）的研究結果之間，有著高度的一致性，這點就十分引人注目。

71.Ravdin PM, et al. "The decrease in breast-cancer incidence in 2003 in the United States." *New Engl. J. Med.* 356 (2007): 1670 - 1674.

72.International Agency for Cancer Research. "Globocan" (accessed 18 October 2002), http://www-dep.iarc/globocan.html."

73.Kinzler KW, and Vogelstein B. "Lessons from Heredity. Colorectal Cancer." *Cell* 87 (1996):159-170.

74.Ferlay J, Bray F, Pisani P, et al. *GLOBOCAN 2000: Cancer Incidence, mortality and prevalence worldwide, Version 1.0*. Lyon, France: IARCPress, 2001.

75.Limited version of Ferlay et al. document available at http://www.dep.iarc.fr/globocan/globocan.htm, last updated on 03/02/2001.

76.Expert Panel. *Food, nutrition and the prevention of cancer, a global perspective.* Washington, DC: American Institute for Cancer Research/World Cancer Research Fund, 1997.

77.Armstrong D, and Doll R. "Environmental factors and cancer incidence and mortality in different countries, with special reference to dietary practices." *Int. J. Cancer* 15 (1975):617-631.

78.Burkitt DP. "Epidemiology of cancer of the colon and the rectum. "*Cancer* 28 (1971): 3-13.

79.Jansen MCJF, Bueno-de-Mesquita HB, Buzina R, et al. "Dietary fiber and plant foods in relation to colorectal cancer mortality: The Seven Countries Study." *Int. J. Cancer* 81 (1999):174-179.

80.Whiteley LO, and Klurfeld DM. "Are dietary fiber-induced alterations in colonic epithelial cell proliferation predictive of fiber's effect on colon cancer?" *Nutr. Cancer* 36 (2000): 131-149.

81.所有這些相關在統計數字上都不是那麼顯著，但是纖維質和結直腸癌之間所呈現的負相關（反比），卻是令人印象深刻。

82.Campbell TC, Wang G, Chen J, et al. "Dietary fiber intake and colon cancer mortality in The People's Republic of China." *In*: D. Kritchevsky, C. Bonfield and J. W. Anderson (eds.), *Dietary Fiber*, pp. 473-480. New York, NY: Plenum Publishing Corporation, 1990.

83.Trock B, Lanza E, and Greenwald P. "Dietary fiber, vegetables, and colon cancer: critical review and meta-analysis of the epidemiologic evidence." *J. Nat. Cancer Inst*. 82 (1990):650-661.

84.Howe GR, Benito E, Castelleto R, et al. "Dietary intake of fiber and decreased risk of cancers of the colon and rectum: evidence from the combined analysis of 13 case-control studies." *J. Nat. Cancer Inst.* 84 (1992): 1887-1896.

85.Bingham SA, Day NE, Luben R, et al. "Dietary fibre in food and protection against colorectal cancer in the European Prospective Investigation into Cancer and Nutrition (EPIC): an observational study." *Lancet* 361 (2003): 1496-1501.

86.O'Keefe SJD, Ndaba N, and Woodward A. "Relationship between nutritional status, dietary intake patterns and plasma lipoprotein concentrations in rural black South Africans." *Hum. Nutr. Clin. Nutr*. 39 (1985): 335-341.

87.Sitas F. "Histologically diagnosed cancers in South Africa, 1988." *S. African Med. J.* 84 (1994):344-348.

88.O'Keefe SJD, Kidd M, Espitalier-Noel G, et al. "Rarity of colon cancer in Africans is associated with low animal product consumption, not fiber." *Am. J. Gastroenterology* 94 (1999):1373-1380.

89.McKeown-Eyssen G. "Epidemiology of colorectal cancer revisited: are serum triglycerides and/or plasma glucose associated with risk?" *Cancer Epidemiol Biomarkers Prev* 3 (1994):687-695.

90.Giovannucci E. "Insulin and colon cancer." *Cancer Causes and Control* 6 (1995): 164-179.

91.Bruce WR, Giacca A, and Medline A. "Possible mechanisms relating diet and risk of colon cancer." *Cancer Epidemiol Biomarkers.Prev* 9 (2000): 1271-1279.

92.Kono S, Honjo S, Todoroki I, et al. "Glucose intolerance and adenomas of the sigmoid colon in Japanese men (Japan)." *Cancer Causes and Control* 9 (1998): 441-446.

93.Schoen RE, Tangen CM, Kuller LH, et al. "Increased blood glucose and insulin, body size, and incident colorectal cancer." *J. Nat. Cancer Inst*. 91 (1999): 1147-1154.

94.Bruce WR, Wolever TMS, and Giacca A. "Mechanisms linking diet and colorectal cancer: the possible role of insulin resistance." *Nutr. Cancer* 37 (2000): 19-26.

95.Lipkin M, and Newmark H. "Development of clinical chemoprevention trials." *J. Nat. Cancer Inst.* 87 (1995): 1275-1277

96.Holt PR, Atillasoy EO, Gilman J, et al. "Modulation of abnormal colonic epithelial cell proliferation and differentiation by low-fat dairy foods. A randomized trial." *JAMA* 280 (1998):1074-1079.

97.Mobarhan S. "Calcium and the colon: recent findings." *Nutr. Revs*. 57 (1999): 124-126.

98.Alberts DS, Ritenbuagh C, Story JA, et al. "Randomized, double-blinded, placebo-controlled study of effect of wheat bran fiber and calcium on fecal bile acids in patients with resected adenomatous colon polyps." *J. Nat. Cancer Inst.* 88 (1996): 81-92.

99.Chen J, Campbell TC, Li J, et al. *Diet, life-style and mortality in China. A study of the characteristics of 65 Chinese counties.* Oxford, UK; Ithaca, NY; Beijing, PRC: Oxford University Press; Cornell University Press; People's Medical Publishing House, 1990.

100.Jass JR. "Colon cancer: the shape of things to come." *Gut* 45 (1999): 794-795.
101.Burt RW "Colon cancer screening." *Gastroenterology* 119 (2000): 837-853.
102.Winawer SJ, Zauber AG, Ho MN, et al. "Prevention of colorectal cancer by colonoscopic polypectomy." *New Engl. J. Med*. 329 (1993): 1977-1981.
103.Pignone M, Rich M, Teutsch SM, et al. "Screening for colorectal cancer in adults at average risk: a summary of the evidence for the U.S. Preventive Services Task Force." *Ann. Internal Med*. 137 (2002): 132-141.
104.Scott RJ, and Sobol HH. "Prognostic implications of cancer susceptibility genes: Any news?" *Recent Results in Cancer Research* 151 (1999): 71-84.
105.Lee ML, Wang R-T, Hsing AW, et al. "Case-control study of diet and prostate cancer in China." *Cancer Causes and Control* 9 (1998): 545-552.
106.Villers A, Soulie M, Haillot O, et al. "Prostate cancer screening (III): risk factors, natural history, course without treatment." *Progr. Urol*. 7 (1997): 655-661.
107.Stanford JL. "Prostate cancer trends 1973-1995." Bethesda, MD: SEER Program, National Cancer Institute, 1998.
108.Chan JM, and Giovannucci EL. "Dairy products, calcium, and vitamin D and risk of prostate cancer." *Epidemiol. Revs*. 23 (2001): 87-92.
109.Giovannucci E. "Dietary influences of 1,25 $(OH)_2$ vitamin D in relation to prostate cancer: a hypothesis." *Cancer Causes and Control* 9 (1998): 567-582.
110.Chan JM, Stampfer MJ, Ma J, et al. "Insulin-like growth factor-I (IGF-I) and IGF binding protein-3 as predictors of advanced-stage prostate cancer." *J Natl Cancer Inst* 94 (2002):1099-1109.
111.Doi SQ, Rasaiah S, Tack I, et al. "Low-protein diet suppresses serum insulin-like growth factor-1 and decelerates the progresseion of growth hormone-induced glomerulosclerosis." *Am. J. Nephrol*. 21 (2001): 331-339.
112.Heaney RP, McCarron DA, Dawson-Hughes B, et al. "Dietary changes favorably affect bond remodeling in older adults." *J. Am. Diet. Assoc.* 99 (1999): 1228-1233.
113.Allen NE, Appleby PN, Davey GK, et al. "Hormones and diet: low insulin-like growth factor-I but normal bioavailable androgens in vegan men." *Brit. J. Cancer* 83 (2000): 95-97.
114.Cohen P, Peehl DM, and Rosenfeld RG. "The IGF axis in the prostate." *Horm. Metab. res.* 26 (1994): 81-84.
115.Ornish D, Weidner G, Fair WR, et al. "Intensive lifestyle changes may affect the progression of prostate cancer." *J. Urol.* 174 (2005): 1065 - 1069; discussion 1069 - 1070.
116.Ornish D, Magbanua MJ, Weidner G, et al. "Changes in prostate gene expression in men undergoing an intensive nutrition and lifestyle intervention." *Proc. Natl. Acad. Sci. USA*. 105 (2008): 8369 - 8374.
117.Frattaroli J, Weidner G, Dnistrian AM, et al. "Clinical events in prostate cancer lifestyle trial: results from two years of follow-up." *Urol.* 72 (2008): 1319 - 1323.
118.Yang M, Kenfield SA, Van Blarigan EL, et al. "Dietary patterns after prostate cancer diagnosis in relation to disease-specific and total mortality." *Cancer Prev. Res.* 8 (2015): 545 - 551.
119.Yang M, Kenfield SA, Van Blarigan EL, et al. "Dairy intake after prostate cancer diagnosis in relation to disease-specific and total mortality." *Int. J. Cancer* 137 (2015): 2462 - 2469.

9

自殺的自體免疫疾病
Autoimmune Diseases

《救命飲食》闡述了開創性的研究調查，為醫師、科學家與注重健康者提出尋找已久的解答。本書從多年的悉心研究中，挖掘出驚人的答案，回答當代最重要的營養學問題。

—Neal Barnard 醫師；美國責任醫療醫師委員會主席

自體免疫系統疾病是所有疾病中，最會悄悄帶來危害的一類，不僅治療不易，且最後病患都將逐漸喪失身心功能。和心臟病、癌症、肥胖與第二型糖尿病不同的是，自體免疫疾病患者是人體有系統地攻擊自身，而病患幾乎必敗無疑。

在美國，每年有二十五萬人被診斷出罹患八十多種不同自體免疫疾病中的一項[1]、[2]，女性比男性更容易「中獎」，是男性的二・七倍。全世界有7至10％的人罹患自體免疫疾病，但單單在美國，這樣的患者就有數千萬名[3]。

最常見的免疫疾病如【表9.1】[2]所示，前九種占了97％[2]，其中研究最多的是多發性硬化症（MS）、類風濕性關節炎、狼瘡、第一型糖尿病[2]，而這些疾病與飲食關聯的研究，數量也最

表9.1　常見自體免疫系統疾病（依常見程度排序）

1.葛瑞夫氏症（甲狀腺機能亢進）	10.修格連氏症（乾燥症）
2.類風濕性關節炎	11.重症肌無力
3.甲狀腺炎（甲狀腺官能不足）	12.多數肌炎／皮肌炎
4.白斑病	13.愛迪生氏症（腎上腺功能不足）
5.惡性貧血	14.硬皮病
6.血管球性腎炎	15.原發性膽汁鬱積肝硬化
7.多發性硬化症	16.葡萄膜炎
8.第一型糖尿病	17.慢性活動性肝炎
9.紅斑性狼瘡	

多。其他未列出的疾病，還有風濕性心臟病[4]、發炎性腸道疾病[5]、克隆氏症[5]，並可能包括帕金森氏症[6]。

雖然每種疾病的名字聽起來很不相同，但近來評論指出[2]：「……把這些疾病視為同一類別，非常重要。」這些疾病往往會有相似的臨床背景[4]、[7]、[8]：有時候，一名病患不只罹患一種自體免疫疾病，而從與病患居住於同一地區的人口中，也常找得到其他病例[2]；以多發性硬化症與第一型糖尿病來說，種族與地理分布幾乎相同[9]。大體而言，距離赤道愈遠的地區，自體免疫疾病也愈常出現，這種現象在一九二二年就已為人所知[10]，例如北半球高緯度地區的多發性硬化症盛行率為赤道地區的一百倍[11]。

這些疾病有一些共同特徵，因此把自體免疫疾病看成同一類重大疾病其實並不離譜，只不過，我們一般會因其發生在身體不同部位而有不同的名稱——像癌症也以發生的部位來命名。和癌症十分類似的是，所有自體免疫疾病都是因為一組作用機制出了問題，就自體免疫疾病而言，其作用機制就是免疫系統誤傷了自己體內的細胞，所有自體免疫疾病都與免疫系統「造反」有關——我們的體內發生了嚴重的叛變，身體成了自己的大敵。

對抗入侵者

免疫系統出奇複雜，常聽到別人把免疫系統當成一個可辨識出來的器官，像肺臟那樣，真是離譜至極！**免疫系統是一套「系統」，而不是一個器官。**

基本上，免疫系統的設計就好像軍事網路，用來抵抗外來入侵者。這套系統的「士兵」就是白血球，而白血球又有好幾種不同的分類，以從事不同任務，就好像陸、海、空軍，各有專長、各司其職。

免疫系統的「募兵中心」位於骨骼中的骨髓，骨髓會生產一種特化的「幹細胞」，其中有些細胞會釋放到循環系統，供全身各處利用，這些細胞叫B細胞（B就代表「骨骼」），其他骨髓所形成的細胞則會移動到位於心臟上方的胸腺，繼續發育特化，這些細胞則稱作T細胞。這些「士兵」細胞會和其他特殊細胞聯合起來，擬定出縝密的防禦計畫，在體內各個重要交叉口集結，例如脾臟與淋巴結，而這些集結點就好像指揮控制中心，士兵細胞在此重新編隊，攻擊外來的入侵者。

這些細胞的編制非常靈活，能回應不同的環境以及外來物質，即便這些情況先前並未發生過——免疫系統對於外來者的反應非常有創意，堪稱大自然的奇蹟。

外來入侵者是稱作「抗原」的蛋白質分子，這些外界細胞可能是細菌或病毒，企圖癱瘓健全的人體，因此免疫系統注意到這些外來細胞或抗原時，就會予以摧毀。外來抗原是以不同的胺基酸排序所組成的蛋白質，各有不同身分，就像每個人的臉都不

免疫系統的自我毀滅行動，是所有疾病中最會悄悄帶來危害的一類，而痛苦的病患幾乎必敗無疑。

同一樣，這是因為能夠製造蛋白質的胺基酸非常多種，所以也造成非常多張不同的「臉」。

為對抗這些抗原，我們的免疫系統必須「量身訂做」每次攻擊，其對策是製作每個攻擊者的「鏡相」（mirror images）蛋白質，它能與抗原完全相合並摧毀之。基本上，免疫系統為每張要對付的臉製造出一個模型，在第一次碰見敵人之後，就用這種特製的模型逮住入侵者，把它消滅，這些模型可能是B細胞抗體，或是以T細胞為基礎的受體蛋白質。

當身體記住了每次對付外來者的防禦工事，自然就能獲得免疫。比方說，首次接觸水痘時是一場硬仗，但是第二次面對時，身體就知道該如何應付，於是戰爭能縮短、不那麼痛苦，且更容易打勝仗，甚至根本不會生病。

免疫系統的自殺行動

免疫系統固然可以幫助人體抵抗外來蛋白質，但是也會攻擊原本的保護對象，即人體組織。所有的自體免疫疾病都可看到這種自我毀滅的過程，看起來就像人體在自殺。

在自我毀滅的行為當中，有一項叫「分子擬態」（molecular mimicry）的重要機制，即體內細胞兵團想摧毀的外來入侵者看起來和我們自身的細胞一樣，於是免疫系統做出的「模型」不僅適合入侵者，也適合我們自身的細胞。在某些情況下，免疫系統會摧毀所有適合該模型的一切，包括我們自己的細胞。自我毀滅的過程極為複雜，牽涉到免疫系統許多不同的策略，這些策略都有相同的致命缺陷——無法辨別蛋白質是入侵的外來者，或是我們的自身細胞。然而，**我們吃的食物中，可能會有欺騙人體、讓人體攻擊自身細胞的抗原**。比方在消化過程中，有些蛋白質還沒在腸道完全分解成胺基酸就進入血液中，而免疫系統會把這些尚未消化完全的蛋白質當成是外來入侵者，於是開始製作模型來摧毀它們，卻也引發自我毀滅的自體免疫過程。

許多食物中存在著會模擬人體蛋白質的外來蛋白質，其中一種就是牛奶。一般而言，我們的免疫系統大多時候都相當聰明，會安排預防措施，避免攻擊到原本要保護的身體，即使外來的抗原看似我們自身的細胞，但免疫系統還是能分辨。事實上，免疫系統還會利用我們自身的細胞，來練習製作模型，以對抗外來的入侵抗原，卻不會真正傷害「自己人」。

這個過程可用備戰時的訓練營來比擬，當免疫系統運作適當時，可用人體中看似抗原的細胞來練兵，但並不會真正傷害這些細胞，這樣細胞兵團便可隨時準備好擊退入侵的抗原。

免疫系統運用一套極為精密的過程，以決定該攻擊哪些蛋白質，又該放過哪些蛋白質[12]。這個過程非常複雜，它為什麼會失靈而導致自體免疫疾病，原因還不明朗。我們只知道免疫系統無法分辨身體細胞與入侵抗原，此時，自身的細胞不被拿來「練兵」，而是一同和入侵者被消滅了。

孩童夢魘：第一型糖尿病

以第一型糖尿病而言，免疫系統會攻擊負責製造胰島素的胰臟細胞。這種無法治癒的嚴重疾病發生在孩童身上，使得許多有小孩的家庭陷入痛苦的困境；但多數人都不知道，第一型糖尿病與飲食有關，尤其是乳製品。文獻清楚記載，牛奶蛋白質會引發第一型糖尿病[13]~[15]，其發生過程可能如下所述：

❶小孩以母乳哺育的時間還不夠長，就改餵嬰兒奶粉，裡面可能含有牛奶蛋白質。

❷牛奶到了小腸之後被消化分解成胺基酸。

❸有些小孩無法完全消化牛奶，於是原來蛋白質的胺基酸鍊或碎塊仍留在腸子裡。

❹免疫系統認為碎塊是外來入侵者，便動手消滅它們。

❺不幸的是，有些碎塊看起來和負責產生胰島素的胰臟細胞一模一樣。

❻免疫系統無法辨識牛奶蛋白質碎塊與胰臟細胞的差別，把它們一視同仁地消滅，孩子因而無法生產胰島素。

❼孩子罹患了第一型糖尿病，成為終身患者。

若把這個過程總結，則非常值得注意：第一型糖尿病是一種發生在孩子身上的重大疾病，而這個問題的可能禍首，就是牛奶。因為種種顯而易見的因素，這種說法也名列今天營養學上最具爭議性的問題。

關於牛奶的影響，另一項更令人印象深刻的報告是在二十幾年前發表的，一九九二年《新英格蘭醫學期刊》[13]上刊載，芬蘭研究者從四到十二歲的第一型糖尿病病童身上採取血液，再測量血液中一種抗體的濃度，該抗體是用來對抗牛奶中未能被消化完全的蛋白質「牛血清白蛋白」（bovine serum albumin，BSA）。研究人員也以同樣的方式來檢驗非糖尿病病童，並把兩組加以比較（記住，所有抗體都是外來抗原的鏡像，或「模型」）。具有牛奶蛋白質抗體的孩童，以往一定喝過牛奶，這也表示，牛奶蛋白質中未消化完全的蛋白質碎塊，進入了嬰兒的循環系統當中，才會先引起抗體產生。

研究者的發現確實令人驚訝，在所測量的一百四十二名糖

許多食物中存在著會模擬人體蛋白質的外來蛋白質，如牛奶，可能會讓人體受騙，進而攻擊自身細胞。

尿病童當中，每個孩子的抗體濃度都大於三・五五；而七十九個正常孩童身上，每個孩子的抗體濃度都低於三・五五。

換句話說，糖尿病兒童與正常兒童之間的抗體濃度並沒有重疊的地方。所有糖尿病病童的牛奶抗體濃度都高出非病童，這意味著兩件事情：

第一，抗體多的孩子喝了較多牛奶。

第二，抗體增加可能會導致第一型糖尿病。

這樣的研究結果在學術界引起軒然大波，而其之所以引人注意，就是在於抗體反應完全不同；此報告[13]加上先前的其他研究[16]~[18]，掀起推波助瀾的功用，多年來相關調查排山倒海而來，至今仍持續不斷[14]、[19]、[20]。

在這當中，有些研究調查了牛奶對於牛血清白蛋白抗體濃度的影響，結果，除了一項研究之外，其他都指出牛奶會增加第一型糖尿病病童體內的牛血清白蛋白抗體[19]，雖然其反應強度各有不同。

牛奶惹的禍!?

過去數十年來，科學家調查的不光是牛血清白蛋白抗體，而我們對第一型糖尿病的認知也逐漸明朗。簡言之，這種病大約是如此發展的[14]、[20]：有些基因較特殊的嬰幼兒[21]、[22]可能太早從母乳轉換到牛奶[23]，假使又感染上一種會破壞腸道免疫系統的病毒[20]，那罹患第一型糖尿病的風險就高。

一項智利的研究[24]即思考牛奶與基因兩種因素：有些基因特殊的孩童，假使太早從母乳轉換為以牛奶為主成分的嬰兒配方奶

多數人都不知道，造成第一型糖尿病的最大禍首，可能就是牛奶蛋白質。

哺育，則罹患第一型糖尿病的風險，為不具有此特殊基因及至少以母奶哺育三個月的嬰兒（牛奶的接觸量降到最低）的十三・一倍；另一項美國的研究則指出，若有此基因傾向的孩童在嬰兒時期餵以牛奶，則罹患第一型糖尿病的風險，為不具有特殊基因和至少以母乳哺育三個月的孩童的十一・三倍[25]。十一到十三倍是極大的風險（即提高1000%至1200%），因為三到四倍就算是重大的風險了，以更具體的角度來說，癮君子罹患肺癌的風險為十倍，而高血壓和血膽固醇高的人，罹患心臟病的風險為二・三至三倍，都少於十一到十三倍（見【表9.2】）[19]。

那麼，十一到十三倍的第一型糖尿病風險中，究竟有多少可歸咎於攝取牛奶或基因呢？現在大家的看法是，第一型糖尿病是基因造成的，連醫師也多半也這樣想。不過，病例中光是起因於基因者實在微不足道，事實上，基因不會單獨起作用，而是需要其他因素的促發才會發揮影響。根據觀察，同卵雙生的雙胞胎中，雖然兩個人的基因一樣，但若有一人罹患第一型糖尿病，另一人也罹患的機率只有13%至33%[14]、[21]、[22]、[26]、[27]，要是將罪魁禍首全歸咎於基因，那麼同卵雙生的雙胞胎同時罹患的機率應該

表9.2　各種因素對於各種疾病的相對風險

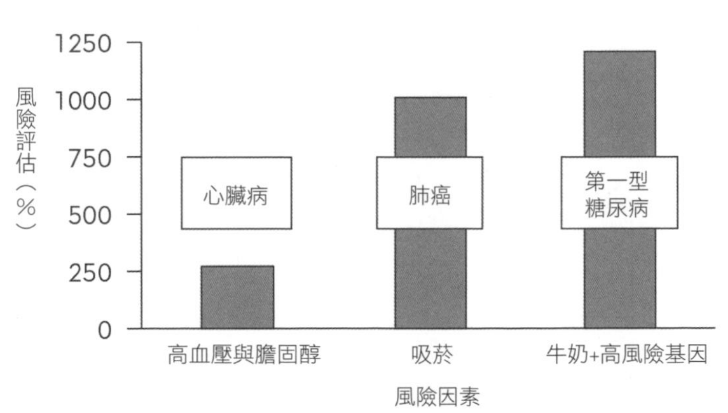

接近100%；不僅如此，事實上，雙胞胎中另一人患病的13%至33%機率，可能是因為同時影響著兩人的相同環境與飲食。

我們再看看【表9.3】，這份觀察突顯了環境、牛奶攝取量與第一型糖尿病的關聯。在十二個國家[28]中，零到十四歲孩童的牛奶攝取量與第一型糖尿病幾乎呈現完全相關[29]。牛奶攝取量愈多，第一型糖尿病愈普遍，芬蘭人食用大量乳製品，但日本人食用得極少[28]，而芬蘭第一型糖尿病是日本的三十六倍[30]。

正如其他富裕病，當人們從疾病發生率低的地方遷徙到疾病發生率高的地方時，隨著飲食與生活型態的改變，罹患疾病的機率也會提高[31]~[33]。這表示雖然有些人身上帶著致病的基因，但只有在符合某些飲食或環境的條件下，疾病才會發生。

長時間的疾病趨勢也可看出上述情形。**全球第一型糖尿病的盛行率，正以每年3%的驚人速度增加**[34]，各地人口無一倖免，只不過各地的罹患率仍有明顯不同。疾病增加相當快速，但無法歸因於基因易感性，在廣大人口中，任何基因頻率就長時間而言是相當穩定的，除非有環境壓力發生改變，導致一種族群的

表9.3　各國牛奶攝取量與第一型糖尿病發生率的關聯

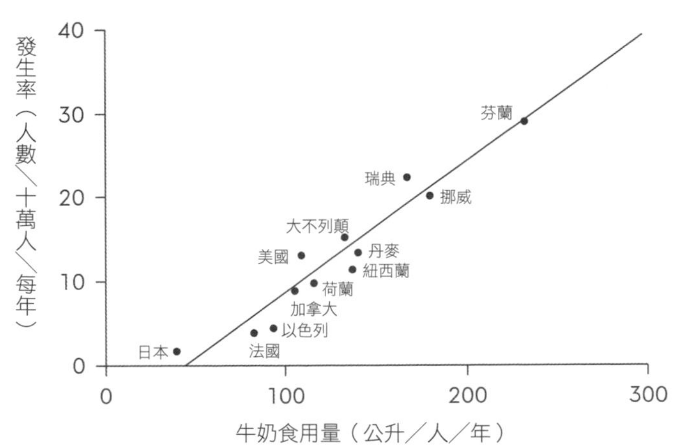

繁衍比另一種族群成功。換句話說，若有第一型糖尿病患者的家族生下了許多孩子，而沒有第一型糖尿病的家族又相繼死去，才會使得第一型糖尿病的基因在人口中更為普遍。當然，這種情況並未發生，而第一型糖尿病每年增加3％，更能說明基因並非造成第一型糖尿病的唯一理由，然而，證據清楚指出牛奶可能是造成第一型糖尿病的元凶。把所有研究結合起來（包括基因易感性與無易感性），會發現太早停止喝母奶而改喝牛奶的孩子，平均得第一型糖尿病的風險提高50％至60％[35]。

先前第一型糖尿病與飲食的資訊不僅讓人印象深刻，也激發出兩項重要的發展：一九九四年，美國兒科學會「強烈鼓勵」家族中若糖尿病患者較多，那麼這些家族的嬰兒在兩歲之前不要以牛奶哺育。第二，許多研究者[20]展開了前瞻性研究，也就是未來持續追蹤受試者，看看若小心監控飲食與生活型態，是否能影響第一型糖尿病的發作。

較為知名的兩項研究是在芬蘭進行的，一項是在一九八〇年代晚期展開[14]，另一項則是在一九九〇年中期展開[36]。其中之一顯示，攝取牛奶會增加五到六倍的第一型糖尿病風險[37]，而第二項研究[36]則說，攝取牛奶除了會增加先前提過的抗體之外，還有另外三到四種抗體濃度也會提高。另外還有一項研究則發現，以牛奶哺育的嬰兒，體內β酪蛋白（牛奶中另一種蛋白質）抗體遠高出喝母乳的嬰兒，而罹患第一型糖尿病的孩子，β酪蛋白抗體的濃度也較高[38]。

簡言之，所有已經發表結果的研究都強烈確定了牛奶的風險，尤其對具有基因易感性的孩童更是如此。

不過，決定牛奶與第一型糖尿病有關的評估仍然很難確定，因為牛奶的攝取太普遍，而我們只做了很小範圍的實驗研究。本書第一版發行後進行的研究已經證明，第一型糖尿病和飲食因素（像是牛奶）之間的關係甚至更為複雜[39]——這一點也不意外！

最近的研究已證實，兒童糖尿病通常發生於疑似有基因問題的嬰兒和幼童[40]，但基因不是唯一的因素，因為基因上有陽性反應的嬰兒，實際上發病的機率不到10％——第一型糖尿病的發展還需要更多其他因素，而牛奶，尤其是取代母乳或斷奶後攝取的牛奶，似乎仍是最強烈的飲食因子。有些證據指出，維他命D補充劑[41]有可能降低疾病的發生，但這些證據不完全一致[42]。

牛奶中的爭議

假設報紙出現了「牛奶可能引起致命的第一型糖尿病」這樣一個頭條，恐怕會引發軒然大波與嚴重的經濟衝擊，因此就算科學證據確鑿，短期之內報上仍不會出現這種標題。為了掩蓋這種標題，最好的做法就是把它貼上「具爭議」這個大標籤，因為這樣的事實攸關許多人的利益，而且沒幾個人了解這麼多的資訊，所以要把這種論點變成爭議，並且維持這種局勢，其實易如反掌。爭議在科學上原本是很自然的一部分，只是某些爭議卻常常不是在辯論科學的正當性，而是延遲或是扭曲研究結果。

比如，我給了你堆積如山的證據來說明香菸對人不好，這時，菸草公司可能會挑出尚未解答的細節，並在之後表示，香菸不健康的整個主張具爭議性，並把我的結論一筆勾消。要這麼做並不難，因為科學上一定有細節尚未獲得解答，科學的本性就是如此，而**有些團體會利用爭議性來對抗某些觀念，阻礙有建設性的研究，讓大眾一頭霧水**，也導致公共政策變得模糊不具體，這實在是科學界的一大罪行。

對於外行人來說，要能評估高技術性的爭議是否合理，可不是簡單的事情，即便喜歡閱讀科學文章的人也一樣。舉例來說，一九九九年有一份牛奶與第一型糖尿病關係的科學評論[43]，在這份概括十項人類研究（都是病例對照研究）並被列為「爭議性話題系列」[43]之一的報告中，作者群做出的結論是：十項研究中有五項顯示，牛奶與第一型糖尿病之間在統計數據上有重大的正相關，而另外五項沒有。這似乎呈現了很大的不確定性，足以令人懷疑假說的可信度。

然而，被列入「否認」兩者關係的五項研究，並未指出牛奶會減少第一型糖尿病，也無任何一方面具有統計顯著性；相對地，具有統計顯著性的研究有五項，且全都指出相同結果：**過早開始喝牛奶和第一型糖尿病的風險提高有關**，若硬要說此一致性是隨機或巧合所造成，其機率只有六十四分之一。

在實驗中，就算找不到兩種因子之間具有統計顯著性的關係，也不一定表示兩種因子之間無關。

找不到的原因很多，有些看得出來，有些看不出來：也許是實驗納入的人數不夠多，使研究的敏感度降低，不易察覺一項真正存在的效應；或許所有的受試者都以類似的方式哺育，導致難以測出不同的關係；或許幾年前嘗試測量嬰兒哺育方式不夠準確，因而無法清楚看到確實存在的關係；或許研究者在嬰兒生命中的測量時機根本不對。

重點是，十項研究中有五項具有統計顯著性的關係，五項全都指出喝牛奶與增加第一型糖尿病有關，而無任何一項研究指出喝牛奶可減少第一型糖尿病，因此，我並不認為牛奶與第一型糖尿病有關的假設因文獻出現不一致而無法確定[43]。

在同一份評論報告[43]，作者們還總結了其他的研究，那些研究是間接比較母乳和牛奶結合的哺育方式，與第一型糖尿病之間的關係。該評論綜合了五十二項可能性比較，其中二十種具有統計顯著性，而這二十項具有統計顯著性的研究當中，有十九項支持牛奶與第一型糖尿病的關聯，只有一項不支持，比數又是強烈支持牛奶與第一型糖尿病有關的假設。

會舉這個例子，不只在說明牛奶對第一型糖尿病的影響，更指出讓原本不具爭議的問題變成有爭議的操作手法，而這種情形比想像中更常見，也導致許多不必要的混淆。當研究者使出這種手法時（即便是無意），通常是對於假設已存有嚴重偏見。

牛奶與第一型糖尿病的議題會對美國農業帶來巨大的經濟衝擊，加上許多個人強烈的偏見，因此相關研究不太可能很快引起美國媒體注意，然而，牛奶能造成第一型糖尿病的證據，不僅廣度深度兼具，又有說服力，雖然其複雜機制還有待了解。這些證據不僅指出牛奶具有危險，甚至足以說明兩者之間的關聯具有生物合理性——母乳是最好的嬰兒食品，而媽媽最嚴重錯誤，就是以牛乳替代母乳。

第一型糖尿病的發生率在世界上許多地方，正以每年3%至5%的速率迅速攀升[44]，是時候積極向大眾分享我們在牛奶及其產品上所發現的證據了。等待完美證據的出現（永遠不可能）是不可行的策略，尤其是牛奶蛋白質長久以來被證實具有其他嚴重的健康影響，包括增加血膽固醇[45]、動脈粥樣硬化的形成（心血管疾病[46]），以及在實驗中促進癌症的發展[47]等等。

可怕的多發性硬化症

多發性硬化症是種非常嚴重的疾病，不僅患者痛苦，就連照料者也不好受。患者終生都得與不可預測的嚴重障礙搏鬥，除

母乳是最好的嬰兒食品，一個媽媽最嚴重的錯誤，就是以牛乳代替母乳。

了常面臨急性發作，最後還會慢慢喪失行走能力或視覺，十到十五年後，病患就只能以輪椅代步，最後臥病在床、度過餘生。

根據美國國家多發性硬化症協會的統計，光是美國就有四十萬人罹患此疾病[48]，病患通常在二十到四十歲時被初次診斷出多發性硬化症，而女性患者為男性的三倍。

雖然多發性硬化症引起醫學與科學界廣為關注，但是，多數專家仍然表示，他們對於病因與療法所知並不多。大多數相關網站上都寫著，這種疾病是一個謎，也把基因、病毒與環境列為可能影響疾病發展的因子，卻完全忽略飲食可能扮演的角色[49]~[51]，更不用說要提及牛奶在其中所扮演的重要的角色了。

為什麼「多」？

多發性硬化症之所以症狀會「多」，表示神經系統出了問題，使得中樞神經系統（大腦和脊椎）之間與送到末梢神經系統的電子訊號傳訊，無法順暢地協調與控制，這是因為覆蓋在神經纖維周圍的絕緣體或護套「髓鞘質」遭到自體免疫反應的破壞。這就像你家電線的絕緣體變薄或脫落了，導致電線外露，電子訊號也許就會短路，而不規則的電子訊號可能會破壞細胞，並「灼傷」周圍組織區域，形成小小的疤痕或一塊塊硬化的組織，而這些燒燙傷可能非常嚴重，最後會毀滅身體。

最早提到飲食對多發性硬化症影響的，是半個世紀前的羅伊．史汪克（Roy Swank）博士。一九四〇年代，他開始在挪威工作，日後則到蒙特婁神經醫學中心，之後也擔任奧勒岡醫學院神經學系的主任[52]。史汪克博士會開始關心這種疾病與飲食之間的關聯，是因為他知道多發性硬化症多發生於偏北的氣候帶[52]，離赤道愈遠，多發性硬化症盛行率的差別也愈大：在高緯度地區，多發性硬化症的盛行率為赤道的一百倍[11]，而較靠近南極的澳洲南部，則是澳洲北部的七倍[53]，其分布情形與其他自體免疫疾病類似，如第一型糖尿病與類風濕性關節炎[54]、[55]。

雖然有些科學家猜測，多發性硬化症可能是磁場造成的，但是史汪克博士卻認為原因在於飲食，尤其是飽和脂肪含量高的動物性食品[52]。他發現，**食用乳製品的挪威內陸，多發性硬化症的比例高出吃魚的海岸地區**。

史汪克博士在蒙特婁神經醫學中心，針對一百四十四名多發性硬化症病患進行試驗，建議病人攝取飽和脂肪含量低的飲食，一部分的人聽從了，但未聽從建議者也不少。他以每天二十公克的飽和脂肪攝取量為標準，低於二十公克者為飲食良好組，超出的為飲食不良組（一個含有調味料的培根起士漢堡約有十六公克飽和脂肪；一小個雞肉派則約有十公克飽和脂肪），持續記錄這些病人的情況三十四年[56]。在試驗持續進行的過程中，史汪克博士發現，飽和脂肪含量低的飲食能大幅降低疾病的進展，即便一開始病況就已經進入後期者，也能出現功效。

他在一九九〇年總結這項實驗的時候[56]指出，在疾病初期就採用低飽和脂肪飲食的那組病患，「約95%……在接下來約三十年只出現輕微障礙。」只有5%的病患死亡了。相對的，另一組飲食不良（飽和脂肪含量較高）的初期病患，有80%都死於多發性硬化症。這一百四十四名病患的實驗成果如【表9.4】所示，其中包括一開始就已經進入後期的病患。

飲食比較重要

史汪克博士的第一個研究成果在半個世紀前發表[57]，接著一

研究統計，飲食不良（飽和脂肪含量較高）的初期多發性硬化症病患，有80%會死亡。

表9.4　144名多發性硬化症病患飲食試驗後34年的死亡率

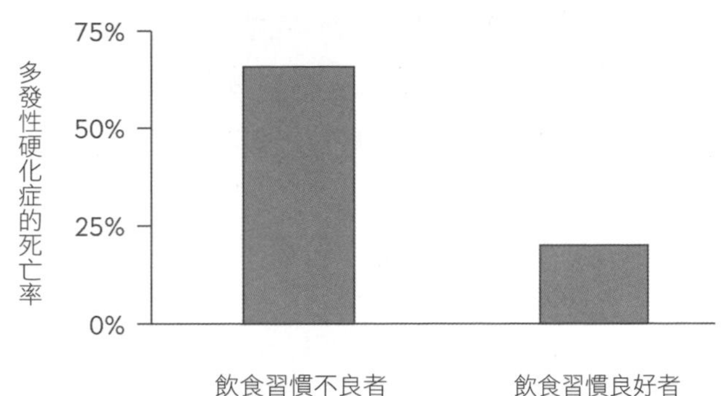

次[58]、又一次[59]，再一次[56]在接下來的四十年發表。更多新研究[51]、[60]、[61]確認並延伸史汪克博士的觀察，也漸漸開始強調牛奶的重要性，新的研究指出，從各國與美國國內各州[61]的比較來看，牛奶的攝取量與多發性硬化症的關係甚為密切[60]。【表9.5】是法國研究者調查二十四個國家、二十六個地區的人口中，牛奶食用量與多發性硬化症的關係[61]。值得注意的是，牛奶與多發性硬化症的關係和第一型糖尿病幾乎一模一樣，並非醫療服務或地理緯度的因子造成[60]，部分報告[61]、[62]指出，鮮奶之所以具有這麼強的相關性，是因為牛奶裡面的病毒所致。

表9.5　牛奶攝取量與多發性硬化症的關係

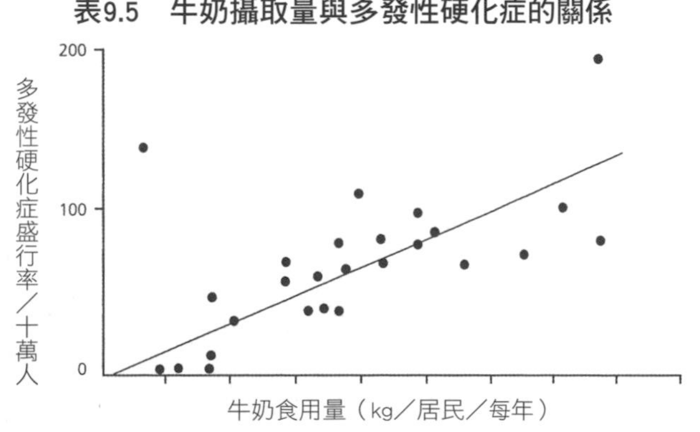

這些較新的報告同時也指出，飽和脂肪可能不足以完全說明史汪克博士的研究結果，在多國研究中，攝取飽和脂肪含量高的肉類或牛奶與多發性硬化症有關[63]，而攝取富含omega-3脂肪的魚類，則與多發性硬化症比例低有關[64]。

上頁的【表9.5】中，牛奶與多發性硬化症的的關係雖值得注意，但並不足以構成證據，例如基因與病毒在哪裡發揮作用？就理論上而言，基因與病毒都能造成此病特殊的地理分布。

關於病毒，目前眾說紛紜，並無定論，畢竟許多種病毒都可能致病，何況還牽涉到許多對免疫系統的影響。然而，沒有任何一種說法經過證明而具說服力，有些證據是來自於多發性硬化症患者的病毒抗體比控制組多，有些是來自個別社群中零星爆發的病例，還有些則是發現病例中有類似病毒的基因[14]、[20]、[65]。

至於基因，我們同樣可以發現：就和癌症、心臟病與第二型糖尿病的情形相同，人們罹患多發性硬化症的風險會和遷入地區的人口一樣，尤其是青少年前就遷移到新地區[66]、[67]，因此，多發性硬化症應該和環境因子的關係較大，而非基因[68]。

可能會導致多發性硬化症的特殊基因，已被辨識出來，但這類基因可能多達二十五種[4]，所以，還需走上一段漫漫長路，才能確切得知究竟是何種基因或組合，導致容易罹患多發性硬化症的體質。**遺傳體質固然會影響哪些人容易罹患多發性硬化症，但基因頂多只占了總疾病風險的四分之一**[69]。

多發性硬化症和第一型糖尿病在病毒、基因和免疫系統上有著某些同樣得不到答案的問題，此外，它們在飲食方面也有著同樣令人警覺的驚人證據。就這兩種疾病而言，西式飲食都與疾病的發生率有著強烈的關聯。不過，並非所有的研究都證實，健康的飲食法能促使疾病改善。一項為期一年的小型實驗[70]，便顯示蔬食在短期多發性硬化症的症狀或失能上並沒有顯著的益處，儘管實驗對象的代謝情況獲得改善。這個實驗結果所闡明的道理是，由於西式飲食在代謝和某些癌症問題上是促進疾病的強大因素，因此我們有十分充分的證據支持，能以全食物蔬食法來預防和治療這些健康問題。

自體免疫的共性

那麼，其他自體免疫疾病的情況又是如何？整體疾病的狀況究竟怎樣呢？想要回答這個問題，首先得釐清各種自體免疫疾病的共同程度，如果共同性愈高，那麼具有共同病因的機率自然也愈高，這就好像我們假設癌症、心臟病之類的富裕病具有共同的病因，是因為它們的地理特性相同、生化生物標記物也類似。同樣地，如果多發性硬化症、第一型糖尿病、類風濕性關節炎、狼瘡，以及其他免疫系統疾病都展現出類似的特色，我們也可以假設其起因相同。

首先，就定義而言，每一種自體免疫疾病都和免疫系統出錯有關，也就是它會攻擊看似外來蛋白質的「自身」蛋白質。

第二，目前所研究過的自體免疫疾病，在日照較少的高緯度地區比較常見[10]、[11]、[71]。

第三，有幾種自體免疫疾病，似乎好發於同一種人身上，比方說，多發性硬化症與第一型糖尿病常常會發生在同一個人身上。此外，雖然帕金森氏症並不是自體免疫疾病，卻有自體免疫疾病的特徵，而且常與多發性硬化症發生於相同地理區，甚至相同個人身上[72]~[75]，而從地理性[76]與病患個人身上[6]，多發性硬化症也和其他自體免疫疾病有關，諸如狼瘡、重症肌無力、葛瑞夫氏症及嗜伊紅性白血球增加血管炎[73]；年輕型類風濕性關節炎則是另一種免疫性疾病，通常和淋巴性甲狀腺腫的關聯非常大[77]。

第四，就疾病與營養關係的研究來看，食用動物性食品（尤其是牛奶）和疾病風險較高有關。

第五，證據顯示，可能有一種以上的病毒，會導致許多自體免疫疾病發生。

第六項能把這些疾病聯繫起來的特徵最為重要，也就是能指出其「作用機制」雷同的證據，這個術語是用來描述疾病如何形成。在思考作用機制時，可先從日光曝曬量談起，因為它似乎和自體免疫疾病有某種關係。隨緯度提高而減少的日光照射量可能非常重要，當然還有其他因素，而動物性食品（尤其是牛奶）的食用量也隨著緯度提高。事實上另一項更廣泛的研究顯示，從牛奶攝取量來預估多發性硬化症的發生率，效果和從緯度（即陽光照射量）預估一樣好[60]。史汪克醫師在挪威的研究顯示，在魚類食用較普遍的濱海鄉村，多發性硬化症較不常見，但這並不完全表示是魚類omega-3脂肪具有保護作用，其實，在這些魚肉食用量高的地方，乳製品（及飽和脂肪）攝取量也低得多。

維他命D是關鍵

其實，這種機制又牽涉到維他命D：

首先，在狼瘡、多發性硬化症與發炎性大腸疾病（如克隆氏症、潰瘍性結腸炎）等自體免疫疾病的動物實驗中[7]、[8]、[78]，可看見維他命D在每一種疾病，都以類似的機制預防疾病在實驗動物身上發展。若還要顧及食物對於維他命D的影響，那麼這個現象就更值得注意。

製造維他命D發展的第一步，是在晴天步出室外，當你的皮膚曝曬於陽光下，就會生產維他命D，之後須經過腎臟的活化，才會變成能抑制自體免疫疾病的形式，但鈣質含量高及會產生酸的動物性蛋白質如牛奶（**注意！有些穀類也會產生過多的酸**），會阻礙這個非常重要的過程。

實驗中，活化的維他命D以兩種方式運作：它會抑制某些T細胞的發展，避免T細胞產生會啟動自體免疫反應的活性因子——細胞激素（cytokines），並鼓勵其他T細胞來抑制這種反應[79]、[80]，而就目前的研究來看，所有自體免疫疾病都具有這種阻礙維他命D活化的作用機制。

如果得知證據明確指出，動物性食品（尤其牛奶）非常不利於多發性硬化症及第一型糖尿病，又知道所有免疫性疾病的共同性，我們就能合理地推測食物和更多自體免疫疾病的關係。當然，我們必須十分小心，因為還需要更多研究才能確定各種免疫疾病的相似性。不過，我們現在所掌握的證據已相當明顯了。

飲食與自體免疫疾病的關聯，至今看起來尚未引起大眾的注意，舉例來說，國際多發性硬化症聯盟的網站上寫著：「沒有可信的證據指出，多發性硬化症和飲食不佳或缺乏有關。」甚至提出警告，任何飲食療法可能代價「昂貴」，並且「會改變正常的營養均衡狀態」[81]。這說法有待商榷，**假使改變飲食叫作昂貴，那又該怎麼稱呼臥病在床、無法行動？**改變「正常的營養均衡狀態」，試問什麼叫正常？我們現在的飲食方式造成癱瘓人體的疾病，每天讓數百萬不幸的美國人喪命，難道心臟病、癌症、自體免疫疾病、肥胖及糖尿病的比例奇高，就是所謂的「正常」？如果這堪稱正常，那我倒建議大家別那麼「正常」！

國際多發性硬化症聯盟的網站現在已沒有這段極盡挑撥又不負責任的文字，但他們仍推斷造成多發性硬化症的因素是環境

專業協會、醫師和政府所推崇的「正常」飲食，實際上卻會造成人體癱瘓、癌症、心臟病、肥胖和糖尿病的比例奇高。

和遺傳，壓根不提飲食。他們提到免疫系統的角色、改善多發性硬化症與維他命D的關係，以及多發性硬化症不是單純的遺傳性疾病，卻完全避談營養才是這三項因素背後的可能原因。難道這就是進步？我不能苟同。罹患多發性硬化症的美國人高達四十萬名，還有好幾百萬人正在受自體免疫疾病的折磨。而我對飲食與疾病的討論雖著重在統計數字、研究結果及臨床敘述，但這些資訊卻與每個人切身相關，因為本章談的任何一種疾病都會永遠改變任何人的生命——家人、朋友、鄰居、同事和你自己。

原本崇高的迷思應該要打破了，而且其中的理由也一定要讓大家都知道，專業協會、醫師與政府機關也該起身負責了，這樣一來，今天出生的孩子，就不用面對原本可以預防的悲劇。

1.Mackay IR. "Tolerance and immunity." *Brit. Med. J.* 321 (2000): 93-96.

2.Jacobson DL, Gange SJ, Rose NR, et al. "Short analytical review. Epidemiology and estimated population burden of selected autoimmune diseases in the United States." *Clin. Immunol. Immunopath.* 84 (1997): 223-243.

3.Cooper GS, Bynum ML, Somers EC. "Recent insights in the epidemiology of autoimmune diseases: improved prevalence estimates and understanding of clustering of diseases." *J. Autoimmun.* 33 (2009): 197－207.

4.Davidson A, and Diamond B. "Autoimmune diseases." *New Engl. J. Med.* 345 (2001): 340-350.

5.Aranda R, Sydora BC, McAllister PL, et al. "Analysis of intestinal lymphocytes in mouse colitis mediated by transfer of $CD4^+$, $CD45RB^{high}$ T cells to SCID recipients." *J. Immunol.* 158(1997): 3464-3473.

6.Folgar S, Gatto EM, Raina G, et al. "Parkinsonism as a manifestation of multiple sclerosis. "*Movement Disorders* 18 (2003): 108-113.

7.Cantorna MT. "Vitamin D and autoimmunity: is vitamin D status an environmental factor affecting autoimmune disease prevalence?" *Proc. Soc. Exp. Biol. Med.* 223 (2000): 230-233.

8.DeLuca HF, and Cantorna MT. "Vitamin D: its role and uses in immunology." *FASEB J.* 15 (2001): 2579-2585.

9.Winer S, Astsaturov I, Cheung RK, et al. "T cells of multiple sclerosis patients target a common environmental peptide that causes encephalitis in mice." *J. Immunol.* 166 (2001):4751-4756.

10.Davenport CB. "Multiple sclerosis from the standpoint of geographic distribution and race." *Arch. Neurol. Pschiatry* 8 (1922): 51-58.

11.Alter M, Yamoor M, and Harshe M. "Multiple sclerosis and nutrition." *Arch. Neurol.* 31 (1974): 267-272.

12.Carroll M. "Innate immunity in the etiopathology of autoimmunity." *Nature Immunol.* 2 (2001): 1089-1090.

13.Karjalainen J, Martin JM, Knip M, et al. "A bovine albumin peptide as a possible trigger of insulin-dependent Diabetes Mellitus." *New Engl. Journ.* Med. 327 (1992): 302-307.

14.Akerblom HK, and Knip M. "Putative environmental factors and Type 1 diabetes." *Diabetes/Metabolism Revs.* 14 (1998): 31-67.

15.Naik RG, and Palmer JP. "Preservation of beta-cell function in Type 1 diabetes." *Diabetes Rev*. 7 (1999): 154-182.

16.Virtanen SM, Rasanen L, Aro A, et al. "Infant feeding in Finnish children less than 7 yr of age with newly diagnosed IDDM. Childhood diabetes in Finland Study Group." *Diabetes Care* 14 (1991): 415-417.

17.Savilahti E, Akerblom HK, Tainio V-M, et al. "Children with newly diagnosed insulin dependent diabetes mellitus have increased levels of cow's milk antibodies." *Diabetes Res.* 7 (1988): 137-140.

18.Yakota A, Yamaguchi T, Ueda T, et al. "Comparison of islet cell antibodies, islet cell surfact antibodies and anti-bovine serum albumin antibodies in Type 1 diabetes." *Diabetes Res. Clin. Pract.* 9 (1990): 211-217.

19.Hammond-McKibben D, and Dosch H-M. "Cow's milk, bovine serum albumin, and IDDM: can we settle the controversies?" *Diabetes Care* 20 (1997): 897-901.

20.Akerblom HK, Vaarala O, Hyoty H, et al. "Environmental factors in the etiology of Type 1 diabetes." *Am. J. Med. Genet, (Semin. Med. Genet.)* 115 (2002): 18-29.

21.Gottlieb MS, and Root HF. "Diabetes mellitus in twins." *Diabetes* 17 (1968): 693-704.

22.Barnett AH, Eff C, Leslie RDG, et al. "Diabetes in identical twins: a study of 200 pairs." *Diabetologia* 20 (1981): 87-93.

23.Borch-Johnsen K, Joner G. Mandrup-Poulsen T, et al. "Relation between breast feeding and incidence rates of insulin-dependent diabetes mellitus: a hypothesis." *Lancet* 2 (1984):1083-1086.

24.Perez-Bravo F, Carrasco E, Gutierrez-Lopez MD, et al. "Genetic predisposition and environmental factors leading to the development of insulin-dependent diabetes mellitus in Chilean children." *J. Mol. Med.* 74 (1996): 105-109.

25.Kostraba JN, Cruickshanks KJ, Lawler-Heavner J, et al. "Early exposure to cow's milk and solid foods in infancy, genetic predisposition, and risk of IDDM." *Diabetes* 42 (1993): 288-295.

26.Pyke DA. "The genetic perspective: putting research into practice." *In*: Diabetes 1988, Amsterdam, 1989, pp. 1227-1230.

27.Kaprio J, Tuomilehto J, Koskenvuo M, et al. "Concordance for Type 1 (insulin-dependent) and Type 2 (non-insulin-dependent) diabetes mellitus in a population-based cohort of twins in Finland." *Diabetologia* 35 (1992): 1060-1067

28.Dahl-Jorgensen K, Joner G, and Hanssen KF. "Relationship between cow's milk consumption and incidence of IDDM in childhood." *Diabetes Care* 14 (1991): 1081-1083.

29.第一型糖尿病和牛奶攝取量之間的相關比例，r2值是96%（r2值為統計分析常用到的一種判定標準，叫「決定係數」）。

30.LaPorte RE, Tajima N, Akerblom HK, et al. "Geographic differences in the risk of insulin-dependent diabetes mellitus: the importance of registries." *Diabetes Care* 8(Suppl. 1) (1985):101-107.

31.Bodansky HJ, Staines A, Stephenson C, et al. "Evidence for an environmental effect in the aetiology of insulin dependent diabetes in a transmigratory population." *Brit. Med. Journ.* 304(1992): 1020-1022.

32.Burden AC, Samanta A, and Chaunduri KH. "The prevalence and incidence of insulin-dependent diabetes in white and Indian children in Leicester city (UK)." *Int. J. Diabetes Dev. Countries* 10 (1990): 8-10.

33.Elliott R, and Ong TJ. "Nutritional genomics." *Brit. Med. Journ*. 324 (2002): 1438-1442.

34.Onkamo P, Vaananen S, Karvonen M, et al. "Worldwide increase in incidence of Type 1 diabetes—the analysis of the data on published incidence trends." *Diabetologia* 42 (1999):1395-1403.

35.Gerstein HC. "Cow's milk exposure and Type 1 diabetes mellitus: a critical overview of the clinical literature." *Diabetes Care* 17 (1994): 13-19.

36.Kimpimaki T, Erkkola M, Korhonen S, et al. "Short-term exclusive breastfeeding predisposes young children with increased genetic risk of Type 1 diabetes to progressive beta-cell autoimmunity." *Diabetologia* 44 (2001): 63-69.

37.Virtanen SM, Laara E, Hypponen E, et al. "Cow's milk consumption, HLA-DQB1 genotype, and Type 1 diabetes." *Diabetes* 49 (2000): 912-917.

38.Monetini L, Cavallo MG, Stefanini L, et al. "Bovine beta-casein antibodies in breast- and bottle-fed infants: their relevance in Type 1 diabetes." *Diabetes Metab. Res. Rev.* 17 (2001):51-54.

39.Visser JTJ et al. "Potential mechanisms explaining why hydrolyzed casein-based diets outclass single amino acid-based diets in the prevention of autoimmune diabetes in diabetes-prone BB rats." *Diabetes Metab. Res. Rev.* 28 (2012): 505 - 513.

40.Stankov K, Benc D, and Draskovic D. "Genetic and epigenetic factors in etiology of diabetes mellitus type 1." *Pediatr.* 132 (2013): 1112 - 1122.

41.The EURODIAB Substudy 2 Study Group. "Vitamin D supplement in early childhood and risk of type I (insulin-dependent) diabetes mellitus." *Diabetiolgia* 42 (1999): 51 - 54; Hypponen E, Laara E, Jarvelin MR, and Virtanen SM. "Intake of vitamin D and risk of type I diabetes." *Lancet* 358 (2001): 1500 - 1504.

42.Knip M, Virtanen SM, and Akerblom HK. "Infant feeding and the risk of type 1 diabetes." *Am. J. Clin. Nutr.* 91 (2010): 1506S - 1513S; Kondrashova A., et al. "A sixfold gradient in the incidence of type 1 diabetes at the eastern border of Finland." *Ann. Med.* 37 (2005): 67 - 72.

43.Norris JM, and Pietropaolo M. "Review article. Controversial topics series: milk proteins and diabetes." *J. Endocrinol. Invest*. 22 (1999): 568-580.

44.Borchers AT, Uibo R, and Gershwin ME. "The geoepidemiology of type 1 diabetes." *Autoimmun. Rev.* 9 (2010): A355 - A365; Stankov K, Benc D, and Draskovic D. "Genetic and epigenetic factors in etiology of diabetes mellitus type 1." *Pediatr.* 132 (2013): 1112 - 1122.

45.Carroll KK. "Dietary proteins and amino acids—their effects on cholesterol metabolism." In: MJ Gibney, and D. Kritchevsky (eds.), *Current Topics in Nutrition and Disease, Volume 8: Animal and Vegetable Proteins in Lipid Metabolism and Atherosclerosis,* pp. 9 - 17. New York: Alan R. Liss, 1983; Terpstra AHM, Hermus RJJ, and West

CE. "Dietary protein and cholesterol metabolism in rabbits and rats." In: MJ Gibney & D Kritchevsky (eds.), *Current Topics in Nutrition and Disease, Volume 8: Animal and Vegetable Proteins in Lipid Metabolism and Atherosclerosis,* pp. 19 - 49. New York: Alan R. Liss, 1983.

46.Newburgh LH, and Clarkson S. "The production of arteriosclerosis in rabbits by feeding diets rich in meat." *Arch. Intern. Med.* 31 (1932): 653 - 676; Meeker DR, and Kesten HD. "Experimental atherosclerosis and high protein diets." *Proc. Soc. Exp. Biol. Med.* 45(1940): 543 - 545; Meeker DR, and Kesten HD. "Effect of high protein diets on experimental atherosclerosis of rabbits." *Arch. Pathol.* 31 (1941): 147 - 162.

47.Appleton BS, and Campbell TC. "Effect of high and low dietary protein on the dosing and postdosing periods of aflatoxin B1-induced hepatic preneoplastic lesion development in the rat." *Cancer Res.* 43 (1983): 2150 - 2154; Appleton BS, and Campbell TC. "Dietary protein intervention during the post-dosing phase of aflatoxin B1-induced hepatic preneoplastic lesion development." *J. Natl. Cancer Inst.* 70 (1983): 547 - 549.

48.Reingold SC. "Research Directions in Multiple Sclerosis." National Multiple Sclerosis Society, November 25, 2003. Accessed at http://www.nationalmssociety.org/%5CBrochures-Research.asp

49.Ackermann A. "Die multiple sklerose in der Schweiz." *Schweiz. med. Wchnschr.* 61 (1931):1245-1250.

50.Swank RL. "Multiple sclerosis: correlation of its incidence with dietary fat." *Am. J. Med. Sci.* 220 (1950): 421-430.

51.Dip JB. "The distribution of multiple sclerosis in relation to the dairy industry and milk consumption." *New Zealand Med. J.* 83 (1976): 427-430.

52.McDougall JM. 2002. *Multiple sclerosis stopped by McDougall/Swank Program*. http://www.nealhendrickson.com/McDougall/McDnewannouncementSwank021112.htm. Accessed Nov.16,2002.

53.McLeod JG, Hammond SR, and Hallpike JF. "Epidemiology of multiple sclerosis in Australia.With NSW and SA survey results." *Med. J. Austr* 160 (1994): 117-122.

54.Lawrence JS, Behrend T, Bennett PH, et al. "Geographical studies of rheumatoid arthritis." *Ann. Rheum. Dis.* 25 (1966): 425-432.

55.Keen H, and Ekoe JM. "The geography of diabetes mellitus." *Brit. Med. Journ.* 40 (1984): 359-365.

56.Swank RL. "Effect of low saturated fat diet in early and late cases of multiple sclerosis." *Lancet* 336 (1990): 37-39.

57.Swank RL. "Treatment of multiple sclerosis with low fat diet." *A.M.A. Arch. Neurol. Psychiatry* 69 (1953): 91-103.

58.Swank RL, and Bourdillon RB. "Multiple sclerosis: assessment of treatment with modified low fat diet." *J. Nerv. Ment. Dis.* 131 (1960): 468-488.

59.Swank RL. "Multiple sclerosis: twenty years on low fat diet." *Arch. Neurol.* 23 (1970): 460-474.

60.Agranoff BW, and Goldberg D. "Diet and the geographical distribution of multiple sclerosis." *Lancet* 2(7888) (November 2 1974): 1061-1066.

61.Malosse D, Perron H, Sasco A, et al. "Correlation between milk and dairy product consumption and multiple sclerosis prevalence: a worldwide study." Neuroepidemiology 11 (1992):304-312.

62.Malosse D, and Perron H. "Correlation analysis between bovine populations, other farm animals, house pets, and multiple sclerosis prevalence." *Neuroepidemiology* 12 (1993):

15-27.

63.Lauer K. "Diet and multiple sclerosis." *Neurology* 49(suppl 2) (1997): S55-S61.

64.Swank RL, Lerstad O, Strom A, et al. "Multiple sclerosis in rural Norway. Its geographic distribution and occupational incidence in relation to nutrition." *New Engl. J. Med.* 246 (1952):721-728.

65.Dalgleish AG. "Viruses and multiple sclerosis." *Acta Neurol. Scand.* Suppl. 169 (1997): 8-15.

66.McAlpine D, Lumsden CE, and Acheson ED. *Multiple sclerosis: a reappraisal.* Edinburgh and London: E&S Livingston, 1965.

67.Alter M, Liebowitz U, and Speer J. "Risk of multiple sclerosis related to age at immigration to Israel." *Arch. Neurol*. 15 (1966): 234-237.

68.Kurtzke JF, Beebe GW, and Norman JE, Jr. "Epidemiology of multiple sclerosis in U.S. veterans: 1. Race, sex, and geographic distribution." *Neurology* 29 (1979): 1228-1235.

69.Ebers GC, Bulman DE, Sadovnick AD, et al. "A population-based study of multiple sclerosis in twins." *New Engl. J.* Med. 315 (1986): 1638-1642.

70.Yadav V, Marracci G, Kim E, et al. "Effects of a low fat plant based diet in multiple sclerosis (MS): Results of a 1-year long randomized controlled (RC) study." *Neurol.* 82 (2014): supp. P6.152.

71.Acheson ED, Bachrach CA, and Wright FM. "Some comments on the relationship of the distribution of multiple sclerosis to latitude solar radiation and other variables." *Acta Psychiatrica Neurologica Scand*. 35 (Suppl. 147) (1960): 132-147.

72.Warren S, and Warren KG. "Multiple sclerosis and associated diseases: a relationship to diabetes mellitus." *J. Canadian Sci. Neurol*. 8 (1981): 35-39.

73.Wertman E, Zilber N, and Abransky O. "An association between multiple sclerosis and Type 1 diabetes mellitus." *J. Neurol.* 239 (1992): 43-45.

74.Marrosu MG, Cocco E, Lai M, et al. "Patients with multiple sclerosis and risk of Type 1 diabetes mellitus in Sardinia, Italy: a cohort study." *Lancet* 359 (2002): 1461-1465.

75.Buzzetti R, Pozzilli P, Di Mario U, et al. "Multiple sclerosis and Type 1 diabetes. *Diabetologia* 45 (2002): 1735-1736.

76.Lux WE, and Kurtzke JF. "Is Parkinson's disease acquired? Evidence from a geographic comparison with multiple sclerosis." *Neurology* 37 (1987): 467-471.

77.Prahalad S, Shear ES, Thompson SD, et al. "Increased Prevalence of Familial Autoimmunity in Simplex and Multiplex Families with Juvenile Rheumatoid Arthritis." *Arthritis Rheumatism* 46 (2002): 1851-1856.

78.Cantorna MT, Munsick C, Bemiss C, et al. "1,25-Dihydroxycholecalciferol Prevents and Ameliorates Symptoms of Experimental Murine Inflammatory Bowel Disease." *J. Nutr.* 130(2000): 2648-2652.

79.Cantorna MT. Woodward WD, Hayes CE, et al. "1,25-Dihydroxyvitamin D_3 is a positive regulator for the two anti-encephalitogenic cytokines TGF-B1 and IL-4." *J Immunol*. 160 (1998):5314-5319.

80.Cantorna MT, Humpal-Winter J, and DeLuca HF. "Dietany calcium is a major factor in 1,25-dihydroxycholecalciferol suppression of experimental autoimmune encephalomyelitis in mice." *J. Nutr*. 129 (1999): 1966-1971.

81.Multiple Sclerosis International Federation. "Alternative Therapies." November 25, 2003. Accessed at http://www.msif.org/en/symptoms_treatments/treatment_overview/alternative.html

10

吃植物防病痛
Wide-Rangung Effects

《救命飲食》以嚴謹有說服力的證據，明快地駁斥流行的飲食風潮。本書由全球最受敬重營養學權威撰寫，文筆清晰優美，更代表我們對健康認知的一大轉捩點。

—Neal Barnard 醫師；美國責任醫療醫師委員會主席

說到植物性飲食的好處，最有利的證據是這類飲食可預防各式各樣的疾病，不過，如果我跟某人討論一項關於蔬果具有預防心臟病功效的研究，他們可能會同意蔬果的好處，可是回到家之後，卻還是照吃肉糜捲配肉汁不誤。

不管研究做得多大、研究結果多有說服力，或是做研究的科學家多麼受人敬重，都不會改變這些人的態度。事實上，大部分的人對於單一的健康研究都存著疑心，然而，這種心態其實也是應該的。

不過，如果我告訴他們：許多研究都顯示，心臟病罹患率低的國家，國民攝取的動物性食品含量較低；此外，大量研究也顯示，攝取愈多天然植物性食品的人罹患心臟病的機率較低，並繼續提供更多研究，證明飲食中的動物性食品含量愈低、未加工的植物性食品含量愈高，可以減緩或扭轉心臟病發作，那麼一般人可能就願意多加注意了。

如果我重覆上述過程，繼續說下去，但不是光說心臟病的研究，還包括肥胖症、第二型糖尿病、乳癌、直腸癌、結腸癌、攝護腺癌、多發性硬化症和其他自體免疫疾病的話，那麼大家可能就不會再吃肉靡捲配肉汁了。

健康飲食的功效之所以有說服力，原因就在證據廣泛。天底下任何事情要找到一項證據支持很容易，但成百上千的不同研究都指向植物性食品有益、動物性食品有害，這種機率可就微乎其微了。我們不能說這是因為巧合、資料不良、研究有偏差、數據解讀錯誤，或是「操控數字」造成的，這是貨真價實的。

我至今提出支持植物性食品的證據只是冰山一角，為了表示證據有多廣泛，我可以指出五種在美國看似不相關的疾病：骨質疏鬆、腎結石、失明、認知障礙和阿茲海默症。這些疾病往往並不致命，而且通常被視為年老後必然的結果，然而，就連這些疾病，也都有飲食上的關聯。

骨質疏鬆症：牛奶的迷信

小學老師有沒有告訴過你，若是沒有骨頭，你可能只是地上軟趴趴的一團東西？或者你也聽過那首關於人類骷髏的流行歌曲：「踝骨跟脛骨相連，脛骨跟膝蓋骨相連。」總之在你小時候，可能都聽過喝牛奶有助強健骨骼和牙齒的說法，因為我們都不想變成沒有骨頭的一團東西，而且很多名人都拍過宣揚牛奶益處的牛奶廣告，所以我們才喝牛奶——牛奶之於骨頭健康，就像蜜蜂之於蜂蜜。

既然每位美國人消耗的牛奶和乳製品都居全球之冠，那麼美國人的骨頭都應該非常強健才對，但是最近一項研究卻顯示，五十歲以上的美國女性，髖骨骨折的比例居全球前茅[1]，而其他高比例的國家則在歐洲和南太平洋（澳洲和紐西蘭）[1]，這些國家的人喝的牛奶比美國人還多。

牛奶喝愈多，骨折率愈高

「髖部骨折的超出率」通常可以作為衡量骨質疏鬆症的一項可靠指標，這種骨頭疾病通常是因鈣質攝取不足所導致，尤其常發生在**過了更年期的婦女**身上。因此，負責擬定健康政策的人士往往會建議民眾們要多攝取鈣質。由於乳製品含有豐富的鈣質，所以乳品業者無不極力支持因這項政策而做的相關努力。

某些地方顯然出了錯，因為這些攝取最多牛乳和乳製品的國家人口，不但骨折率最高，骨骼也最差。在一項報告中找到的可能解釋是，即使是不同國家的婦女，如果動物性蛋白質攝取愈多，骨折機率也愈高，兩者間具有強烈關聯[2]。

耶魯大學醫學院研究人員在一九九二年做出一份關於蛋白質攝取和骨折率的報告，資料來源是十六個國家的三十四份獨立研究（散見於二十九種經過同行審查的刊物），而所有研究對象都是五十歲以上的婦女，結果發現：70%的骨折皆與攝取動物性蛋白質有關！研究人員的解釋是，動物性蛋白質跟植物性蛋白質不同，會增加身體的酸性負荷，導致人體的血液和組織愈呈酸性[3]。人體不喜歡酸性環境，於是開始反擊，利用鈣這種強效成分去中和酸性，但是鈣一定要取自身體某處，因此就從骨骼中取鈣，少了鈣質，骨骼漸形脆弱，就變得很容易骨折。

攝取最多牛乳和乳製品的國家人口中，不但骨折率最高，骨骼也最差。

表10.1　尿液中鈣含量與蛋白質攝取量之間的關聯

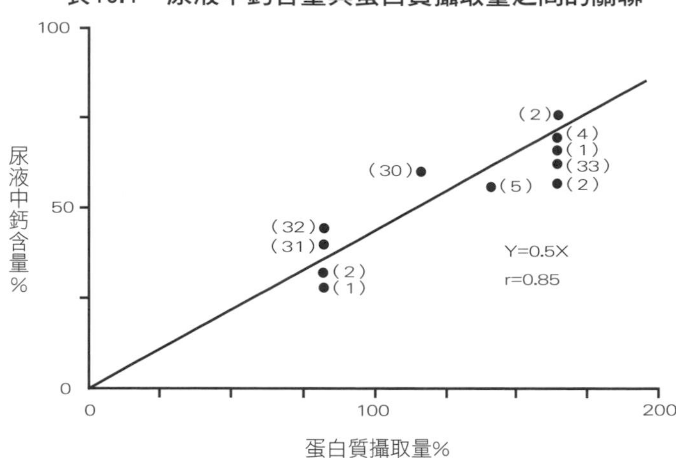

早在一百多年以前，就有證據顯示動物性蛋白質會損害骨骼健康。舉例來說，最早在一八八〇年代就有人提出動物性蛋白質會產生過量代謝酸[4]，而且到了一九二〇年就有文件佐證此論點[5]；此外，我們也知道**動物性蛋白質比植物性蛋白質更會增加體內代謝酸負荷**[6]、[7]、[8]。

一旦動物蛋白質增加代謝酸並吸走骨骼中的鈣質，尿液中的鈣濃度就會增加，而上述的因果關係早在八十多年前就已得到確認[5]，並從一九七〇年代就開始進行細部研究。這些研究摘要分別刊載於一九七四[9]、一九八一[10]和一九九〇[11]年，而各項摘要皆顯示許多人所攝取的動物蛋白質，足以增加尿液中的鈣含量。【表10.1】來自一九八一年的出版物[10]，如果每日攝取的蛋白質含量（以動物性蛋白質為主）從三十五公克倍增至七十八公克，尿液中的鈣含量就會增加50%。

大多數人攝取的動物性蛋白質量都足以產生這種效果，因為美國人平均每日的攝取量都在七十至一百公克。附帶一提，由阿金中心出資的一項為期六個月研究顯示，採用只吃動物性食品

表10.2　不同國家間動植物性蛋白質攝取與骨折的關係

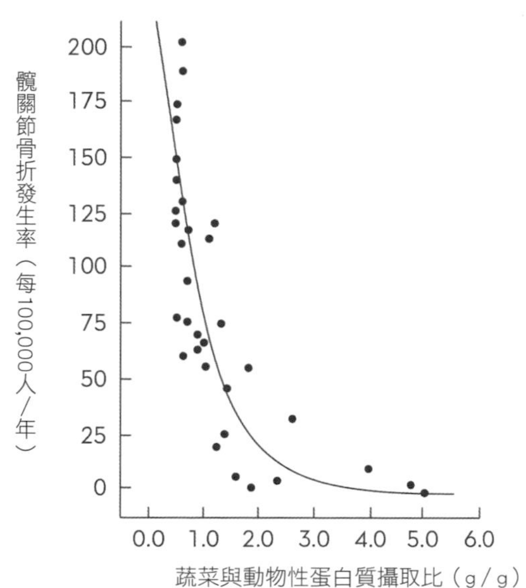

的阿金飲食法的人在進行完半年食療後，尿液中的鈣含量多出50％以上[12]。

關於動物性蛋白質攝取量和骨折率之間的關聯，初期的觀察結果相當驚人，而我們現在要提出一個合理的解釋，說明兩者間的「作用機制」為何會產生關聯。

疾病的生成過程鮮少單純到「由一個機制完成」，但是，我們現在研究的這項問題，卻以這種方式得到有力佐證。最近一項研究由加州大學舊金山分校醫學系所發表，一共集結三十三個國家八十七份關於動、植物蛋白攝取比例與骨折率之間的相關調查[1]（見【表10.2】），結果發現若植物性蛋白質的攝取量愈高於動物性蛋白質，愈不會出現骨折。這份報告皆刊登於舉足輕重的研究期刊上、主持研究作者對於資料的分析和闡釋都十分謹慎，而且研究內容也包含許多個別研究報告。此外，研究中關於骨折率和動物性蛋白質攝取量的關聯，的確非同尋常。因此，我們不能把它們看作是另外幾個研究而不予理會，事實上，最近這份研究代表的是八十七份個別研究的總結！

鈣太多也不好

加州大學舊金山分校「骨質疏鬆骨折研究團體」，公布一項調查六十五歲以上逾一千名婦女的研究[13]。與上述跨國研究一樣，研究人員依照婦女攝取動物性和植物性蛋白質的比例，歸納她們的飲食。結果發現，飲食中動物性／植物性蛋白質攝取比例最高的婦女，骨折的機率是動物性／植物性蛋白質攝取比例最低婦女的三・七倍，而且骨質流失的速度也是她們的四倍。

從實驗角度來說，這項研究的品質很高，因為它比較的是相同實驗對象的蛋白質攝取量、骨質流失和骨折比例。三・七倍的效果既巨大又重要，因為這些骨折率最低的婦女在總蛋白質的攝取量上，平均有一半仍來自動物性蛋白質。我不禁好奇，如果她們攝取的動物性蛋白質不是50％，而是0％至10％，結果又會如何呢？在我們進行的中國鄉下營養研究中發現，當地的動植物蛋白比例約為一比十，而骨折比例只有美國的五分之一；奈及利亞人攝取的動植物蛋白比例只有德國人的10％，而他們髖部骨折的發生率相對減少99％[1]！

時下許多廣告，皆以富含蛋白質的乳製品可以保護骨骼為訴求，上述發現對這些廣告提出嚴肅的質疑。此外，雖然有大量評論分析警告大多數人並未擁有標準所需的鈣質，尤其是懷孕或哺乳的婦女，但鈣質的好處其實尚未得到證實，因為一項針對十個國家的研究[14]顯示，鈣質攝取量愈高，骨折比率愈高。如【表10.3】所示，許多鈣質的攝取來源（尤其是在高鈣攝取量的國家）都來自乳製品，而非鈣質補充品或其他非乳製品來源。

表10.3　不同國家髖部骨折和鈣攝取量之間的關聯

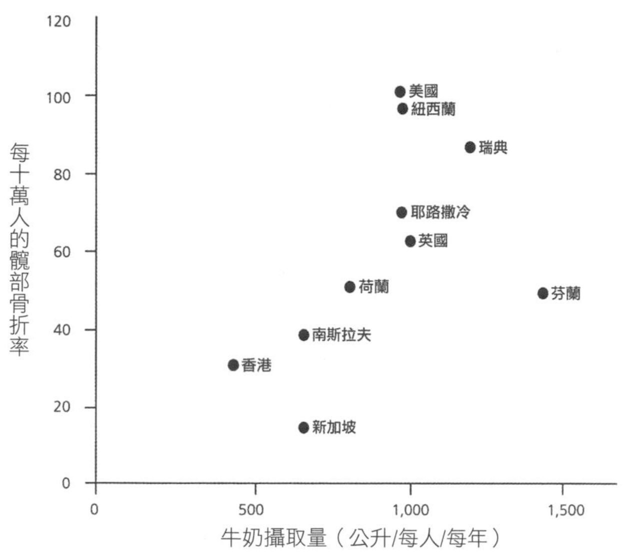

研究出【表10.3】結果的馬克・海格斯戴（Mark Hegsted）是哈佛大學的資深教授，他從一九五〇年代初期開始研究鈣的相關議題，是在一九八〇年奠定美國第一個飲食方針的主要創建者，並於一九八六年發表前述圖表。海格斯戴教授相信**長期過度攝取鈣質，有損身體控制鈣的攝取量，以及何時攝取鈣的能力。**在健康的狀況下，人體會使用活性維他命D（即calcitriol）調節從食物中攝取的鈣量，以及應該分泌和分配到骨骼中的含量。活性維他命D是種荷爾蒙，體內需要較多鈣時，它就會提高鈣的吸收量，並限制鈣的分泌。但是，如果長期攝取太多的鈣質，體內可能就會失去調節活性維他命D的能力，而永久或是暫時性地破壞鈣質的吸收和分泌。

長期攝取過多鈣質，體內可能會失去調整活性維他命D的能力，而永久或暫時性地破壞鈣的吸收和分泌。

假使以這種方式破壞調節機制，就會造成更年期和更年期後的婦女出現骨質疏鬆。這個時期的婦女，必須能夠適時增加對於鈣質的使用，尤其是她們仍要以高動物性蛋白質為主食，但當人體因此喪失控制調節的機制，就會變得不斷濫用，這是生物學上一種根深柢固的現象。

綜觀上述發現，如果人類過度消耗動物性蛋白質和鈣質，則會增加骨質疏鬆的危險。不幸的是，乳製品是唯一一種富含這些營養物的食品。以前述關於鈣的研究證據做後盾，海格斯戴於一九八六年的論文指出：「……髖部骨折通常出現在乳製品消耗最普遍，而且鈣攝取量相當高的國家。」

乳品業的天大謊言

幾年後，乳品業者竟然仍建議我們應該多攝取乳製品，以強健骨骼和牙齒！

這個領域的研究充滿著混淆、衝突和爭議，因此每人都能暢所欲言、抒發一己之見。當然，這件事攸關大筆金錢，其中一位由乳品業資助的知名骨質疏鬆症專家，曾經在社論中義憤填膺地撰文[15]表示：支持以植物性蛋白質取代動物性蛋白質飲食的研究發現，某種程度上可能是受到「社會上的趨勢」所影響，此趨勢是指動物保護人士反對食用乳製品。

這些關於骨質疏鬆的爭論，無論完整無否，都存在於探討細節的研究中，正所謂「魔鬼就在細節裡」，而最主要的細節是與「骨骼礦物質密度」（BMD）有關。許多科學家已調查過不同的飲食和生活型態如何影響BMD——這是一種測量骨質密度的方法，通常用於診斷骨骼健康。假使你的骨質密度跌至某種水準以下，你就有骨質疏鬆的危險，實際上，若你的BMD值很低，則骨折的機率愈高[16]~[18]。

不過，在這門領域中，仍有一些互相矛盾和讓人困惑的小細節。試舉例如下：

❶BMD值愈高，罹患骨關節炎的風險愈高[19]。

❷BMD值愈高，罹患乳癌的風險愈高[20]、[21]。

❸雖然高BMD值會增加罹患乳癌的風險，並且降低骨質疏鬆症的風險，不過，這兩種疾病仍然會在世界同一個區域群聚出現，甚至連同一個人都有可能會同時罹患這兩種疾病[22]。

❹骨質流失的速率跟整體BMD值一樣重要[23]。

❺有些地方人口的骨質密度和骨骼礦物質密度比「西方」國家低，但是他們的骨折率也較低，跟一般我們了解的「強健骨骼」認知不同[24]~[26]。

❻肥胖和高BMD值有關，但是也有一些地區，雖然肥胖率高，罹患骨骼疏鬆症的比率卻也愈高[24]、[27]。

將BMD值做為衡量骨質疏鬆症的標準，並由此推斷何種飲食可以降低骨折率，是錯誤的觀念。

相較之下，利用動物性蛋白質和植物性蛋白質的飲食比例來判斷有無罹患骨質疏鬆症[1]、[13]，是比較好的預測方法，也就是說，兩者比例愈高，罹病機率也愈高[13]。

結果你猜怎樣？

BMD值跟動／植物性蛋白質比例並無顯著關聯。

很顯然地，傳統上關於動物性食品、乳製品和骨骼礦物質密度的建議，多是那些受到乳品業影響和宣傳下的產物。以下是我對於如何降低罹患骨質疏鬆症風險的相關建議：

縱然證據顯示乳製品會增加骨質疏鬆的危險，但因為攸關大筆金錢，所以業者或專家仍鼓勵人多喝牛奶。

❶保持身體活動。走樓梯、不要搭電梯；多走路、慢跑、騎腳踏車；每隔兩、三天就去游泳或做瑜伽，並放膽去買個槓鈴，有空拿來鍛鍊身體。你也可以選擇一項運動來做，或參加提供健身活動的社交團體。做完運動後，你會覺得比較舒服，骨骼也會更強健。

❷攝取不同種類的全植物性食品，並避免動物性食品，連乳製品都不要碰。事實上，豆類和菜葉蔬菜等植物性食品都含有大量的鈣質，而且**只要你遠離精製的碳水化合物，應該就不會有缺乏鈣質的情形出現了。**

❸食鹽攝取量保持在最低限度。避免高度加工以及包裝食品，因為這些食物都含有大量的鹽，而部分研究顯示，一旦過量攝取食鹽，身體就會出問題。

腎結石：永生難忘的痛

你可以從「加州大學洛杉磯分校腎結石治療中心」（UCLA Kidney Stone Treatment Center）網站[28]，知道腎結石可能會引起哪一些症狀：

❶噁心、嘔吐

❷坐立難安（想要找到最舒服的姿勢以減輕痛苦）

❸隱隱作痛（位置不明確，腰、腹部間歇性疼痛）

❹尿急（急著想解尿）

❺頻尿（小便次數頻繁）

❻尿中帶血且解尿疼痛（巨視性血尿gross hematuria）

❼發燒（由感染導致的併發症）

❽急性腎絞痛（嚴重側腹痛，擴及鼠蹊、陰囊、陰唇）

在這裡先解釋一下急性腎絞痛，會出現這種痛苦難耐的症狀，是因為腎結石想要穿過體內一條從腎臟傳輸尿液至膀胱的輸尿管，網站上是這樣描述急性腎絞痛：「這大概是人類經歷過最難受的痛苦之一，只要有過一次經驗，則永生難忘……腎絞痛的痛苦需要強效止痛藥才能控制，不要奢望阿斯匹靈就能止痛，萬一你真的痛起來，去看醫生或掛急診吧！」[28]

光想到這些事情，我就心驚膽跳。遺憾的是，高達15%的美國人（男性多於女性）都檢查出有腎結石[29]。

腎結石分成幾種，除了一種跟基因異常有關[30]，另一種則是尿道感染引起，但主要仍以鈣質和草酸鹽組成的結石為大宗。這種草酸鈣結石在已開發國家相當普遍，相較之下，在開發中國家則較稀少[31]，而這也再次證明，腎結石跟其他西方疾病一樣，都落入同一種發展模式。

我第一次得知這種疾病與飲食習慣有關，是在多倫多大學醫學院，當時我受邀出席一場研討會，發表中國營養研究的相關發現。我在那裡結識英國里茲「醫學研究委員會」的羅勃森（W. G. Robertson）教授。羅勃森博士是全球探討飲食和腎結石關係的專家，他的研究團隊深入探討食物和腎結石的關聯，不管是理論或實務方面都大有斬獲。他們從三十年前就展開調查工作，至今未曾稍怠——若搜尋由羅勃森博士撰寫或共同撰寫的科學刊物，從一九六〇年代中期開始至少能找到一百份發表過的論文。

羅勃森發表的其中一份圖表，顯示出動物性蛋白質和腎結石存在的關係（見下頁【表10.4】）[32]。

研究人員從一九六八年至一九七三年研究英國人的飲食習慣，發現若每人每日攝取的動物蛋白量超過二十一公克，則與每年每萬人腎結石的人數密切相關，即攝取量愈多，形成腎結石的數目愈高，兩者關係令人印象深刻。

其他研究團隊所進行的研究，幾乎都不如羅勃森徹底，他

表10.4　攝取動物蛋白和形成尿道結石間的關聯

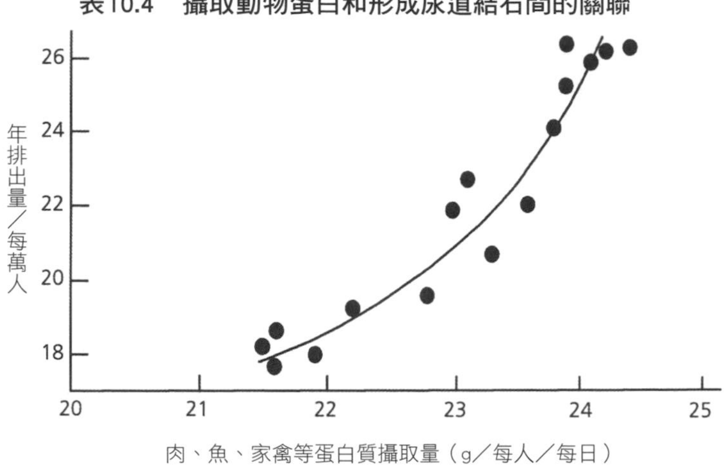

們發展出一套模式去評估罹患腎結石的風險，而且準確度相當高[33]。在目前已確定的六大風險因中[34、35]，攝取動物性蛋白質是最大元凶，其中很值得注意的是，富裕國家一般的動物性蛋白質攝取量，會導致這六大風險因子的其中四種發展[34、35]。

動物性蛋白質不只與腎結石的形成有關，還會導致結石復發，根據羅勃森發表過的研究顯示，有腎結石復發毛病的病患，只要改變飲食習慣，不吃動物性蛋白質食物，就能不藥而癒[36]。這是因為一旦人們攝取夠多動物性蛋白質食物，尿液中的鈣質和草酸鹽往往在數小時內就會急遽增加，【表10.5】就是羅勃森團隊的發表，其內容顯示出這些驚人的變化[35]。

受試對象每日只攝取五十五公克的動物性蛋白質，而後以攝取鮪魚的方式，每日增加三十四公克的動物性蛋白質，一般男士每日蛋白質的攝取量在九十至一百公克，大部分來自動物性食品，而女士每日食用七十至九十公克。不過，即使如此，他們所吃的動物性蛋白質量仍比大多數美國人吃得少。

腎臟若長期持續受到鈣質和草酸鹽增加的攻擊，可能就會

表10.5　攝取動物性蛋白質對尿液中鈣質和草酸鹽的影響

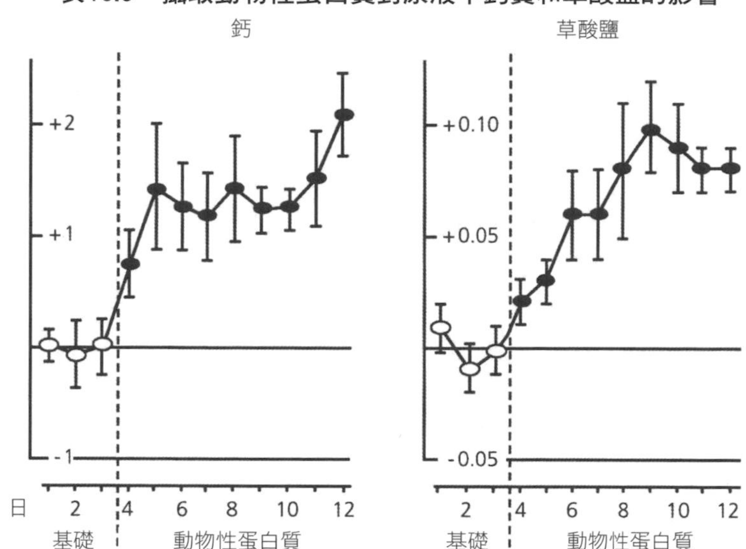

產生結石[35]。以下節自一九八七年羅勃森所做的一份評論[37]，內容強調飲食，尤其是動物性蛋白質食品所扮演的角色：「『尿石症』（urolithiasis）是全球性的問題，而且顯然會因大多數工業化國家所攝取的高乳製品、高能量及低纖維飲食，而使問題惡化……尤其是證據顯示，高肉類蛋白質的攝取，是形成問題的主要因素……根據流行病學和生物化學的研究，如果改為攝取低能量的植物性食品飲食，可望降低人口中罹患腎結石的風險。」

事實證明，動物性食品容易導致腎結石。近來許多的研究也顯示，自由基的活動可能會導致腎結石的產生[38]，而在許多情況之下，可以藉由攝取含有抗氧化劑的植物性食品加以預防。至此，我們又看到動物性和植物性食品對疾病產生不同的效果。

腎結石復發的病患，其實只要將飲食習慣改變，不要吃動物性蛋白質食物，就能不藥而癒。

腎結石的發病率正在急遽攀升，截至二〇一二年，美國有10.6％男性和7.1％女性患有腎結石，自一九九四年來增加了70％[39]。增加水的攝取量有助於減少腎結石[40]，而動物性蛋白質仍是導致腎結石的重要因子之一[41]。

眼疾：只吃肉會失明

視力好的人通常會認為看得清楚是理所當然的事。其實，我們看待自己的眼睛，並不像是身體器官的一部分，反而比較像是對待一種技術，而我們也都願意相信，雷射手術是維持眼睛健康的最佳療法。

然而，過去數十年以來的的研究都顯示，這種所謂的「技術」，其實會受到我們所吃的食物影響，也就是說，三餐對數百萬美國老年人罹患的白內障和黃斑病變，有著特定的影響。

是的，沒錯！我現在要告訴你們，如果只吃動物性食品，不吃植物性食品，可能會雙目失明。

生化交叉口的危機

黃斑病變是造成六十五歲以上老人，產生不可逆性失明的主要原因。超過一千六百萬美國人罹患這種疾病，其中許多人後來全都失明[42]。

顧名思義，這種眼疾跟黃斑（視網膜斑）受損有關。黃斑是眼睛中的「生化交叉口」，即進入其中的光線能量會轉變成神經訊號，而黃斑位居中心位置，因此對於視覺成形很有幫助。黃斑周圍有脂肪酸，會與外部進入的光線產生相互作用，產生低量的高反應性自由基[43]。這些自由基會破壞黃斑在內的周圍組織，幸好，這些自由基的傷害可以透過蔬果中的抗氧化劑來抑制。

十年前出版的兩份研究都提供可靠證據，表示食物能有效防止黃斑病變，而兩項研究皆由知名機構的研究團隊所做，具有一定公信力。其中一項研究是評估飲食[44]，另一項則評定血液中的營養物[45]，兩者的研究結果均表示，由黃斑病變所引起的失明病例中，多達70%至88%的病例可藉由正確飲食預防。

在評估飲食攝取的研究中[44]，研究人員比較三百五十六名五十五至八十歲黃斑病變病患（實驗組），與五百二十名患其他眼疾的患者（對照組），此研究由五家眼科醫學中心共同合作。

研究人員發現，攝取較多胡蘿蔔素者，得到黃斑病變的頻率較低。胡蘿蔔素是在有色蔬果中找得到的一組抗氧化劑，若評等胡蘿蔔素的攝取量，則攝取最多胡蘿蔔素的人比攝取最少的人，得黃斑病變的機率少43%。不只胡蘿蔔素，六分之五的蔬食食物在經過測量後，也都跟罹患黃斑病變的機率較低有關，這些食物包括綠色花椰菜、胡蘿蔔、菠菜或羽衣甘藍菜、栗南瓜和番薯，其中以菠菜或羽衣甘藍菜的保護作用最高，若人們每週吃五次以上這些綠色蔬菜，罹病機率會比一個月吃不到一次的人減少88%。唯一未提供保護功效的蔬食群組是甘藍菜／花椰菜／球芽甘藍群組，是六組蔬食中顏色最不鮮艷的[46]。

研究人員也檢視了在這些食物能攝取到的五種胡蘿蔔素，對於黃斑病變是否具有潛在保護功效，結果只有一種顯示出顯著的保護功效，尤其是在深綠色蔬菜中蘊含的胡蘿蔔素最有效。反觀一些維他命補充品，像是維他命A、C、E，只具有極少，或是根本沒有功效。總歸一句話，研究發現**只要吃對食物，就能減少黃斑病變機率達88%**。

此時你可能會想知道要從何處攝取到這些胡蘿蔔素，綠色葉菜、胡蘿蔔和柑橘類水果都是很好的來源。但這裡有個問題：這些食物含有的成百甚至上千種胡蘿蔔素中，只有十多種的生物功效經過研究證實，同時確定能夠清除和減少體內自由基的破壞，而且個別胡蘿蔔素的功效會因飲食和生活型態的不同而出現巨大差異。正因為這些差異，要預測個別胡蘿蔔素會產生是好是壞的效果是不可能的，所以將這些營養素拿來製成補充品，可就太不全面和膚淺了，這種做法忽略了大自然的機能——從深色蔬果中攝取這些胡蘿蔔素，要安全多了。

多吃深綠蔬菜就對了

另一項研究[45]則比較了四百二十一名黃斑病變患者以及六百一十五名對照組的血液。這項研究是由五家知名眼科臨床中心和旗下研究人員共同合作，他們測量的是患者血液中的抗氧化劑含量，而不是攝取進的抗氧化劑。研究人員共測量四種抗氧化劑，包括胡蘿蔔素、維他命C、硒和維他命E。除了硒以外，其他營養物群組都只跟少數黃斑病變案例有關，其中又以胡蘿蔔素對於預防黃斑病變的功效最顯著，血液中胡蘿蔔素含量最高者，與最低者相比，可減少三分之二的罹病機率。

這項研究提出的減少65％至70％罹病機率，與前項研究減少88％的結果相仿，兩項研究皆顯示從食物中攝取的胡蘿蔔素具有顯著功效。由於實驗上的受限，我們只能約略估計出因為不良飲食習慣所導致的黃斑病變比例，也無法得知哪些抗氧化劑具有功效，但多吃含有抗氧化劑的食物，尤其是富含胡蘿蔔素的食物，能預防大部分黃斑病變所導致的失明症狀。

比起黃斑病變，白內障是較不嚴重的眼疾，因為現在有很多有效的外科手術，可以恢復由白內障引起的視力損失。但是若

如果人們只吃動物性食品，而不吃植物性食品，就有可能會雙目失明。

你看到白內障的罹患人數，就會發現白內障對於我們社會而言，是一項更大的負擔。到了八十歲，幾乎半數的美國人都會得到白內障[42]，目前約有二千萬名四十歲以上的美國人罹病。

白內障的形成跟眼球晶體混濁有關，目前的矯治手術是將混濁晶體摘除，換上人工晶體。這種包括黃斑病變在內的視力模糊情況，以及體內其他疾病，都跟反應性自由基過多造成的損害有關[47]，而多吃富含抗氧化劑的食物應該有助改善問題。

威斯康辛州的研究人員從一九八八年起，研究逾一千三百人的眼睛健康和飲食攝取的關係。十年後，他們發表結果[48]，指出攝取最多葉黃素的人，罹患白內障的機率是攝取最少者的二分之一。葉黃素是組成晶體組織不可或缺的成分，可直接從菠菜等深綠色葉菜攝取到[49]、[50]，而攝取最多菠菜的人，罹患白內障機率減少四成。二〇一四年中國科學家報告指出，攝取葉黃素及另一種大量存在於綠葉蔬菜中的抗氧化劑黍黃素（zeaxanthin），能大幅改善黃斑部病變。這雖然只能被當作一個開端，但它所帶來的啟發是，抗氧化劑具有預防這種頑疾發展的能力。

黃斑病變和白內障這兩種眼疾，都是因為我們未能攝取足夠的深綠色葉菜。在這兩種情況下，因為攝取動物性食品而增加的過量自由基（反之，攝取植物性食品則會減少自由基的形成），是造成這兩種眼疾的元凶。

飲食回春術

十年前，當這本書的第一版在各大書局上架販售時，我已經七十歲了。當時書快完成時，我去參加五十週年的高中同學會，聽到許多同學過世的消息，此外還收到美國退休人士協會的雜誌、買許多東西都享有老人優待折扣，而且每個月都收到社會安全支票。有人會委婉地稱呼我為「成熟男人」，但我會自稱老人。「老」是什麼意思？七十歲時，我每天早晨都會去跑步，有時一天跑個十幾公里；今天我八十二歲了，仍然每天運動：一天跑或走五到八公里，夏天時打打高爾夫球，或在冬天時做越野滑雪。此外，我也照常從事我熱愛的休閒活動，看孫子孫女、跟朋友吃飯、蒔花茹草、外出旅行、打高爾夫球、到學校講課，或是做些修築籬笆等戶外粗活，甚至到處東修西補，就像我以前在農場做的事一樣。不過，有些事情還是不一樣了……八十二歲的我畢竟跟二十歲的我不同，我的動作變慢了、沒以前那麼壯、每天工作時數短了，連小睡片刻的頻率也比以前高了。

我們都知道隨著年事已高，能力已大不如前，但是很好的科學證據顯示，上了年紀並不代表得放棄清晰的思考能力，年老也不一定就會記憶力衰退、搞不清楚方向和思想混沌。然而，所有問題的關鍵都在——「飲食」。

吃太多肉可能會失智

這裡有一些有用的飲食資訊，可供兩項跟智力衰退有關的主要症狀參考。先從較輕微的「認知障礙」或「認知失調」講起，通常是指人的記憶或思考能力衰退，其代表的是疾病的一連串變化，從暗示能力衰退的徵兆，到比較明顯且可以輕易診斷出來的病例。隨著「認知障礙」變得愈來愈嚴重，甚至危及生命時，這些情況便稱為失智。目前，我們熟悉的失智症主要有兩種，一種是「血管型失智症」，一種是阿茲海默症。血管型失智症主要是因腦部血管破裂，導致多次中風所造成。對於老年人來說，在晚年常有「寂靜型」（silent）腦中風的現象，所謂「寂靜型」表示這種中風往往不被察覺，而且尚未被診斷出來，然而，每一次的輕微中風，都會造成腦部部分失能。

另一種失智症——阿茲海默症，則因為「澱粉樣蛋白」像斑塊一樣沉澱在腦中主要區域所導致，跟心血管疾病是由血管充滿膽固醇，堵塞血管而成的情形相似。阿茲海默症非常普遍，據說在六十五歲的年齡層中，百分之一的人出現阿茲海默症的症狀，而且往後每隔五年，數字還會加倍[51]。超過五百萬人與此疾病為伍，而且每年有五十萬人因此疾病而死亡；它被列為美國第六大死因。預計到了二〇五〇年時，罹患此疾病的人數將達到一千四百萬人[52]。

根據估計，10%至12%有輕微認知障礙的人，會發展成為較嚴重的失智情況，只有1%至2%的人會從沒有認知障礙，直接發展成為失智症[53]、[54]，這也就是說，有認知障礙的人罹患阿茲海默症的風險，是沒有認知障礙者的十倍。

不只認知障礙常演變成更嚴重的失智情況，其他像是心血管疾病[55]~[57]、中風[58]及成人發生型的第二型糖尿病[59]、[60]，也跟失智情況有關。這些疾病都在特定人口中群聚出現，甚至時常發生在同一人身上，這代表他們可能共有一些危險因素，如高血壓[55]、[61]、[62]和高血膽固醇[57]，而這兩種因素都能藉由飲食來控制。

第三項風險因子是相當棘手的自由基含量，它常會破壞我們晚年的腦部功能。由於自由基對於形成認知障礙和失智症影響重大，因此研究人員相信若從飲食中獲取抗氧化劑，就能保護腦部免於受到損害。動物性食品缺乏抗氧化劑，無法提供腦部屏障，而且容易活化自由基發展，造成細胞損害，相較之下，植物性食品則富含抗氧化劑，可保護腦部免於受到損害。

當然，基因也扮演重要角色，目前已確認出特定基因可能增加認知障礙的風險[56]，不過環境因素也是關鍵，而且可能是最主要的決定因素。最近有一項研究就指出，住在夏威夷的日裔美國人比土生土長的日本人罹患阿茲海默症的比例高[63]，而另一項研究則指出，土生土長的非洲人比住在美國印第安納州的非裔美國人，罹患失智症和阿茲海默症的比例都較低[64]——都明顯支持「環境在認知障礙中扮演關鍵角色」的理論。

吃蔬果好補腦

全球認知障礙病例的分布，似乎跟其他西方疾病類似。也就是在較未開發的國家中，罹患阿茲海默症的比例較低[65]。最近一項研究比較十一個國家的飲食攝取和阿茲海默症的關係，結果發現攝取高脂肪、低五穀雜糧的國家，罹病機率較高[66]、[67]。

由此可以確定，飲食對於邁入老年期的思考能力，具有非常重要的影響。但是，到底要吃什麼才對我們有好處呢？

以症狀較輕微的認知障礙來說，近來研究顯示血液中的維他命E含量愈高，可以減少記憶力衰退[68]，同時，維他命C和硒對於減少記憶力衰退也都有幫助，並能減少自由基的活動[69]。基本上，維他命E和C抗氧化劑只有在植物性食品中才能發現，而硒則在動物性食品和植物性食品中都可找到。

在一項針對二百六十名六十五至九十歲老人的研究中，顯示「飲食若含低脂肪、低飽和脂肪和低膽固醇，以及較多碳水化合物、纖維質和維他命（尤其是葉酸、維他命C和E，及β-胡蘿蔔素）和礦物質（鐵和鋅），可能才合乎適當標準。因為這樣不只能促進老年人的健康，也能改善認知功能」[70]。這項研究結論主張植物性食品的好處，同時批判動物性食品，認為吃素才能維持最理想的腦部功能。此外，另一項針對數百名老年人的研究顯示，在智力測驗表現較好的老人，攝取最多維他命C和β-胡蘿蔔素[71]；其他研究也發現，若老年人血液中的維他命C含量較低，則認知功能表現也較差[72]、[73]，而有些研究指出包括β-胡蘿蔔素[74]在內的維他命B群，與認知功能表現較好有關。

上述七項研究皆顯示，幾乎只能在植物身上找得到的一種或一種以上的營養物，有助於老年人減少認知障礙的風險。實驗性的動物研究不只證實植物性食品對腦部有益，而且還提出植物性食品運作的機制[75]、[76]，雖然部分研究出現重大出入，像是有的研究發現維他命C有益腦部，有的卻只發現β-胡蘿蔔素有好處，而不包括維他命C，但是我們不該為了一、兩棵樹，而忽略了整座森林。因為，沒有一項研究顯示，多從飲食中攝取抗氧化劑，會增加記憶力衰退。

不能避免的，當我們觀察到某些事物具有關聯之後，總會發現有其他例外。然而，就算距離我們知道飲食和認知障礙的確切關聯，仍需進行更多實質上的研究，但可以確定的是，兩者關聯十分顯著。

中風失智和阿茲海默症

至於由中風引起的更嚴重失智症（血管型失智症）和阿茲海默症，又是什麼情況呢？飲食如何影響到這些疾病？

由血管問題導致中風而引起的失智症問題，很明顯受到飲食的影響。在美國佛明漢研究所公布的報告指出，**每日多吃三份蔬果，將減少22%的中風機率**[77]。三份蔬果的量其實比你想像的少——半杯水蜜桃、四分之一杯番茄醬汁、半杯綠色花椰菜或一顆馬鈴薯，都是一份。半杯的量並不多，事實上，參與研究的男士中，每日最多攝取的蔬果量可高達十九份。若每多三份蔬果就可減少22%的中風機率，那麼蔬果的好處可以迅速累積（可減少將近100%的罹病風險，但不可能超過100%）。

這項研究提供的證據顯示，負責傳輸腦部血液的動脈和血管，必須要靠正確飲食來維持健康。以此類推，我們可以合理地假設，多吃蔬果可能讓我們免於血管不健康而導致的失智症。研究似乎再次證實這項論點，科學家針對逾五千名老年人的心智健康所做的研究，從中檢視並評估他們在過去兩年的飲食內容和身體健康，結果發現攝取最多脂肪和胞和脂肪的人，最容易得到血管型失智症[78]。

此外，阿茲海默症也跟飲食有關，而且通常跟心臟病也有關聯[57]，這表示阿茲海默症和心臟病擁有相同的發生原因，若想要預防心臟病或扭轉病情，就從「飲食」下手。動物實驗證明，高膽固醇飲食會增加澱粉質蛋白的含量，而這種蛋白跟阿茲海默症的成因有關[57]，一項針對逾五千人的研究證實上述動物實驗結果，指出人們攝取過多脂肪和膽固醇，容易增加各種失智症的罹病機率[78]，尤其是阿茲海默症[79]。

另一項關於阿茲海默症的研究[80]顯示，血液中葉酸含量在最低三分之一範圍的人，罹病機率是其他人的三・三倍，而血液中「同半胱胺酸」含量在最高三分之一範圍的人，罹病機率則是其他人的四・五倍。至於葉酸和同半胱胺酸是什麼呢？葉酸是一種只在綠色葉菜等植物中才萃取得到的複合物[81]，而同半胱胺酸則是主要來自動物性蛋白質中的一種胺基酸。因此，這項研究告訴我們，飲食中若攝取較多動物性食品、較少植物性食品的話，就會增加罹患阿茲海默症的風險[82]。

在本書第一版發行時，當時阿茲海默症起因的證據只是推測性，儘管它的確指出了一個因果途徑——和解決之道——而且類似於其他西方世界疾病的因果途徑。

由於近來人們對阿茲海默症所興起的興趣如狂潮般澎湃，因此在這個疾病上可找到的相關研究，有90％是過去十五年來

從最輕微的思考有困難到嚴重的智力退化，你吃進的食物對於你的心智能力下降與否影響重大。

做的。那些研究，大部分都是為了想更好地了解，使大腦記憶中樞神經纖維扭曲纏結的某些基本細胞機制。我必須承認，我並不覺得有什麼突破之處。這種破壞力極大的疾病正在向我們靠近，但幾乎沒有任何（如果有的話）重要的研究可以告訴人們該如何避免這種疾病。唯一正在推動的飲食建議，也是支持心臟健康的飲食方式，它的假設基礎是：西式飲食在大腦中引發澱粉樣蛋白斑塊形成的原因，和膽固醇在動脈中形成以及造成斑塊的原因一樣。更特別的是，阿茲海默症協會建議採取地中海式飲食與得舒飲食（DASH，終止高血壓的飲食法），但這兩者的成效，尤其是後者，只比標準的美式飲食好一些。全食物蔬食在逆轉心臟病方面，遠比地中海飲食和得舒飲食更為有效，而這個道理也適用於阿茲海默症。

輕微認知障礙患者仍然可以維持基本的獨立生活，但是嚴重的失智症和阿茲海默症患者就很悽慘了，對他們本身和摯愛的人都會造成幾乎承受不起的負擔。橫跨這整個範圍，從保持思緒清晰的小問題到嚴重的退化性問題，你所吃的食物對於心智退化與否，都會產生巨大的影響。本章中所談及的疾病，都讓許多人在步入晚年後成為受害者，雖然不一定致命，但病患的生活品質卻會一直惡化下去，直到最後他們必須依賴別人才能活得下去，而且大部分身體機能都無法正常運作，這可能會讓我們的後半輩子的幸福大打折扣，而我，希望自己除了能夠享受現在的人生，也希望未來的時光都能健康又自由。

1.Frassetto LA, Todd KM, Monrrs C, Jr., et al. "Worldwide incidence of hip fracture in elderly women: relation to consumption of animal and vegetable foods." *J. Gerontology* 55 (2000):M585-M592.
2.Abelow BJ, Holford TR, and Insogna KL. "Cross-cultural association between dietary

animal protein and hip fracture: a hypothesis." *Calcif. Tissue Int.* 50 (1992): 14-18.

3.Wachsman A. and Bernstein DS. "Diet and osteoporosis." *Lancet* May 4, 1968 (1968): 958-959.

4.Barzel U.S.. "Acid loading and osteoporosis." *J. Am. Geriatr. Soc.* 30 (1982): 613.

5.Sherman HC. "Calcium requirement for maintenance in man." *J. Biol. Chem.* 39 (1920):21-27.

6.動物性蛋白質包含了比想像中更多的含硫胺基酸。當人體在消化或是代謝的時候，這些氨基酸就會製造出硫酸鹽離子，這些酸性離子都得靠腎臟來排泄掉。一項最近出爐的研究報告顯示，動物性蛋白質的攝取量，和尿酸中硫酸鹽的排泄量之間，有著高達84%的正相關。

7.Brosnan JT, and Brosnan ME. "Dietary protein, metabolic acidosis, and calcium balance." *In*: H. H. Draper (ed.), *Advances in Nutritional Research,* pp. 77-105. New York: Plenum Press,1982.

8.Frassetto LA, Todd KM, Morris RC, Jr., et al. "Estimation of net endogenous noncarbonic acid production in humans from diet potassium and protein contents." *Am. J. Clin. Nutri.* 68(1998): 576-583.

9.Margen S, Chu J-Y, Kaufmann NA, et al. "Studies in calcium metabolism. I. The calciuretic effect of dietary protein." *Am. J. Clin. Nutr.* 27 (1974): 584-589.

10.Hegsted M, Schuette SA, Zemel MB, et al. "Urinary calcium and calcium balance in young men as affected by level of protein and phosphorus intake. " *J. Nutr.* 111. (1981): 553-562.

11.Kerstetter JE, and Allen LH. "Dietary protein increases urinary calcium." *J. Nutr.* 120 (1990):134-136.

12.Westman EC, Yancy WS, Edman JS, et al. "Carbohydrate Diet Program." *Am. J. Med.* 113(2002): 30-36.

13.Sellmeyer DE, Stone KL, Sebastian A, et al. "A high ratio of dietary animal to vegetable protein increases the rate of bone loss and the risk of fracture in postmenopausal women." *Am. J. Clin. Nutr.* 73 (2001): 118-122.

14.Hegsted DM. "Calcium and osteoporosis." *J. Nutr.* 116 (1986): 2316-2319.

15.Heaney RP. "Protein intake and bone health: the influence of belief systems on the conduct of nutritional science." *Am. J. Clin. Nutr.* 73 (2001): 5-6.

16.Cummings SR, and Black D. "Bone mass measurements and risk of fracture in Caucasian women: a review of findings for prospective studies." *Am. J. Med.* 98(Suppl 2A) (1995): 2S-24S.

17.Marshall D, Johnell O, and Wedel H. "Meta-analysis of how well measures of bone mineral density predict occurrence of osteoporotic fractures." *Brit. Med. Journ.* 312 (1996): 1254-1259.

18.Lips P. "Epidemiology and predictors of fractures associated with osteoporosis." *Am. J. Med.* 103(2A) (1997): 3S-11S.

19.Lane NE, and Nevitt MC. "Osteoarthritis, bone mass, and fractures: how are they related?" *Arthritis Rheumatism* 46 (2002): 1-4.

20.Lucas FL, Cauley JA, Stone RA, et al. "Bone mineral density and risk of breast cancer: differences by family history of breast cancer." *Am. J. Epidemiol.* 148 (1998): 22-29.

21.Cauley JA, Lucas FL, Kuller LH, et al. "Bone mineral density and risk of breast cancer in older women: the study of osteoporotic fractures." *JAMA* 276 (1996): 1404-1408.

22.Mincey BA. "Osteoporosis in women with breast cancer." *Curr. Oncol. Rpts.* 5 (2003): 53-57.

23.Riis BJ. "The role of bone loss." *Am. J. Med.* 98(Suppl 2A) (1995): 2S-29S.
24.Ho SC. "Body measurements, bone mass, and fractures: does the East differ from the West? " *Clin. Orthopaed. Related Res.* 323 (1996): 75-80.
25.Aspray TJ, Prentice A, Cole TJ, et al. "Low bone mineral content is common but osteoporotic fractures are rare in elderly rural Gambian women." *J. Bone Min. Res.* 11 (1996): 1019-1025.
26.Tsai K-S. "Osteoporotic fracture rate, bone mineral density, and bone metabolism in Taiwan." *J. Formosan Med. Assoc.* 96 (1997): 802-805.
27.Wu AH, Pike MC, and Stram DO. "Meta-analysis: dietary fat intake, serum estrogen levels, and the risk of breast cancer." *J. Nat. Cancer Inst.* 91 (1999): 529-534.
28.UCLA Kidney Stone Treatment Center. "Kidney Stones——Index." March, 1997. Accessed at http://www.radsci.ucla.edu:8000/gu/stones/kidneystone.html
29.Stamatelou KK, Francis ME, Jones CA, et al. "Time trends in reported prevalence of kidney stones." *Kidney Int.* 63 (2003): 1817-1823.
30.這種罕見型態的基因性腎結石，導因於腎臟無法再吸收半胱氨酸這種胺基酸。
31.Ramello A, Vitale C, and Marangella M. "Epidemiology of nephrolothiasis." *J. Nephrol.* 13(Suppl 3) (2000): S65-S70.
32.Robertson WG, Peacock M, and Hodgkinson A. "Dietary changes and the incidence of urinary calculi in the U.K. between 1958 and 1976." *Chron. Dis.* 32 (1979): 469-476.
33.Robertson WG, Peacock M, Heyburn PJ, et al. "Risk factors in calcium stone disease of the urinary tract." *Brit. J. Urology* 50 (1978): 449-454.
34.Robertson WG. "Epidemiological risk factors in calcium stone disease." *Scand. J. Urol. Nephrol. Suppl*. 53 (1980): 15-30.
35.Robertson WG, Peacock M, Heyburn PJ, et al. "Should recurrent calcium oxalate stone formers become vegetarians?" *Brit. J. Urology* 51 (1979): 427-431.
36.這項資訊來自羅勃森教授在多倫多的研究班。
37.Robertson WG. "Diet and calcium stones." *Miner Electrolyte Metab.* 13 (1987): 228-234.
38.Cao LC, Boeve ER, de Bruijn WC, et al. "A review of new concepts in renal stone research." *Scanning Microscopy* 7 (1993): 1049-1065.
39.Scales CDJ, Smith AC, Hanley JM, Seigal CS, and Urologic Diseases in America Project. "Prevalence of kidney stones in the United States." *Eur. Urol.* 62 (2012): 160 - 165.
40.Broghi L. et al. "Urinary volume, water and recurrences in idiopathic calcium nephrolithiasis: a 5-year randomized prospective study." *J Urol.* 155 (1996): 839 - 843.
41.Turney BW et al. "Diet and risk of kidney stones in the Oxford cohort of the European Prospective Investigation into Cancer and Nutrition (EPIC)." *Eur. J. Epidemiol.* 29 (2014): 363 - 369.
42.Friedman DS, Congdon N, Kempen J, et al. "Vision problems in the U.S.: prevalence of adult vision impairment and age-related eye disease in America." Bethesda, MD: Prevent Blindness in America. National Eye Institute, 2002.
43.Foote CS. *Photosensitized oxidation and singlet oxygen: consequences in biological systems.* Vol.2 New York: Academic Press, 1976.
44.Seddon JM, Ajani UA, Sperduto RD, et al. "Dietary carotenoids, vitamins A, C, and E, and advanced age-related macular degeneration. " *JAMA* 272 (1994): 1413-1420.
45.Eye Disease Case-Control Study Group. "Antioxidant status and neovascular age-related

macular degeneration." *Arch. Ophthalmol.* 111 (1993): 104-109.

46.其他四組食物是青花菜、胡蘿蔔、番薯和栗南瓜，其所顯示的罹病降低率分別為53%、28%、33%和44%，這樣的降低率在統計學的意義上看來，都只是接近或在臨界邊緣。

47.Berman ER. *Biochemistry of the eye. (Perspectives in vision research)*. New York, N.Y.: Plenum Publishing Corporation, 1991.

48.Lyle BJ, Mares-Perlman JA, Klein BEK, et al. "Antioxidant Intake and Risk of Incident Age-related Nuclear Cataracts in the Beaver Dam Eye Study." *Am. J. Epidemiol.* 149 (1999):801-809.

49.Bates CJ, Chen SJ, Macdonald A, et al. "Quantitation of vitamin E and a carotenoid pigment in cataracterous human lenses, and the effect of a dietary supplement." *Int. J. Vitam. Nutr. Res.* 66 (1996): 316-321.

50.Varma SD, Beachy NA, and Richards RD. "Photoperoxidation of lens lipids: prevention by vitamin E." *Photochem. Photobiol.* 36 (1982): 623-626.

51.Talan J. "Alzheimer's diagnoses can be two years late." *Ithaca Journal*: 8A.

52.Alzheimer's Association. "2016 Alzheimer's Disease Facts and Figures." Accessed September 2, 2016 at http://www.alz.org/facts/.

53.Petersen RC, Smith GE, Waring SC, et al. "Mild cognitive impairment." *Arch. Neurol.* 56 (1999): 303-308.

54.Kivipelto M, Helkala E-L, Hanninen T, et al. "Midlife vascular risk factors and late-life mild cognitive impairment. A population based study." *Neurology* 56 (2001): 1683-1689.

55.Breteler MMB, Claus JJ, Grobbee DE, et al. "Cardiovascular disease and distribution of cognitive function in elderly people: the Rotterdam Study." *Brit. Med. Journ.* 308 (1994):1604-1608.

56.Haan MN, Shemanski L, Jagust WJ, et al. "The role of APOE e4 in modulating effects of other risk factors for cognitive decline in elderly persons. " *JAMA* 282 (1999): 40-46.

57.Sparks DL, Martin TA, Gross DR, et al. "Link between heart disease, cholesterol, and Al-zheimer's Disease: a review." *Microscopy Res. Tech.* 50 (2000): 287-290.

58.Slooter AJ, Tang MX, van Duijn CM, et al. "Apolipoprotein E e4 and risk of dementia with stroke. A population based investigation." *JAMA* 277 (1997): 818-821.

59.Messier C, and Gagnon M. "Glucose regulation and cognitive functions: relation to Alzheimer's disease and diabetes." *Behav. Brain Res.* 75 (1996): 1-11.

60.Ott A, Stolk RP, Hofman A, et al. "Association of diabetes mellitus and dementia: the Rotterdam Study." Diabetologia 39 (1996): 1392-1397.

61.Kannel WB, Wolf PA, Verter J, et al. "Epidemiologic assessment of the role of blood pressure in stroke." *JAMA* 214 (1970): 301-310.

62.Launer LJ, Masaki K, Petrovitch H, et al. "The association between midlife blood pressure levels and late-life cognitive function." *JAMA* 274 (1995): 1846-1851.

63.White, L., Petrovitch, H., Ross, G. W., et al "Prevalence of dementia in older Japanese-American men in Hawaii. The Honolulu-Asia Aging Study." *JAMA*, 276: 955-960, 1996.

64.Hendrie HC, Ogunniyi A, Hall KS, et al. "Incidence of dementia and Alzheimer Disease in 2 communities: Yoruba residing in Ibadan, Nigeria and African Americans residing in Indianapolis, Indiana." *JAMA* 285 (2001): 739-747.

65.Chandra V, Pandav R, Dodge HH, et al. "Incidence of Alzheimer's disease in a rural community in India: the Indo-U.S. Study." *Neurology* 57 (2001): 985-989.

66.Grant WB. "Dietary links to Alzheimer's Disease: 1999 Update. " *J. Alzheimer's Dis* 1 (1999):197-201.

67.Grant WB. "Incidence of dementia and Alzheimer disease in Nigeria and the United States." *JAMA* 285 (2001): 2448.

68.這份最近出版的研究報告比其他的都要有意思，因為他將「維他命E是由血脂來運送」這個事實也列入考慮指標，使得其測量維他命E的方法更具識別性。也就是說，血液中含有高濃度的維他命E，有時可能是由於高血脂所造成。

69.關於維他命C和硒的影響，在伯金斯的一項研究中，根據作者的看法，在邏輯上的逆轉模型中，並沒有顯著的統計學意義。但我不同意他們的結論，因為其「劑量反應」的逆轉傾向非常清楚明顯，令人印象深刻（血中抗氧化劑濃度愈高，記憶減退就愈少），但作者卻沒有將這個發現寫進他們的分析報告裡。

70.Ortega RM, Requejo AM, Andres P, et al. "Dietary intake and cognitive function in a group of elderly people." *Am. J. Clin. Nutr.* 66 (1997): 803-809.

71.Perrig WJ, Perrig P, and Stahelin HB. "The relation between antioxidants and memory performance in the old and very old." *J. Am. Geriatr. Soc.* 45 (1997): 718-724.

72.Gale CR, Martyn CN, and Cooper C. "Cognitive impairment and mortality in a cohort of elderly people." *Brit. Med. Journ.* 312 (1996): 608-611.

73.Goodwin JS, Goodwin JM, and Garry PJ. "Association between nutritional status and cognitive functioning in a healthy elderly population." *JAMA* 249 (1983): 2917-2921.

74.Jama JW, Launer LJ, Witteman JCM, et al. "Dietary antioxidants and cognitive function in a population-based sample of older persons: the Rotterdam Study." *Am. J. Epidemiol.* 144 (1996): 275-280.

75.Martin A, Prior R, Shukitt-Hale B, et al. "Effect of fruits, vegetables or vitamin E-rich diet on vitamins E and C distribution in peripheral and brain tissues: implications for brain function." *J. Gerontology* 55A (2000): B144-B151.

76.Joseph JA, Shukitt-Hale B, Denisova NA, et al. "Reversals of age-related declines in neuronal signal transduction, cognitive, and motor behavioral deficits with blueberry, spinach, or strawberry dietary supplementation." *J. Neurosci.* 19 (1999): 8114-8121.

77.Gillman MW, Cupples LA, Gagnon D, et al. "Protective effect of fruits and vegetables on development of stroke in men." *JAMA* 273 (1995): 1113-1117.

78.Kalmijn S, Launer LJ, Ott A, et al. "Dietary fat intake and the risk of incident dementia in the Rotterdam Study." *Ann. Neurol.* 42 (1997): 776-782.

79.阿茲海默症的趨勢在統計意義上不是那麼明顯，這可能是因為該病症的案例數量並不多的緣故。

80.Clarke R, Smith D, Jobst KA, et al. "Folate, vitamin B_{12}, and serum total homocysteine levels in confirmed Alzheimer disease." *Arch. Neurol.* 55 (1998): 1449-1455.

81.McCully KS. "Homocysteine theory of arteriosclerosis: development and current status." *In*: A. M. Gotto, Jr. and R. Paoletti (eds.), *Athersclerosis reviews*, Vol. 11, pp. 157-246. New York: Raven Press, 1983.

82.不過這個邏輯有一個潛在的問題。同半胱氨酸的濃度有一部分是由維他命B群來調節控制，其中最顯著的就是葉酸和維他命B_{12}，凡是缺乏這些維他命的人都可能有較高的同半胱氨酸濃度。而那些不以動物性食品為主要飲食的人，通常都會有維他命B_{12}不足的風險，因此也就有可能會有較高的同半胱氨酸濃度。不過，就像我在第十一章裡所說的，這種現象主要該歸咎於我們和大自然的疏離切割，而非植物性飲食的問題。

The China Study

Part III

最佳營養指南

我最近到餐廳吃飯，發現菜單上有一道特殊的餐點——「低碳水化合物」（low-carb）餐：一大盤義大利麵放上大量蔬菜，也就是所謂的「蔬菜義大利麵」。但是餐點中最主要的卡路里來源就是碳水化合物，又怎麼能夠「低碳水化合物」呢？

其實，這股「低碳水化合物」風主要是由已故的阿金博士和他推廣的飲食法帶動流行。後來，《享瘦南灘》已經取代阿金博士的暢銷書《阿金博士的減肥大革命》，成為飲食書籍的龍頭教主。《享瘦南灘》的賣點是比阿金飲食法溫和、容易遵循而且安全，但這對我和湯姆來說，只不過是宣揚減重的「狼」換了不一樣的羊皮罷了。兩種飲食法都分為三個階段，在第一階段都嚴格限制碳水化合物的攝取量，同時皆以肉類、乳製品和蛋為主食，比方說，《享瘦南灘》在前兩週禁吃碳水化合物類的食物，但過了兩週之後就可以開始繼續，然後慢慢恢復到我認為最標準的美國人飲食。也許這就是《享瘦南灘》之所以會成為排行榜暢銷書的原因，在這本書的官方網站上引述《新聞週刊》的話表示：「本書真正的價值在於提供完善的營養建議，除了保有阿金飲食法的精華——肉類，還允許攝取一部分碳水化合物，不必像阿金一樣禁吃所有碳水化合物。」[1]

然而，若你吃的是阿金飲食法加上一些「碳水化合物」，那麼你的飲食跟標準美國人吃的有毒飲食，會導致我們發胖、得心臟病、腎臟受損、眼睛失明、得阿茲海默症、罹癌等等一堆身體毛病，又有什麼兩樣呢？這只是反映出美國現在營養意識抬頭的現狀，每天都有人提醒我美國人正淹沒在一堆可怕的營養資訊中。但大眾所接收到的營養資訊，鮮少具有科學根據，有可能今天說橄欖油很不健康，隔天又說橄欖油有益心臟健康，或今天說吃蛋會讓你的動脈阻塞，隔天又說雞蛋是蛋白質的最佳來源，再不然就是今天說馬鈴薯和米飯很營養，隔天又說它們是造成肥胖的致命殺手，而我們也因此付出慘重代價。

然而，我的目標是重新界定我們對於營養資訊的想法——減少似是而非的困惑、讓健康變簡單，並且讓我的主張都言之有據，除了有經過同行審查的營養研究報告提供證據佐證，這些報告都刊在專業刊物上，具有品質保證。到目前為止，你已經看到，大量的科學證據都支持同一論點，也就是最理想的飲食即為天然植物性食品。

我把我從廣泛的證據和自己過去四十多年來的經驗累積的營養知識，濃縮成一個簡單的營養指南，並將把這些知識切成幾個中心原則，使人了解何謂真正的營養和健康。此外，我已將科學原則轉化成你在日常生活就可以實行的飲食建議，此後，你不只能夠對營養有一層新體認，還能真正了解哪些食物該吃、哪些食物不該吃。至於要如何處理這些資訊，全憑你自己決定，但是至少現在終於有人跟你說實話，而非謊言。

1 Scelfo J. "Dieting: The Next Atkins?" Newsweek (2003, May 4).

11

吃得對活得好
Eating Right

《救命飲食》是難得一見的好書！經過千呼萬喚，終於有位全球知名的營養學者，以每個人都能輕鬆了解的方式，解釋飲食與健康的真相，而且是每個人都要知道的驚人真相。

—Douglas J. Lisle博士與Alan Goldhamer脊椎神經醫師合著《The Pleasure Trap》

一個人如果活得健康，會有很多好處，你可以：

❶活得久
❷心境和外表都年輕
❸比較有活力
❹減輕體重
❺降低血液中的膽固醇含量
❻預防甚至扭轉心臟病情
❼減少罹患攝護腺癌、乳癌和其他癌症的風險
❽維持晚年視力
❾預防並治療糖尿病
❿在許多情況下避免動手術

⓫大大減少對於藥物的需求
⓬維持骨骼強健
⓭免於性無能
⓮免於中風
⓯預防腎結石
⓰讓未來的寶寶免於得到第一型糖尿病
⓱減輕便祕問題
⓲降低血壓
⓳免於阿茲海默症
⓴預防關節炎
㉑其他

上述只是其中一部分好處！你大可以擁有這些好處，而且一毛錢都不必花，只要改變你的飲食就好了。

八大原則

現在，我把這一路關於食物、健康和疾病的經驗談，歸納成八大原則——包括我們做研究的方法、如何治療疾病和攝取正確飲食，以及我們對於健康的想法和看待世界的方式。

一、食物營養團結力量大

營養就是無數的食物元素聚在一起活動，而且團結比少數力量大。我只需要從生物化學角度幫你了解食物，就能說明這項原則。先假設你準備好薑絲炒菠菜，搭配南瓜餡的義大利水餃，並淋上胡桃番茄醬汁。

光是菠菜，就由多種化學成分組成，【表11.1】所列的只能代表你吃進嘴裡的一口菠菜，其中的一部分成分罷了！

表11.1　菠菜的營養成分

巨量營養素	
水	脂肪（多種）
卡路里	碳水化合物
蛋白質（多種）	纖雜質
礦物質	
鈣	鈉
鐵	鋅
鎂	銅
磷	錳
鉀	硒
維他命	
C	B_6
B_1（硫胺素）	葉酸
B_2（核黃素）	A
B_3（菸鹼酸）	E
泛酸	
脂肪酸	
14：0（肉豆蔻酸）	18：1（油酸）
16：0（棕櫚酸）	20：1（20碳烯酸）
18：0（硬脂酸）	18：2（亞麻油酸）
16：1（棕櫚烯酸）	18：3（次亞麻油酸）
胺基酸	
色胺酸	纈草胺酸
酥胺酸	精胺酸
異白胺酸	組胺酸
白胺酸	丙胺酸
離胺基酸	天門冬胺酸
蛋胺酸	穀胺酸
胱胺酸	甘胺酸
苯丙胺酸	脯胺酸
酪胺酸	絲胺酸
植物固醇（多種）	

瞧！你吃進身體裡的養分有這麼多！除了菠菜帶來的諸多營養成分，你咬一口淋上番茄醬的南瓜餡義大利水餃，又吃進數千種化學成分。這些成分在不同的食物中以不同方式結合在一起，可說是不折不扣的生物化學成分寶庫。

當食物接觸到你的唾液，就開始進行消化過程。每項食物的化學成分相互發生作用，並以特定方式與你體內的化學成分起作用。這是個非常複雜的過程，我們不可能精確了解各項成分間的作用，永遠找不出這些化學成分如何共存的祕密。

我想要傳達的主要訊息是——我們從食物中攝取到的化學物質，在進行一連串相互反應作用後，互相配合達到最終的健康使命。這些化學物質經由人體細胞中精密的控制布局，決定各種營養物質分布的位置、需要多少的營養量，以及何時該發生交互反應作用。

我們的身體隨著這個極度複雜的反應網路而進化，只為從全食物中獲取最大好處，因此，**鼓吹某種特定營養物或化學物質的好處的想法太過簡單**，因為我們的身體已經學會如何從食物中獲益，也就是它們會自動篩選適合的化學物質——「好的利用、壞的剔除」，而這正是了解何謂好營養的基本原則。

二、膳食補充品並非健康萬靈丹

首先來定義一下「膳食補充品」。美國食品及藥物管理局聲明，做為口服的膳食補充品，可以是「藥片、膠囊、軟膠體、軟膠囊、液體或粉末形式」[1]，這可能包括維他命、礦物質、藥草或其他植物性藥物、胺基酸和／或濃縮物、代謝物、組成物或

過多的營養補充品不會幫助你達到永久健康，還可能造成預料之外的副作用。

萃取物——此定義非常廣泛。當我們在此使用「膳食補充品」時，我們指的是由營養素（維他命、礦物質、胺基酸）所組成的產品，而不一定是藥草和其他類似的產品，那些東西可能由全食物的複雜濃縮成分所組成（例如，在中國，西瓜是一種藥草）。

營養涉及複雜的生化系統運作過程，包括數千種化學物質和效用都和你的健康有關，因此若要以某些特定的營養補充品去代替全食物，是沒有道理的事。這些補充品並不會幫助你達到永久健康，還可能造成預料外的副作用。而且，西式飲食的害處，絕非光靠攝取營養藥丸就可以解決。

自現代營養補充品買賣在一九八〇年代中期發跡開始，我就一直注意著它的發展，從當時到現在，它已搖身一變，成了年營收三百二十億美元的企業[2]。

兩宗國會法案為這個爆發性的成長鋪好了道路。第一宗是一九七六年針對政府的官方糧食和藥品管理的普羅克麥爾修正案（Proxmire Amendment），它允許企業不必經醫師處方而逕行販售營養補充品。第二宗是一九九四年的膳食補充品健康與教育法案（DSHEA，Dietary Supplement Health and Education Act）[3]獲得通過，這個法案為這些產品樹立了標準，等於在市場上幫它們增加一些信用度。在這段過渡期間，企業也從一九八二年國家科學院在飲食、營養和癌症方面（由我共同參與）的研究報告中，獲得了科學上的大量宣傳——儘管是無意的。

我們建議增加對水果、蔬菜和全穀類的攝取，因為它們含有某些益於健康的營養素，但我們同時也明白的指出，這不能被詮釋為我們推薦以服用補充品的方式，使用某個被分離出來的營養素。儘管美國聯邦貿易委員會認為企業所做的健康聲明不恰當，但企業仍強勢爭辯，並且持續進行[4]。這種侵略性的行為最後終於得逞，成為有史以來最大的健康騙局：營養補充品企業。

這種巨大企業浮現的原因，就是龐大的利益動機。再者，消費者希望繼續吃他們吃慣的食物，補充品的出現，讓他們對飲食可能造成的負面健康影響鬆了一口氣。**人們欣然接受補充品，表示媒體可以告訴人們他們想聽的，醫生也能提供病人藥物以外的東西**，結果讓數十億美元的補充品企業成了營養願景的一部分，而大多數消費者也被愚弄，相信花錢就買得到健康。這就是已故的阿金博士的一貫伎倆，他提倡高蛋白質、高脂肪飲食——為了短期利益而犧牲長期健康——然後又提倡服用他的補充品來對付所謂的「一般飲食者的問題」，包括便祕、對糖的渴望、飢餓、閉尿、疲倦、緊張和失眠[5]。

然而，這種利用營養補充品獲得和維持健康的策略，在一九九四到一九九六年間，由於大規模調查β-胡蘿蔔素（維他命A的前驅物質）補充品在肺癌和其他疾病上的影響而開始崩壞[6]、[7]。服用補充品經過四到八年的時間，病患的肺癌不但未如預期般縮小，反而還成長了！研究也發現，維他命A、E並沒有預防心臟病的益處。

自那時起，科學界耗資數億美元追加無數實驗，去測定維他命A、C、E是否能預防心臟病與癌症。這些實驗中的兩大回顧研究報告，在《救命飲食》第一版問世後不久即對外發表[8]、[9]，指出：「無法測定為了預防癌症或心血管疾病，而規律服用維他命A、C、E、多種維他命加葉酸，或結合抗氧化劑後，其損益平衡的結果。」[8]的確，他們甚至不建議使用β-胡蘿蔔素補充品。自本書發行後的十年間，科學上的主要發現都同意**補充品被高估了，它們很少或根本沒有修復健康的價值**。

研究顯示，攝取四至八年的β-胡蘿蔔素，並未降低肺癌的罹患率，事實上，反而增加了。

但並不是說這些營養素都一文不值，它們很重要——但只限於從食物中、而非從補充品中攝取時。將營養素分離出來，並且試圖藉此獲得與全食物中的營養素一樣的健康益處，這種行為顯示出對營養素在人體內運作方式的無知。《紐約時報》在二〇〇三年的一篇專題報導[10]，正好為營養補充品無法提供任何經證明有效的健康益處提供了證據。隨著時間流逝，我們對此信心益堅，我們會繼續「找出」，一方面仰賴從食物中分離出來的營養補充品維持健康，一方面又攝取西式飲食，不只是在浪費金錢，而且還有潛在性危險的事實。

不過，這有兩個可能的例外。

第一個是維他命B_{12}，許多臨床醫生都提倡攝取全食物蔬食的人要定期服用維他命B_{12}，因為此飲食法不含這種維他命。人們已注意到，許多血液和神經的症狀都歸因於缺乏維他命B_{12}，而且用補充品能很快治癒[11]。以現階段的研究而言，維他命B_{12}的建議用量很難有一個肯定的答案。不過，並沒有證據指出維他命B_{12}會引發不良的健康影響，而醫生也在臨床上發現，施用維他命B_{12}能消除維他命B_{12}缺乏症的明顯症狀。因此，定期服用維他命B_{12}補充品是很符合常理的。

第二個例外是維他命D，雖然這裡所舉的也是一個類似的不完整故事。**維他命D並不是一種維他命，它不是我們需要攝取的營養素，而是一種荷爾蒙——我們的身體就能製造出來，只要我們獲得足夠的日曬**。一般認為，我們每天所需的日照量只要十五至三十分鐘，但無可否認的，生活在北方氣候地區的人可能就會有問題（在冬季幾個月裡日照量會少很多），尤其是不能做戶外活動的兒童。維他命D的原始研究指出，維他命D缺乏症與兒童罹患的佝僂病有關，儘管後來又證實了與好幾種其他健康問題也有重大關係。

雖然維他命D在近年得到媒體的關注，但支持使用補充品的科學文獻並不如想像中大量。一項享有高度聲譽的研究專門小組[12]在調查過研究文獻後，最近做出結論，低量維他命D缺乏症的人在接受維他命D治療後，幾乎沒有或根本沒有骨折風險（儘管他們極力主張需要有更多的研究相佐）。而另一個研究專門小組在報告中則質疑維他命D的健康益處，指出目前並沒有切確的證據顯示，維他命D補充品會增加或減少罹癌風險[13]。

一個人是否擁有足夠的維他命D，是借由測定儲存於肝臟中的代謝產物25-羥基維他命D（25-hydroxyvitamin D）（骨化二醇〔calcidiol〕）來評估的。這並不是與維他命D功能有關的代謝產物中活性最強的，活性最強的是從骨化二醇轉化而來的1,25-二羥維他命D（骨化三醇〔calcitriol〕）。根據某些估算法[14]，骨化三醇的強度大約比骨化二醇多三級（一千倍），而身體在百萬分之一秒的時間內，就能夠決定需要製造多少這種強力荷爾蒙。還有，你體內需要保持一定量的維他命D，以維持身體機能的正常運作，這樣的假定也遭受質疑。當你的「天然瓦斯槽」只剩下20%的量時，瓦斯爐上的火焰燃燒會緩慢下來嗎？不會，火焰會一直一樣的旺盛，直到瓦斯槽裡的瓦斯用盡為止。而且，即使維他命D（骨化二醇）的存量已相當低，身體也仍能製造維持良好功能所需用量的骨化三醇。

北美洲仍然有佝僂症與軟骨症的案例——維他命D缺乏症使得骨骼生長和維持功能發生了異常。這表示，至少對一小群人來說，維他命D缺乏症確實會引發嚴重的後果。有幾項要素決定了這種風險，包括地點、生活方式、膚色和服裝選擇。對於有這種風險的人來說，每天少量的維他命D就能預防缺乏症。然而，維他命D過多，也可能導致中毒，所以在開始自行服用補充品前，請先向你的醫生諮詢。

表11.2　植物性和動物性食品的營養成分（每500cal）

營養物	植物性食品*	動物性食品**
膽固醇（mg）	——	137
脂肪（g）	4	36
蛋白質（g）	33	34
β-胡蘿蔔素（mcg）	29919	17
膳食纖維（g）	31	——
維他命C（mg）	293	4
葉酸（mcg）	1168	19
維他命E（mgATE）	11	0.5
鐵（mg）	20	2
鎂（mg）	548	51
鈣（mg）	545	252

*等份量的番茄、菠菜、青豆、碗豆、馬鈴薯
**等份量的牛肉、豬肉、雞肉、全脂牛奶

三、植物的營養成分比動物性食品好

整體而言，若以營養成分來看，任何植物性食品和同類食品的共通點，一定比動物性食品多，反之亦然。舉例來說，即使魚類和牛肉很不一樣，但是魚類和牛肉的共通點，絕對比魚類和稻米多。所以，就算是此原則的「例外」食物，像是核果、種籽，以及加工過的低脂動物性食品，則依然分屬於各自的植物性和動物性「營養物」群組中。

吃葷食所獲取的營養跟吃蔬食大不相同，這兩種食物的營養成分含量和種類有著驚人歧異，可見【表11.2】[6]、[15]~[17]。

植物性食品具有的抗氧化劑、纖維質和礦物質都比動物性食品高出很多，事實上，有些營養成分在動物性食品中幾乎完全不存在，反倒是動物性食品具有更多膽固醇和脂肪。此外，動物性食品比植物性食品多出一些蛋白質、維他命B_{12}和維他命D，不過維他命D之所以會比較多，主要是因為在牛奶中人工添加維他

命D的緣故。當然，凡事總有例外，某些核果和種籽（如花生和芝麻）的脂肪和蛋白質含量很高，而有些動物性食品（像脫脂牛奶）的脂肪量偏低，這通常是因為它們的脂肪經過加工處理去除。不過，核果和種籽所含的脂肪和蛋白質，仍比動物性食品內含的脂肪和蛋白質健康，而且還具有一些值得注意的抗氧化劑。另一方面，加工過的低脂動物性食品仍有少許膽固醇和大量蛋白質，且幾乎沒有抗氧化劑和膳食纖維，這點跟其他動物性食品並無二致。既然這些營養成分代表食物是否具有健康功效，而動物性和植物性食品的營養成分又有這些基本差異，因此我們是否能合理推斷，攝取不同的食物會對人體造成不同功效？

若一種食物的化學成分要成為重要營養來源，需符合以下兩個條件：首先，該化學成分是維持人體健康運作的必需品。其次，該成分人體無法自行製造，要靠外在來源取得。

一個明顯不是必需品的化學成分例子，就是膽固醇，這種動物性食品的組成成分在植物性食品中找不到，一旦人體需要膽固醇，身體就會自行製造，不需從食物中攝取，因此膽固醇並非不可或缺的重要營養成分。

有四種營養成分是動物性食品中有，但大部分植物性食品中找不到的，那就是膽固醇、維他命A、D和B_{12}，但其中有三種是不重要的營養成分：除了膽固醇，人體可從β-胡蘿蔔素中直接製造維他命A，而我們的皮膚只要照射十五分鐘陽光就能直接製造維他命D，而這兩種維他命的攝取量一旦過高，就會有毒。因此，我們最好是仰賴這些維他命原，也就是β-胡蘿蔔素和陽光，好讓我們的身體直接控制維他命A和D的攝取時機和數量。

注意！如果維他命A和維他命D的攝取量過高的話，反而可能會中毒！

維他命B_{12}就比較麻煩了。維他命B_{12}是從存在於土壤中的微生物和腸道生物——包括我們自己的——製造而來。因為在我們腸道中製造維他命B_{12}的量，未能被人體充分吸收，才會建議要從食物中攝取。有研究指出，生長在有足夠維他命B_{12}濃度的健康土壤中的植物，會吸收這種營養素[18]，但在美國，植物並非維他命B_{12}的可靠來源。我們生活在一個到處都要消毒的世界裡，所以很少有機會直接接觸到生長在土壤中製造維他命B_{12}的微生物。在歷史上的某段時間裡，我們所攝取到的維他命B_{12}，除了從動物性食物中獲得外，還必須從土壤都未清除乾淨的蔬菜中取得，因此，我們可以合理推斷，吃高度清潔的植物性產品，又不吃動物性產品的人，並未獲得足夠的維他命B_{12}。

儘管我們社會對營養補充品的執迷，已嚴重到因此忽略了更重要的營養資訊，但這並不是說我們應該一直避免服用營養補充品。據估計，我們體內的維他命B_{12}可以保存三年。如果你不吃任何動物性產品，尤其是懷孕或哺乳期間的女性，那就應該定期服用少量的維他命B_{12}補充品，並且考慮做B_{12}含量的檢測。如果B_{12}的含量偏低，你也該考慮做甲基丙二酸（methylmalonic）和同半胱胺酸（homocysteine）的確認檢測，這兩者被認為是擁有足夠維他命的理想指標。另外，如果你從不曬太陽，尤其是在冬季的幾個月裡，你或許要服用維他命D補充劑，並盡量嘗試做些戶外活動。

四、營養決定基因的展現

基因不會自行決定疾病的形成，只有在經過活化或展現出來時，基因才會發揮作用，而營養對於該讓好基因或壞基因展現出來，扮演著關鍵的決定角色。

每個疾病的起源都跟基因有關，基因是體內一切事物的密碼，不管好壞皆然。沒有基因，就沒有癌症；沒有基因，就沒有肥胖、糖尿病或心臟病；沒有基因，就沒有生命。

這解釋了為何我們砸下數百萬美元想找出哪些基因是形成疾病的「元凶」，以及怎樣才能消滅這些危險基因。此外，還可以說明為何有些健康的年輕女性，會因為發現體內帶有跟乳癌相關的基因，就將自己的乳房開刀切除；或是過去數十年間，大量科學和健康方面的資源都轉而投入基因研究。單單在康乃爾大學，就籌募五億美元成立「生命科學計畫」，其宗旨是「改變大學體制內進行生命科學研究的方式和教育內容」。計畫的主要目標在於將各個科學學科，整合進基因研究的傘狀研究下，這是康大有史以來規模最大的科學工程[19]。

雖然計畫的焦點主要放在基因研究，不過很多人卻忽略了最基本但最重要的一點原則，那就是**並非所有基因都能隨時展現**：如果基因沒有經過活化或是顯現出來，那麼它們在生物化學方面，仍然呈現休眠狀態。這些「休眠基因」並不會對健康造成影響，這點其實是顯而易見的道理，但它的重要性卻很少有人了解。到底怎麼做，才會造成部分基因保持休眠，但其他基因卻顯現出來呢？答案跟環境有關，特別是飲食習慣。

基因就好比種籽，如果沒有肥沃的土壤、水和陽光，就不會長成植物。如果沒有適當的環境，基因並不會展現出來，而在人體內，**營養，就是決定基因活動最重要的環境因素**。就如第三章提到的，致癌基因乃受到人體吸收蛋白質的影響，以我的研究團隊而言，我們發現只要改變動物性蛋白質的攝取量，就能決定壞基因的開啟或關閉。

基因必須經過活化或被展現出來，才能產生影響。而控制基因是否展現的力量，來自於環境——尤其是營養！

此外，中國營養研究的發現指出，擁有差不多種族背景的人，罹患疾病的機率卻大不相同。即使擁有類似基因的人，也會因環境不同而罹患不同疾病。數十項究顯示，當人們移民後，就會罹患移入國家疾病的風險。他們的基因並未改變，但他們所罹患的疾病和產生的病痛，是家鄉同胞中罕見的（有些人說，中國人之間有不同於他們基因的「類似基因」，我們並不同意這種說法。我們相信中國人彼此之間的基因差異，並不會小於其他任何民族之間的差異。但重點仍然一樣——移民者在基因不變的狀況下，會得到他們移入國家的疾病，無論這些移民人口間的基因可能有多大的不同）。

我們也看到罹病機率隨著時間流逝而急遽增加，而這點在生物學上不可能怪罪基因。例如，在二十五年內，美國人的肥胖比例從15％倍數成長至30％。此外，糖尿病、心臟病和許多以往罕見的疾病也大幅增加，但我們的基因密碼在過去二十五年、一百年甚至五百年間，都沒有出現重大改變。

因此，當我們說基因對於每一項生物學發展都很重要的時候，我們有證據顯示，基因的展現更重要，而這些基因展現是由環境，尤其是營養因素所控制。

此外，了解基因是件相當不簡單的事。舉例來說，研究人員在二〇〇三年研究基因對於某種小蟲體重的控制[20]，科學家檢視了一萬六千七百五十七種基因，將所有基因一一關閉，觀察各別基因對於體重的影響，結果共發現四百一十七種基因會影響體重。結果到底這數百種基因長期下來，如何與其他基因互動，以及環境如何影響體重的增減，仍是個相當複雜難解的謎團。歌德（Goethe）曾說，「我們只有在知道愈少的情況下，才能知道得夠精確，因為知識和疑問成正比。」[21]

基因密碼的展現代表的是生物化學領域中相當複雜的互動

過程，這種生化「領域」與許多不同體制互動，包括營養，而營養本身就是相當複雜的生化體制。經過基因研究，我不禁懷疑我們現在進行的大規模探索，想要抄近路，避開自然因素，但最後結束時可能只會比開始研究時更糟糕。

這並不代表基因不重要。若你讓兩個美國人生活在同一個環境，每天餵他們吃幾乎一樣的肉類食物，最後一個在四十四歲死於心臟病，一個在八十歲死於癌症，這就是基因造成的差異。基因決定了我們的體質，因為基因不同，罹患疾病的風險也不同，而我們永遠無法確切知道罹患哪種疾病的風險較高，因此也無法控制那些風險。但是**無論我們的基因為何，都能藉由最好的環境和營養，來提高正確基因展現的機會**，就算範例中的兩個美國人在不同年紀死於不同疾病，他們只要飲食正確，過更好品質的生活，就可能再多活好幾年。

五、營養可以控制有害化學物質的副作用

關於致癌化學物質的報導，定期都會在媒體上曝光，丙烯醯胺、人工甘味劑、亞硝胺、亞硝酸鹽、愛拉生長素、異環胺和黃麴毒素，在經實驗研究後，都發現與癌症形成有關。

有一種普遍的觀念認為，癌症是由有毒化學物質引起，它們以一種惡意的方式侵入人體。舉例來說，人們經常因為擔心對健康造成傷害，而反對在農場動物身上注射抗生素和荷爾蒙，他們認為如果不使用這些非天然的化學物質，就可以放心食用這些肉類。然而，不管這些討厭的化學物質是否存在於動物體內，肉類真正的危險是它們會造成營養物質失衡，**早在現代化學物質加進食物之前，人們就因為開始攝取更多動物性食品，更容易罹患癌症和心臟病**。

關於大眾對化學物質危害所產生的誤解，有一個例子可以

說明——丙烯醯胺。這種物質主要是在加工或洋芋片等油炸食品中出現，言下之意就是如果我們能夠從洋芋片中有效去除這種化學物質，就可以放心食用洋芋片了。然而，事情的真相是即使是這種加工過後的切片食物，還是非常不健康，它們仍然了充滿脂肪和鹽分。

很多人似乎都想找個代罪羔羊，因為我們不想聽到自己愛吃的食物中，只不過因為營養成分不對，就成為問題食品，所以這些化學物質就成了大家關心的對象。

然而，從實務面來看，就算你不吃充滿化學物質的傳統牛肉，而改吃有機牛肉，並不會產生多大好處，就算有機牛肉可能比較健康，但我不會說它是個安全的選擇，因為兩種牛肉的營養成分相似。

以另外一個方式來思考可能比較有用，就是像癌症這種慢性疾病是需要好幾年的時間形成，因此引發癌症的化學物質通常是登上報紙頭條的那些，而沒登上頭條的則是因為疾病常需要一段時間的潛伏期，而在這段時間，疾病受到營養的影響而加速發作或遭到壓制。換句話說，營養是決定這些疾病是否危害人體的主要原因。

六、營養能預防、扭轉或終止疾病

在疾病早期階段（診斷前）能夠預防疾病的營養物質，在疾病後期階段（診斷後）同樣能夠終止或扭轉病情。

我再說一次——慢性疾病需要數年時間形成。例如，人們很可能在青春期就得到乳癌，但需等到更年期才會被診斷出來！

就算改吃未添加化學物質的有機牛肉，也不會比較安全。因為肉類真正的危險是：它們會造成營養物質失衡。

因此，**許多中年罹患乳癌的婦女，可能早在少女時就有乳癌，卻一直到更年期後才診斷出來**[22]。於是，一種宿命的觀念就出現了，那就是到了晚年已經於事無補。那麼，既然人體內可能早就潛伏了一種慢性疾病，要等到數十年後才會發作，我們若不想坐以待斃，又該怎麼做呢？

幸運的是，不管在疾病的任何階段，好營養都能增加身體健康。關於人體的研究報告顯示，只要攝取全食物蔬食，就可徹底扭轉心臟病情，幫助肥胖的人減輕體重，以及讓糖尿病患者擺脫藥物，回到罹患糖尿病之前的正常正活。研究也顯示，重度黑色素癌（最致命的皮膚癌形式）患者，可藉由生活型態改變，改善或扭轉病情[23]。

不過，當然也有一些疾病似乎是無法逆轉的，自體免疫疾病也許就是最可怕的一類，因為一旦身體轉而攻擊自己，一切也許就變得擋都擋不住。然而，令人驚奇的是，一些這類疾病仍然可以藉由飲食，來減緩速度或減輕病情：第一型糖尿病患者只要吃對食物，都能減少藥物服用量；類風濕性關節炎[24]和多發性硬化症[25]、[26]也可藉由飲食減緩發病速度。

小小的預防勝於大大的治療，愈早攝取正確飲食的人會愈健康，即使對病患，飲食仍扮演著重要角色。

七、對慢性疾病真正有益的營養將全面支持健康

我在找出版社出本書第一版時，曾向一位大出版社的編輯介紹書中一些講述飲食可以治療特定疾病的章節。當時那位編輯問我能否告訴讀者心臟病患者該吃什麼，而糖尿病患者又該吃什麼。她的言下之意是，如果許多種疾病都能藉由相同飲食計畫改善，就沒那麼吸引人，這本書也就不夠「好賣」。

但「**好賣」的說法，卻一點也不科學**。

當我愈了解各種疾病的生化過程，就愈能明白這些疾病有許多共通點。也因為這些共通點，因此好的營養能夠全面性地促進健康和預防疾病。即使一種以全食物和植物性食物為主的飲食，對於治療心臟病比治療腦癌有效，但你仍可確定，這種飲食不會只改善一種疾病而已；好的飲食不會「害」你，只會全面性地有益健康。

因此，我只有一種飲食處方，也不會害怕我的書賣不好，我仍然很興奮地要告訴你，健康其實很簡單，只要透過一種簡單飲食，就能全面性改善身體疾病，達到最大健康效果。

八、好營養能創造整體健康，所有層面環環相扣

最近關於「整體」健康的概念談了很多，但這種概念對於不同的人來說，可能代表很多不同事物。

許多人將所有「替代」藥物和活動與「整體」健康的概念混為一談，因此「整體健康」就成了指壓按摩、針灸、草藥、冥想、維他命補充品、脊椎按摩療法、瑜伽、芳香療法、風水、馬殺雞，甚至是聲音療法。

不過，要注意的是，整體健康並不代表任何一種非傳統、且往往未經證實功效的替代療法。舉例來說，食物和營養對健康很重要，而飲食過程也許是我們與這個世界最親密的接觸，在這過程中，食物變成身體的一部分。但是，其他經驗也很重要，像是身體活動、情緒和心理健康，以及環境健康，將各個不同層面的健康納入健康概念中相當重要，因為這些層面環環相扣，而且這才是「整體」的概念。

整體健康並非指任何一種藥物替代療法，而是指各種不同層面的健康環環相扣。

透過動物實驗，這些環環相扣的情形顯而易見。攝取低蛋白質飲食的老鼠不但肝癌好了，血膽固醇也降低了，還變得更有活力，而且自發性運動量是攝取高蛋白質飲食老鼠的兩倍。

關於活力增加的證據，可從這些年來我觀察到的經驗加以佐證——**人們吃得愈好，愈有活力**。營養和運動的協同作用相同重要，好的營養和定期運動，會比單一項的作用，讓人更健康。運動可以影響情緒和心理健康[27]：運動會影響體內多種化學物質，還會影響到我們的心情和注意力。時時保持好心情和心理上更加專注，能夠讓我們有自信和動力去吸收更好的營養，如此一來更能強化這個循環過程。

有些人會試著將生活中的各個不同部分拆開。人們會想若是他們從事跑步，是否就能戒除掉不好的飲食習慣。這個答案是否定的，**飲食帶來的好處和風險具有關鍵的重要性，而且比其他活動帶來的好處和風險更大**。再者，如果可以得到所有的好處，為什麼會有人想要試著平衡好處和風險呢？此外，人們也會好奇，是否健康上的好處是因為運動，或是因為飲食擇一所造成，答案應該是這兩項生活中的層面互相連接造成的，而且更重要的是，加總在一起可達促進健康的功效。

此外，如果我們飲食的方式對健康有益，那我們就能推動全球健康。

藉由攝取全食物和植物性食物，我們使用的水、土地和資源變少，製造的汙染也減少，也讓農場動物承受較少的痛苦。我們對於食物的選擇，不只對新陳代謝系統有影響，還影響到疾病的產生、改善，甚至復原，此外也影響我們的活力、身體運動、情緒和心理健康，進而影響到全球環境。

第八大原則的焦點集中在我二〇一三年與霍華・賈可布森（Howard Jacobson）合著的書《救命飲食2：不生病的祕密》的

主題上。我發現自己並不滿足於在第一版書中對於「各種代新陳謝作用為什麼及如何像表面上看起來那樣共同產生效用」只有隻字片語的描述，所以想更進一步探究這個問題，也想研究一下一個相關問題：為什麼人們以前沒有聽說過這方面的營養資訊？

我並不是很喜歡以「holism」的拼法來解釋「共同產生效用」的概念，而比較喜歡用「wholism」（簡化論的相反詞）來描述。不知道從什麼時候開始、也不知道為什麼「整體」（wholeness）這個非常敏感的概念失去了它的「w」，但在我的科學世界裡，holism是討人厭的字眼，因為它傳達了一種觀念——知識的取得是基於信仰或不理性，而非對於觀察而來的具體與符合邏輯的「事實」，做一系列有條理的收集與描述。

整體觀念在生物上的最佳闡述是，它是浩瀚的宇宙間難以言語形容的細胞（有時的意思是生物上的基本單位）協同事件、活動和組成。我們身體中有十兆到一百兆個細胞，每一個都是利用相同的基因藍圖去做它的獨特工作。在空間與時間上，細胞的複雜性就像一個微宇宙，是無限的，我們所能看到的，只有在生活中和遙遠的宇宙那端不斷繼起更多同樣錯綜複雜的事情。

但是，到底有誰在乎呢？

本章提出的八大原則，有其一定的適用性，更重要的是，這些原則有助於減少大眾對於飲食和健康的迷惑。它們讓所有的最新流行、新聞頭條和研究結果，都置於一個有用的脈絡中，讓我們不必每次聽到新的致癌化學物質出現、新的飲食書上市，或是新聞頭條說透過基因研究能治病，就馬上從椅子上跳起來一探究竟。

我們能更有智慧地探究科學，並且問出更好的問題，因為我們已有一套關於營養和健康的健全架構。事實上，我們可以用腦中更廣泛的思考脈絡，去解釋這些新發現。有了這些經過詮釋的發現之後，我們可以豐富或修正原本的架構，並且投注資金和資源去進行對我們社會健康有益的事。

了解這八大原則，對於個人、社會、動物和全世界，都有廣泛和深遠的好處。

1.U.S. Food and Drug Administration. "What Is a Dietary Supplement?" Silver Spring, MD: U.S. Food and Drug Administration, 2015.

2.Lariviere D. "Nutritional supplements flexing muscles as growth industry." Forbes, April 18, 2013. Accessed at http://www.forbes.com/sites/davidlariviere/2013/04/18/nutritional-supplements-flexing-their-muscles-as-growth-industry/.

3.CodexFund. "CODEX and dietary supplements. Frequently asked questions." CodexFund, 2010.

4.U.S. Federal Trade Commission. "Complaint counsel's proposed findings of fact, conclusions of law and proposed order (Docket No. 9175)." Washington, DC: U.S. Federal Trade Commission, December 27, 1985.

5.Atkins RC. *Dr. Atkins' New Diet Revolution.* New York, NY: Avon Books, 1999.

6.The Alpha-Tocopherol Beta Carotene Cancer Prevention Study Group. "The effect of vitamin E and beta carotene on the incidence of lung cancer and other cancers in male smokers." *New Engl. J. Med.* 330 (1994): 1029-1035.

7.Omenn GS, Goodman GE, Thornguist MD, et al. "Effects of a combination of beta carotene and vitamin A on lung cancer and cardiovascular disease." *New Engl. J. Med.* 334 (1996):1150-1155.

8.U.S. Preventive Services Task Force. "Routine vitamin supplementation to prevent cancer and cardiovascular disease: recommendations and rationale." *Ann. internal Med.* 139 (2003): 51-55.

9.Morris CD, and Carson S. "Routine vitamin supplementation to prevent cardiovascular disease: a summary of the evidence for the U.S. Preventive Services Task Force." *Ann. Internal Med.* 139 (2003): 56-70.

10.Kolata G. "Vitamins: more may be too many (Science Section)." *The New York Times* April 29, 2003: 1,6.

11.de Souza A, and Moloi MW. "Involuntary movements due to the vitamin B_{12} deficiency." *Neurol. Res.* 36 (2014): 1121 - 1128.

12.LeBlanc E, Chou R, Zakher B, Daeges M, and Pappas M. "Screening for vitamin D deficiency: systematic review for the U.S. Preventive Services Task Force Recommendation." Rockville, MD: Agency for Healthcare Research and Quality.

13.Pines A. "Vitamin D and health issues—questioned benefits." *Climacteric* 17 (2014): 657 - 659.

14.Bowen R. "Vitamin D (calcitrol)." Vitamins: Introduction and Index. Accessed at http://www.vivo.colostate.edu/hbooks/pathphys/endocrine/otherendo/vitamind.html.

15.U.S. Department of Agriculture. "USDA Nutrient Database for Standard Reference." Washington, DC: U.S. Department of Agriculture, Agriculture Research Service, 2002. Accessed at http://www.nal.USDA.gov/fnic/foodcomp

16.Holden JM, Eldridge AL, Beecher GR, et al. "Carotenoid content of U.S. foods: an update of the database." *J. Food Comp. Anal.* 12 (1999): 169-196.

17.在這份數據中，精確的食物列表是：碎牛肉，80%瘦肉，經烹煮／20%肥肉，未烹煮；新鮮豬肉末，未烹煮；雞肉，炙烤或油炸，帶皮雞肉，未烹煮；脫脂牛奶和全脂牛奶；生菠菜；成熟的紅番茄、大顆利馬豆（皇帝豆）；成熟的種子，生青豆，褐皮馬鈴薯，連皮帶肉，未烹煮。

18.Mozafar A. "Enrichment of some B-vitamins in plants with application of organic fertilizers." *Plant and Soil* 167 (1994): 305-311.

19.Brand D, and Segelken R. "Largest scientific effort in Cornell's history announced." *Cornell Chronicle* May 9,2002

20.Ashrafi K, Chang FY, Watts JL, et al. "Genome-wide RNAi analysis of Caenorhabitis elegans fat regulatory genes." *Nature* 421 (2003): 268-272.

21.Shermer M. "Skeptical sayings. Wit and wisdom from skeptics past and present." *Skeptic* 9(2002): 28.

22.我從來就不喜歡在慢性病的萌發、促進和發展過程之中，放進這種特定的發病點。因為這些發病點對慢性疾病的每一個階段來說，完全是反覆無常變化多端的。真正重要的是：去了解慢病大半輩子都會跟著我們，一旦它開始發展，就會以一種多變且連續不斷的方式持續進行。

23.Ornish D, Weidner G, Fair WR, et al. "Intensive lifestyle changes may affect the progression of prostate cancer." *J. Urol.* 174 (2005): 1065 - 1069; discussion 1069 - 1070.

24.McDougall JA. *McDougall's Medicine, A Challenging Second Opinion.* Piscataway, NJ: New Century Publishers, Inc., 1985.

25.Swank RL. "Multiple sclerosis: twenty years on low fat diet." *Arch. Neurol.* 23 (1970): 460-474.

26.Swank RL. "Effect of low saturated fat diet in early and late cases of multiple sclerosis." *Lancet* 336 (1990): 37-39.

27.Kim, T. K., and Han, P. L. "Chronic stress and moderate physical exercise prompt widespread common activation and limited differential activation in specific brain regions." *Neurochemistry international* (2016).

12

怎麼吃才健康

How to Eat

如果你正愁著不知如何為自己和家人找出最健康的道路，那麼你會在《救命飲食》找到珍貴的答案。千萬別錯過囉！

—Douglas J. Lisle博士與Alan Goldhamer脊椎神經醫師合著《The Pleasure Trap》

在湯姆——我的小兒子與本書合著者——十三歲時，我們家已經漸漸改吃植物性食品。某一個星期天早上，湯姆從好友家過夜回來，他跟我們說了一個故事，我到現在都還記得。

湯姆說他在過夜的那天晚上，被朋友的妹妹逼問自己的飲食習慣，不過他說她的問話方式沒有惡意。朋友的妹妹以一種懷疑的口吻問他說：「你不吃肉嗎？」

因為我兒子從未替自己的飲食習慣辯解過，他只是很習慣晚餐桌上有什麼就吃什麼，所以他從未練習過要怎麼回答這種問題，於是湯姆只好回答說：「對啊！我不吃肉。」並沒做進一步的解釋。女孩接著又問：「那你吃什麼？」我兒子聳聳肩說：「我想是吃……植物吧！」女孩聽完後說了聲「哦」，就結束他們的對話。

我喜歡這個故事，是因為我兒子的回答：「植物。」多簡單啊！他的回答很實在，但跟傳統的講法完全不一樣。如果有人在餐桌上要求他人遞蜜汁火腿給他，他絕對不會說：「請把豬的屁股肉傳給我。」若有人要求小孩把豌豆和胡蘿蔔吃光，他也不會說：「吃完你的植物。」但是因為我們家改變了飲食習慣，所以我開始喜歡把食物想成不是植物，就是動物，這跟我對於食物和營養資訊抱持的哲學一樣，就是盡量愈簡單愈好。

在美國，食物和健康問題一點也不簡單，例如坊間五花八門的減重計畫，雖然那些撰寫計畫的人總說他們的計畫很容易，但是事實上卻一點也不——必須計算卡路里、份數或營養成分，並依照經過數學計算的特定比例，吃特定份量的特定食物，甚至還要使用減肥的輔助工具、攝取補充品和完成備忘錄上的事，難怪減肥往往都不成功。**吃東西本來應該是很享受、不必煩惱的事，也不應該有任何權利被剝奪**，假若我們要享受品嚐食物的樂趣，就應該要讓食物愈簡單愈好。

營養研究堆積如山，但是其中一個最幸運的發現是，好的食物和好的健康其實很簡單。雖然食品和健康在生物學上的關係很複雜，但是其實它們傳達的訊息很簡單：攝取全食物蔬食，同時將精製食物、鹽分，以及脂肪的攝取量都降至最低（見下頁的圖表）。

除此之外，對於常待在室內，以及在寒冷少日曬氣候生活的人來說，在攝取全食物蔬食之餘，每日應該還要加強補充維他命B_{12}和維他命D，不過維他命D的攝取必須適量，小心別超過每日的建議量了。

這樣的吃法就對了！這種飲食方法和達到最健康狀態，以及將心臟病、癌症、肥胖和其他西方疾病的罹患機率降至最低的吃法一致。

只要是純天然、非精製的植物性食品，你都可以盡情享用！	
食物類別	特定範例
水果	柳橙、秋葵、奇異果、紅椒、蘋果、黃瓜、番茄、酪梨、美洲南瓜、藍莓、草莓、青椒、覆盆子、栗南瓜、南瓜、黑莓、芒果、茄子、洋梨、西瓜、小紅莓、小青南瓜、木瓜、葡萄柚、水蜜桃
蔬菜	
開花類	綠色花椰菜、白色花椰菜（在可食用的開花植物之中，普遍被食用的其實並不多）
莖葉類	菠菜、洋薊、無頭甘藍（羽衣甘藍的一種）、萵苣（所有種類）、甘藍菜、牛皮菜、巨型芥藍（羽衣甘藍的一種）、芹菜、蘆筍、芥菜葉、球芽甘藍、大頭菜、甜菜、白菜、芝麻菜、比利時萵苣、羅勒、胡荽菜、荷蘭芹、大黃、海藻
根菜類	馬鈴薯（所有種類）、甜菜、胡蘿蔔、蕪菁、洋蔥、大蒜、薑、韭蔥、小蘿蔔、蕪菁甘藍
豆科植物	青豆、大豆、豌豆、花生、紅豆、黑豆、豇豆、長白豆、鷹嘴豆、菜豆、扁豆、黑白斑豆、白豆
蘑菇	洋菇、小菇（baby bella）、克里米尼蘑菇、帝王菇、椎耳、秀珍菇（蠔菇）
核果	胡桃、杏仁、澳洲堅果、美洲薄殼胡桃、腰果、榛果、開心果
全穀（麵包、麵食等等）	小麥、稻米、玉米、小米、高粱、黑麥、燕麥、大麥、埃塞俄比亞畫眉草、蕎麥、穀粒莧、斯佩爾特小麥、烘培過的燕麥、昆諾阿莧
降低至最低攝取量的食品	
精製碳水化合物	麵食（除了全穀類之外）、白麵包、薄脆餅乾、糖和大部分蛋糕及酥皮點心
添加植物油	玉米油、花生油、橄欖油
魚類	鮭魚、鮪魚、鱈魚
避免攝取的食物	
肉類	牛排、漢堡、豬油
家禽類	雞肉、火雞肉
乳製品	起士、牛奶、優格
蛋類	雞蛋和所有高蛋產品（像美乃滋）

完全不吃肉嗎？

「中國營養研究」顯示，動物性食品的攝取量愈低，對健康愈有好處，即使攝取的卡路里百分比從10%降至0%亦如此。因此，我們可以合理假設，最理想的動物性食品攝取量是零，至少對於有罹患退化性疾病體質的人來說是如此。雖然這種假設尚未完全經過證實，但可以肯定的是，只要攝取非常低，就算是還不到零百分比的動物性食品，就能達到本書所敘述的大部分健康好處。

我的建議是盡量減少攝取所有的動物性食品，但是不要走火入魔。意即如果一碗蔬菜湯很美味，可是它是用雞湯高湯熬煮，或是一塊健康的全麥麵包，但含有少量雞蛋成分，都不必擔心，因為這些極少的含量對營養來說，可能根本就不重要，而且更重要的是，我們如果能夠對這些少量的動物性食品抱持寬鬆態度，那麼就能讓飲食變得容易許多，尤其是外出吃飯或買現成食物來吃的時候。

雖然我建議你不需要擔心食物中的少量動物性食品，但我並不是推薦你在每天的飲食中，故意加進少量的動物性食品，我的建議是，請你試著避免所有動物性產品。

以下有二點很棒的理由支持你這麼做。首先，這種飲食習慣需要徹底改變你對食物的看法。如果你吃得不徹底，只是半調子的話，只會事倍功半，也就是如果你想要加進動物性食品，你會吃得比你原本應該吃的多。第二，你會有被剝奪的感覺。如果你不將新的飲食習慣當作可以吃所有你想吃的植物性食品，反而看作你必須長期限制自己的飲食，對你想要長期維持這種飲食習慣並沒有幫助——只靠適度節制有時會更難成功。

對於大部分美國人來說，戒掉所有動物性食品，似乎是不可能是事，如果真要如此，還不如乾脆叫他們不要呼吸算了。這種想法似乎很不可思議、狂熱或荒唐，卻是真的存在，這是採用植物性食品飲食法所面臨到最大的阻礙：大部分的人聽到這種飲食法都不會認真考慮接納，就算吃了以後會對健康很有好處。

如果你也是這種人，可是你又對研究結果好奇，但是你知道自己永遠不可能不吃肉，那麼我想我講再多，也永遠不可能說服你改變心意。但是你仍必須試著改變，**給自己一個月的試驗期**，你已吃了一輩子的起士漢堡，一個月不吃並不會要你的命。為什麼是一個月呢？那是因為，一個月雖不足以給你長期的健康療效，但是卻足以讓你發現四件事情：

❶有一些很棒的植物性食品，你不吃就不會發現，你可能會吃不到你想吃的東西（對於動物性食品的渴望可能會持續一個月以上），但你將會吃到很多很棒的美食。

❷這樣吃其實並不壞。有些人試過之後，很快就愛上了，雖然也有許多人花了好幾個月才完全適應，但他們經常會發現一些新口味，而且幾乎每個人都覺得這樣吃，其實比他們想像中來得容易。

❸你會感覺更好。通常在一個月後，多數人會感覺更好，而且可能也減輕了一些體重。試試在事前和事後做抽血檢測，很神奇的，你會看到你的身體有重大的改善，即使在那段時間裡你仍在吃標準美式飲食。自從我們在第一版書中做了一個月的飲食建議後，又組織了好幾個小組正式嘗試只有七到十天的這種飲食法，並且做了事前與事後的抽血檢測。我的長子尼爾森和他的諮詢醫生總

盡量避免動物性食品，最理想的建議攝取量是零，只有徹底改變飲食習慣，才能維持長久並獲得最大健康利益。

共做了六次，也因為參與人數多達一百三十人，藉著不同的飲食和開始的人數，我們可以看到膽固醇降低了一百點或更多，其低密度脂蛋白膽固醇降低了五十至七十五點，而體重減輕了約二到五公斤，這都是在短短七天內發生的事。還有，血壓也普遍降低了，效果更甚於抗高血壓藥物。

❹最重要的是，你會發現這種吃法是可能的。你可能會愛上這種飲食法，也可能不會，但至少在吃完一個月後，你會發現這種吃法並非不可能的事；你還會發現，所有本書中提過的健康療效，並不是只有西藏僧侶或是律己甚嚴的人才能得到，你也能擁有，選擇權在你身上。

雖然，第一個月這樣吃可能很不好過，但是過了之後，就會變得比較容易，說不定還會變成一種很大的樂趣。我知道這點讓人很難相信，你得自己體驗才能體會。改吃植物性食品後，你的口味會變，你對於動物性食品的味覺會降低，也會開始發現許多食物中的新滋味。

挑戰過渡期

當你開始試吃一個月的蔬食時，可能會面臨五大挑戰：

❶在第一週時，你可能會因為消化系統還在適應期，所以感到胃部不適。這是正常的情況，你並不需要擔心，而且通常這種情況不會持續很久。

❷你可能需要一些時間適應。別捨不得這一點時間，因為心臟病和癌症也需要時間。你得學習一些新的食譜、願意接受新食物、開發一些新餐廳，而且你還要注意自己的口味，想出一些真正喜歡吃的食物，這是關鍵。

❸你需要克服心理問題。不管盤子上面裝多少食物，很多人的觀念是只要沒有肉，就不算是真正的一餐，特別是晚餐更需要有肉，而你必須克服這種偏見。

❹你可能不能去以前常去的餐廳，就算你去，你當然也不能點同樣的東西，這點需要時間適應。

❺你的朋友、家人和同事也許並不支持。不管基於什麼理由，許多人就是覺得你吃素是有威脅性的。也許那是因為，在內心深處，他們知道自己的飲食並不是很健康，一旦發現有人能夠放棄他們戒不掉的不健康飲食習慣時，就會感覺受到威脅。

你會注意到，我們是使用「吃全食物蔬食」來取代「嚴格素食者」或「素食者」，我們是故意不使用那些字眼的。大部分人選擇成為素食者或嚴格素食者是有理由的，雖然這個理由絕對讓人接受，但最後的飲食結果也許會受到營養成分的限制。約90％的素食者仍攝取乳製品和蛋，有人偶爾吃魚和雞肉；嚴格的素食是不含有任何動物性來源食物，但仍包含許多加工食品，而且往往高油、高糖、高鹽，這些都會危及人體的健康。

我們相信，飲食的健康價值是以它所含的適當比例脂肪、蛋白質與碳水化合物為指標，而最佳飲食的熱量來源，大約是10％來自於脂肪、10％來自於蛋白質、80％來自於總碳水化合物（不過我們相信，對大多數健康的人來說，稍微偏離這些標準是可接受的，只要他們的飲食仍然仰賴完整、營養成分未受破壞的水果、穀類、豆類和蔬菜）。我們並不贊成劃出分明的界線，因為，舉例來說，我們知道即使在只由全食物組成的飲食中，來自於蛋白質的熱量可能高於10％，也許達到15％或更高——例如，如果攝取大量豆類的話。

第三章所提及在蛋白質與癌症關係上的實驗結果指出，

10%是癌症發生的門檻，但記住，這個10%的數字，指的是單獨攝取動物性蛋白質，然而，這卻是蔬食就能夠輕易提供、且能滿足人體生理需求的標準。

讓我們看一下表12.1素食者與嚴格素食者飲食的營養成分數據表，以及這些數字與其他飲食方式的比較。

這些數據適用於英國[1]，但在標準美式飲食上的大部分調查結果顯示，脂肪（大約35%至40%）和肉類（高於二倍）的攝取比例較高。

表格中前四種飲食的平均脂肪含量接近總熱量的30%，與標準美式飲食的35%至40%並無太大差異。對照之下，全食物蔬食好不容易才有10%的脂肪。很顯然，「素」飲食的營養數據與美國的標準美式飲食或英國的「肉食者」飲食並沒多大差別。而且這四種飲食法，包括「素」飲食，與全食物蔬食飲食都有極大的差異。

因此，在你第一個月的試驗期裡，我想要給你一些忠告：

❶就長期而言，吃植物性食品比吃動物性食品省錢，不過起初你要嘗試新東西，會比較花錢，但這是值得的。

❷要吃得好。如果外出用餐，要多試幾家餐廳，以找出比

表12.1　不同飲食的營養成分

項目	肉食者	魚食者	素食者	嚴格素食者	全食物蔬食者
總蛋白質	17.2	15.5	14.0	13.1	10.0
乳品蛋白質	3.6	3.9	4.1	-	-
總脂肪	31.3	30.3	30.0	30.5	10.0
總碳水化合物	48.0	50.7	52.8	54.0	80.0
蔬菜量	216	254	264	308	*
總乳品量	337	160	365	-	-

*在全食物蔬食中並沒有蔬菜攝取的上限。

注意：所有項目都是總能量的百分比，除了食物（蔬菜量、總乳品量）之外（公克／天）。

較好的蔬食菜餚（留意標示「素食」的餐廳，那兒是很好的開始）。異國風味餐廳往往提供最多種的蔬食菜餚選擇，那些獨特風味真的絕妙極了。

❸要吃得飽。你其中一項健康目標可能是減重，這目標很好，而且若你吃植物性食品，很可能可以達成目標，所以不要忌口。不管你做什麼，就是不要挨餓。

❹要吃多種類食物。吃多種類食物除了可讓你攝取到所有必須的營養成分，還能讓你不吃膩。

我的本意是要你開心且滿足地吃植物性食品，但過渡期是一項挑戰，有很多障礙要面對，需要時間和努力來完成。一旦養成新飲食習慣，你會很驚訝地發現，原來這樣吃很簡單又好處多多。給自己一個月挑戰看看吧！你不只在對自己做好事，也是帶領美國走向更健康、更輕盈未來的領航者。

葛連是我們的一位同事，在《救命飲食》第一版發行之前，他是標準的肉食主義者。事實上，他在那之前才嘗試阿金飲食法，減了幾公斤，後來卻發現自己的膽固醇爆增而喊卡。我給他看《救命飲食》的原稿，他答應我要接受一個月的挑戰。以下是他的心得：

一個月的全蔬食生活

第一週時真的很辛苦，我想不到要吃什麼。我是個不太下廚的人，所以只好先找幾本食譜來看，想試做一些素菜，不過對我這個平常靠麥當勞或微波食品打發三餐的人來說，每晚都要自己下廚真的很討厭，而且我煮的東西至少有一半是失敗的。但後來我還是找到了一些東西，姐姐給我一份西非燉花生的食譜，好吃極了，那是我從未吃過的味道；我媽給我一份素辣醬食譜，嚐起來也很美味；而我自己偶然吃到一道全麥義大利麵，配上大量蔬菜和黃豆做的素肉醬，真是令人驚奇的好滋味！我還叫別人吃吃看這是素是葷，結果他們都要費一番工夫才吃得出來。

我重新發現了水果。其實我一直很喜歡水果，但不知為何吃得不多。也許是因為沒吃肉的關係，我發現自己比以前更愛吃水果，而且還會切葡萄柚當點心吃，我真的很愛吃！但我以前從不這麼吃，我真的覺得自己的味覺變敏銳了。

我開始避免到外面吃飯，以前總是三天兩頭就吃外食，但現在因為擔心餐館不供應植物性食品，所以也就不出去吃了。不過我變得愈來愈敢冒險，也發現幾家新餐廳供應的素配菜不錯，包括一家很棒的越南餐廳（我知道大部分的越南菜都不是純素，他們在很多菜裡使用魚露，不過魚露的營養成分和素菜接近）。日前某一天，我被一票朋友拉去吃披薩，我在那裡根本沒什麼好吃的，後來我點了一份起士較少的蔬菜披薩來吃，它的麵皮還是用全麥做的，我已經有心理準備要勉強吃下去，可是咬了一口，沒想到居然意外地好吃，我後來還到那家店外帶過好幾次。

我漸漸發現自己沒那麼想吃肉了，尤其是如果一直讓自己的肚子吃得飽飽的，而且老實說，我吃的量跟豬一樣多，之前因為體重過重，所以總會特別留意自己吃些什麼，但現在我就像發了瘋似的猛吃，而且吃得理直氣壯，毫無罪惡感。我可以很老實地說，現在我比以前更能享受食物的美味，部分原因是我的嘴愈來愈刁，我只吃我喜歡吃的東西。

第一個月比我想像中還要快地過去了，我減掉了三·六公斤，膽固醇值也急速下降。現在，我花的錢也比較少了，我已經找到那麼多可以吃的餐廳，自己又會煮，還可以把煮好的食物冷凍起來以後再吃。我的冰箱現在全都是蔬食！

一個月的試驗期已經結束，現在我不會像四星期前覺得這是種試驗，反而不能想像為何要回到以往的飲食習慣。

關於《救命飲食人體重建手冊》

（湯馬斯・坎貝爾二世）

身為傳統基層醫療體系以及特別飲食、生活方式計畫的一分子，並將醫療服務提供給成千上萬名病患，我看過人們在做健康選擇時的短期與長期掙扎。後來我相信，支持行為上的改變應該是現代醫學的至高目標，儘管我們目前的意識型態似乎都忽視了對病人在這方面的關切。

我們所有人都是合理化的高手，想盡辦法把知道不該做的事情合法化。我們的社會接觸和居住環境，讓我們在對自己生活方式的選擇上有很深的影響，其程度遠遠超越許多人的理解。

由於心裡一直有這樣的想法，因此我鼓勵你**在嘗試改變飲食時劃出「清楚的界線」**。舉例來說，決定這一週或這一個月都不要吃別人帶給你的任何食物，這就是一道清楚的界線。想好一個解釋，公開的告訴大家說你在嘗試的事情，然後完全不要跨越你自己劃下的清楚界線。對於許多人來說，要他們欣然接受「適度的」改變真的很難：要限制自己在休息室裡只能咬一口餅乾，然後就再也不能吃任何餅乾，真的很難——這是一種失敗的策略，讓你消耗更多的意志力——「適度」的意思是，某件事對某個人來說變得不一樣了，但又允許「合理化的力量」緩緩介入，結果讓你偏離了目標。

我也鼓勵你注意你的社會接觸和環境，你可以花點功夫在生活中的這些方面，來支持你的飲食改變。

在寫了本書第一版後，我和父親特別為全食物蔬食做了許多演講。雖然一般性的飲食計畫很簡單，但當有人想著要嘗試時，往往問題就出現了。能吃大豆嗎？能吃魚嗎？我以為吃點油是健康的？食物需要是有機的嗎？那麩質怎麼辦？還有糖呢？一再遭遇這些問題之後，我寫了《救命飲食人體重建手冊》。如果你想要一個為期兩週的特別飲食計畫，其中含有食譜，以及對於你到底應該吃什麼的常見問題，《救命飲食人體重建手冊》提供了有證據基礎的答案，並輔以你能同意的行為改變策略，所以我鼓勵你利用它做為一個起點。

我見過許多病患因為改變飲食和生活方式而變得更健康。這一路上會有許多障礙，而且健康的飲食和生活方式並不會預防和逆轉所有疾病（這是很明顯的事實），但我從未見過任何其他醫療干預能帶來範圍如此廣泛的益處。就如同我告訴病人的，對於許多我們最常見的慢性疾病來說，在飲食和生活方式上的選擇改變，比任何我能給他們或為他們所做的都更為重要。

1.Davey, G. K. et al. "EPIC-Oxford: lifestyle characteristics and nutrient intakes in a cohort of 33, 883 meat eaters and 31, 546 non meat-eaters in the UK." *Publ. Health Nutr.* 6 (2003): 259-268; Sobiecki, J. G., Appleby, P. N., Bradbury, K. E., and Key, T. J. "High compliance with dietary recommendations in a cohort of meat eaters, fish eaters, vegetarians, and vegans: results from the European Prospective Investigation into Cancer and Nutrition-Oxford study." *Nutr. Res.* 36 (2016): 464-477.

The China Study

Part IV

為什麼你以前沒聽過

通常一般人聽到科學資訊支持我們改吃植物性食品時，都會不敢相信自己的耳朵所聽到的，他們會納悶，「如果你說的都是真的，為什麼我以前都沒聽過？」事實上，為什麼我聽到的通常都跟你聽到的相反？你聽到的是：牛奶有益健康、我們需要從動物性食品中攝取蛋白質，以及癌症和心臟病都是由基因所決定的……所以，他們會問這種問題是很合理的，而問題的答案就跟本章要討論的重點有關。

為了找出答案，我認為我們必須要知道資訊建立的過程，以及資訊是如何傳給大眾成為公共意識的。然後，你會了解到，許多資訊都由「黃金法則」所支配：有黃金（錢）的人制定這些法則。如果美國人改吃植物性食品，勢必會讓很多有錢、有勢、有影響力的大企業損失一大筆錢，而這些企業的財務狀況，完全仰賴他們能否控制大眾對於營養和健康的觀念，所以，就像其他的大企業一樣，這些企業將會無所不會其極，保護自己和股東的利益。

你可能會認為是企業偷偷付錢給科學家「竄改資料」、拿錢賄賂政府官員，或是進行非法活動。許多人都愛聽聳動的故事，但是這些維持現狀的大企業通常不會做非法生意。就我所知，他們不會付錢給科學家「竄改資料」，也不會賄賂在位官員，或是做一些卑劣的祕密交易。

事實上，真實的情況更糟！整個體系從政府、科學界、醫學界、企業界到媒體，都重利益輕健康、重科技輕食物、重混淆輕明白。大部分營養觀念的不清不楚，往往是經由公開的正當手段造成，而且是由不疑有他的研究人員、政治人物或是新聞記者，出自一片好意地向公眾進行觀念散播。這個體系最具破壞力的一面並不會聳人聽聞，也不會製造什麼騷動，它是一個很少會有人看見和了解到的無聲殺手。

從我在科學界的經驗，可以說明這整個體系如何產生混淆人心的資訊，並且告訴你為何你以前從未聽過本書所傳達的訊息。在接下來的幾章中，我將這個製造問題的「體系」分成科學界、政府、企業和醫學界四個實體。不過，從實例中你將會發現，有時候科學界和企業、政府和科學界或政府和企業之間，根本無從區分。

《救命飲食》首次發行時遭受了一些敵意，甚至是刻薄的對待。因為一種鼓勵只吃蔬食的飲食和把這種飲食效用描述成整體健全的訊息，不啻是挑戰多方面的現況，而且是空前連續的重擊。生計受到全食物蔬食訊息威脅的有力同行，一直（而且持續中）急切的抗拒《救命飲食》的訊息，而那樣的抗拒通常很微妙，不易被一般大眾察覺。在大眾對全食物蔬食觀念逐漸提升興趣的同時，有太多人（包括信奉者）以枝微末節的個別營養素、個別機制，和／或個別疾病終點等問題來關切自己，那些問題都偏離了我們更為重要的訊息：全食物的獨特營養特質。

本書的這一單元要表明的是，這個令人興奮又充滿希望的訊息，為什麼尚未成為常識，長久以來，我一直在為這個問題尋找一個合理的解釋。但在《救命飲食》首次發行之後，我發現自己還要為這本書所引發的強烈負面反應及其動機，尋找一個更深切的解釋。我的第二本書《救命飲食2：不生病的秘密》，出版於二〇一三年，就是追尋之下的結果。在該書中，我檢視我們對於營養、生物醫學研究、醫療常規，以及生物、醫學、科學應用在整個社會、經濟、政治體系上時所做的一些基本假設。我也探究這個體系中各部分之間相互連繫的複雜關係，以及它們如何共同合作（有的是有意的，有的是不經意的），來創造令人困惑且普及的誤導資訊。這次的探索也包括媒體，這是在第一版的《救命飲食》中未曾觸及的主題，儘管媒體往往在公眾對飲食和健康的討論上有極大的影響力——由於市場的約束，這種影響力可以是非常具殺傷力的。

《救命飲食2：不生病的秘密》的寫作，不僅是受到他人對《救命飲食》負面反應的驅使，以及過去十年間全食物蔬食飲食訊息得到愈來愈多注目時，負面反應也愈來愈多的刺激，還有我在相關機構與專業社團中，看到那些我曾相信與我有相同使命的一些人的令人氣餒改變。也許是我太天真了，在我這一生裡，我一直以為像我們這些拿公家經費的人，都共同背負了服務大眾的使命——我們曾驕傲的說過類似的話。但我錯了！我所屬，或曾經所屬的專業社團，已在他們不變、舒適、過時的任務上變得愈來愈頑強不移。即使是我曾長期服務過的學術機構（康乃爾大學）的成員，也明顯反對我所採取的道路；有些行政主管甚至無所不用其極的誤導這個訊息的宗旨或將它污名化。

我看過太多在醫療研究和專業團體中的偏差行為，這些壞事加起來，多到一個人好幾輩子都做不完——足以在我的靈魂中烙下對人不信任的厭倦情緒。但是，我們仍必須找出方法，滿懷希望的說出食物可以如何對我們的生活產生衝擊的故事，這樣我們才有可能解決本書中所描述那些令人無法想像的社會問題：不良的個人健康、毀滅性的衛生醫療成本、環境退化、政治腐敗。不騙你，這些問題所牽涉的層面太廣大，如果不解決這些問題，無疑的，我們的社會和地球都會被催毀，與問題同歸於盡。但這些問題是可以解決的，而且我們有充分的證據不僅指出營養可以做得到，而且到目前為止，營養比其他任何我們所知道的工具都有效。我們許多人都曉得問題的嚴重性，但即使到了現在，仍鮮少有人知道解決它的最好方法。

過去十年來，我們已經做了許多努力，儘管唱反調者不計代價的要保護現狀——包括犧牲真相。但在我們前方仍有一個巨大的挑戰在等待我們——提高大眾意識，使他們看清食物與個人健康、環境、社會等其他地方之間的關係。甚至還有一個更重大的挑戰，那就是使這個多方面的問題與其解決之道產生聯繫。而第一步，便是要了解那些在背後操控的人。

13

科學的黑暗面
Science—The Dark Side

許多飲食與健康書籍所提出的建議相互矛盾，但都有共同點：企圖販賣某個東西。而坎貝爾博士與兒子湯姆的唯一希望，就是告知我們這個事實。坎貝爾博士是康乃爾大學的知名教授，堪稱營養學的愛因斯坦。《救命飲食》是證據紮實的科學研究，而非只顧投機取巧的區間瘦身法、阿金飲食法、低糖瘦身法等其他目前流行的飲食花招。坎貝爾博士以易懂風趣的口吻，把他一生的研究展現在你眼前。翻開這本書，你會知道理由。

—Jeff nelson；美國素食網站Vegsource.com總裁

我住在維吉尼亞州黑堡外的山谷一帶時，很喜歡和家人去拜訪附近一位名叫肯錫的退休農夫，因為他總是有好玩的故事可以講給我們聽。在那段期間，我們每天都很期待傍晚到來，然後到他家聽他說故事，其中，我最愛的一個故事跟薯蟲有關。

肯錫告訴我們他當年種田的事，當時還沒有殺蟲劑，所以在馬鈴薯作物被薯蟲寄生之前，必須用手指一隻一隻把牠們掐死。有一天，他看到一本農家雜誌登了一則廣告，販賣一種超級滅薯蟲工具，每個要價五美元。雖然當時五美元不是一筆小數目，但是肯錫心想這些薯蟲已經多到值得投資這筆錢。於是，他就買了，過了不久，他收到一個包裹，打開一看，發現兩塊木頭和一張使用說明，上面只有三點：

❶拿起一塊木頭。

❷將薯蟲放在木頭上面。

❸拿起另一塊木頭，緊緊壓在薯蟲上面。

這些公然騙人的技倆從古至今屢見不鮮，而也許在我們這個社會上，被健康這門學問騙的經驗最多。我想**很少會有比過早失去健康的人，擁有更具威力的親身受騙經驗了，因為只要是可能有用的方法，他們都會願意相信、願意去試。**

一九七〇年代中期，就有個關於健康騙局的例子跟名為「杏素」（Laetrile）的替代癌症療法有關，這種天然物質是由杏核製成。如果你罹患癌症，又在美國看過許多醫生都沒效，可能會考慮前往墨西哥的提璜納。《華盛頓郵報雜誌》曾報導過席薇亞．道頓（Sylvia Dutton）的故事，這位來自佛州的五十三歲婦人體內癌細胞已從卵巢擴散至淋巴系統[1]，去了提璜納當作治療癌症的最後機會。她和她先生是從朋友口中得知杏素療法可以治療末期癌症，在這篇雜誌報導中[1]，席薇亞的先生說，「這裡（提璜納）至少有十多個人原本因為罹患癌症行將就木，可是他們試過杏素之後，現在可以出去打網球了。」

此處的圈套在於杏素療法是個高度爭議的療法：有些醫界人士認為多項動物實驗證明，杏素對於治療腫瘤沒有效果。正因為如此，美國食品與藥物管理局決定查禁杏素療法，因此美國南部邊境主要提供杏素療法的診所都遭到查禁，提璜納一家知名醫院「每年治療多達兩萬名美國患者」，而其中一位就是席薇亞．道頓，可是並沒有效果。

然而，杏素療法只是許多替代健康產品中的一種。近一九七〇年代晚期時，美國人每年花費十億美元購買各種號稱有神奇療效的營養補充品[2]，這些產品包括維他命B_{15}（號稱是以前從未發現的一種維他命，並具有數不盡的功效）、多種蜂蜜調製品，以及其他像是大蒜和鋅的補充產品。

於此同時，科學界關於健康的資訊，尤其是營養資訊大量的湧現。一九七六年，參議員麥高文召開委員會，希望擬定飲食目標，建議大家少攝取脂肪多的動物性食品，多攝取對心臟病有療效的蔬菜水果。由於報告的第一份草案涉及心臟病和食物之間的關係，引發軒然大波，所以必須經過大篇幅修改才能出版，而在我和麥高文先生的一次私人談話中，他說自己和其他五位來自農業州的參議員在一九八〇年的選舉都相繼失利，部分原因就在他們勇於跟動物性食品業界對抗。

到了一九七〇年代末期，麥高文的報告順利地讓政府發表第一份飲食指南，據說傳達的訊息和麥高文委員會當初的保證類似。大約同時，關於食品添加劑的安全性，以及糖精是否致癌等問題，也引發了政府廣泛的爭辯。

盡我本分

一九七〇年代晚期，我發現自己身處在一個急速改變的環境當中。到了一九七五年，我在菲律賓的研究計畫已告一段落，後來我取得康乃爾大學終身教授職位，便專心從事實驗室的研究工作。我在菲律賓進行的一些黃麴毒素和肝癌研究已獲廣泛注意，而後續在調查營養要素、致癌物質和癌症的研究工作，更得到全國注目。那段時間，全美研究營養和癌症的實驗室也才兩、三個，而我的研究就是其中之一，因此是一項嶄新的嘗試。

從一九七八至一九七九年，我向康大請了一年的假，前往馬里蘭州貝斯達市這個全美營養研究重鎮。在那裡，我與「美國實驗生物醫藥協會聯盟」（FASEB）合作，該聯盟是由六個獨立研究協會組成，包括病理學、生物化學、藥理學、營養、免疫學和生理學協會。FASEB贊助六大協會每年召開的聯合會議，每年估計有逾兩萬名科學家與會。我是營養和病理學兩大協會的會員，尤其活躍於「美國營養協會」（今「美國營養科學學會」）。我受美國食品與藥物管理局約聘，擔任一個科學家委員會的主席，負責調查使用營養補充品的潛在危險。

此外，我也受邀參與一個公共事務委員會，任務是作為實驗生物醫藥協會聯盟和國會之間的聯絡管道。這個委員會的責任是掌管國會活動，並代表醫藥聯盟各協會的利益與議員斡旋。同時，我們也必須審核政策、預算和立場聲明，並與國會人員見面，在莊嚴的會議室中，坐在偌大又令人難忘的會議桌開會。

我代表營養協會出席這種公共事務會議，須自己先決定好「營養的最佳定義」，事實上，這個問題的難度比你們想像中的高出很多。我們有科學家參與應用營養學研究，涉及營養對於人民和社會的應用；也有醫生研究離析出的食物成分，就像研究藥理學藥物的科學家只在研究室中研究離析出的細胞及經過認定的化學物質；甚至還有人認為營養研究不應該只針對人，也應該針對家畜。因此，關於營養的概念，可說是一點也不清楚，但清楚卻是首要之事。然而，一般美國人對於營養的看法甚至更多變，也更困惑，雖然消費者一直被一時的流行所矇騙，但他們仍對營養補充品及任何來源的飲食建議很有興趣，不管是飲食書籍或政府官員的建議，一概照單全收。

一九七九年晚春的某天，我在做我例行的研究工作，突然接到生物醫藥協會聯盟公共事務辦公室主任艾里斯的電話，他負責協調公共事務委員會與國會間的工作。艾里斯告訴我實驗生物醫藥協會聯盟的「美國營養協會」又要成立新的委員會，他認為我可能會有興趣。

「新委員會叫作『公共營養資訊委員會』，其中一項責任在於告知大眾什麼是健全的營養建議。」他說：「這個新的委員會顯然和我們公共事務委員會所做的事有重疊。」

我同意他的說法。

他說：「如果你有興趣，我希望你能以公共事務辦公室代表的身分，加入這個新委員會。」

他的提議聽起來不錯，因為當時我的研究生涯才剛起步，而這代表我有機會聽到一些知名營養研究人員的專家看法。根據新委員會籌辦人的說法，此委員會可以演變成大眾營養資訊的「高等法院」，比方說，它可以用來查明「營養騙局」。

大意外

新「公共營養資訊委員會」成立時，享譽盛名的美國國家科學院正有大事發生。當時，科學院主席菲爾．韓德勒（Phil Handler）和內部的「食品營養委員會」出現歧異，因為韓德勒想從科學院外另找一群科學家團隊，一起商討飲食、營養和癌症等問題，並寫成一份報告。這個想法讓「食品營養委員會」很不爽，因為委員會想全權處理這個報告計畫。科學院的報告是由國會提供資金贊助，但之前並沒有找科學院以外的科學家支援。科學界都知道**國家科學院「食品營養委員會」受到肉品、乳製品**

失去健康的人，最容易被「健康」這門學問所欺騙，因為只要可能有用的方法，他們都願意相信。

和蛋品企業的影響頗深，而委員會兩大領導人鮑伯．歐森（Bob Olson）和艾爾菲．哈波（Alf Harper）都和這些業界關係匪淺。歐森在蛋品業擔任顧問，待遇優渥，而哈波知道自己10%的收入都來自他在食品公司——包括大型乳製品公司——的工作[3]。

不過到了後來，國家科學院主席韓德勒走訪「食品營養委員會」後，仍從國家科學院外找來一批專業研究家撰寫一九八二年的「飲食、營養和癌症」報告[4]，我也是十三名獲選寫報告的科學家之一。可以想見的是，哈波、歐森和食品營養委員會同仁對於無法掌控這份具有里程碑意義的報告，感到相當不悅。他們知道這份報告可能大大影響全美上下對於飲食和疾病的看法，尤其擔心美國人的飲食習慣不但可能面臨挑戰，而且更糟的是，還可能成為致癌的原因。

國家科學院內部的「消費者聯絡小組」主席詹姆斯．透納（James S. Turner）一向就對食品營養委員會很有意見，他寫道：「我們只能說，這個委員會是由一批抗拒改變的科學家所主導，他們對於飲食和疾病的看法自成一格。」[3]

這個親企業的委員會在失去這份「飲食、營養和癌症」報告的主導權後，當然必須採取行動，好將傷害減至最低，因此他們迅速成立了新的替代小組，即「公共營養資訊委員會」。鮑伯．歐森、艾爾菲．哈波，以及長期替企業服務的科學家湯姆．朱克斯就是新委員會的頭頭，這三人都擁有大學教職。我一開始不了解這個委員會的動機，後來在一九八〇年春天開了第一次會後，才發現十八名委員會成員中，只有我一個人跟食品公司和藥廠等商業公司沒有瓜葛。

這個委員會就像動了手腳的紙牌，每個會員都擁權自重。他們所屬的專業機構、朋友、親信都是親企業人士；他們享受美國人的動物性食品文化，不願去想他們的觀點可能有誤。還有些會員對於優渥的酬勞感到樂在其中，包括：享受頭等艙的頂級待遇，以及由動物性食品公司提供的高額顧問費。雖然他們的所作所為並未涉及不法，但卻曝露出嚴重的利益衝突——大部分的會員利益和公眾利益明顯不一致。

抽菸和健康的問題跟這種情況很類似，當首次有科學證據顯示抽菸有害健康，一大票健康專家開始熱烈為抽菸辯護。比方說，《美國醫學會期刊》仍刊登香菸產品廣告，而其他期刊也堅守捍衛使用菸草的立場。在許多情況下，這些科學家是因為這些警告是在可能理解的範圍內，但也有許多科學家的動機帶有個人偏見和貪婪目的，尤其是在證據對菸草不利時。

我身處在一個由某些最具影響力的親企業科學家所組成的委員會，而這個委員會的宗旨是評斷營養資訊的價值。我以實驗生物醫藥協會聯盟公共事務辦公室主任代表的身分加入委員會，所以我也是唯一非經業界挑選的會員。當時我尚未發表任何贊成或反對美國飲食的看法，但我只對提倡誠實、公開的辯論有興趣的立場，也立刻讓我和這個新委員會產生衝突。

騙局名單

從一九八〇年四月第一次開會的第一刻起，我就知道自己像隻誤闖狐狸巢穴的小雞，儘管起初是充滿希望，並帶著一顆開放且有點天真的心來到這裡，但是到頭來，包括我在內的許多科學家雖然都設法要維持客觀的心態，凡事以公眾健康的最大利益為考量，卻都被迫和一些公司交換意見。

到了這場會議的第二階段，會議主席湯姆．朱克斯發了一份他親手寫的新聞稿，內容和委員會宗旨有關，除了宣布委員會的組成結構，還列出我們委員會打算揭發的營養騙局。

我瀏覽了一下所謂的「騙局」名單，赫然發現一九七七年麥高文提出的飲食計畫[5]也在名單上。這份起草於一九七六年的飲食報告，提出相當審慎的飲食目標，也就是少攝取肉和脂肪、多攝取蔬菜水果，可能得以預防心臟病。在這份委員會提議的新聞稿中，麥高文提出的報告被形容成一般的騙術，就跟飽受批評的「杏素」和維他命B_{15}療法一樣，而且在本質上，這份建議我們將飲食習慣改成多蔬果和全穀類飲食的報告就是一個騙局，而這就是這個所謂的委員會，想要藉此展現他們有能力成為可靠科學資訊的「最高仲裁者」！

我滿懷期望地參與這個委員會，卻對眼前發生的事大感吃驚。雖然當時我並無特定偏愛的飲食型式，但我原本以為我參與的「飲食、營養和癌症」小組，不但具指標意義，而且推薦的飲食目標可能和麥高文的類似，只不過我們針對的是癌症研究，而非心臟病。何況我所熟悉的科學結果似乎都清楚顯示，麥高文飲食委員會推薦的飲食目標是有理可據。

開會的時候，坐在我旁邊的是艾爾菲．哈波先生，自從我們在麻省理工學院共事，而他擔任營養科學系的一般食物教授開始，我一直都非常尊敬他。會議開始了，當所有會員都拿到這份手寫的新聞稿時，我側向哈波先生，指著騙局名單上所列的麥高文飲食目標，以不敢置信的口吻跟他說：「你看到這個了嗎？」

哈波先生可以感受到我的不自在和不信任，因此他很迅速地向在場人士發言，並以一種高不可攀的口吻說道：「在我們委員會中有一些值得尊敬的人士，可能並不同意這份名單。也許我們應該暫緩一下。」結果大夥心不甘情不願地討論後，決定放棄發表這份新聞稿。新聞稿決定不發表後，會議就宣告結束，然而對我而言，這次會議充其量只是「疑問的開端」。

幾個星期後，我回到紐約北部。某天早上我看到一個電視新聞節目，主播布洛考正和鮑伯·歐森在討論營養問題。他們討論最近歐森和友人在國家科學研究院所做的一份名為「邁向健康飲食」報告。這份報告可說是國家科學院發表過最簡短、最膚淺的一份健康報告，其內容在歌頌高脂肪、高動物性食品的美國飲食，而且從根本上肯定美國人的飲食文化。

從科學的觀點來看，他們所傳達的訊息簡直是個笑話，當中一段對話是布洛考提到速食的問題，而歐森以自信口吻表示「麥當勞的漢堡很好」，全美數百萬觀眾看到「專家」在讚美麥當勞漢堡的營養價值，也難怪這些消費者會感到一頭霧水。

無辜的害群之馬

一九八一年春天，我們來到亞特蘭大市進行第二次的年度會議，經過過去一年來的通訊連繫，委員會已做好非正式的議程。首先，我們準備提出的主張是這些營養騙局正在腐蝕公眾對營養研究的信任。其次是多攝取蔬果、少攝取動物性食品和高脂肪食物的飲食法本身就是騙局。第三，我們打算將委員會定位成永久的常任機構。至當時為止，委員會被賦予的能力只是暫時的，就像「試探委員會」一樣，而到了現在，應該可讓我們的工作成為美國營養資訊一個永久可靠的主要來源。

我在抵達開會現場的頭幾天，其中一位名叫霍華·艾波鮑姆的會員告訴我一個八卦，他悄悄對我說：「*你有聽說嗎？歐森打算重組委員會，而且要把你免職。*」當時，歐森仍是一年一任的美國營養協會主席，因此他有權力這麼做。我記得當時聽到這

營養專家竟當眾讚美麥當勞漢堡的營養價值，也難怪消費者會對健康資訊感到一頭霧水。

件事時，既不驚訝也不沮喪，我知道自己是委員會的害群之馬，而且在去年的開幕會議中就已越了界，因此，我持續參與這個團體，就像在尼加拉瀑布往上游一樣徒勞無功。

我本來以為第一次開會就已經夠可疑了，沒想到一年後的第二次開會更加古怪，而且是在歐森有機會將我趕走前就發生了。當時委員會提議要成為永久性機構，我是唯一一個質疑這個提議的人，我當時表示自己認為委員會及各項活動都充斥著麥卡錫主義，這是在科學研究協會中不應該出現的事，而我這段發言惹得委員會主席相當不高興，還對我做出不友善的舉動，因此我當時決定，最好的辦法就是離開會議室。

在將整件事轉述給美國營養協會新任主席桃樂絲·卡洛威後，這個委員會就遭到廢除和改組，並由我擔任委員會主席。幸運的是，我後來在不到一年內，就說服六名委員會成員解散會議，而這整件令人遺憾的事件也就告一段落。我留下來「打這場好仗」，可以說不在我的選項之內，這件事發生在我研究生涯的早期階段，當時的協會前輩所掌握的權力大得可怕，而且對於人的智力造成一股殘暴的力量。**對這些人來說，追求一個促進公眾健康的真相，也不在他們的選項內**。我一直堅信，若我在研究生涯初期就一直忙於處理這些事，就不會動手寫這本書，而我的研究經費和著作出版，就算不是不可能取得，也會非常困難。

同時，歐森和他的一些同事開始將焦點轉向於一九七八年剛成立的新組織，叫作「美國科學與健康協會」（ACSH）。總部在紐約的科學健康協會，直至今日都將本身定位成「關心飲食、營養、化學物質、藥品、生活方式、環境和健康的消費者教育團體」。同時，這個團體也聲稱自己是「非營利的獨立免稅機構」[6]，但根據「國家環境信託」引用國會季刊的「公共利益檔案」，他們的基金來源有76%來自公司和法人捐獻[7]。

「國家環境信託」[7]指出，科學與健康協會在報告中提到膽固醇與冠狀動脈型心臟病無關，**「食物輻照技術的不受歡迎……沒有科學根據。」**而且像是多氯聯苯（PCB）和戴奧辛等「內分泌干擾物」也跟人類健康無關；另外，代糖不是致癌物質，而且為了控制全球暖化而限制化石燃料的使用也非必要做法。若你要從科學與健康協會中找到對於食品業的嚴正批評，就如海裡撈針般困難。雖然我相信科學與健康協會的部分論點有可取之處，但我仍鄭重質疑他們能做好「教育消費者」的客觀中間人角色。

拿炸藥砸自己的腳

在跟「公共營養資訊委員會」合作期間，我仍持續進行在國家科學院關於飲食、營養和癌症的報告，並於一九八二年六月出版[4]。可預料到的是，這份報告一出版，就有大禍要臨頭了。作為第一份研究飲食和癌症的報告，甫推出就引起廣大注目，迅速成為國家科學院史上最受歡迎的報告。這份報告建立的「飲食能預防癌症」目標，與一九七六年麥高文委員會關於飲食和心臟病的報告極類似。雙方都鼓勵民眾攝取水果、蔬菜及全穀類產品，同時減少脂肪的攝取。兩者的差異在於這份新的報告是在探討癌症，而非心臟病，但挑起的情緒更高昂。這份報告下的賭注很高，而且愈來愈高，因為癌症激起的恐懼更勝心臟病。

因為這些賭注，一些有權有勢的敵人紛紛出籠。短短兩週之內，專為家畜農業遊說的團隊「農業、科學和科技會議」（CAST）發表了一份報告，內容總結六十五位「專家」的意見，他們對我們這份報告很關心，這些專家包括歐森、朱克斯、哈波以及與他們理念相近的人，都是現在已廢除的「公共營養資訊委員會」的同袍。他們的報告迅速出版，並送至五百三十五名國會議員的手中。很清楚的是，「農業、科學和科技會議」對我們的報告可能對公眾產生的影響，相當關切。

「農業、科學和科技會議」並非唯一跳出來批評我們報告的團體，還有像是「美國肉類協會」、「國家肉雞協會」、「美國養牛者協會」、「國家家畜和肉品局」、「國家肉品協會」、「美國奶製品生產者聯盟」、「美國豬肉生產者委員會」、「全國火雞協會」及「美國蛋品產商協會」也都公開批評[3]。我不敢說全國火雞協會做了多少癌症研究，但我猜他們對於這份報告的批評，並非出自對於科學真理的渴望。

諷刺的是，我從幼時的農村生活學到一些寶貴經驗，但我現在所做的工作卻被視為與農業利益相抵觸。當然，這些巨大的公司利益大多從農夫身上剝削而來，那些勤奮、誠實的農家靠著經營小農場過活，只能勉強圖個溫飽。我常在想，這些華府的農業利益是否真能代表美國偉大的農業傳統，或是只能代表農業企業集團，價值數千萬美元的利益。

當年我離開麻省理工學院時，哈波先生曾替我的第一份教職寫了一封推薦信，然而他現在卻寫了一封措辭強硬的私人信件給我，指我「拿炸藥砸自己的腳」（fallen on my own petard）。「Petard」就是一種炸彈或爆竹，很顯然的是，我在公共營養資訊委員會所做的事，以及發表的這份國家科學院「飲食、營養和癌症」報告，都成為哈波難以承受之重。

能確定的是，那段時間我很搶手，除了為國會就國家科學院報告舉辦的聽證會出庭作證，還接受《時人》雜誌的人物專訪，而在接下來一年內，還有數不清的新聞媒體報導。

有時你要從科學健康相關團體中找到對於食品業的嚴正批評，就好比在大海裡撈針般困難。

美國癌症研究中心

這似乎是美國史上第一次，政府認真思考飲食可以作為控制癌症的對策。這是一塊值得發展新研究的肥沃領域，而也真的有新的研究要我去嘗試。我受邀協助位於維吉尼亞州福爾斯丘奇市一個新成立的組織——「美國癌症研究中心」。中心創辦人即資金募集人，而且也知道透過郵寄宣傳的方式可替癌症研究募到龐大經費。似乎許多人都有興趣知道癌症除了透過一般手術、輻射治療和細胞毒性藥物，還有哪些新的替代療法。

這個新組織熟知我們在一九八二年發表關於飲食和癌症的國家科學院報告，因此特別邀請我擔任他們的高級科學顧問。我鼓勵他們將重點放在飲食上，因為營養與癌症的關係已成為研究中的一項重要領域，卻尚未或鮮少得到主要經費提供單位的支持。我尤其鼓勵他們以全食物做為營養來源，而非那些營養補充品，部分原因就在這是國家科學院報告所傳達出的訊息。

在我開始和癌症研究中心共事之時，立刻面臨兩項挑戰。首先，癌症研究中心必須成為一個可靠的組織，以推廣各項訊息並支持相關研究。其次，關於國家科學院的建議必須公諸於世。正因為如此，我認為癌症研究中心有必要協助公布國家科學院的建議內容，於是，我請來國家科學院計畫的執行主席蘇什馬．帕莫[4]與曾任麥高文委員會重要顧問的哈佛大學教授海格斯戴，一同替癌症研究中心計畫背書。同一時間內，癌症研究中心所長瑪莉蓮．甘特里（Marilyn Gentry）建議癌症研究中心能夠出版國家科學院報告，並且免費贈送給五萬名美國醫生傳閱。

對我來說，這些看似合理、有用且對社會負責的計畫都相當成功。我們進行的這些合作計畫和活動，都是為了增進大眾健康。然而，我很快就發現到，成立這樣一個針對飲食和癌症關聯的組織，對許多人來說都是威脅；顯而易見的是，癌症研究中心計畫已經開始達到目的，因為來自食品、醫藥界的惡意批評接踵而至。

政府的干涉竟是最嚴重的！國家和州檢察官辦公室都在質疑癌症研究中心的定位及募款程序，連美國郵局也質疑癌症研究中心是否利用郵寄散播「垃圾」資訊。對於誰在鼓吹這些政府單位制止營養和癌症資訊的散布，我們都在猜測。以整體而言，這些公共單位讓情況變得非常困難。為什麼他們要攻擊一個提倡癌症研究的非營利組織？細究其原因，就是癌症研究中心和國家科學院一樣，都在推動飲食和癌症有關的議程。

「美國癌症學會」尤其成為最強力的批判者，因為在他們眼中，癌症研究中心有兩項不利於他們之處，一是癌症研究中心可能要跟他們競爭同一個基金捐獻來源，另一則是癌症研究中心想要將癌症研究的方向轉向飲食因素。當時美國癌症學會還不知道飲食和營養與癌症有關（直到多年後的一九九〇年初期，他們才公布可以控制癌症的飲食建議，而這個觀念早已在民間流傳），這個以醫學為基礎的組織在藥物、輻射和手術等傳統療法上已投注太多金錢。

不久前，美國癌症學會才與我們的國家科學院委員會聯繫，想知道我們是否能加入他們的團隊，一起提供防癌的飲食建議，由於我們已經身為一個委員會，因此予以婉拒，但我知道委員會中部分會員向美國癌症學會提供私人服務。其實，美國癌症學會似乎已察覺到有大事要發生，他們並不喜歡癌症研究中心來分一杯羹。

成立一個針對飲食和癌症關聯的組織，對許多人來說，竟然是種威脅！？

被抹黑的癌症研究中心

我知道我看起來就像是個討人厭的小男孩，向一個大多數人認為的慈善團體挑釁，但美國癌症學會真的是表裡不一。

在某次因緣巧合下，我前往紐約北部美國癌症學會分會演講，就跟我平時的演講性質一樣。在我演講過程中，我播放了一段幻燈片，裡面提到新成立的癌症研究中心組織，但沒有提到我和癌症研究中心的關係，因此聽眾並不曉得我就是癌症研究中心的高級科學顧問。

演講結束後，我接受聽眾提問，結果主持人問我：「你知道癌症研究中心是個騙子組織嗎？」

我回答她：「我不知道。」我擔心我可能表現出一副不相信的態度，因為她覺得自己有必要解釋，她說：「這個組織是由一群騙子和名聲敗壞的醫生組成，有些人甚至還坐過牢。」

坐過牢？這對我可是新聞！我還是沒提我和癌症研究中心的關係，我問她說：「你是怎麼知道的？」她說她是從美國癌症學會一份流通全國的備忘錄中看到。在我離開前，我請她寄一份備忘錄影本給我，結果一、兩天後，我就收到了。

這份備忘錄是從美國癌症學會全國主席的辦公室寄出，他同時也是水牛城享譽盛名的「洛斯維派克紀念癌症研究中心」高級主管，而在備忘錄中，嚴辭指控癌症研究中心的科學「主席」（並未提到我的名字）帶領「八、九名」名聲敗壞的醫生組成的團隊，而其中幾個人還坐過牢。這完全是子虛烏有的謊言，我甚至不知道其中幾位庸醫是誰，而且也不曉得怎麼有人會散布如此惡意的謠言。在經過一陣子的打探後，我發現美國癌症學會水牛城辦事處的某位仁兄負責這份備忘錄，後來我打電話給他，毫不意外的是，他的言辭閃爍，只說他是從一位未具名的記者那邊得到這些資訊。也就是說，根本不可能追查到最初的消息來源，而我只確定了一件事，那就是這份備忘錄是由「美國癌症協會」主席辦公室所發出。

我也知道「全國乳製品委員會」——很有權勢的企業遊說團體，也拿到了這份備忘錄，並且已向全國各地辦公室發放通知，而對癌症研究中心的抹黑就這麼傳了開來。食品、醫藥企業和類似「美國癌症協會」和「全國乳品業協會」的團體，紛紛露出它們的真面目，以低成本、低利潤的植物性食品去預防癌症，一點也不受食品和醫藥業界歡迎。有了媒體的支持，這些企業和團體的影響力可謂無遠弗屆。

科學不能妥協

不過，故事的結局是好的。雖然癌症研究中心頭幾年都在動蕩中度過，不管對我或團隊都是艱困的挑戰，但還好那些抹黑終於漸漸消散。我們從「邊緣團體」逐漸向英國倫敦「世界癌症研究基金會」（WCRF）和其他各地擴展，到了三十年後的現在，癌症研究中心正在進行一項計畫，負責資助關於飲食和癌症的研究和教育計畫，我則從最初負責統籌計畫並擔任主席，轉而擔任中心的高級科學顧問，在這數年間進行不同的工作。

但是，有件令人遺憾的事還是要提一下。我參加的營養協會董事會通知我，有兩名協會成員（鮑伯・歐森和艾爾菲・哈波）提案將我開除會籍，理由可能跟我和癌症研究中心的密切來往有關，這將是營養協會史上第一次有人被開除會籍。我必須去華府接受協會主席以及食品與藥物管理局營養主任的「面試」，而大部分內容都跟癌症研究中心有關。

這整件考驗比小說還奇怪。我才剛被任命為癌症研究中心的主席，而現在卻要開除我這樣一個知名的協會會員，只因為我跟一個癌症研究機構有關聯？後來，我將整件事告訴一個熟知協會內部作業的同事，也就是北卡羅萊納州大學的山姆．崔夫，而他當然知道這件調查，也了解其他勾當。在我們的討論中，我告訴他癌症研究中心是個立意良善的正當組織，而他的回答至今令我難忘，他說「這不關癌症研究中心的事，是跟你在國家科學研究院所做的飲食、營養和癌症報告有關。」

一九八二年六月發表的國家科學院報告，提出少攝取脂肪、多攝取蔬果和天然穀類食品，是較健康的飲食習慣。當時在少數人士眼中，我就已經背叛營養研究界，因為照理說，身為小組其中一位飲食和癌症實驗研究人員，我應該保護以往所認定的美國飲食聲譽，但我並沒有做到，而我接下來參與癌症研究中心及推動國家科學院報告，也讓事情雪上加霜。

幸運的是，最後理性還是戰勝了這場鬧劇式的衝突，董事會議投票表決我的去留，結果我以六比〇的票數（兩人缺席）成功保留會籍。

這件事很難不讓我「對人不對事」，但我們要知道一件更重要的事，它是無關個人的。**在這個營養和健康的領域中，科學家不能自由追求個人的研究工作**，因為即使透過頂級的科學方法，倘若做出「錯誤的」結論，仍會賠上你的研究生涯；如果在大眾健康方面，試圖散布「錯誤的」結論給社會大眾，同樣也會毀掉你的研究生涯。所幸，我的生涯沒被毀掉，有一些好人站在我這邊，不過情況可能因此變得更糟。

在經過連番折騰後，我比較能體會為什麼我的協會要做出這些事。美國「美強生大藥廠」、「惠氏公司」、「BioServe Biotechnologies生技公司」、「寶鹼公司」（Procter and Gamble）和「丹濃」（Dannon Institute）贊助協會基金，它們都是和食品及藥品有關的公司，也代表了業界和協會之間的奇怪結盟[8]。你相信這些協會的「盟友」對於科學調查，不管結論是什麼，都會感興趣嗎？

分不清誰對誰錯

我在研究生涯中學到的教訓，跟特定人士或特定機構沒什麼關係，反而跟大型機構私底下進行的活動較有關係，不管是科學界、政府部門或是企業界所進行的國家政策討論，對於全美健康方面的影響都至關重要。我提到的個人經驗，只是眾多經驗中的一些例子，但這些經驗的影響所及，遠超過對我個人研究生涯的影響和破壞。這些經驗刻畫出科學的黑暗面，既傷害了持反對意見的研究人員，也傷害了整個社會。科學界以有系統的方式去隱瞞、打擊並破壞與現狀相左的意見。

部分在政府和大學位居重要職位的人士，假借科學界「專家」的名號，實際上卻在扼殺既公開又誠實的科學辯論。或許這些人是因為收受業界大筆好處，才會凡事以食品和藥品公司的利益為優先考量，也或許只是因為他們有個人偏見，剛好比較傾向親企業的看法罷了。個人偏見的力量遠高於你能想像，我認識一些科學家，他們有家人死於癌症，可是若要他們接受可能是因為飲食習慣等個人選擇，造成他們摯愛的親人過世，可就令他們火冒三丈。除此之外，也有一些科學家是因為自小就被灌輸觀念，認為高脂肪、富含動物性食品的飲食習慣很健康，因此他們喜歡這種飲食習慣，也不想改變。

大部分科學家都是既正直又有才智，而且願意為大眾利益而非私利奉獻己力。不過，也有些科學家願意將自己的靈魂，賣給出價最高的買家，這些科學家也許為數不多，但他們的影響力卻無遠弗屆。他們不但會敗壞所屬研究機構的名聲，而且更嚴重的是，還會在大眾之間製造似是而非的混淆觀念，而大眾往往根本分不清到底誰對誰錯。

科學機構也是科學界的另一個黑暗面，像「公共營養資訊委員會」和「美國科學與健康協會」就產生了許多有偏執觀念的小組和委員會，因為它們感興趣的是推廣自身的看法，而非與外界公開討論科學研究。如果「公共營養資訊委員會」的報告指出所謂的低脂飲食是不實的騙局，而國家科學院的報告又與其相左，那麼誰的意見才是對的呢？

除此之外，這種科學界的封閉心態擴及整個體制，「美國癌症協會」並非唯一刁難癌症研究中心的醫學機構，其他像美國「國家癌症中心」公共資訊辦公室、哈佛大學醫學院及不少設立醫學院的大學，都對癌症研究中心抱持高度懷疑，甚至充滿敵意的態度。原來，果真有「醫療集團」的存在！這股龐大勢力對飲食和癌症或其他疾病之間可能具有的重要關聯，抱持不友善態度。美國的醫療體系牽涉到疾病的症狀出現後，再以藥物和手術加以治療的制度。也就是說，**你可能看到美國癌症學會根本不相信癌症的成因和飲食有關，然後又看到美國癌症研究中心表示你吃的食物會影響罹癌的風險**。

只有熟知體制內情的人，才能分辨什麼是有科學根據的真誠觀點，什麼又是沒有科學根據，只為私利的看法。我在體制內已經很多年了，而我在體制的最高階層從事研究，看見夠多根本不是在追求真理的科學研究，卻又讓很多人信以為真。這些偽科學研究往往涉及金錢、權力、自我，以及將個人利益淩駕於公眾

以低成本、低利潤的植物性食品去預防癌症，一點也不受食品和醫藥業界歡迎。

利益之上。而且就算有，也只有極少偽科學行為會涉及不法，它並不會牽涉到大筆回扣進入某人的祕密銀行帳戶，或是有私家調查人員在煙霧彌漫的飯店大廳蒐證。這不是在演好萊塢電影，這是美國政府、科學界和企業界每天都會發生的例行公事。

1.Colen BD. "To die in Tijuana; a story of faith, hope and laetrile." *The Washington Post Magazine*, September 4, 1977:10.
2.Burros M. "The sting? America's supplements appetite; scientists are dubious, but America's appetite for food supplements keeps growing." *The Washington Post* August 2, 1979: E1.
3.Hilgartner S. *Science on Stage. Expert advice as public drama.* Stanford, CA: Stanford University Press, 2000.
4.National Research Council. *Diet, Nutrition and Cancer.* Washington, DC: National Academy Press, 1982.
5.U.S. Senate. "Dietary goals for the United States, 2nd Edition." Washington, DC: U.S. Government Printing Office, 1977.
6.American Council of Science and Health. 01/08/04. Accessed at http://www.achs.org/about/index.html
7.Mindfully.org. 01/08/2004. Accessed at http://www.mindfully.org/Pesticide/ACSH-koop.htm
8.American Society for Nutritional Sciences. 01/08/04. Accessed at http://www.asns.org

14

科學簡化論的死胡同
Scientific Reductionism

柯林·坎貝爾的《救命飲食》以動人深入的內容，解釋我們的健康與飲食有何重大關聯。

—Marilyn Gantry；美國癌症研究中心所長

國家科學院「飲食、營養和癌症委員會」在為飲食和癌症報告寫摘要時，決定將提及個別營養成分和營養成分群組的篇章列進摘要，這也是我們做研究的方法：一次研究一種營養成分。比方說，在有關維他命的篇章裡就談到癌症與維他命A、C、E和一些B群的關係，但我們建議人們從食物獲取這些營養成分：「這些建議只適用於以食物作為營養成分的來源，而非以個別營養成分的膳食補充品作為來源。」[1]

這份報告很快地就被企業界相中，因為他們發現其中有很大的商機。企業界忽略了報告中對於食物和藥丸的區別，而開始大力推廣維他命藥丸，作為可以防癌的產品，而且還大膽引證我們的報告，這正是一個廣大新市場的開端——維他命補充品。

旗下擁有數千家「通用營養中心」的「通用營養品公司」（General Nutrition Inc.）開始推出一種名為「健康綠靈丹」

（Healthy Greens）的產品，其實就是一種綜合維他命補充品，包括維他命A、C、E和β-胡蘿蔔素、硒和五百毫克的脫水蔬菜濃縮物。然後，他們就發表以下聲明來廣告這項產品[2]：

「（飲食、營養和癌症報告）建議，我們應該增加特定蔬菜的攝取量，以免罹患特定種類的癌症。（國家科學院報告）建議我們應該多攝取的蔬菜，包括甘藍菜、球芽甘藍、花椰菜、胡蘿蔔和菠菜……媽媽的話果然是對的！通用營養實驗室的科學家和技術人員在了解這份報告的重要性之後，立刻利用這些蔬菜，並製成天然又可方便食用的神奇小藥片。因此『健康綠靈丹』就問世，這種營養方面的新突破讓數百萬人可以藉由國家科學院委員會推薦我們多吃的蔬菜，達到保衛健康之效！」

由於通用營養品公司宣傳這種未經測試的產品，並錯誤引用政府文件去支持其聳動的聲明，因此「聯邦交易委員會」提出告訴，要求該公司不得發表這些聲明，這場官司持續數年之久，據說讓通用營養品公司賠上約七百萬美元。

國家科學院推薦我作為他們的專家證人，主要是因為我是這份報告的共同執筆者，而且我在委員會舉行審議會時也不斷力陳己見。我和研究夥伴湯姆．歐康納博士花了整整三年的時間，絞盡腦汁投入這個計畫，其中也包括我用三天時間出席作證。

一九八八年，通用營養品公司同意各支付二十萬美元給三個不同的健康機構，以解決健康綠靈丹及其他食物補充品等不實廣告招致的官司[3]。但只要想到營養補充品市場帶來的爆炸性獲利，就知道六十萬美元對於通用營養品公司只是九牛一毛。

脂肪成焦點

過去三十年來，大家對於個別營養成分的重視已勝過一般天然食品，有人將部分責任歸咎於我們在一九八二年發表的報告，因為我們是依營養成分的不同，去整理飲食和癌症之間的科學資訊，也就是每章介紹各別的營養成分或營養成分群組。我認為我們的確犯了錯誤，也就是我們並沒有充分強調報告中的建議是與「全食物」食品有關，而大多數人仍將報告看作是替個別營養成分的功效編目。

我們委員會著墨最多的營養成分是脂肪，在報告中的第一條守則就明白列出，攝取高脂肪飲食和癌症成因有關，並建議一般人的脂肪攝取量為40％至30％，不過30％只是我們隨意截取的「臨界值」，並於報告中提到：「**根據資料顯示，脂肪攝取量可以減至更低，但依本委員會判斷，我們所建議的減少量較適中且較易達成，而且也可能對身體有益。**」其中一名委員會成員，也就是美國農業部營養實驗室主任表示，如果我們將脂肪攝取量訂在30％以下，那麼消費者勢必要減少動物性食品的攝取量，如此一來我們的報告可能會夭折。

在這份報告出爐之時，所有脂肪與癌症（以乳癌和大腸癌為主）相關的人體報告實際上顯示出，罹患癌症機率最高的族群攝取的不只是較多脂肪，還包括較多動物性食品，並且較少攝取植物性食品。這表示，這些癌症可能是因為動物性蛋白質、膳食脂肪等只有在動物性食品中出現的成分引起，或是因為缺乏植物性食品的攝取。不過，這些研究卻沒有譴責動物性食品，反而直指膳食脂肪是罪魁禍首。我在委員會會議中反對只強調特定的營養成分，但是收到的成效有限（就是這個看法讓我有機會在聯邦交易委員會聽證會上出任專家證人）。

癌症可能因為動物蛋白質、脂肪等只存在動物裡的成分，或缺乏植物性食物而引起，但研究卻沒譴責動物性食品。

依照特定營養成分的健康功效區分全食物食品的錯誤，就是我所謂的「簡化論」。比方說，漢堡的健康功效不能只歸因於肉餅中那幾公克的飽和脂肪，因為飽和脂肪只是其中一種成分，漢堡還包含其他種類的脂肪、膽固醇、蛋白質、少量維他命和礦物質。即使你改變肉中的飽和脂肪含量，其他的營養成分仍然存在，還是會對健康造成影響，即整體（漢堡）的作用大過部分（飽和脂肪、膽固醇等等）。

女性健康和脂肪

哈佛公共衛生學院的沃爾特・維列特（Walter Willett）博士特別注意[4]到我們批評膳食脂肪的觀點，決定親自實驗，測試脂肪是否為美國女性罹患乳癌的原因，而他採用的研究就是知名的「護士健康研究」（Nurses' Health Study）。

自一九七六年起，哈佛公共衛生學院研究人員募集全美超過十二萬名護士參與一項研究，欲調查女性服用口服避孕藥、更年期後的荷爾蒙補充劑，或吸菸及染髮等其他因素，與不同疾病間的關聯[5]。自一九八〇年起，維列特博士在研究中加入「飲食問卷」，四年後又將飲食問卷擴大，包含更多食物項目，這份擴充的問卷分別於一九八六年和一九九〇年寄給所有護士作答。

資料蒐集至今已有三十多年，護士健康研究已成為女性健康研究中調查時間最長的主要研究[6]。這份研究還衍生出三項附屬研究，總計每年付出的成本為四百萬至五百萬美元[6]，當我向關心健康的聽眾發表演說時，七成聽眾都聽過護士健康研究。

科學界都密切注意這項研究的發展。主持研究的人員已在同行審查的期刊中發表數百篇科學文章。此外，這份研究的設計是採用「世代追蹤法」的方式，也就是在受試者發展出疾病症狀之前，就先行追蹤他們的情況，並且記錄飲食資訊，讓研究具有「前瞻性」。很多人認為這種「世代追蹤法」型的研究，是進行人類研究時最佳的實驗設計。

在一九七〇年代中期和一九八〇年代初期，關於攝取高脂肪飲食是否和女性罹患乳癌有關，引發激烈爭辯。高脂肪飲食不只和心臟病有關，也和癌症有關。因此，還有什麼研究比護士健康研究更適合回答這個問題？它的研究內容設計良好，又有大批女性作為受試對象，加上一流的研究人員長時期的追蹤調查，聽起來似乎是很完美的調查。

真是如此嗎？答案是錯的。護士健康研究的設計瑕疵會嚴重影響研究結果，它是科學簡化論造成混亂和誤解的最好例子，即使參與的研究人員都是誠實、出於善意，且皆來自世界一流的頂尖研究機構。護士健康研究是對營養學領域傷害最大的研究，而且應被視為對科學界的警告，以後不應再這樣從事研究。

肉食護士

為了讓你了解為何我如此嚴厲批評，首先得知道美國飲食本身的觀點，尤其是其與引發膳食脂肪假說的國際性研究互相比較時[7]。首先，美國人與發展中國家的人相比，攝取較多的肉、脂肪和總蛋白量。更重要的是，其中70％的蛋白質都來自動物性食品，這表示攝取的蔬果量非常少。更糟的是，我們在吃植物性食品時，其實吃進了大量高度加工品，往往具有添加的脂肪、糖和鹽分，例如美國農業部的全國學校午餐計畫中竟將炸薯條列為蔬菜！相較之下，住在中國鄉下的人只吃極少的動物性食品，而他們攝取的蛋白質只有10％來自動物性食品——下頁【表14.1】可見美國和中國飲食習慣的驚人差異[8]。這些區別是

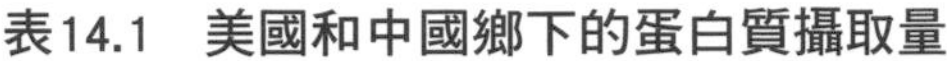

表14.1　美國和中國鄉下的蛋白質攝取量

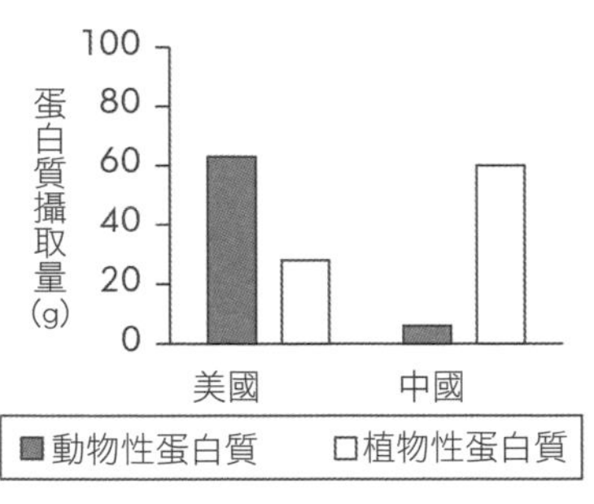

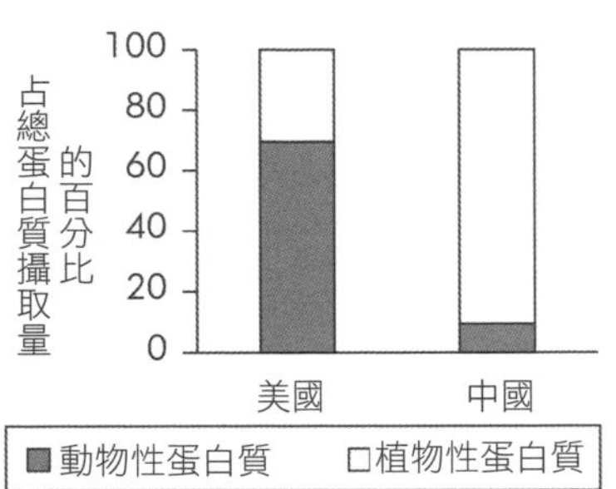

表14.2　動物性蛋白質占總蛋白質量的百分比

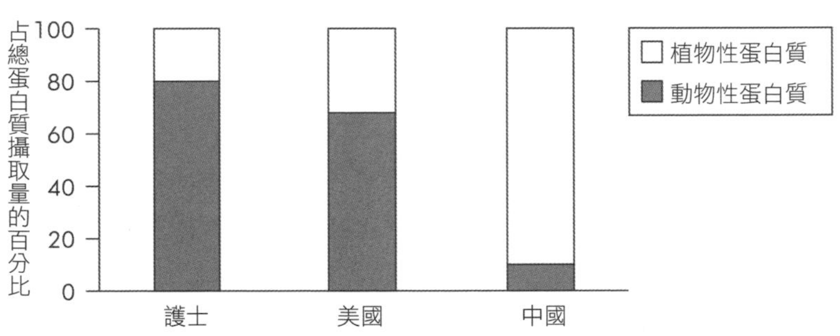

典型西方文化和東方傳統文化的飲食差異——西方人大多是肉食主義者，而東方傳統國家的人則以蔬食為主。沒錯，護士健康研究中的女性的飲食是以動物性食品為主，而且甚至比一般美國人更「葷」：她們平均的蛋白質攝取量（占卡路里的百分比）大約是19％；一般美國人約15％至16％。若讓這些數字化為具體的觀點，則每日建議的蛋白質攝取量大約只有9％至10％。

更重要的是，【表14.2】[8]、[9]顯示，研究中護士攝取的蛋白質78％至86％來自動物性食品[9]，即使在蛋白質總攝取量最少的護士群組中，仍有79％的蛋白質來自動物性食品[9]——這些護士比一般美國婦女更肉食性，她們吃的全食物植物性食品相當少。

表14.3　脂肪攝取量和乳癌死亡率的關係

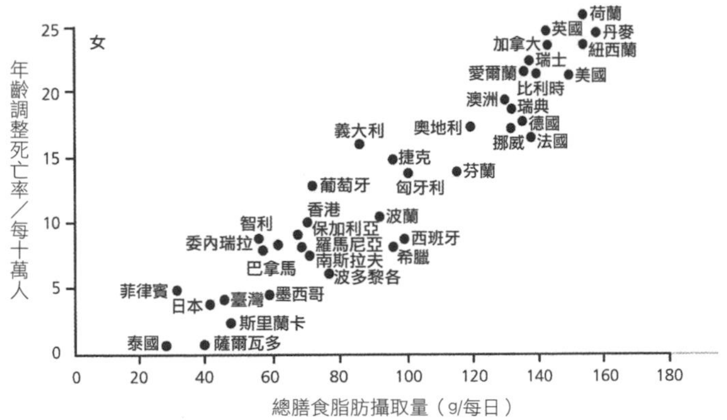

這是非常重要的觀點。為了更進一步闡述，我必須回到肯恩．卡洛在一九七五年所做的國際飲食比較表，先前已列在【表4.7】至【表4.9】，而【表4.7】即為此處的【表14.3】。

此表成為近五十年來關於飲食和慢性疾病，其中一項最具影響力的觀察，而且跟其他研究一樣，也可用來解釋為何一九八二年的「飲食、營養和癌症報告」建議脂肪在總卡路里的百分比需減至30%，以達到預防癌症之效。這份報告和其他應運而生的共識報告，後來則開啟低脂產品的市場。

不幸的是，這種只強調脂肪的做法有誤導之虞。卡洛的研究和其他國際性研究一樣，比較以肉食和乳製品為主食，以及以植物性食品為主食的國家。但這些國家的飲食中，除了脂肪攝取量，還有許多其他差異！卡洛的圖表顯示出，若一個國家的飲食愈以植物性食品為主食，罹患乳癌的機率愈低。

但是，由於護士健康研究中的女性根本就不是以植物性食品為主食，因此無從藉由這種國際性的飲食比較研究，去探討飲食與癌症間的關係。事實上，根本沒有護士的飲食習慣與在圖表底部的國家一樣，而且這些護士都在攝取高危險飲食。大部分的人在看「護士健康研究」時通常會忽略掉這個瑕疵，因為哈佛研究人員會說，護士間的脂肪攝取量大不相同。

有些護士的脂肪攝取量占卡路里的20％至25％，有些則占50％至55％[10]。乍看之下，這種懸殊的脂肪攝取量，似乎已代表其飲食內容大不相同，但實際上所有護士都攝取富含動物性食品的飲食。那麼，為何她們的脂肪攝取量會大不相同呢？

愈低脂愈肉食

自從「低脂」成為「健康」的同義詞後，拜科技之賜，許多你喜愛的食物都有「脫脂版」問世。你可以吃到低脂或脫脂乳製品、低脂加工肉品、低脂調味料和醬汁、低脂薄脆餅乾、低脂糖果，以及洋芋片和餅乾等低脂「垃圾食物」，又能大幅降低脂肪攝取量，但你攝取的動物性和植物性食品比例仍然相同。

以實際例子來說，就是你攝取的牛肉、豬肉、羊肉和小牛肉量減少了，但是低脂雞肉、火雞肉和魚肉增加了。所以事實上，**人們攝取更多的家禽肉和魚肉，想要降低脂肪攝取量（實際上是失敗的）[11]，卻讓他們的總肉食攝取量達到歷史新高[12]**。除此之外，人們雖然飲用較少的全脂牛奶，但低脂和脫脂牛奶的攝取量卻增多。過去三十年來，起士的攝取量增加150％[13]。

整體而言，我們比三十年前更加「肉食性」，雖然拜神奇的科技所賜，我們能夠選擇性地降低脂肪的攝取量。

假使要以實例說明，只需看表14.4的兩種典型美國飲食[14]、[15]即可窺知一二。「一號餐」是具有健康概念的家庭吃的餐點，家中負責買菜的人在購買食物前，都會看營養成分說明，結果：低脂飲食。「二號餐」是標準美國人愛吃的飲食，只要在家開伙，他們都會煮「大餐」，結果：高脂飲食。

表14.4　美國人的低脂和高脂晚餐（一人份晚餐）

	一號低脂餐	二號高脂餐
晚餐	225公克的烤火雞肉	127.5公克的香煎牛排
	低脂滷肉汁	青豆杏仁調味
	烤馬鈴薯	草本調味的馬鈴薯塊
飲料	一杯脫脂牛奶	水
點心	脫脂優格	蘋果片
	低脂起士蛋糕	

兩種餐點的卡路里各約一千卡，但它們的脂肪含量卻大不相同。低脂的「一號餐」只有二十五公克脂肪，而高脂的「二號餐」卻有六十多公克脂肪。在「一號餐」中，22%的卡路里來自脂肪，而「二號餐」中，則有54%的卡路里來自脂肪。

有健康意識的家庭所做的餐點雖然脂肪含量比一般美國飲食少，卻未調整動物性和植物性食物攝取的比例：「一號餐」和「二號餐」都是以動物性食品為主，事實上，低脂的「一號餐」內含的動物性食品還比高脂的「二號餐」多。這也就是為什麼護士健康研究中的護士所攝取的脂肪量會大不相同，只因為有些護士比較勤快，會選擇一些低脂的動物性食品來吃。

很多人可能會認為低脂餐代表健康的飲食規劃，但這些餐點中的其他成分又怎麼說呢？結果證明，低脂餐含有的蛋白質是高脂餐的兩倍，而且幾乎都來自動物性食品。此外，低脂餐含有的膽固醇也是高脂餐的兩倍（見下頁【表14.5】）[14]、[15]。大量的科學資料顯示，富含動物性蛋白質和膽固醇的飲食可能會對健康產生不利影響。在低脂餐中，這兩種不健康的成分都較高。

一般人往往以為減少脂肪攝取量就一定健康，其實是大錯特錯的想法，因為你可能吃下更多的動物性蛋白質。

表14.5 一號餐和二號餐的營養成分

	一號低脂餐	二號高脂餐
脂肪（占總卡路里的百分比）	22%	54%
蛋白質（占總卡路里的百分比）	36%	16%
得自動物性食品的蛋白質，占總卡路里的百分比	93%	86%
膽固醇	307	165

當脂肪遇上動物性食品

美國婦女若要降低脂肪的攝取量，就跟護士健康研究和斥資十億美元的「女性健康試驗」中的受試女性[16]~[19]一樣，並不會藉由少吃動物性食品來達到目標，而是靠著低脂和脫脂的動物性產品，並在烹調或用餐時去掉一些脂肪，藉此達到脂肪減量。因此，她們並非採用我們之前提及的國際相關研究或中國營養研究中，與降低乳癌罹患率有關的飲食法。

這是非常重大的不一致之處，從【表14.6】的圖示中可看出受試國家在攝取膳食動物性蛋白質，與攝取膳食脂肪之間的交互關係[8]、[9]、[18]、[20]~[22]。這份發表於一九七五年的研究[20]提供可靠的比對關係，顯示兩者間具有90%的關係。也就是說，許多國家的脂肪攝取量增加，則動物性蛋白質的攝取量幾乎也呈平行線同步增加；在中國營養研究中，兩者間的關係達到84%[8]、[21]。

然而在護士健康研究中，情況就並非如此，動物性蛋白質和脂肪攝取量的關係只有16%[9]，而在包括美國女性的「女性健康試驗」研究中，情況甚至更糟，呈-17%[18]、[21]、[22]，也就是脂肪攝取量下降，則動物蛋白攝取量增加。這種情況對美國女性來說很常見，因為她們往往會相信，脂肪攝取量減少即代表她們的飲食

表14.6　總脂肪與動物性蛋白質食用量之相關性百分比

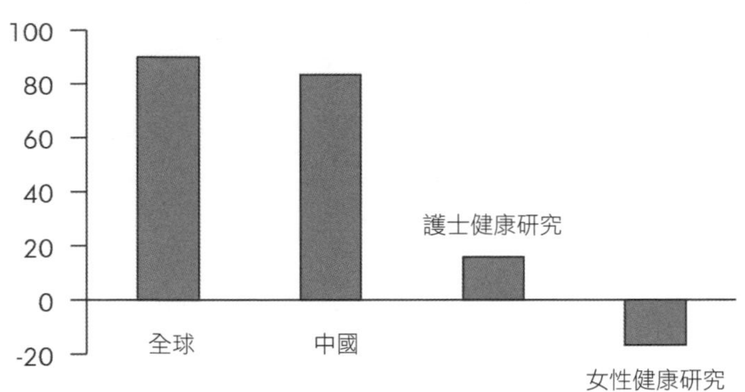

已經變健康。但就像在哈佛研究中的護士一樣，她所攝取的「低脂」飲食，其實可能還是持續吃進大量的動物性蛋白質。

可悲的是，我們一直將焦點放在脂肪和其他離析出的營養成分，而讓動物性食品和癌症及其他疾病有關的證據因此被忽略，甚至被詆毀，所以「護士健康研究」和至今幾乎所有出版過關於人類流行病學的研究，在它們關於飲食和疾病的調查中，都出現嚴重缺失。事實上，這些研究調查對象所攝取的飲食，就是會引發大量疾病的食物。若一種動物性食品被另一種取代，再與植物性食品比較後，則兩種動物性食品對健康產生的副作用就容易被忽略。更糟的是，這些研究往往只針對單一營養成分的攝取進行調查。因為這些嚴重缺陷，讓研究本身成了一個災難，根本無法發現飲食對於疾病造成的真正影響。

一億美元的結論

因此，既然你已了解「護士健康研究」和它的缺失，我們現在就來看看研究結論。在斥資一億美元和數十年的研究工作後，最不缺的應該就是結論了。那麼，到底有哪些呢？就從脂肪攝取究竟跟乳癌有無關聯講起，以下是一些結果：

❶「這些資料提供的證據顯示，若以中年女性在八年間的乳癌發生機率來看，攝取脂肪有不好的影響，攝取纖維質則有保護作用。」[23]即護士健康研究並未能發現膳食脂肪和纖維，與乳癌罹患機率的關係。

❷「我們沒有發現證據顯示，一旦總脂肪量或特定種類的脂肪量攝取較少，是否和乳癌發生率降低有關聯。」[10]即護士健康研究並未能發現減少脂肪攝取量（不管是總脂肪或是特定種類的脂肪）和乳癌罹患機率的關係。

❸「現有資料並未支持以下假設：一般成人若將每日膳食脂肪攝取量減至20%，就能大幅降低西方國家的乳癌發生率。」[24]即護士健康研究未能發現乳癌與脂肪攝取的關係，即使女性已將脂肪攝取減至只占總卡路里的20%。

❹「單一不飽和脂肪和多元不飽和脂肪的相對危險接近一。」[25]即護士健康研究並未能發現這些「好」脂肪與乳癌罹患機率的關係。

❺「我們並未發現攝取肉食和乳製品與乳癌罹患機率，具有重大關聯。」[26]即護士健康研究並未能發現攝取肉食和乳製品，與乳癌罹患機率間的關聯。

❻「我們的研究結果並不能證明，年輕女性若在青春期晚期或最近一段日子多運動，與乳癌罹患機率有關聯。」[27]即護士健康研究未能發現運動與乳癌罹患機率的關聯。

❼「若以飽和脂肪取代碳水化合物的攝取，這些資料只顯示出微妙的正面關聯；若增加攝取其他種類的脂肪，同時減少攝取等量的碳水化合物，則並無發現與乳癌罹患機率有重大關聯。」[28]即護士健康研究在女性以飽和脂肪

取代碳水化合物的攝取時，只對乳癌產生些微，或根本沒有影響。

❽「到晚年攝取硒，不可能成為罹患乳癌原因的重要因素。」[29]即護士健康研究並沒有發現硒對於乳癌具保護的功效。

❾「研究結果顯示成人攝取蔬果，與降低乳癌罹患機率並無重大關聯。」[30]即護士健康研究並未發現蔬果和乳癌罹患機率的關聯。

各位讀者，這就是研究結論：若增加攝取脂肪、肉類、乳製品或飽和脂肪，並不會增加乳癌罹患機率；若增加攝取蔬果，或是多運動（青少年或成年時期）、增加攝取膳食纖維、單一不飽和脂肪或多元不飽和脂肪，也不會達到降低乳癌機率之效。此外，一直以來被視為可以預防某些癌症的礦物質硒，也不會對乳癌造成影響。換句話說，我們可以斷定，飲食跟乳癌完全無關。

我可以體會主持研究的梅爾・史丹普佛（Meir Stampfer）教授有多灰心，他在回應有關「未來最大的挑戰就是，挑出乳癌研究一些互相矛盾的發現結果，並找出尚待補充的資訊」[6]的意見時，曾經這麼說過，「這是我們最大的失敗和失望，因為我們不了解該如何讓人們減少罹癌風險。」[6]我為史丹普佛教授的坦白鼓掌，但是遺憾的是，他的研究付出的金錢和得到的成果卻不成比例。而且說來諷刺，也許研究最有收穫的發現就是一次若只針對一種營養成分下手，而其他飲食模式照舊，證明並不會讓人更健康，或帶來更好的健康知識。

亂上加亂

儘管面臨這些挑戰，哈佛的研究學者們仍持續加速發表他們的發現。以下所列舉的，是在比較男性與女性的疾病風險時，研究中一些非常令人困惑的矛盾之處。

❶男人若一週喝三至四次酒，罹患心臟病的機率較低[31]。

❷罹患第二型糖尿病的男人若適度飲酒，罹患冠狀動脈心臟病的機率較低[32]。

❸不過，女性若每日喝三十至六十公克的酒，相較不喝酒的女性，罹患乳癌機率增加41％[33]。

顯然，飲酒對心臟病有益，而對乳癌有害。男人在用餐時可以小酌一杯，但是不應該和妻子分享，到底這是男女有別，或是心臟病和癌症對於酒精的反應不同呢？看完研究結論後，你是覺得受益良多，或是一頭霧水呢？

接著，報告中還提到神奇的omega-3脂肪酸。某些魚類含有相當多的omega-3脂肪酸，且近來它也頗受好評。若你聽說過omega-3脂肪酸，就知道這是你要達到健康，必須多補充的東西。好了，以下是更多的哈佛發現：

❶與目前普遍流行的假說相反，我們發現魚類中的omega-3脂肪酸和乳癌有關（在總膳食能量中只要增加0.1％的脂肪攝取，就會產生關聯）[10]。

❷我們研究建議，一個月吃一次以上魚，可減少男性罹患缺血性中風的機率[34]。

❸資料顯示，一週至少吃一次魚，可能減少男性心臟猝死機率，（但不會減少）總心肌梗塞、非心臟猝死或總心血管疾病致死率[35]（換句話說，吃魚可能預防某些方面的心臟病，但最終對於心臟病致死率，甚或是心臟病發機率都沒有影響）。

難道這是在決定哪一種你最不必害怕的疾病時，所需面對的另一個問題？亦或是這又是男女有別？

下面是更老掉牙的故事：長期以來，別人就警告我們要減少攝取膽固醇，而這也造成該不該吃蛋的問題出現，一顆蛋的膽固醇高達兩百毫克以上[36]，占去我們每日最多攝取量三百毫克的一大半。那麼，到底哈佛研究是怎麼說這個問題的呢？

「……每日最多吃一顆蛋，對於健康的男性和女性來說，不可能會有引發冠狀動脈心臟病的問題，卻會引發乳癌。」[37]

我們的發現（代表八項前瞻研究）指出，吃蛋可能會小幅增加罹患乳癌的機率，每日多吃一百公克的蛋（約兩顆蛋），則罹患乳癌的機率增加22％[26]（在「護士健康研究」中則是增加67％[26]）。但哈佛大學研究人員之前才提出不太一樣的看法：「……對健康的男性和女性來說，適量攝取蛋是營養和均衡飲食的一部分。」[38]

最近，「護士健康研究」被新聞引述，指其對蛋提供更強力的背書。報導指出：「在青春期時吃蛋，可防止女性罹患乳癌……」[39]報導接著引述哈佛研究人員的話指出：「女性青春期若攝取較多蛋，罹患乳癌的機率較低……」[39]

大多數人看到這則新聞報導可能會認為雞蛋又再度受到歡迎，即使他們還不知道每日吃多少蛋才算適當，或是這個原則有沒有例外，若再加進養雞業的背書，雞蛋似乎就更有益處。但是等一下，研究顯示青春期的少女吃蛋甚至是件好事，但證據也顯示，整體來說若吃過多蛋，則會增加罹患乳癌風險，而且還有一件事值得思考，許多研究相當一致地顯示，吃蛋會增加罹患結腸癌風險，且女性得病機率比男性高[40]。

我們到底該相信誰？一會兒說喝酒會降低罹病機率，一會

一顆蛋的膽固醇高達兩百毫克以上，就已經占去了我們每日最多攝取量三百毫克的一大半。

兒又說會增加；一會兒說吃魚有助降低罹病機率，一會兒又說有害；一會兒說雞蛋不好，一會兒又說雞蛋很健康。對我來說，此處缺少的似乎是一個較大的情境，因為如果沒有這個情境，可能就會出現許多困惑。

揭開飲食和癌症之謎

哈佛研究人員除了指出乳癌與飲食和運動無關，也剔除一般認為飲食和癌症有關的意見，舉例來說，哈佛的研究中並未能指出結直腸癌與攝取纖維質、水果和蔬菜的關聯[4]、[41]、[42]。

膳食纖維只能從植物性食物中獲取，故這些研究發現並未支持纖維或水果、蔬菜和穀類植物可預防大腸癌的概念。要記住，哈佛研究所處理的是一群肉食主義者，幾乎沒有人以低脂、高纖維的全食物植物性食品為主食，因此，很有可能要改以植物性食品為主食，纖維質或蔬果才會發揮預防結直腸癌的功用。關於結腸癌和乳癌的發現結果，護士健康研究所做的若不是在證實飲食和癌症有關的論點有誤，也已造成夠多混淆。

在經過數十年研究之後，沃爾特．維列特教授表示：

「……全面增加蔬菜水果的攝取量，對於減少癌症罹患機率似乎並沒有那麼有效……（這些食物）似乎對心血管疾病，比對癌症有效。」[4]

這種論調聽來有些不祥。根據歷史事實，結腸癌一直被視為可藉由植物性食品預防的癌症[43]~[45]，但現在卻說它與飲食無關？低脂飲食也不能預防乳癌？有了這些結論，飲食和癌症之間的關係結束，似乎只是時間早晚的問題，事實上，我已聽科學界朋友開始在講，飲食可能對於癌症並無影響。

這些就是我認為護士健康研究破壞營養學景觀的理由，它實際上抹殺了過去五十年來的許多發展，而且並未獲得可靠的科學證據支持，足以挑戰以往證明飲食和癌症有關的研究。

類似護士健康研究這樣以攝取高危險飲食的人口為調查對象，並只針對特定營養物進行調查的研究，其實不在少數。幾乎只要是以西方人士為研究對象的研究，都會出現這種問題。更進一步來說，如果這些研究都有同樣的瑕疵，那麼，彙整這些研究結果進行分析，就變得幾乎沒有價值。這種「彙整」（pooling）策略常用於界定事物的因果關聯，而通常這種關聯是單一研究中比較微妙和不確定的部分，不過前提是要各項研究都經過妥善處理，而且很顯然不能出現類似的瑕疵。一旦研究有瑕疵，彙整出的結果只會讓瑕疵更明顯。

哈佛研究人員已做過幾次多重研究的彙整分析，其中一次分析是關於肉食和乳製品是否對乳癌有影響[26]。一項一九九三年針對十九份研究的彙整[46]顯示，肉食攝取量增加，會增加18%的乳癌罹患機率，而牛奶攝取量增加，則會增加17%的機率[46]。因此，哈佛研究人員在二〇〇二年再進行最近一波的研究彙整分析，這次集結的八大研究，據說提供的飲食資訊更可靠，而且研究的女性人數更多。研究人員的結論是：「我們並未發現攝取肉食或乳製品，跟乳癌罹患機率之間有重大關聯。」[26]

大部分的人會說：「嗯，這就對了啊！沒有足以令人信服的證據顯示，乳癌和肉食及乳製品有關。」但是，讓我們再看一次這份照理來說更精密的研究。

八份研究所探討的飲食都含有高比例的動物性食品，事實上，這裡的每項研究都有和護士健康研究類似的瑕疵，因此，彙整這些研究結果既無意義也沒好處。雖然這些研究的巨大資料庫中總共彙整了三十五萬一千零四十一名女性研究對象，以及當中的七千三百七十九件乳癌案例，但是該研究的結果並不能找出肉食和乳製品對於乳癌的真正影響，即使研究涉及數百萬名研究對象，情況也是如此。

就像護士健康研究一樣，這些研究都與傳統的西方飲食有關，即以動物性食品為主食，且一次只關心一種營養成分或一種食物的攝取。所有研究都未將更廣泛的飲食選擇考慮進去，包括那些過往被認為對於預防乳癌有正面功效的食物。

把我的批評當耳邊風

我在看完護士健康研究中一篇關於動物性蛋白質和心臟病的文章[9]後寫了一篇評論[47]，內容包括護士健康研究並未能提升我們原本對國際相關研究的理解等，他們已作出回應。

首先是我的意見：「對我來說，在這種飲食範圍之內（也就是以動物性食品為主）做研究，是不可能找出這種食物群組中，所謂的個別成分與疾病的獨立關聯。因為可以預期的是，這個食物群組產生的是相同的疾病結果，而且還有這麼多難以測量及互相影響的危險因素存在。因此，究竟何時才能了解到，是總膳食和廣泛的食物群組集合起來的力量，幫助我們維持健康和預防疾病？這種以簡化論的方式去解讀護士健康研究的資料，可能會對公共健康和公共政策計畫，造成嚴重誤導。」[47]

胡博士和維列特教授的答覆是：「雖然我們同意整體的飲食模式也是決定罹病風險的重要因素，但我們依然相信，確認疾病與個別營養成分的關聯應該是第一步，因為特定的複合成分或特定群組的複合成分基本上和『疾病發展過程』有關。特定飲食的複合成分可以經過修正，而個人和食品業界也應積極去修正。因此，去了解特定飲食改變所帶來的健康功效，即坎貝爾先生所謂的『簡化論』，是我們不得不做的重要工作。」[48]

我同意研究個別食物本質（特性、功能、機制）的獨立效用有其實質意義，但是我和維列特教授在如何詮釋和利用研究結果，卻出現嚴重意見分歧。我強烈反對維列特所謂「特定飲食的複合成分可以經過修正」的論點，這也是為何這個研究領域會有問題的癥結所在。事實上，如果護士健康研究只顯示出一次修正一種營養成分的攝取，而不去質疑整體的飲食模式，就不可能帶來任何健康功效。以幾乎全肉食為主食的女性，若只應付脂肪問題，不可能降低罹患乳癌機率。

我們由此切入科學界的簡化論問題。只要科學家研究的是經過離析的化學元素和食物成分，並將資訊從整體情境抽出，然後做出飲食和疾病關聯的全面性假設，則必定產生誤解。如此一來，頭條新聞上出現關於食物元素或疾病的誤導資訊，也會變成常態。只要我們越針對瑣碎的細節，關於廣泛飲食改變的驚人好處就會愈保持緘默。

有時候我巧遇維列特教授，會與他討論一下中國營養研究和護士健康研究都有提到的脂肪發現。我每次都跟他強調同一個重點，就是全食物的植物性食品本身脂肪含量就低，卻未包含在護士健康研究的研究範圍內，然而，這種飲食方式卻對人體健康最有益處。但維列特教授不只一次跟我說，「柯林，你也許是對的，但人們並不想這麼吃。」這回答帶有令人不安的言外之意。

科學家不應該因為大眾不想要或不想聽，就將一些想法置之不理。在我的研究生涯中，常常聽到一些意見，聽起來比較像是試著取悅大眾，而不是透過公開、誠實的辯論取得結論——這是錯誤的作法！

科學在社會中扮演的角色應該是觀察、發問、形成並測試假設，然後不帶偏見地去解釋發現結果，而非向人們的慾望磕頭。消費者擁有最終的決定權，可以決定是否要將我們的發現融入他們的生活型態，但科學家要做的，就是提供最好的資訊，讓消費者依據這些資訊來作決定，而非我們替他們作主。是消費者付錢讓我們進行研究，也只有他們有權利決定該怎麼做。

科學界認為大眾只想要神奇的小藥丸和簡單的膳食修補，其實是種估計錯誤。我在公開演講中所得知的事實是，大眾對飲食和生活型態改善的興趣，早已超出學術界願意承認的部分。

還要多少次十億元

從整體情境中抽出細節來調查的研究方法，也就是我所謂的「簡化論」。如果我們想試著從這樣的結果中判斷複雜的關係，無疑是死路一條，這甚至比部分科學家行為失當所造成的殺傷力更強。不幸的是，這種有缺陷的調查營養方式已成常態，結果全球誠實、認真，且出於好意的科學家，被迫要以這些針對個別營養成分的研究為基礎，去判斷整體飲食的功效。「簡化論」最大的危險在於，將東西抽離出來，完全不遮掩地與整體大環境保持距離，然後變成黃金標準。事實上，我知道許多研究人員甚至會說，這才是「好」科學。

這些問題在調查維他命補充品時尤其嚴重，就如同我在本章一開始提到，我曾在營養補充品市場開始發展時，花了三年的時間替聯邦交易委員會和國家科學院，出庭為他們與「通用營養品公司」的官司作證。我當時強調，慢性疾病不能藉由補充品形式的維他命和礦物質，達到特定的健康療效。

為了這件事，我承受了來自同事不少的壓力，因為他們的

科學界認為大眾只想要神奇小藥丸或簡單的膳食修補，因而提出取悅大眾的建議，其實這是不應該的。

看法與我截然不同。而今，二十五年過去了，在投入數億美元研究經費和數十億美元的消費者支出，我們從最近一項調查得到的結論是：「美國預防醫學特別委員會做出結論，表示目前的證據不足以贊成或反對使用維他命A、C、E補充品、添加葉酸的綜合維他命或抗氧化劑化合物，去預防癌症或心血管疾病。」[49~50]

我們究竟還要花多少個十億美元，才能了解這種簡化式的研究有其限制因素？由於簡化研究結果的誤解，而產生了無休止的混亂，不僅破壞了整個營養科學，也破壞了美國的健康。

一個轉折點的機會？

第一版的這一章就在這裡結束：警告大家在科學上使用簡化論的後果。這樣的警告如今依然存在，且在這十年間已發生了許多事，包括為了澄清我自己的想法而寫的《救命飲食2：不生病的秘密》，而《低碳水化合物的騙局》詳盡闡述強調簡化論是如何造成碳水化合物是疾病（如心臟病、糖尿和癌症）唯一原因的假相，而忽略營養的無限複雜性及營養在人體中無限複雜生態上的影響。我對簡化論與整體健康間衝突所引發的話題愈來愈熱衷，因為它有助於說明營養的科學原理，也有助於了解某些人對醫療工作上藥物的強調，和當前科學研究本身的工作。

整體健康的概念並不是我獨創的，長久以來，它一直被許多學者和平民百姓廣泛的用在各種話題上，去描述事件的內容與特色。但現在我體認到，這個整體的概念對我而言，已經變得非常重要，即使是在我身為國家科學院的一員時，當時我在一九八二年特別工作小組中為他們編寫國家科學院「飲食、營養與癌症報告」，這本書促成了這一章的誕生。

它其中的兩個訊息，正好激發我對單一營養素被簡化的效應的興趣：膳食脂肪對癌症的影響（尤其是飽和脂肪），以及個別營養素（如維他命）在癌症效應上的干預。委員會對報告中的這兩點特別關注，而這兩者都假定單一營養素對人體健康影響的重要性，如減少膳食脂肪或添加微量營養素。這兩項訊息——其中之一是我們委員會蓄意造成的（減少膳養脂肪），另一個則不是（添加微量營養素）——讓我有了不尋常的見識，看到我們如何建立起自己的研究優勢，以及這項資訊又如何提供給（並得到利用）市場中的大眾。

十年後，我對我們國家科學院的報告，以及它所導致的許多簡化主義取向的研究，包括「護士健康研究」——持續至今，現在已到了第三代護士——依然存在矛盾情結。毫無疑問，由於有大量描述詳盡的專業報告，這項研究是所有曾做過的飲食與健康研究中產出成果最多的。

然而，我原本所擔心的事情依舊。據我所知，所有的那些護士（二十三萬八千多人）仍然在吃典型的美式飲食[51]，也就是總脂肪高、蛋白質高於平均值、低水果與蔬菜和高動物性產品的飲食。這些護士之中，幾乎沒有一個攝取本書所描述的全食物蔬食，也沒有人察覺到這種飲食法的益處。

二〇一五年，參與護士健康研究的學者們，發表了一篇關於各種流行病學研究設計之優缺點的回顧報告[52]。雖然它是一篇很優異的總整理，但它仍然拒絕承認全食物蔬食的存在，儘管它近年來的聲望益盛。這不免使我這麼斷定，正如維列特教授曾經對我說過的：「大家不想跨入那個領域。」有趣的是，在這份哈佛總整理中的許多證據裡，甚至可以支持全食物蔬食的益處，但因為個別營養素之間的結合關係或協同作用只是一些片斷的呈現，並未合併成一個較大的飲食觀點，所以這樣的支持性是很難被察覺出來的。

使用補充品的不利證據，在過去十年間仍在持續成長[52]。根據《經濟人》雜誌，二〇一五年光在美國就有八萬五千種「藥丸、藥粉和萬靈丹」[53]。我們很難知道這個市場的規模，要看做這項評估的是誰；企業的估計值是三百七十億美元[54]，但這個數字已經受到通貨膨脹的挑戰，而更保守的估計則是一百二十億美元[55]，《經濟人》則說二〇一四年補充品在全球的銷售額已達到八百八十億美元。這樣的不一致，有一部分原因是取決於評估中所包含的膳食補充品類別，但不管哪個才是最佳的估計值，補充品是本書第一版發行後一直在持續成長的企業，這是不爭的事實[53]——雖然在同一期間，仍有更多的研究發現各種營養補充品其實沒有效用，或甚至反而提升疾病的風險。一項涵蓋八十九項研究的巨型分析發現，「omega-3脂肪（存在於魚油中）在心血管疾病或癌症的總死亡率上並沒有明顯的效應。」[56]雖然在統計數據上並不重要，但「臨床上的重大傷害（癌症）並不能被排除在外」。在一項包含十九萬五千個個體、追蹤十四至十八年的研究中，最後發生了九千三百八十個第二型糖尿病案例，其中高度攝取長鏈omega-3脂肪補充品與提升疾病風險有重大關係（有趣的是，即便是長鏈omega-3脂肪來源的魚，也與提升疾病風險有重大關係）。

以女性為主的護士健康研究和以男性為主的醫師健康研究，在二〇〇九年發表了一系列營養補充品對實驗對象健康影響的報告。報告中指出，除了一些具有較高疾病風險的案例，大部分研究對象都看不出獲得益處。維他命E和C補充品並未減少攝護腺或總癌症發生率的風險[57]，對白內障也沒有正面效益[58]；綜合維他命幾乎無法降低白內障發生率，對黃斑部病變[59]、心血管疾病和總死亡率[60]或總癌症發生率[61]沒有健康效益；而維他命C和E對總癌症發生率、攝護腺或具他特定部位的癌症也沒有影響

[62]（這些研究大多是由於觀察到從全食物中攝取這些維他命所產生的健康關係而開始進行的，但**將維他命從食物中分離出來，並不能產生同樣的效果**）。關於維他命D補充品預防或治療慢性疾病到目前為止的任何發現，包括一項在乳癌方面的研究[63]，也不令我注目。最近，對於維他命D補充劑一系列的研究中或許可算是較重大的唯一益處，是大腸直腸腺瘤的小幅度（只有14%）縮減[64]。

這些與其他在過去十年間類似的研究發現，告訴了我們兩件重大訊息：第一，為了尋找具有健康益處的營養補充品，在相當短的時間內就耗費了大筆的研究資金。第二，幾乎不能證明任何健康益處——某些補充品甚至會提高疾病風險。

從某方面來說，我很高興做了這樣的研究。這表示我們現在擁有切確的證具指出，具有人們所希望的健康益處的補充品是不存在的！維他命補充品企業與科學一點關係都沒有，但與市場行銷卻有密切的關聯。在過程中，原本應該為大眾研發健全的全食物營養資訊的努力（原本能夠少花很多的錢而達到好太多的促進健康的目的），焦點卻被錯置在補充品上。

1.National Research Council. *Diet, Nutrition and Cancer.* Washington, DC: National Academy Press, 1982.
2.United States Federal Trade Commission. "Complaint counsel's proposed findings of fact, conclusions of law and proposed order (Docket No. 9175)." Washington, DC: United States Federal Trade Commission, December 27, 1985.
3.Associated Press. "Company news; General Nutrition settles complaint." The *New York Times* June 14, 1988: D5.

4.Willett W. "Diet and cancer: one view at the start of the millennium." *Cancer Epi. Biom. Prev*. 10 (2001): 3-8.
5.Belanger CF, Hennekens CH, Rosner B, et al. "The Nurses' Health Study." *Am. J. Nursing* (1978): 1039-1040.
6.Marchione M. "Taking the long view; for 25 years, Harvard's Nurses' Health Study has sought answers to women's health questions." *Milwaukee Journal-Sentinel* July 16, 2001: 01G.
7.Carroll KK. "Experimental evidence of dietary factors and hormone-dependent cancers." *Cancer Res.* 35 (1975): 3374-3383.
8.Chen J, Campbell TC, Li J, et al. *Diet, life-style and mortality in China. A study of the characteristics of 65 Chinese counties.* Oxford, UK; Ithaca, NY; Beijing, PRC: Oxford University Press; Cornell University Press; People's Medical Publishing House, 1990.
9.Hu FB, Stampfer MJ, Manson JE, et al. "Dietary protein and risk of ischemic heart disease in women." *Am. Journ. Clin. Nutr.* 70 (1999): 221-227.
10.Holmes MD, Hunter DJ, Colditz GA, et al. "Association of dietary intake of fat and fatty acids with risk of breast cancer." *JAMA* 281 (1999): 914-920.
11.雖然從脂肪攝取的卡路里平均百分比稍稍減少了一些，但是從重量來看，每日脂肪的平均攝取量，卻是維持不變，甚至還升高了。
12.U.S. Department of Agriculture. "Agriculture Fact Book." Washington, DC: U.S. Department of Agriculture, 1998. cited in: Information Plus *Nutrition: a key to good health.* Wylie, TX: Information Plus, 1999.
13.Information Plus. *Nutrition: a key to good health.* Wylie, TX: Information Plus, 1999.
14.Wegmans.com. 01/19/04. Accessed at http://www.wegmans.com/recipes
15.Mardiweb.com. "Cheesecake." 01/19/04. Accessed at http://mardiweb.com/lowfat/dessert.htm#Recipe000857
16.Anonymous. "Center to Coordinate Women's Health Study." *Chicago Sun-Times* October 12, 1992:14N.
17.Prentice RL, Kakar F, Hursting S, et al. "Aspects of the rationale for the Women's Health Trial." *J. Natl. Cancer Inst.* 80 (1988): 802-814.
18.Henderson MM, Kushi LH, Thompson DJ, et al. "Feasibility of a randomized trial of a low-fat diet for the prevention of breast cancer: dietary compliance in the Women's Health Trail Vanguard Study." *Prev. Med.* 19 (1990): 115-133.
19.Self S, Prentice R, Iverson D, et al. "Statistical design of the Women's Health Trial." *Controlled Clin. Trials* 9 (1988): 119-136.
20.Armstrong D, and Doll R. "Environmental factors and cancer incidence and mortality in different countries, with special reference to dietary practices." *Int. J. Cancer* 15 (1975): 617-631.
21.Campbell TC. "The dietary causes of degenerative diseases: nutrients vs foods." *In*: N. J. Temple and D. P. Burkitt (eds.), *Western diseases: their dietary prevention and reversibility,* pp. 119-152. Totowa, NJ: Humana Press, 1994.
22.White E, Shattuck AL, Kristal AR, et al. "Maintenance of a low-fat diet: follow-up of the Women's Health Trial." *Cancer Epi. Biom. Prev.* 1 (1992): 315-323.
23.Willett WC, Hunter DJ, Stampfer MJ, et al. "Dietary fat and fiber in relation to risk of breast cancer. An 8-year follow-up." *J. Am. Med. Assoc.* 268 (1992): 2037-2044.
24.Willett W. "Dietary fat and breast cancer." *Toxicol. Sci*. 52[Suppl] (1999): 127-146.
25.Hunter DJ, Spiegelman D, Adami H-O, et al. "Cohort studies of fat intake and the risk of breast cancer—a pooled analysis." *New Engl. J. Med.* 334 (1996): 356-361.

26.Missmer SA, Smith-Warner SA, Spiegelman D, et al. "Meat and dairy consumption and breast cancer: a pooled analysis of cohort studies." *Int. J. Epidemiol.* 31 (2002): 78-85.

27.Rockhill B, Willett WC, Hunter DJ, et al. "Physical activity and breast cancer risk in a cohort of young women." *J. Nat. Cancer Inst.* 90 (1998): 1155-1160.

28.Smith-Warner SA, Spiegelman D, Adami H-O, et al. "Types of dietary fat and breast cancer: a pooled analysis of cohort studies." *Int. J. Cancer* 92 (2001): 767-774.

29.Hunter DJ, Morris JS, Stampfer MJ, et al. "A prospective study of selenium status and breast cancer risk." *JAMA* 264 (1990): 1128-1131.

30.Smith-Warner SA, Spiegelman D, Yaun S-S, et al. "Intake of fruits and vegetables and risk of breast cancer: a pooled analysis of cohort studies." *JAMA* 285 (2001): 769-776.

31.Mukamal KJ, Conigrave KM, Mittleman MA, et al. "Roles of drinking pattern and type of alcohol consumed in coronary heart disease in men." *New Engl. J. Med.* 348 (2003): 109-118.

32.Tanasescu M, Hu FB, Willett WC, et al. "Alcohol consumption and risk of coronary heart disease among men with Type 2 diabetes mellitus." *J. Am. Coll. Cardiol* 38 (2001): 1836-1842.

33.Smith-Warner SA, Spiegelman D, Yaun S-S, et al. "Alcohol and breast cancer in women. A pooled analysis of cohort studies." *JAMA* 279 (1998): 535-540.

34.He K, Rimm EB, Merchant A, et al. "Fish consumption and risk of stroke in men." *JAMA* 288(2002): 3130-3136.

35.Albert CM, Hennekens CH, O'Donnell CJ, et al. "Fish consumption and risk of sudden car-diac death." *JAMA* 279 (1998): 23-28.

36.U.S. Department of Agriculture. "USDA Nutrient Database for Standard Reference." Washington, DC: U.S. Department of Agriculture, Agriculture Research Service, 2002. Accessed at http://www.nal.usda.gov/fnic/foodcomp

37.Hu FB, Stampfer MJ, Rimm EB, et al. "A prospective study of egg consumption and risk of cardiovascular disease in men and women." *JAMA* 281 (1999): 1387-1394.

38.Hu FB, Manson JE, and Willett WC. "Types of dietary fat and risk of coronary heart disease: a critical review." *J. Am. Coll. Nutr.* 20 (2001): 5-19.

39.Mitchell S. "Eggs might reduce breast cancer risk." *United Press International* Feb. 21, 2003.

40.Steinmetz, K. A. and Potter, J. D. "Egg consumption and cancer of the colon and rectum." *Eur. J. Cancer Prev.,* 3: 237-245, 1994.

41.Giovannucci E, Rimm EB, Stampfer MJ, et al. "Intake of fat, meat, and fiber in relation to risk of colon cancer in men." *Cancer Res.* 54 (1994): 2390-2397.

42.Fuchs CS, Giovannucci E, Colditz GA, et al. "Dietary fiber and the risk of colorectal cancer and adenoma in women." *New Engl. J. Med.* 340 (1999): 169-176.

43.Higginson J. "Present trends in cancer epidemiology." *Proc. Can. Cancer Conf.* 8 (1969): 40-75.

44.Burkitt DP. "Epidemiology of cancer of the colon and the rectum." *Cancer* 28 (1971): 3-13.

45.Trowell HC, and Burkitt DP. *Western diseases: their emergence and prevention.* London: Butler & Tanner, Ltd., 1981.

46.Boyd NF, Martin LJ, Noffel M, et al. "A meta-analysis of studies of dietary-fat and breast cancer risk." *Brit. J. Cancer* 68 (1993): 627-636.

47.Campbell TC. "Animal protein and ischemic heart disease." *Am. J. Clin. Nutr.* 71

(2000):849-850.
48.Hu FB, and Willett W. "Reply to TC Campbell." *Am. J. Clin. Nutr.* 71 (2000): 850.
49.Morris CD, and Carson S. "Routine vitamin supplementation to prevent cardiovascular disease: a summary of the evidence for the U.S. Preventive Services Task Force." *Ann. Internal Med.* 139 (2003): 56-70.
50.U.S. Preventive Services Task Force. "Routine vitamin supplementation to prevent cancer and cardiovascular disease: recommendations and rationale." *Ann. Internal Med.* 139 (2003): 51-55.
51.Nurses' Health Study. Accessed at http://www.nurseshealthstudy.org/.
52.Satija A, Yu E, Willett WC, and Hu FB. "Understanding nutritional epidemiology and its role in policy." *Adv. Nutr.* 6 (2015): 5 - 18.
53."Vitamins and supplements: Miracle healers." *The Economist,* September 19, 2015. Accessed at http://www.economist.com/news/business/21665064-despite-scandals-andscepticism-americas-supplement-industry-looks-healthy-miracle-healers.
54.Bradley J. "NBJ: 'The US supplement industry is $37 billion, not $12 billion.' " *NutraIngredients-USA.com,* June 1, 2015. Accessed at http://www.nutraingredients-usa.com/Markets/NBJ-The-US-supplement-industry-is-37-billion-not-12-billion.
55.Daniells S. "TABS Analytics vitamins & minerals study: Are heavy users in decline?" *NutraIngredients-USA.com,* May 23, 2016. Accessed at http://www.nutraingredientsusa.com/Markets/TABS-Analytics-Vitamins-Minerals-Study-Are-heavy-users-in-decline.
56.Hooper L, Thompson RL, Harrison RA, et al. "Risks and benefits of omega 3 fats for mortality, cardiovascular disease, and cancer: systematic review." *BMJ* 332 (2006): 752 - 760.
57.Gaziano JM, Glynn RJ, Christen WG, et al. "Vitamins E and C in the prevention of prostate and total cancer in men: the Physicians' Health Study II randomized controlled trial." *JAMA* 301 (2009): 52 - 62.
58.Christen WG, Glynn RJ, Sesso HD, et al. "Age-related cataract in a randomized trial of vitamins E and C in men." *Arch. Ophthalmol.* 128 (2010): 1397 - 1405.
59.Christen WG, Glynn RJ, Manson JE, et al. "Effects of multivitamin supplement on cataract and age-related macular degeneration in a randomized trial of male physicians." *Ophthalmol.* 121 (2014): 525 - 534.
60.Sesso HD, Christen WG, Bubes V, et al. "Multivitamins in the prevention of cardiovascular disease in men: the Physicians' Health Study II randomized controlled trial." *JAMA* 17 (2012): 1751 - 1760.
61.Gaziano JM, Sesso HD, Christen WG, et al. "Multivitamins in the prevention of cancer in men: the Physicians' Health Study II randomized controlled trial." *JAMA* 308 (2012): 1871 - 1880.
62.Wang L, Sesso HD, Glynn L, et al. "Vitamin E and C supplementation and risk of cancer in men: posttrial follow-up in the Physicians' Health Study II randomized trial." *Am. J. Clin. Nutr.* 100 (2014): 915 - 923.
63.Wang J, Eliassen AH, Spiegelman D, et al. "Plasma free 25-hydroxyvitamin D, vitamin D binding protein, and risk of breast cancer in the Nurses' Health Study II." *Cancer Causes & Control* 25 (2014): 819 - 827; Bertrand KA, Rosner B, Eliassen AH, et al. "Premenopausal plasma 25-hydroxyvitamin D, mammographic density, and risk of breast cancer." *Breast Cancer Res. Treat.* 149 (2015): 479 - 487.
64.Massa J, Cho E, Orav EJ, et al. "Long-term use of multivitamins and risk of colorectal adenoma in women." *Brit. J. Cancer* 110 (2014): 249 - 255.

15

嗜錢如命的產業科學
The "Science" of Industry

坎貝爾博士曾率先參與飲食與癌症關聯的研究，包括堪稱中國營養研究前驅的美國國家科學院「飲食、營養與癌症」報告，以及美國癌症研究中心的專業委員會報告《食物、營養與癌症預防：全球觀點》，因此在說明這個問題時能面面俱到。今天美國癌症研究中心提倡以植物性食品為主的飲食，來降低癌症風險，這得歸功於坎貝爾博士與幾位在二十五年前就有先見之明的人。

—Marilyn Gantry；美國癌症研究中心所長

每個美國人一天要花幾次以上的開銷是什麼？吃。吃了一輩子之後，我們又會怎麼樣呢？死——這個必經過程通常會涉及一筆很大的開銷，因為我們每個人都盡可能拖延這個過程，希望拖得愈久愈好。我們都是「飢餓」和「死亡」的顧客，因此其中牽涉很多錢要花，也有很多錢好賺。

正因為如此，美國的食品和健康企業是全球舉足輕重的機構。食品和健康產品的製造公司所產生的盈收大得驚人，許多獨立的食品公司每年盈收就超過百億美元。「卡夫食品公司」每年盈收約一百八十億美元；總部在法國的國際乳製品公司「達能集團」（Danone Group），其旗下品牌「達能」每年盈收約二百五十億美元。當然還有很多大型速食公司，像是麥當勞每年盈收超過二百五十億美元，「溫蒂國際公司」每年盈收則約四十億美元。二〇一〇年總食物支出，包括由個人、政府和企業所購買的食物，每年超過一兆二千四百億美元[1]。

大型藥廠輝瑞（Pfizer）二〇一五年的盈收為四百八十億美元，而禮來（Ely Lily）藥廠則分食超過二百三十億美元。美國嬌生公司銷售額超過七百億美元。說來並不誇張，**截至二〇一〇年關於我們選擇吃什麼，以及如何治療疾病和促進身體健康，就牽涉到上兆美元**——這是很大一筆錢！

這裡也有很多十分有權力的玩家，在搶食這塊食品和健康產業的大餅。獨立公司當然竭盡所能銷售更多產品，也有很多企業集團想盡辦法提高大眾對於他們產品的需求。「全國乳製品委員會」、「全國乳製品推廣研究會」、「全國液態牛乳加工推廣會」、「國際籽苗栽種協會」、「美國肉品協會」、「佛州柑橘加工協會」和「聯合蛋品產商協會」都是這類企業集團。這些組織自立經營任何一家單一公司，擁權自重，而其中最有權力的組織每年預算皆以數億美元計。

空港俱樂部

這些食品公司和協會無所不用其極地提高他們產品的吸引力，並且積極擴大市場。為了達成目的，他們使用的其中一招就是宣稱產品具有營養功效。同時，這些公司和協會必須避免產品被人說成不健康，因為如果一項產品與癌症或其他疾病有關，產品的獲利與盈收就會化為烏有。因此，食品業者必須宣稱他們的產品對你有益，至少對你並無壞處。在這個過程中，營養「科學」就成為一門行銷「生意」。

我在著手進行中國營養研究時，獲悉一個由七名知名科學家成立的委員會，他們受聘於動物性食品企業（「全國乳製品委員會」和「美國肉品協會」），專門監視可能會對企業造成傷害的全美研究計畫。七位成員中，我認識六位，其中四位更是認識匪淺，後來我的研究生到其中一名科學家家作客，拿到一份關於委員會活動的檔案，最後，這份檔案傳到了我的手上。

檔案內容包括委員會的會議記錄，他們最近一次會議是在芝加哥奧哈爾機場召開。從那時起，我都稱呼這群科學家為「空港俱樂部」。委員會是由威斯康辛州大學的佛斯特（E.M. Foster）和麥可・帕瑞薩（Michael Pariza）教授主持，並由肉品和乳製品企業出資成立。委員會的主要目標是要求會員去觀察可能會「傷害」企業的研究計畫，好讓企業能夠更有效回應其他研究人員突如其來的研究發現，並可能因而發佈一些讓業界措手不及的新聞。我對這種做法知之甚詳，因為當賭注很大的時候，企業界不會吝於發表他們對某一件新聞的看法。

他們列出九項可能「有害」的計畫，而我成為唯一一位同時負責兩項計畫的研究人員。我因中國營養研究被點名一次，由其中一名會員負責監督我，而另外一項則是因為我和美國癌症研究中心的關係，尤其是我還擔任審查小組的主席，負責決定哪些飲食和癌症的研究可獲資金贊助。另一名委員會成員負責監控我在美國癌症研究中心的活動。

我在得知空港俱樂部及有人監控我在美國癌症研究中心會

食品公司和相關協會為了讓商品吸引人並擴大消費市場，所以才宣稱產品具營養功效。

議的活動後，就決定觀察此人的間諜行為何時會被拆穿。因此在我知道空港俱樂部並首次出席美國癌症研究中心的審核小組會議時，就一直注意間諜的行動，而他也關切我的一舉一動。

這種由企業贊助的「間諜」行為也許並未違法，而且對企業來說，密切注意可能會影響企業未來的有害資訊，也不失為小心謹慎的作法。這點我完全同意，即使身為監控黑名單的滋味並不好受，不過，**企業做的不只是監控「危險的」研究而已，它還積極推廣它的產品概念，不管這麼做可能會有害健康，或有損科學的公正性**。而且，一旦學術界的科學家暗地負責監控，而且還隱藏他的意圖，事情就會變得更加棘手。

強有力的幕後黑手

空港俱樂部其中一個贊助商是乳品業——在美國是特別有影響力的企業。全國乳製品委員會成立於一九一五年，這個組織完善而且資金充裕的機構推廣牛奶至今已超過百年歷史[2]。到了一九九五年，兩家主要的牛乳企業集團改頭換面，重新成立一個新集團「乳品業管理公司」（Dairy Management Inc.）。新集團在網站上所寫的成立宗旨，就是「完成一件事：增加大眾對於美國生產的乳製品需求」[3]。他們在二〇〇三年的行銷預算超過一億六千五百萬美元[4]，相較之下，全國西瓜推廣會的預算只有一百六十萬美元[5]。乳品業管理公司發出的新聞稿[4]包括：

「伊利諾州羅斯蒙特市——國家、州立以及地區乳製品生產商為了二〇〇三年『聯合行銷計畫』，通過一筆一億六千五百七十萬美元的預算，用來提高乳製品需求……

主要計畫包括：

液態乳：除了針對六至十二歲孩童及母親所做的廣告、促銷和公關活動，二〇〇三年的乳製品促銷捐活動將針對培養和擴展和主要食物廠商的合作，如家樂氏、卡夫食品和麥當勞等。

……學校行銷活動：為了引導學齡兒童成為乳製品的終生顧客，二〇〇三年的活動將針對學生、父母、教育工作者和校園飲食服務專家。這項計畫會於教室和學校餐廳同步展開，讓乳製品促銷捐機構能使活動比去年『學校牛乳試飲計畫』成功……

……乳製品形象／自信：這項進行中的計畫旨在保護和提高消費者對於乳製品和乳品業的信心。主要的做法包括將乳製品營養研究中有關乳製品有益健康的結果，引導並傳達出來，同時還包括營養議題及危機處理等等……」

若要我釋義一下乳品業的努力，我會說他們的目標是：

❶向孩童及母親銷售乳製品。

❷利用學校作為與年輕客群的互動管道。

❸引導並宣傳對企業有利的研究。

其實，乳品業已經進入校園。乳品業在傳達營養資訊方面，比其他企業更能有效深入孩童。乳品業已獲得大眾教育制度的支持，讓學校成為增加產品需求的媒介。「乳製品管理公司」在二〇〇一年的年度報告[6]中指出：

「孩童無疑是乳品業的未來，因此若要增加長期的液態乳消耗量，最好的方法就要從孩童身上下手。這也是為何乳製品促銷捐活動持續進行校園牛乳行銷計畫，做為增加孩童飲用液態乳的方法。乳製品製造商在二〇〇一年發起兩項開創性計畫。其一是在二〇〇一年秋天開始一項為期一年的校園牛乳研究計畫，以調查出牛乳在經過包裝改良、添加風味及色素後，搭配促銷和更

牛乳企業集團一年的行銷預算超過一億六千五百萬美元，而全國西瓜推廣協會的預算卻只有一百六十萬美元。

好的溫度調節，將會如何影響牛乳消耗量，以及孩童在校內校外對牛乳的態度。這項研究在二〇〇一年至二〇〇二年學校結束時有了結論。另外，乳製品製造商和加工者聯手針對五個美國主要市場的中學和高中，進行一項為期五個月的飲料販賣機調查，結果發現許多學生在購買時，會以牛乳為優先選擇。」

搶攻校園

其他許多成功的校園計畫都持續鼓勵學童喝牛奶，如「金字塔探索」、「金字塔咖啡」等營養教育計畫，都在教導學童乳製品是健康飲食的關鍵；「冰冰的喝才酷（Cold is Cool）」計畫告訴學校餐廳經理如何冷藏牛乳，即怎樣做孩童才會喜歡喝。至於「促銷捐」（checkoff）則有助於擴展學校的營養早餐計畫。此外，很受歡迎的「got milk」活動持續深入孩童和校園，並利用兒童媒體來推廣牛乳。這些活動的規模都很大，像一九九九年由乳製品企業推出的教育（行銷）課程計畫「康寶主廚的華麗冒險」，就在全美76％的幼稚園推廣[7]。

根據乳製品企業在國會的報告[8]，乳製品企業的「營養教育」計畫相當成功：

「『金字塔咖啡』和『金字塔探索』針對二年級至四年級學童，向一千兩百萬名學童傳達『牛乳和乳製品是健康飲食的關鍵』訊息。調查結果顯示，這兩套計畫的使用率相當高，目前超過七成的教師使用這兩套計畫。」

美國將教育學童有關營養和健康的重要任務，託付給乳品業。除了普遍存在的營養課程計畫和「教育」套裝活動，乳品業還提供高級中學關於營養的錄影帶、海報和教學指南、在數千所學校餐廳推廣特殊促銷活動，以增加牛乳消耗量、在全國會議中向各校校長散發資訊、在逾兩萬所學校內實施返校促銷活動，以及針對年輕學子實施運動促銷活動。

我們應該擔心嗎？應該。如果你好奇乳品業所謂的「教育」是什麼的話，可以上他們的網站看一下。我在二〇〇三年七月造訪他們的網站，映入眼簾的資訊就是「七月是全國冰淇淋月」，我點選進去參閱更多資訊，結果看到：「如果你想知道，你是否能一邊享用冰淇淋，同時又能吃到營養，告訴你，答案是肯定的！」[9]太好了！難怪會有那麼多小胖子和小糖尿病患者。

網站資訊分為三個部分，分別是給教育工作者、父母，以及食物服務專業人士。那一次，我造訪網站（網站內容定期更新），發現在給教育工作者的部分，教師可以下載關於營養教學的課程計畫，包括製作乳牛和乳製品的手偶，並讓全班進行手偶戲，手偶完成之後，老師應該告訴學生他們會遇到五位特別的朋友，而這些朋友希望所有男孩和女孩都能強壯又健康地長大[9]。另外一個課程則是「試吃乳品日」，當天每一位學童都能吃到起士、布丁、優格、白乾酪，以及冰淇淋[9]。或者老師可讓全班同學製作「乳牛面具」，如果是較高年級的四年級生，老師可進行「金字塔探索」活動，讓學生探索五大食物群組以及它們的健康功效[9]：

牛奶群組（強健骨骼和牙齒）
肉類群組（強健肌肉）
蔬菜群組（強化視力）
水果群組（加強傷口和瘀青的復原能力）
穀類群組（提供能量）

乳品業的教育竟是——享用冰淇淋的同時又能吃到營養！難怪會有那麼多小胖子和小糖尿病患者。

牛奶的威脅

根據上述的證據，你會知道如果我們的下一代學到的營養和健康知識就是如此，那麼可想而知，拜「乳製品管理公司」所賜，我們必定會有一段艱辛的旅程要走。

很顯然的是，現在的父母或孩童都不曉得牛乳和第一型糖尿病、攝護腺癌、骨質疏鬆症、多發性硬化症或是其他自體免疫疾病有關，也不曉得乳製品食物中主要的酪蛋白已經過實驗證明，除了隱藏致癌的危機外，還有可能會增加血膽固醇及粥狀硬化斑的風險。

在二〇〇二年，這個教育行銷網站向教育工作者發表逾七萬個課程計畫[8]，然而實際上，**這一切都是這些乳製品企業在推廣他們自認為營養的「營養」知識，給下一代的美國人**。

乳製品企業進行這項工作已有數十年之久，而且做得相當成功。我曾碰到許多人，當他們聽到關於乳製品隱含的不良作用的時候，第一個反應都是「牛奶不可能有壞處」，但是，這些人通常都提不出具體的證據去支持他們的論點，他們只是「覺得」牛奶很好，而且也一直這樣喜歡牛奶而已。針對這個現象，你可以將部分原因回溯至他們的學生時代，那時，他們學到全球有七大洲、二乘二等於四，以及牛奶有益健康。若你也這麼認為，那你會了解到乳品業利用教育來行銷的做法，為何會對美國產生這麼大的影響力。

如果這項行銷計畫對於全美兒童健康並沒有構成廣泛威脅的話，那麼它充其量不過是個笑柄，因為一個企業團體居然想用這麼明目張膽的「教育」計畫兜售它們的食物產品。難道大家都不好奇，為什麼網站中「營養書架」推薦的童書都繞著牛奶、起士或冰淇淋打轉，總是一些像是《冰淇淋：冰淇淋史上的黃金時刻？》的書呢[9]？總之，在二〇〇三年七月期間，「營養書架」上竟然找不到一本關於蔬菜的書籍？難道是因為它們不健康？

至少乳品業者在遞交國會關於校園活動的報告及媒體新聞稿中，都直接將這些活動稱之為「行銷」活動。

共軛亞麻油酸的騙局

乳品業並未停止對孩童的攻勢，而對於成人，他們則強調「科學」及研究結果，試圖將結果解讀為攝取乳製品有益健康。乳品業每年斥資四百萬至五百萬美元資助研究，希望找出可以談論的乳製品有益健康之處[7]、[10]。此外，乳品業者還找來醫生、學術界人士和其他健康專家成立「醫學顧問局」，以提供有科學根據的證據，去支持牛奶的健康功效。

「空港俱樂部」就是企業界想要維持良好產品形象和「信心」的一個最好例子。除了密切留意可能有害乳品業的計畫，「空港俱樂部」還試圖製造喝牛奶可防癌的研究結果。好一個妙計啊！當時，企業界正為了愈來愈多證據顯示攝取動物性食品和癌症及其他相關疾病有關，而顯得急躁難安。

企業界在研究中利用一組由牛芻胃（牛四個胃中最大的一個）中的細菌所分泌的罕見脂肪酸，作為研究的陷阱。這些脂肪酸統稱為「共軛亞麻油酸」（CLA），是由玉米（牛飼料）中普遍發現的亞麻油酸所分泌。共軛亞麻油酸由牛的芻胃分泌出來後，由牛肉和牛奶吸收及貯存，最後再為人類攝取。

「空港俱樂部」最有「收穫」的一天就是在老鼠身上進行

在二〇〇三年七月這段期間，「營養書架」上竟然找不到一本關於蔬菜的書籍。

的初步實驗顯示，共軛亞麻油酸可能有助於阻斷由微弱化學物質「苯并芘」引起的胃腫瘤形成[11]、[12]。但這項研究有陷阱，因為研究人員先將共軛亞麻油酸給老鼠後，才給致癌物質苯并芘，這種化學物質的「餵食順序」呈現顛倒狀態。人體內有種酵素機制，是用來減少致癌物質所造成的腫瘤數目，而當共軛亞麻油酸之類的化學物質先經過消耗，則會「刺激」酵素機制，導致活動增加。先提供共軛亞麻油酸以刺激酵素機制再提供致癌物質的順序，會使共軛亞麻油酸刺激的酵素機制在擺脫致癌物質上會更有效。因此，共軛亞麻油酸就成為抗癌物質。

比方說，你家車庫有一袋強效農藥，袋上寫著「不能吞食，誤食請立即聯絡當地中毒控制健康當局」等警語。但你肚子很餓，還是吞了一些農藥，你體內的農藥會「加速」細胞內專門替你消滅壞東西的酵素機制。你接著進屋，配著黃麴毒素吃下一把花生，你體內的酵素機制轉而應付黃麴毒素，最後你只會出現少數由黃麴毒素引發的腫瘤，即農藥最後會幫你趕走體內的壞東西，反而成為抗癌物質！這聽來很荒謬，而老鼠實驗最初顯示共軛亞麻油酸是抗癌物質，也同樣荒謬。不過，對不知道這種原理的人（包括大部分科學家）來說，這結果似乎聽來相當不錯。

由「空港俱樂部」的成員麥可．帕瑞薩主持的研究已仔細調查共軛亞麻油酸一番[13]~[15]，而「水牛城洛斯維派克紀念癌症研究中心」的一名優秀研究人員，率領團隊進一步發展上述研究，並指出共軛亞麻油酸不僅只阻斷腫瘤的初步形成，而且在致癌物質進入體內後，似乎也能減緩腫瘤成長的速度[16]、[17]。這項研究發現似乎更能讓人相信共軛亞麻油酸的抗癌特性，因為先前研究[11]、[12]只顯示出共軛亞麻油酸能抑制腫瘤形成。

不管上述老鼠和乳牛研究變得多麼大有可為，這項研究距離治療人類癌症尚有兩大步之遙。

首先，研究並未顯示含有共軛亞麻油酸的牛奶如果作為全食物（與離析出的共軛亞麻油酸化學物質不同），能夠預防老鼠罹癌。

再者，就算對老鼠真的有效，也需要在人體進一步證實才行。事實上，正如本書稍早所討論的，就算牛奶真有任何效果，也只能增加，並非減少罹癌機率。此外，牛奶中最重要的營養成分是蛋白質，而人體實驗數據顯示它具有促進罹癌機率的特性。換句話說，假使要宣稱牛奶中的共軛亞麻油酸對於癌症有任何健康功效，則必定要有閉著眼睛往下跳的決心。不過，千萬別懷疑那些人的韌性（也就是利字擺中間），他們想讓大眾相信牛奶可以預防癌症。

牛奶可以防癌？！

最近在我們當地報紙《以色佳日報》（Ithaca Journal）的頭條新聞是「改變乳牛飲食可提高牛奶的抗癌戰鬥力」[18]。這篇文章在講一名康乃爾大學教授的研究，他協助開發牛生長荷爾蒙，而今用於注入乳牛體內。這位教授指出，他能藉由餵食乳牛更多玉米油（即亞麻酸，共軛亞麻油酸的母體），增加牛乳中的共軛亞麻油酸。

這篇在《以色佳日報》的文章，雖然只是我們當地的報紙新聞，但可以說是讓「空港俱樂部」贊助者的夢想成真。文章標題簡潔有力，就是要讓大眾知道：喝牛奶可降低罹癌風險。

不過，事實上，這篇報導引用的研究只顯示出，乳牛若食用玉米油，則牛乳中含有較多共軛亞麻油酸，這跟降低人類罹癌風險可以說是八竿子打不著。迄今沒有研究顯示，人類甚或是老鼠一旦飲用牛乳，會減少罹癌機率。然而以鮑曼這位嚴格來說相當稱職的研究人員，卻被報導引述他的話表示這些發現：「很有潛力，因為共軛亞麻油酸剛好是非常強效的『抗癌物質』。」這位記者接著表示，「共軛亞麻油酸已顯示出能夠阻礙致癌物質發展，而且可抑制結腸癌、攝護腺癌、卵巢癌、乳癌和血癌擴散。」並作出結論表示：「種種跡象顯示即便共軛亞麻油酸的含量很低，也能對人類產生作用。」根據報導指出，鮑曼表示：「這項研究代表我們在設計食物時有了新重點，以提高食物的營養和健康成分。」這些聲明非常戲劇化，因為研究中甚至連最重要的人體研究都沒有！

鮑曼、帕瑞薩以及其同事[19]十五年來熱切地追求這條研究路線，且已出版大量研究論文。

雖然共軛亞麻油酸據說存在附加好處，但最主要的研究卻尚未完成，即——是否攝取以添加大量玉米油為主食的乳牛牛乳，就能真正減少人類罹癌機率的研究？

直到最近，鮑曼和他的同事試圖更進一步，找出兩者間的重要關聯。他們的研究顯示出，攝取高含量玉米油的乳牛，其牛乳脂肪（也就是亞麻油酸，是共軛亞麻油酸的主要來源）就像是合成共軛亞麻油酸，能減少注射致癌物質的老鼠中的腫瘤數目，但他們用的是有陷阱的實驗方法——他們在注射致癌物質時，先提供牛乳脂肪給老鼠[20]。

然而，他們發表的聲明是有史以來最引人注目的一次，因為這是食物中的共軛亞麻油酸（亦即脂肪）首次以單獨化學元素的身分，具有抗癌物質之效。換言之，吃攝取玉米油的乳牛所製成的牛油，可以防癌！

許多的健康聲明實在非常戲劇化，連最重要的人體研究都沒作就被公開！

乳品業的科學

共軛亞麻油酸研究，是業界利用科學手段增加產品需求的最佳實例，讓他們能夠賺取更多利潤。最起碼乳品業的科學往往能夠混淆大眾，但最糟的是，**乳品業的科學讓不疑有他的消費者為了健康，轉而攝取實際上對他們有害的食物。**

在這門乳品業的科學之中，充斥大量的利益衝突。共軛亞麻油酸研究是由特殊基金所成立，而且一直以來就是由這種特殊基金維繫命脈。像是「乳製品委員會」[20]~[22]、「卡夫食品公司」[20]、「東北乳製品研究中心」[20]、[21]、「畜牧者牛肉委員會」[23]和「畜牧者牛肉協會」[23]等，就是經常贊助共軛亞麻油酸研究基金的團體。

業界對於學術研究的影響可用多種形式呈現，從明目張膽地濫用個人權力，到製造利益衝突，這一切全都避開大眾目光祕密進行。但是，企業界並不是付錢給研究人員要他們杜撰資料，他們影響學術研究的手法其實更精細且有效。科學家會利用一種易產生誤解的方式去調查細節，結果產生賓主盡歡的正面訊息，讓業界可以恣意剝削一切價值。更何況，若這類研究刊登在一流期刊上，那就很少會有人去質疑研究的真假。

事實上，鮮少人會知道——尤其是社會大眾——這類研究其實是直接「受益」於企業基金贊助，也鮮少人會將這些技術性的細節進行分類，並找出那些原本該存在卻不見、而且可建構研究全貌的資訊。但是，幾乎所有人都能了解我們當地媒體報紙頭條在寫些什麼。

當然，如果我想傷害乳品業，又想對研究結果來點不同的詮釋，我也可以製造另一個新聞標題——在牛乳內發現一種可以控制生育的新化學物質。比方說，最近研究顯示，共軛亞麻油酸能夠大量殺死雞胚胎[13]，此外，共軛亞麻油酸能夠增加飽和脂肪酸的組織含量，並提高心臟病的罹患風險（若以這種誇張式的詮釋方式）。

當然，我的說法是將這兩項不相關的結果從整體情境中取出，產生容易令人誤解的結果。事實上，我並不知道這是否真能解釋為造成人類生殖力較低和引發更多心臟病，但若照業界人士那種玩法的話，我一點也不介意其真實度，這樣肯定能製造大新聞，而且也會很有成效。

我最近跟空港俱樂部的一名成員碰面，他是一位參與共軛亞麻油酸研究的科學家，而他跟我坦承，共軛亞麻油酸的效果其實就跟藥效一樣。

企業界最愛胡搞瞎搞

許多關於空港俱樂部和共軛亞麻油酸的報導，都是關於科學的「黑暗面」。但是，共軛亞麻油酸報導也跟「簡化論」引發的危險有關，從整體情境中斷章取義取出細節，然後再做出關於飲食和健康的聲明。就像學術界，企業界在科學簡化論的體制中也扮演重要角色，暗中破壞我們對於飲食模式和疾病的認知。你可以看到業界愛胡搞瞎搞，根據這些研究細節取得專利後，再公開一些行銷聲明，至終獲取利益。

一九九九年，一份由幾位共軛亞麻油酸研究人員發表的論文[20]中，以下這段話可顯示一些業界人士對於我們在健康方面「胡搞瞎搞」的內心感受：「富含共軛亞麻油酸的食品對於想要藉由飲食預防癌症的人來說特別有吸引力，這些人不想在飲食習慣上做出激烈改變，但是又想藉飲食防癌。」[20]

鮑曼先生等人所謂的「在飲食習慣上做出激烈改變」，是指改吃以植物性食品為主食的飲食。**他們不要我們戒掉那些壞食物，反而建議我們胡亂利用一些現有卻有問題的食品去修正飲食問題**。此外，他們不要我們以自然的方式去維持健康，反而希望我們利用「他們的」科技去達成目標。

這種對於科技能夠修補問題，也就是人定勝天的想法，是一直存在的，而且不只是侷限於乳品業、肉品業，或食品加工業。這種概念變成全美每個食品和健康產業的一部分，從柳橙到番茄、從穀片到維他命補充品，皆是如此。

植物性食品產業在二十世紀二〇年代因為「發現」另外一種胡蘿蔔素而振奮不已，它的名字叫「番茄紅素」，是讓番茄紅透的色素。在一九九五年，報導指出人們攝取愈多番茄，包括整顆番茄和番茄醬等含有番茄的食品，能降低攝護腺癌的機率[24]。這個發現也支持了先前的報告[25]。

對於那些製造番茄產品的公司來說，上述發現就像是天上掉下來的禮物。業界行銷人才很快地就抓住這項訊息，但是他們針對的焦點是番茄紅素，而非番茄。

至於媒體，則相當樂意去處理這個突發狀況，一時之間，番茄紅素成為眾所皆知的東西，似乎只要你不想得到攝護腺癌，就應該多多攝取番茄紅素。甚至連科學界也加足馬力去深入調查番茄紅素，全力破解「番茄紅素魔法」，而關於番茄紅素的文獻，截至二〇一五年，國家醫學圖書館條列的這類科學出版物就高達三千六百五十三件[26]！

茄紅素的陷阱

一個主要市場正在形成，像是「Lycopene 10 Cold Water Dispersion」和「LycoVit 10%」等名稱就用來做為食物補充品的商標[27]，我們看到商品宣稱的健康功效，可能就會以為男性罹患率很高的攝護腺癌已可獲得控制。

然而，仍有一些令人擔憂的想法存在。首先，在砸下數百萬美元的研發經費後，我們仍然質疑番茄紅素這種經過離析的化學物質，是否真的能夠預防攝護腺癌。根據最近一份出版的刊物指出，六項研究顯示若增加番茄紅素的攝取量，從數據上來看可以大幅減少罹患攝護腺的風險，有三項沒有經過數據統計的研究支持這項結論，此外也有七項研究並未顯示兩者間具有關聯[28]。不過，這項研究都在衡量從全食物中（亦即整顆番茄）攝取到的番茄紅素，因此，雖然研究的確顯示番茄是健康食品[28]，但這不一定代表番茄紅素本身即可降低罹患攝護腺癌的機率。番茄含有上百、甚至上千種化學物質，經過離析出的番茄紅素與整個番茄的作用是很不一樣的[29]。

事實上，根本沒有證據顯示番茄紅素具有預防攝護腺癌的功效，不過，跟番茄紅素相關的商業活動卻大行其道。各種深入的研究也開始進行，盼能找出番茄紅素最有效的劑量，並且做實驗測試確定商業化的番茄紅素製品是否安全[27]。此外，研究人員也在思索基改食品的可能性，也就是讓食物含有更多番茄紅素和其他胡蘿蔔素[30]。這一連串番茄紅素的報告是技術性的修補和行銷，並非真正的科學。

在發現番茄紅素的前五年，我的一位研究生何育平依照四種胡蘿蔔素（β-胡蘿蔔素、番茄的番茄紅素、胡蘿蔔的角黃素和柳橙的隱黃素）對實驗動物產生的防癌效果[31]、[32]，去比較它們之間的差異。結果發現，單一胡蘿蔔素應該具有相當廣泛的功

研究人員不要我們以自然的方式去維持健康，反而希望我們利用科技去達成目標，而且是他們的科技。

效。當一種胡蘿蔔素對一種反應有作用，則它對另一種的反應可能就沒那麼大。這種差異在數百種抗氧化劑和數千種反應之間愈發彰顯，構成一種幾乎無解的複雜網路。

此外，以藥丸形式攝取胡蘿蔔素和直接從全食物中獲取養分完全是兩碼子事，因為全食物提供的是對健康有益的天然營養成分。事實上，最近已有番茄紅素的相關研究支持這一點。二〇一六年五月一篇對番茄紅素研究文獻的回顧報告指出（報告中有一部分是對使用植化素來預防癌症的檢討[33]），沒有任何具信服力的證據顯示，補充品形式的番茄紅素比吃番茄更具重大效益。事實上，「高劑量的番茄紅素……與攝護腺癌的較高發生率有關」，且讀者受到警告：「應該要避免使用這些補充品。」[34]

水果宣言

水果產業的玩法就跟其他產業如出一轍。比方說，當你想到維他命C，腦中會浮現什麼食物？答案是柳橙和柳橙汁，柳橙是維他命C的主要來源，這句話大概很多人都聽到快爛了。

然而，這只是另一個行銷手法的結果。舉例來說，你對維他命C和飲食與疾病的關係了解多少？雖然你知道柳橙是維他命C的主要來源，但你可能會很驚訝，其實其他植物含有更多維他命C，例如一杯的胡椒、草莓、綠色花椰菜或豌豆就有更多，一顆木瓜的維他命C是一顆柳橙的四倍[35]。

除了其他食物是更好的維他命C來源，我們對於柳橙內含的維他命C，還有什麼可說的呢？這一點與維他命作為抗氧化劑的能力有關，到底柳橙中的抗氧化劑活動，有多少是由維他命C所貢獻的呢？

也許只有1%至2%[36]。

除此之外，利用「試管」研究去測量抗氧化劑的活動，並不能代表維他命C在我們人體內的活動。

我們對維他命C和柳橙的印象，大部分都是根據斷章取義的證據所得到的猜測和假設。最先提出這些假設的是賣柳橙的商人，而且他們的假設也沒有經過仔細的研究背書，但這些看似事實的假設聽在行銷人員的耳裡，是相當不錯的點子。**我們吃柳橙不應只為了得到維他命C，應該是因為柳橙是具有各種化學成分的健康植物食品才吃的。**

數十年前，我在這個故事中也扮演了一個小角色。一九七〇和一九八〇年代，我出現在一個推廣柑橘類水果的電視廣告中。「佛州柑橘類水果委員會」曾問過我有關水果、營養和健康的問題，然後，在我不知情的狀況下，這段訪問成了廣告的一部分，我沒看過這個廣告，也沒拿到任何酬勞，卻成了替佛州柑橘類水果委員會背書推廣柳橙含有維他命C的代言人。至於我為什麼接受訪問？因為我認為，柳橙中的維他命C是很重要的元素，而且不管有沒有維他命C，柳橙都是非常健康的食物。

即使科學家的目的不一致，但是他們都容易掉進簡化論思考的圈套之中。以斷章取義的方式去了解研究內容，再發表與飲食和健康相關的主張，是破壞力很大的做法。

業界善於利用這種經過曲解的內容，造成大眾的困惑。整個情況變得很糟，在雜貨店內的「健康食品」區往往放的不是真正的食物，而是一大堆補充品和看似具有神奇配方的特殊營養製品。千萬別上當，因為任何店內最健康的食品區就在賣天然蔬果的「農產品區」。

也許最糟糕的事情在於即便產品對健康有害，業者仍會篡改科學證據。美國政府已立法通過，避免菸酒公司向孩童推銷商品，那為什麼不管管食物呢？即然一般都已認為食物在許多慢性疾病中扮演重要角色，為何我們不只允許食品業者直接向孩童推銷，還利用公立學校體制進行這類行為呢？我們的短視近利所造成的長期負擔，是無法估量的沉重。

科學濫用仍持續不衰

十年後，當我為了本書第二版又回到科學與企業關係的主題上時，我不認為有必要在這裡告訴你們更多類似的故事，雖然我不缺可以說的故事。最大的問題不在於為什麼總是有那麼多的故事，而在於為什麼有這麼多人對這些故事感到驚訝。企業受投資者託付，有責任首先、而且是第一優先滿足他們的需求。幾乎每個企業領導者都有義務為他們的股東創造有利可圖的生意，如果他們無法達到期望，會有其他人蓄勢待發的十分願意取代他們的地位。這就是做生意的基本入門課。

但當談到保健產品的生意及其行銷時，銷售額就不能是最重要的驅動力——企業對食品健康聲明的精確度與可信度才是。關於企業所兜售的產品在健康效益上的重大問題，企業領導者和他們的科學家應該要準備好回答——除了效益聲明之外，也應該做副作用聲明嗎？一個副作用必須有多嚴重，才能與健康聲明並列在說明標籤上？應該聲明副作用發生的機會嗎？（舉例來說，當化學物質引發癌症的機會小於百萬分之一時，我們不用將它標示為致癌物質）恐怕很難（如果不是不可能的話）為這些問題提供明確的答案。當然，大眾會希望有合理明確的答案——所以行銷策略也給了他們，即使是不該給的答案。

由於經濟上的壓力，使他們把健康聲明擴張到極限——利用科學去做行銷。結果是，在有銷售壓力的行銷經理與必須對自己的聲譽保持警覺的科學家之間形成了競爭。

身為一位科學家，我太清楚這種壓力了，尤其是我擔任聯邦貿易委員會聽證會見證人的期間。行銷經理口中的「科學」，向來就不是我認同的科學。

1.MRC Agricultural Marketing Resource Center. "Food consumption trends." July 2012.
2.National Dairy Council. "Our Story." Accessed September 3, 2016, at https://www.nationaldairycouncil.org/our-story.
3.Dairy Management Inc. "DMI and the Dairy Checkoff." Accessed September 3, 2016, at http://www.dairy.org/about-dmi.
4.Dairy Management Inc. Press release. "Dairy checkoff 2003 unified marketing plan budget geared to help increase demand in domestic and international markets." Rosemont, IL: January 24, 2003. Accessed at http://www.dairycheckoff.com/news/release-012403.asp
5.National Watermelon Promotion Board. January 12, 2004. Accessed at http://www.watermelon.org
6.Dairy Management Inc. "2001 Annual Report." Dairy Management, Inc., 2001. Accessed at http://www.dairycheckoff.com/annualreport.htm/
7.United States Department of Agriculture. "Report to Congress on the National Dairy Promotion and Research Program and the National Fluid Milk Processor Promotion Program." 2000. Accessed at http://www.ams.usda.gov/dairy/prb_intro.htm.lN
8.United States Department of Agriculture. "Report to Congress on the National Dairy Promotion and Research Program and the National Fluid Milk Processor Promotion Program." 2003. Accessed at http://www.ams.usda.gov/dairy/prb/prb_rept_2003.htm
9.Nutrition Explorations. July, 2003. Accessed at http://www.nutritionexplorations.com
10.Powell A. "School of Public Health hosts food fight: McDonald's, dairy industry, dietary reformers face off at symposium." *Harvard Gazette:* 24 October 2002. Accessed at http://www.news.harvard.edu/gazette/2002/10.24/09-food.html
11.Ha YL, Grimm NK, and Pariza MW. "Anticarcinogens from fried ground beef: heat-altered derivatives of linoleic acid." *Carcinogensis* 8 (1987): 1881-1887.
12.Ha YL, Storkson J, and Pariza MW. "Inhibition of benzo(a)pyrene-induced mouse forestomach neoplasia by conjugated denoic derivatives of linoleic acid." *Cancer Res.* 50 (1990): 1097-1101.
13.Aydin R, Pariza MW, and Cook ME. "Olive oil prevents the adverse effects of dietary conjugated linoleic acid on chick hatchability and egg quality." *J. Nutr. 131* (2001): 800-806.
14.Peters JM, Park Y, Gonzalez FJ, et al. "Influence of conjugated linoleic acid on body composition and target gene expression in peroxisome proliferator-activated receptor alpha-null mice." *Biochim. Biophys. Acta* 1533 (2001): 233-242.
15.Ntambi JM, Choi Y, Park Y, et al. "Effect of conjugated linoleic acid (CLA) on immune responses, body composition and stearoyl-CoA desaturase." *Can. J. Appl. Physiol.* 27 (2002):617-627.

16.Ip C, Chin SF, Scimeca JA, et al. "Mammary cancer prevention by conjugated dienoic derivative of linoleic acid." *Cancer Res.* 51 (1991): 6118-6124.
17.Ip C, Cheng J, Thompson HJ, et al. "Retention of conjugated linoleic acid in the mammary gland is associated with tumor inhibition during the post-initiation phase of carcinogenesis." *Carcinogensis* 18 (1997): 755-759.
18.Yaukey J. "Changing cows' diets elevates milks' cancer-fighting." *Ithaca Journal* November 12, 1996:1.
19.Belury MA. "Inhibition of carcinogenesis by conjugated linoleic acid: potential mechanisms of action." *J. Nutr*. 132 (2002): 2995-2998.
20.Ip C, Banni S, Angioni E, et al. "Conjugated linoleic acid-enriched butter fat alters mammary gland morphogenesis and reduces cancer risk in rats." *J. Nutr* 129 (1999): 2135-2142.
21.Griinari JM, Corl BA, Lacy SH, et al. "Conjugated linoleic acid is synthesized endogenously in lactating daily cows by D^9-desaturase." *J. Nutr.* 130 (2000): 2285-2291.
22.Ip C, Dong Y, Thompson HJ, ct al. "Control of rat mammary epithelium proliferation by conjugated linoleic acid." *Nutr. Cancer* 39 (2001): 233-238.
23.Ip C, Dong Y, Ip MM, et al. "Conjugated linoleic acid isomers and mammary cancer prevention." *Nutr. Cancer* 43 (2002): 52-58.
24.Giovannucci E. "Insulin and colon cancer." *Cancer Causes and Control* 6 (1995): 164-179.
25.Mills PK, Beeson WL, Phillips RL, et al. "Cohort study of diet, lifestyle, and prostate cancer." *Cancer* 64 (1989): 598-604.
26.Search for keyword "lycopene" at http://www.ncbi.nlm.nih.gov
27.Christian MS, Schulte S, and Hellwig J. "Developmental (embryo-fetal toxicity/ teratogenecity) toxicity studies of synthetic crystalline lycopene in rats and rabbits." *Food Chem. Toxicol*. 41(2003): 773-783.
28.Giovannucci E, Rimm E, Liu Y, et al. "A prospective study of tomato products, lycopene, and prostate cancer risk." *J. Nat. Cancer Inst*. 94 (2002): 391-398.
29.Gann PH, and Khachik F. "Tomatoes or lycopene versus prostate cancer: is evolution anti-reductionist?" *J. Nat. Cancer Inst*. 95 (2003): 1563-1565.
30.Tucker G. "nutritional enhancement of plants." *Curr. Opin*. 14 (2003): 221-225.
31.He Y. *Effects of carotenoids and dietary carotenoid extracts on aflatoxin B_1-induced mutagenesis and hepatocarcinogenesis.* Ithaca, NY: Cornell University, PhD Thesis, 1990.
32.He Y, and Campbell TC. "Effects of carotenoids on aflatoxin B_1 induced mutagenesis in S. typhimurium TA 100 and TA 98." *Nutr. Cancer* 13 (1990): 243-253.
33.Kotecha R, Takami A, and Espinoza JL. Dietary phytochemicals and cancer chemoprevention: a review of the clinical evidence. *Oncotarget* (2016, May 25).
34.Gontero, P., et al. A randomized double-blind placebo controlled phase I-II study on clinical and molecular effects of dietary supplements in men with precancerous prostatic lesions. Chemoprevention or "chemopromotion"? *Prostate* 75 (2015): 1177 - 1186.
35.U.S. Department of Agriculture. "USDA Nutrient Database for Standard Reference." Washington, DC: U.S. Department of Agriculture, Agriculture Research Service, 2002. Accessed at http://www.nal.usda.gov/fnic/foodcomp
36.Eberhardt MV, Lee CY, and Liu RH. "Antioxidant activity of fresh apples." *Nature* 405 (2000):903-904.

16

愛民或害民的政府
Government

對於每個想健健康康的美國人來說，《救命飲食》提供了能救命的關鍵營養資訊。不僅如此，坎貝爾博士揭露了研究與醫學體制，使得本書讀起來更為精彩，還可以改變我們大家的未來。健康醫療從業人員以及研究人員都必須閱讀這本書。

—Joel Fuhrman醫師；《Eat to Live》作者

在過去二、三十年間，我們取得大量證據顯示，大多數美國慢性疾病的部分成因皆可歸咎於營養不當，政府專家小組這麼說過、衛生局局長說過，就連科學家也有此一說。況且，死於飲食方式不當，比死於吸菸、意外及其他生活方式和環境因素的人還多。我們知道肥胖率和糖尿病罹患機率正急速竄升，美國人的健康也在流失，而我們也知道罪魁禍首正是飲食。因此，難道政府不應該指導人民吃得更營養嗎？政府如果要防止人民承受更多苦痛，最好的做法就是明確告訴他們少吃動物性食品和高度精製的植物性食品，並多吃全食物的植物性食品。

這項飲食訊息具有科學證據的廣度與深度，而且政府應該可以比照管理香菸的做法，清楚傳達給大眾知道，因為**不是只有香菸會要人命，不好的食物也會——但是政府並沒有採取行動，反而說動物性食品、乳製品、肉類、精製糖和脂肪對人類有益！**政府不但對科學證據視若無睹，也罔顧數百萬受營養相關疾病所苦的美國人。我們可以說美國政府和人民之間互信的盟約已遭到破壞，而美國政府不但沒幫忙滅火，反而在旁煽風點火。

最新一波飲食攻擊

美國國家科學院的食品營養委員會每五年左右，會審核並更新個別營養成分的建議攝取量。食品營養委員會在一九四三年為了一項美國軍隊計畫，開始擬訂營養建議，也就是提出個別營養成分的每日建議攝取量（RDA）。

食品營養委員會在二〇〇二年出版的最近一份報告[1]中將營養建議改用範圍呈現，而非以往的單一數字。譬如要身體健康，專家攝取的卡路里總量中，應有45%至65%是碳水化合物。

從一篇關於這份九百多頁報告的新聞稿中截取幾句話就能說明一切，以下是這篇新聞稿的第一句話[2]：「為了達到身體每日的能量和營養需求，同時又能將罹患慢性疾病的機率降至最低，一般成人攝取的卡路里總量之中，應該有45%至65%是碳水化合物、20%至35%是脂肪、10%至35%是蛋白質……」

我們又讀到：「……卡路里總量中的添加糖含量應不超過25%……添加糖是食品和飲料製造過程中加入的糖分，主要製品包括糖果、軟性飲料、果汁飲料、酥皮點心和其他甜食。」[2]

要防止人民苦痛，政府最好提倡多吃全食物蔬食，但政府卻說動物性食品、乳製品、肉類、精製糖和脂肪對人類有益。

接著進一步檢視這些飲食建議的真正含意，首先請記住：這篇新聞稿一開始就指出報告的目標是「將罹患慢性疾病的機率降至最低」[2]。報告中說，一般人最多可攝取35%的脂肪，但這已超出先前研究報告的30%限制。另外，最多可攝取35%的蛋白質，而這項數字遠高於其他相關當局提出過的建議。

至於最後一項建議，則可說是在蛋糕上再加一層糖霜。建議說我們最多可攝取25%的添加糖，而糖是碳水化合物中最精製的一種。事實上，雖然報告建議我們在卡路里總量中至少需攝取45%的碳水化合物，但是當中卻有25%可以是糖果、軟性食料和酥皮點心含有的糖分。此外，報告中最主要的假設是：美國人的飲食不但是最佳飲食，你更大可放心攝取更油膩的食物，還能確信你正在「將罹患慢性疾病的機率降至最低」。忘了報告中那些警告的話語吧！因為在這麼寬的建議範圍內，差不多所有飲食都可以將罹病風險降至最低。

你可能不了解這些數字在日常生活中代表的意義，因此我準備了像【表16.1】[3]、[4]的菜單，都依據上述建議原則去提供每日所需的營養。我沒在開玩笑，這份糟糕的菜單符合報告中的建議營養範圍，且被認為能「將慢性疾病的罹患率降至最低」。

表16.1　符合營養範圍的菜單範例

三餐	食物
早餐	一杯家樂氏「香果園」 一包脫脂牛奶 一包M&M牛奶巧克力糖 纖維質和維他命補充品
午餐	焗烤巧達起士漢堡
晚餐	三片義大利香腸披薩、一杯500cc汽水和一份Archway糖霜餅乾

表16.2　菜單範例和建議報告的營養成分比一比

營養成分	菜單範例	建議營養範圍
總卡路里（kcal）	1800	一個人身高體重而異
蛋白質（占總卡路里%）	18%	10-35%
脂肪（占總卡路里%）	31%	20-35%
碳水化合物（占總卡路里%）	51%	45-65%
添加糖（占總卡路里%）	23%	最多25%

最驚人的是，我可以將各種包含動物性食品和添加糖的菜單排列組合，結果都能符合每日建議攝取量。我想，如果真的每天都吃這樣的食物，我們不只是步行，而是急速衝刺到慢性疾病的懷抱裡。可悲的是，有很多人已經是這種結局了。

被扭曲的蛋白質建議

事實上，也許最最最驚人的數字，就是關於蛋白質攝取量的上限。若與總卡路里攝取量相比，其實人體只需要5%至6%的膳食蛋白質去代替體內定期流失的蛋白質（像是胺基酸），但，過去五十年來所建議的攝取量都在9%至10%左右，以確保大多數人至少都達到5%到6%的「需求量」。9%到10%的攝取量跟每日建議攝取量[5]相等，然而，幾乎所有美國人都超過9%至10%的建議量：一般人的蛋白質攝取量約為11%至21%，平均攝取量則約15%至16%[6]。相對來說，只有少數人的蛋白質攝取量超過21%，而這些人大多是舉重人士，及最近才加入以高蛋白飲食為主食的人。

讓人丈二金剛摸不著頭腦的是，這項由政府贊助的二〇〇二年食品營養委員會建議報告，卻告訴大家說，我們最多可以攝取35%的蛋白質，以降低癌症和心臟病等慢性疾病的罹患率。

然而，只要我們思考過科學證據，就知道這根本是扭曲事實！事實上，**只要增加10%至20%的膳食蛋白質攝取量，就會引起相當廣泛的健康問題**——尤其以大部分蛋白質都來自動物性食品的影響最嚴重。

稍早已提過，飲食中如果含有愈多動物性蛋白質，就會造成血膽固醇含量增加，也會提高動脈硬化症、癌症、骨質疏鬆症、阿茲海默症和腎結石的罹患機率，而在此只是聊舉幾個食品營養委員會不知為何偷偷忽略的慢性疾病。

此外，食品營養委員會小組還膽敢表示這個10%至35%的建議範圍，與以往報告提出的建議相同。他們發佈的新聞稿清楚寫著：「關於蛋白質攝取量的建議，『跟以往報告』相同。」我不知道有什麼報告曾提出過這麼高的建議量。

我一開始以為這個蛋白質建議攝取量是印錯了，但事實上並沒印錯。我認識幾位撰寫這份報告的小組成員，於是便打電話詢問他們。第一個先打給我的舊識，但他說這是他第一次聽到35%的蛋白質攝取量限制，而這35%的建議量可能是在報告準備的最後階段才擬定；他也坦言幾乎沒有討論關於蛋白質的科學證據，正反兩面都沒有，但他記得委員會上出現一些支持阿金飲食法的聲音。他沒參與蛋白質的部分，也不知道報告內容，但這麼重要的飲食建議就在未受太多注意的情況下，悄悄在小組中通過，並成為食品營養委員會新聞稿的第一句話！

第二個小組成員是我的老友兼同事，他是小組成立後期的小組委員會主席。他不是營養學家，並對於我對蛋白質攝取上限的關切感到驚訝，他同樣也記不得太多關於蛋白質的討論內容。當我提醒他一些高蛋白飲食的證據證實跟慢性疾病有關，他開始變得有些防備，在我更加堅持自己的立場後，他終於對我說：「柯林，你知道我對營養學其實是一竅不通。」

試問，這樣一個人，如何能成為這麼重要的小組委員會成員呢？更別提他還是個主席了。更糟糕的事還在後頭！這個常設委員會的主席竟然在報告進入評估階段的時候離開了小組，到一家大型食品接下高級執行職位——這家公司對於這些新的營養建議可說是垂涎三尺。

裹著糖衣的報告

報告中關於添加糖的建議，就像對蛋白質的建議一樣令人跌破眼鏡。大約在食品營養委員會報告公布同時，世界衛生組織（WHO）和聯合國糧食暨農業組織（FAO）也完成一份關於飲食、營養和預防慢性疾病的新報告，其中一名小組成員菲力普．詹姆斯（Phillip James）教授是我的另一名朋友，他也是小組關於添加糖建議的發言人。稍早傳出，這項報告的研究發現指出，世衛組織／糧農組織準備要將添加糖的攝取安全上限訂在10%，遠低於美國食品營養委員會的25%。

但就像先前關於添加糖的報告一樣，政治力介入了報告[7]，根據世衛組織主任辦公室發佈的新聞稿，總部在美國的「糖業協會」和「世界糖業研究組織」代表種糖和製糖產業的利益，發起強烈遊說運動，希望推翻世衛組織的報告並封鎖消息[8]，他們顯然不喜歡安全上限訂得這麼低。

根據倫敦《衛報》（Guardian）[7]的報導，美國糖業威脅要「讓世界衛生組織屈服」，直到世衛組織放棄有關添加糖的攝取原則。世衛組織人士形容這項威脅「和黑函沒兩樣，而且比

一個對營養學一竅不通的傢伙，竟然會是食品營養委員會小組的主席。

香菸產業施加的壓力更大。」[7]這個以美國為總部的組織甚至公開揚言，若世衛組織執意將上限訂在這麼低的10%，他們就要遊說美國國會減少美國對世衛組織的四億六百萬美元資助！在業界致函「健康和人類服務部」部長湯米・湯普森（Tommy Thompson）後，就有報導指出布希政府傾向支持糖業。當時，我和多名科學家聽到消息後，就與我們的國會代表聯絡，希望能阻止美國糖業公司這種無法無天的鐵腕做法。

因此，以添加糖來說，我們現在有兩種不一樣的「安全」上限：國際組織公布的10%和美國公布的25%。為何會出現如此巨大的歧異？是糖業成功控制美國食品營養委員會報告，卻對世衛組織／糧農組織沒輒嗎？而食品營養委員會科學家所做的蛋白質建議，又意味著什麼？**這些出入很大的數值，已經不是科學詮釋的不同，而是赤裸裸的政治勢力介入。**世衛組織的詹姆斯教授和同事勇於承受壓力，而食品營養委員會團體看來已經交白旗。這個美國小組接受M&M糖果公司和軟性飲料公司集團的資助，因此它有沒有可能會對這些糖業公司感到虧欠？附帶提一句，糖業在對抗世衛組織的報告結論時，非常仰賴食品營養委員會報告公布的25%上限。換句話說，食品營養委員會委員會提供糖業一個相當友好的建議，讓他們得以扭轉局面，並利用這項發現作為反對世衛組織報告的依據。

當政府領導者需要政策發展建議時，他們往往求助於大多由學術界組成的專家專案小組，但在幾個這樣的小組中服務過後，我已經很清楚的看出，負責資助這些專案小組的政府領導者，實際上在推薦人選時運用了大量的控制力。撇開提供金援不說，他們能主導專案小組成員的名單，而且通常在選擇專案小組主持人時也相當積極。主持人在主題上的觀點往往（儘管並非總是）是政府員官能接受的，主持人也有助於選擇其他成員。如此一來，這些專案小組才不會太偏離政府關切的重點。還有，記住，在我的經驗裡，專案小組的推薦幾乎總是建議性的——也就是說，政府官員可以從報告中選擇他們喜歡的。政府與企業為同共目標合作的方式可以有好幾種，但從我的第一手經驗來看，我相信這種聯合關係，是最微妙也最有力量的合作。從這樣的組織中所產生的政策，影響可以很廣大，且深遠。

企業界的影響

我們至今仍不曉得為何企業界發展出如此龐大的影響力！一般來說，業界會利用一些學術界的公眾人物成立諮詢公司，而後這些人就會離開學術界，擔任公司決策位置的領導角色。不過這些諮詢顧問繼續頂著學術界的帽子，舉辦座談會和研究會、受人委託撰寫評論、擔任專家決策小組主席，或出任主要專業協會的幹部，這些以科學為基礎的組織負責發展重大決策和宣傳品，而組織中的領導位置就吸引這些學術人士過去。只要坐穩位置，這些人就有機會藉由挑選委員會成員、座談會講者，以及管理幹部等，將和自己同一掛的人一網打盡。對於這種團體最有幫助的人，像是具有相同偏見、或是不在乎是誰在「發號施令」的同行。這種手法稱做「出老千」，相當管用。

以食品營養委員會的例子來說，這個小組的主席是與乳品業關係匪淺的大學教授，他協助小組挑選出「對的人」並擬定報告議題，而這個重要角色可說是任何人都可以來做。

你也許會非常驚訝，**學術界科學家竟可以一邊進行政府所贊助且攸關大眾利益的活動，同時又接受企業界的酬庸**？他們甚至可以替向來不准跟企業界打交道的政府單位設定議程——這真是一個很大的「利益衝突」漏洞，讓業界得以透過學術界的側門行使其影響力。事實上，整個體制都已落入企業界的掌控中，政府和學術界各司其職，大多是在做業界希望他們做的事情。

除了M&M糖果公司，食品營養委員會的業界贊助商還包括主要的食品和藥品公司，他們也會從較高的蛋白質和糖分攝取限制中得利[2]。美國主要的乳製品集團「丹濃」宣傳旗下品牌的營養資訊，而「國家生命科學學會」是約五十家食品、補充品和藥品公司的名譽團體，兩者皆資助食品營養委員會報告。這些企業成員包括可口可樂、塔科貝爾（Taco Bell）、漢堡王、雀巢、輝瑞藥廠和羅氏維他命（Roche Vitamins）[9]。有些藥品公司直接贊助報告，其他則透過國家生命科學學會。我不記得我服務的科學院專家小組，有收過任何一家私人公司資助。

這個故事似乎並沒結束。食品營養委員會主席一直是多家主要乳品相關公司的重要顧問，像是「全國乳製品委員會」、主要的乳製品廠商「美強生」、雀巢公司，以及一家丹濃優格分公司[10]。同時，他也是「飲食指南委員會」的主席，負責設立「食品指南金字塔」，並擬定關於「全國學校午餐和早餐」計畫的全國營養政策、「食物券計畫」，以及「婦女、嬰兒和孩童補助餵食計畫」[1]、[10]。身為「飲食指南委員會」主席，他並未依據聯邦法律規定公開他和食品業的私人財務關係[11]。到最後，由「責任醫療醫師委員會」[12]申請的法院命令，強制他和同事公開他們與食品業的關係。雖然主席與業界的關係比較重要，但十一個委員會成員中有六位與乳品業有關聯[10]、[11]。

整個發展公共營養資訊的體系，就跟我曾擔任「公共營養資訊委員會」主席的情況一樣，都被擁有利益和資源的企業界入

整個體制都落入企業界的掌控之中，政府和學術界各司其職，但大多是在做業界希望他們做的事。

侵和吸收。企業界掌握大權，他們收買一些在學術界和政府都占有一席之地、擁有相當大影響力的學術界打手。

令人難以理解的是，雖然政府科學家不能收受私人企業酬庸，但他們在學術界的同行卻要拿多少，就拿多少。接著，這些學術中人就與他們在政府的同行合作，主導大局。然而，限制學術人士接受公司顧問職位，並非解決之道，因為他們會將行動轉為地下化。所以，最佳的解決之道就是將業界和個人的關聯公諸於世，讓每個人都知道。這符合所有人的利益，而這些關聯不應該是我們必須訴諸法律，才能發現的事。

浪費我們的生命

為避免你認為這份「食品營養委員會」報告不過是五秒鐘的新聞聲明，馬上就會丟進華盛頓某處的老櫃子裡存檔惹灰塵，讓我向你保證，數千萬人會直接受到這份報告所害。根據報告摘要[13]，小組訂出的營養攝取量建議是：

「食物的營養標籤、飲食指南金字塔，以及其他營養教育計畫的依據……可用來決定以下食物的種類及份量：

❶由『婦女、嬰兒和孩童補助餵食計畫』以及『學校午餐』等『孩童營養計畫』所提供的食物。

❷由醫療保險償付制之醫院和療養院所供應的食物。

❸在食品中找到，而且應與特定營養物結合才能提高營養價值的成分。

❹其他重要的聯邦和州立計畫和活動，像設定飲食標籤所用的參考價值，所使用的食物。」[13]

截至二〇一五年五月，「學校午餐計畫」每天提供兩千九百五十萬名學童食物[14]，有了這樣的官方建議攝取量，我們可以任意將任何想得到的農產品塞進肥胖和糖尿病罹患機率都史無前例高的孩童嘴裡。順帶一提，這份二〇〇二年食品營養委員會報告對孩童只做出一點例外建議，就是孩童攝取的總卡路里中最多40％可以是脂肪，比其他人的35％更高，而且也能降低慢性疾病的罹患機率。「婦女、嬰兒和孩童計畫」則影響另外八百三十萬美國人的飲食習慣[15]，而醫療保險醫院計畫每年則照顧數百萬人。我們大可以放心表示，這些政府計畫提供的食物每個月至少照顧三千九百萬美國人。

至於那些並未直接受到政府照顧的人，這項營養資訊仍會產生嚴重後果。自二〇〇二年九月起，全國營養教育計畫已經納入這些新的營養指南，包括小學、大學、健康專業計畫及其他社區計畫。另外像是食物標籤也會受到這些改變影響，而營養資訊就會透過廣告宣傳，悄悄滲透進我們的生活。

幾乎所有二〇〇二年食品營養委員會報告的影響都會造成嚴重的危害。在學校，我們的下一代會攝取更多脂肪、肉類、牛奶、動物性蛋白質和糖分，孩童也會將這些食物和健康畫上等號。這將會導致下一代步入肥胖、糖尿病和其他慢性疾病的道路，然後一直認定自己在吃對的食物。同時，政府和學術界打手就可以盡情將更多肉食、脂肪、動物性蛋白質和糖分傾銷給社會上最貧困的一群人，就像是參加「女性、嬰兒和孩童計畫」的人，這種做法對人民來說，是不負責任又麻木不仁的漠視。

當然，這些女性和嬰孩並沒有付錢資助研究、捐錢給政客、給學術界特殊的恩惠，或是資助政府小組！對於其他注重營養的人來說，每當他們去見營養學者、醫師、營養師，或去社區健康中心，可能就會有人告訴他們高脂肪、動物性蛋白質、肉類和乳製品的飲食符合健康標準，也不必擔心吃過多甜食。此外，關於公共機構的告示牌海報上，也會開始提供新的政府營養指南。簡言之，這份二〇〇二年食品營養委員會報告是我見過，最全面也最退步的營養政策聲明，在未來多年內，將會直接或間接造成美國人染病。

不被看重的營養預算

政府不僅未能透過建議和報告去促進大眾健康，還浪費了利用科學研究的大好機會。美國國家衛生研究院負責提撥至少80%至90%的經費，去進行刊登於科學文獻中的生物醫學和營養相關研究。為了應付各種不同的健康議題，國衛院還成立二十七個個別研究所和中心，其中包括最大的「國家癌症研究所」及「國家心肺及血液研究中心」[16]。國衛院二〇一五年的預算經費將近三百億五千五百萬美元[17]，是美國政府最主要的醫學研究中心。但是要說到營養研究，有件事卻出了錯。因為儘管營養對於健康具有重要意義，而且公眾利益也繫於此，但國衛院二十七個研究所及中心之中，卻沒有一個專門研究營養。國衛院堅持的其中一個論點是，在目前現有的研究單位裡，都已經很重視營養問題，但是，我們都知道，事實並非如此。【表16.3】乃顯示國衛院資助的不同健康議題，依優先順序排列[18]。

美國衛生研究院二〇一五年的預算有三百億五千五百萬，其中只有5%是用來撥付給與營養有點關係的計畫[19]，23%是撥給與預防疾病有關的計畫。聽起來也許不算太糟，但這些數字根本是騙人的，因為大部分的預防和營養預算，實際上都跟預防和營養無關。我們聽不到關於飲食模式出現令人振奮的研究，也不會有人告訴我們飲食會對健康造成什麼樣的嚴重後果。

相反地，這些預防和營養預算都將花在研製藥物和營養補充品上，幾年前，國衛院歷史最悠久的癌症研究所主任對預防所下的定義是「為直接預防或抑制惡性轉化，及找出、查明特徵並操控可能有效抑制病情的因素，並嘗試推動預防措施所做的各項努力。」[20]所謂「預防」措施其實就跟操控個別化學物質有關，至於「找出、查明特徵並操控因素」在藥物研究方面已非祕密。

從另一種觀點來思考，在一九九九年，癌症研究所有二十九億三千萬美元預算[21]，而在「最主要」的「每日五蔬果」計畫中，癌政研究所斥資五十萬至一百萬美元教育大眾每天攝取五份以上的蔬菜水果[20]，但這項計畫經費不過只占總預算的三百分之一，即一萬美元中的二・五六美元！若這就是「最主要」的活動，那我為「次要」活動掬一把同情之淚。

沒有資金補助的營養計畫

此外，癌症研究所也資助兩項歷時多年的大型研究，包括

表16.3　國衛院2015年個別健康議題預算[18]

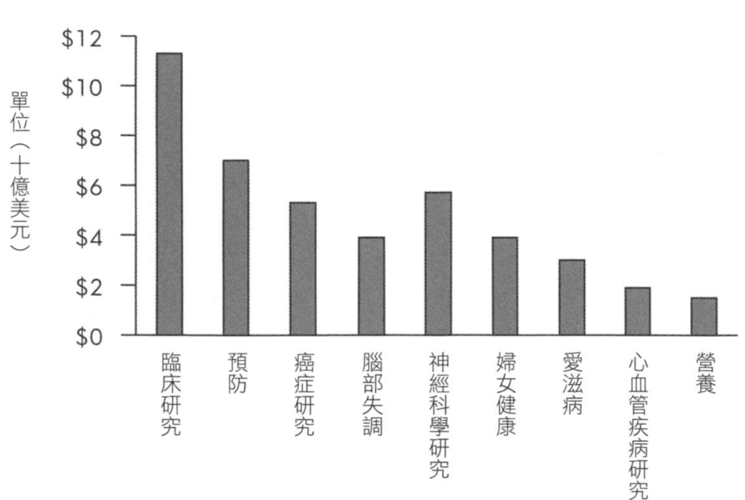

哈佛大學的護士健康研究及女性健康促進計畫，主要是在測試賀爾蒙替代療法、維他命D和鈣補充療法，以及預防乳癌和結腸癌的低脂飲食法之功效。然而，這些和營養有關的罕見研究卻不幸地具有某種研究瑕疵——都是一次只研究一種營養成分，而且實驗的對象全都攝取高危險的動物性食品飲食。這些研究極有可能會製造出一些代價極高，而我們又不需要混亂。

如果我們納稅人繳的錢只有極少數用來資助營養研究，那麼這些研究到哪去籌措資金？事實上，每年國衛院都用幾乎全部的納稅錢去資助藥物、補充品和機械設備的研究費用，而在本質上，你我所資助的大部分生化醫學研究，其實就在找出製藥界可以研發和上市的產品。《新英格蘭醫學期刊》的前編輯瑪西亞·安潔爾（Marcia Angell）總結得妙，她寫道：

「……製藥界享受政府特別的保護和補助。許多初期的製藥基本研究都由國家衛生研究院出資贊助。通常只要再過不久，當研究露出實用性的曙光時，製藥公司就會開始參一腳。此外，業界也很享受極大的免稅優惠，不只是研究和研發成本免稅，就連龐大的行銷開支也可扣稅。一九九三年至一九九六年間，一般美國主要企業的稅率是盈收的27.3%；同一期間，據說製藥界的課稅率只有16.2%。更重要的是，製藥公司享受政府授予的十七年新藥壟斷權，即專利保護權。只要藥物取得專利，其他人就不得販售，而製藥公司就能任意喊價。」[22]

我們納稅人繳的錢是用來讓製藥產業更加有利可圖。有人可能會以大眾健康已有進步來替自己辯白，但令人憂心的事實是，一長串關於藥物、基因、設備和技術的研究並不會治好我們

在美國衛院二〇一五年的三百億五千五百萬美元預算中，只有約5%的經費贊助跟營養有關的計畫。

的慢性疾病。慢性疾病主要是因為飲食習慣不良，對身體造成錯綜複雜的攻擊所致，光是藉由任何一種化學物質的介入，永遠不可能達到和攝取健康食品一樣的功效。

此外，以藥物形式出現的個別化學物質可能會相當危險。國家癌症中心表示：「顯而易見的是，目前大部分的療法或多或少都有不好的反作用。」[23]但攝取健康飲食就沒有任何危險，而且好處多多，無論是事前的疾病防治或事後疾病治療，都省去不少成本。那麼，為何我們的政府要放著支持膳食治療的科學研究不管，而去研究可能沒有效又具有潛在危險的藥物和設備呢？

為企業服務的政府

說到公共營養政策，我想要說個小故事，可以說明我在乎的優先順序。我以前在康乃爾大學教過的一位研究生，名叫安東尼雅·德馬斯（現在是安東尼雅·德馬斯博士），她的教育博士論文是對小學學童推廣健康的食品及營養課程[24]，並將這些健康食品納入學校午餐計畫。在進行研究計畫之前，安東尼亞先以義工媽媽的身分，在她小孩的學校做了十七年的研究，而我則擔任她論文其中一部分的營養顧問。

美國農業部執行這項造福二千九百五十萬名學童的學校午餐計畫，大部分是仰賴政府補助的食品庫存，而且這項政府計畫大部分都採用動物性食品，甚至還要求參加計畫的學校必須買得到牛奶。也就是說，對於地方而言，這項要求通常意味著攝取牛奶是義務的行為。

德馬斯博士在學校午餐計畫的創新研究相當成功，孩童們很喜愛這種學習方式。當他們排隊領午餐時，都非常興奮能吃到健康食物，而當孩童回到家後，就會說服父母攝取健康食物。德馬斯博士的計畫贏得「最有創意的飲食指南做法」及「最優秀的營養教育」等國家大獎，而這項計畫最終證實受到全美三百多項學校午餐及行為復建計畫的歡迎，包括分布於夏威夷、佛州、印第安納州、新英格蘭州、加州和新墨西哥州等地學校。為了落實這項努力，德馬斯博士在紐約成立了非營利組織「食物研究所」，而且關鍵來了，她的計畫是全植物性食品。

在機緣巧合之下，我有幸到華盛頓與艾琳·甘迺迪博士會晤，那個時候她是美國農業部「營養政策和推廣中心」主任，對學校午餐計畫和飲食指南委員會都涉入甚深，但當時顯示她與乳品業有關係；她現在則是美國農業部研究、教育和經濟分部的助理次卿。我們當時討論到德馬斯博士創新的學校午餐計畫，和這項計畫如何受到全國矚目。

到了尾聲，我對她說：「妳知道，這項計畫是全植物性食品。」而她看了我一眼，然後當我是壞小孩般地搖搖手指說：「我們不行這麼做。」

還有一個更近期發生的故事：本書第一版在二〇〇五年問世後，我得到一個機會去拜訪我在政治界和政府機關裡的一些朋友，他們都表示對這本書的內容很感興趣。我在華盛頓的幾趟造訪中，邀請了我的同事克德威爾·艾索斯丁博士與我同行。我們一起與一些資深官員談話，特別是在美國農業部的時候，聊到了我們的觀點和書，我們受到糧食與衛生計畫的政府官員有禮且溫情的接待。

我急切的希望能有所進展，因為我曾想過，得到政府計畫主持人的支持是將資訊帶給大眾最有效的方法。但後來我才知道自己錯了，那些訪拜都沒得到結果。我們拜訪了美國農業部六名高層官員中的五位，其中有些是我之前就有私交的熟人，他們很清楚過去當我還不是個麻煩人物時的興趣和工作。身為專業人員，雖然他們毫無疑問的承認我們的成就，但我也很快就了解到，他們只是展現會晤時的禮貌罷了。這些計畫主持人不必支持選舉，但他們仍要為支持選舉的高層負責——而我們現在知道選舉是怎麼贏來的，尤其是自最高法院對「聯合公民」（Citizens United）所提的告訴案做出判決之後——從某方面來說，給了公司、集團更多的力量。所以說，被選出來的官員及其下屬，現在更卑躬屈膝於公司利益之下了。

值得一提的，還有製造了許多爭議和新聞的二〇一五年飲食指南諮詢委員會。這是負責編寫《飲食指南諮詢委員會科學報告》的諮詢小組，它應該要塑造最終的飲食指導方針基礎。二〇一五年，在他們報告中的執行摘要裡，科學專門小組聲明：「二〇一五（飲食指南諮詢委員會）所檢視的整體證據，確定健康的飲食模式是高蔬菜、水果、全穀、低或無脂乳製品、海鮮、豆類和堅果；適度飲酒（成人）；少吃紅肉及加工肉品；低添加糖食物、飲料和精製穀物。」[25]基於在我們環境中食物選擇的重要性，他們也考量環境的永續性：「在永續性飲食上的重大發現是，富含蔬食的飲食，像是蔬菜、水果、全穀、豆類、堅果和種籽，而低熱量和低動物性食物是較具健康遠景的飲食法，比當前的美式飲食更不易對環境造成衝擊。」[25]

儘管並未欣然接納全食物蔬食，這些異常保守、輕描淡寫的辯解聲明，已經比我們在第一版本章第一部分討論到的政府官方報告更有長進了。

二〇一五年的這份報告遭遇極大的抵抗，一點也不令人意外。貶抑者聲稱環境永續性與食物和營養指導方針不相干——很奇特的抗議，好像認為納入成為營養指導方針一部分的生理活動方針與註解，是一個與食物完全無關的議題，而且沒有人會有這方面的問題。但真正惹毛這些批評者的，是政府有可能為了擁護蔬食而建議吃較少紅肉和加工肉品。三十位參議院議員（全部都是共和黨）共同擬了一份批評的信件：

「我們所代表的不僅是飼養動物以提供健康肉品的農民和農場，也代表以瘦肉為飲食中重要食物的消費者。

飲食指南諮詢委員會報告所帶來的矛盾太重大，我們鼓勵各位仔細考慮與營養最相關的科學文獻，並且在你們看完〈飲食指導方針〉後，抵制飲食指南諮詢委員會關於肉類在美國飲食中角色的矛盾結論。」[26]

眾議院中有七十一位議員（全部都是共和黨）也簽署了類似的批評信件[27]。他們寫道：「飲食指南諮詢委員會在瘦紅肉上的建議，直接否定了多年來同儕審查科學研究對瘦紅肉做為健康飲食中優質蛋白質來源的肯定。」

這到底是怎麼回事？我從不知道官員裡有如此精通營養科學精髓的熱衷者！有可能大部分的參議院與眾議院議員，都詳細讀過了大量關於營養與健康的主要研究？有可能科學團體並未考量到這些營養熱衷者在閒暇時讀了主要營養研究嗎？

還是有其他原因？有分析家指出，參議員過去一年來收了來自於食品企業的錢超過一百萬美元，其中有一半來自於牛肉工業[28]。眾議院簽署信件的議員，去年也收了來自於食品業和農業的錢，至少兩百萬美元！

當然，科學家所提出的到底只是建議。政府官員向來就不是會讓科學家支配科學建議的一群人，他們公然破壞執行摘要，以掩飾任何反對企業的論點，來做出最終報告，任何反對動物性食物的觀點都被取代或刪除了。當討論到人們可能會考慮大量刪減什麼東西時，他們就把焦點放在營養素而非食物上——使科學建議變得更難理解的一貫伎倆。在行政官員處理好一切後，主要的指導方針就變成了（如執行摘要中所聲明的）：

❶終身遵循健康的飲食模式。

❷重點擺在多樣化、高營養密度和攝取量（在所有食物類別中，交叉選擇各種高營養密度的食物）。

❸限制來自添加糖和飽和脂肪的熱量，並減少鈉的攝取。

❹轉換到更健康的食物與飲料選擇（在所有食物類別中，交叉選擇營養密度高的食物和飲料，以取代較不健康的選擇。要考量文化上的個人喜好，才更容易達成和維持這些轉換）。

❺支持所有的健康飲食模式。[29]

多麼沒意義的宣導！就算讓企業界自己來寫執行摘要，他們也不會寫出不一樣的東西。只有製糖工業依然是眾矢之的，把焦點放在糖上頭，從某個角度而言，是一種在政治上較愉快、甚至受歡迎的做法，轉移了大家對紅肉與牛奶不利證據的注意力。

在二〇一五年健康指導方針的爭鬥期間，眾議院提出一個大約一百萬美元的法案，要資助成立起草〈飲食指導方針〉的正式審查小組。他們希望能夠確定在小組成員中有來自各方面的觀點，也希望成員能遵循嚴格的科學標準（誰的？）來提出建議。我只能把他們的意思闡釋成：企業想從根本上改變飲食指導方針的形成程序，如此一來，企業就再也不用公開否定科學和顯示他們的政治力量，因為這整件事並不是做公關的好素材——企業能在公眾看不到的地方對政府運用影響力，對他們來說比較好。

我當下做出了結論，也就是說到健康，政府的態度不是為民服務，而是犧牲人民福祉，為了食品業和製藥業而服務。這其實是體制上的問題，我們是依靠業界、學術界和政府結合起來決定國家健康。業界負責提供公共健康報告的研究經費，而與業界關係深厚的學術界人士則扮演研發的關鍵角色。政府職位和業界職位之間存在一扇旋轉門，以至於政府研究經費流向藥品和設備的研發，而非營養研究。這個體制是由各司其職的人所建立，他們往往不曉得最高決策者是誰，以及他們真正的動機為何。當這個系統很罕見的不發生效用時，企業可以仰賴被選出來的官員，直接干預任何不迎合他們基本底線的建議或決定。這個系統是在浪費納稅人的錢，而且對我們的健康有影響深遠的殺傷力。

1.Food and Nutrition Board, and Institute of Medicine. "Dietary reference intakes for energy,carbohydrates, fiber, fat, fatty acids, cholesterol, protein, and aniino acids (macronutrients)."Washington, DC: The National Academy Press, 2002. Accessed at http://www.nap.edu/catalog/10490.html?onpi_newsdoc090502

2.National Academy of Sciences. Press Release. "Report offers new eating and physical activity targets to reduce chronic disease risk." Sept. 5, 2002. Washington, DC: National Research Council, Institute of Medicine. Accessed at http://www4.nationalacademies.org/news.nsf/isbn/0309085373?OpenDocument

3.Wegmans Company. *Recipe and nutrient facts.* Accessed 2003. Available from http://www.wegmans.com

4.U.S. Department of Agriculture. "USDA Nutrient Database for Standard Reference." Washington, DC: U.S. Department of Agriculture, Agriculture Research Service, 2002. Accessed at http://www.nal.usda.gov/fnic/foodcomp

5.The RDA has been expressed as a singular quantity of protein, as 0.8 grams of protein per kilogram of body weight. Assuming a daily intake of 2,200 calories for a 70 kg person, this 0.8 grams is equivalent to about 10-11% of total calories: 70 kg X 0.8 gm/kg X 4 cal/gm X 1/2200 cal X 100 = 10.2%

6.Wright JD, Kennedy-Stephenson J, Wang CY, et al. "Trends in Intake of Energy and Macro-nutrients-United States, 1971-2000." *MMWR* 53 (2004, February 6): 80-82.

7.Boseley S. "Sugar industry threatens to scupper WHO." The Guardian April 21, 2003.

8.Brundtland GH. "Sweet and sour; The WHO is accused by the sugar industry of giving unscientific nutrition advice. But its recommendations are based on solid evidence, says Gro Harlem Brundtland." New Scientist, May 03, 2003: 23.

9.International Life Sciences Institute. ILSI North America. Accessed September 3, 2016. Available from http://www.ilsina.org

10.Kursban M. "Commentary: conflicted panel makes for unfit guidelines" Physicians Committee for Responsible Medicine. Accessed June, 2003. Available from http://www.pcrm.org/health/commentary/commentary0004.html

11.Chaitowitz S. *Court rules against USDA's secrecy and failure to disclose conflict of interest in setting nutrition policies.* Physicians Committee for Responsible Medicine. Accessed January 27, 2004. Available from http://www.pcrm.org/news/health001002.html

12.我曾經有好幾年的時間在「責任醫療醫師委員會」（PCRM）裡擔任顧問。

13.National Academy of Sciences, and Institute of Medicine. "Dietary Reference Intakes for Energy, Carbohydrates, Fiber, Fat, Fatty Acids, Cholesterol, Protein, and Amino Acids

[summary statement]." Washington, DC: National Academy Press, September, 2002.
14.U.S. Department of Agriculture, Food and Nutrition Service. "Summary of Major Programs for Latest Available Month." Alexandria, VA: Food and Nutrition Service, August 5, 2016. Accessed at http://www.fns.usda.gov/sites/default/files/pd/currentsum.xls.
15.U.S. Department of Agriculture, Food and Nutrition Service. "WIC Program: Monthly Data—State Level Participation by Category and Program Costs, FY 2014 (Final)." Alexandria, VA: Food and Nutrition Service, August 5, 2016. Accessed at http://www.fns.usda.gov/sites/default/files/pd/WICAgencies2014ytd.xls.
16.National Institutes of Health. February 2004. Accessed at http://www.nih.gov
17.National Institutes of Health. "Operating Plan for FY 2016." Accessed September 3, 2016, at https://officeofbudget.od.nih.gov/pdfs/FY17/FY%202016%20NIH%20Operating%20Plan%20Posting.pdf.
18.National Institutes of Health. "Estimates of Funding for Various Research, Condition, and Disease Categories (RCDC)." Bethesda, MD: National Institutes of Health, February 10, 2016. Accessed at https://report.nih.gov/categorical_spending.aspx.
19.Calculated from data in table accessed in note 18.
20.National Cancer Institute. "FY 1999 Questions and Answers provided for the record for the FY 1999 House Appropriations Subcommitee." July 15, 2003. Accessed at http://www3.cancer.gov/admin/fmb/1999QAs.htm
21.National Cancer Institute. FY 2001 Congressional Justification. Accessed March 2, 2004. Available from http://www3.cancer.gov/admin/fmb/index.html
22.Angell M. "The pharmaceutical industry—to whom is it accountable?" *New Engl. J. Med.* 342(2000): 1902-1904.
23.National Cancer Institute. FY 2004 Congressional Justification. Accessed 2003. Available from http://www3.cancer.gov/admin/fmb/index/html
24.Demas A. *Food Education in the Elementary Classroom as a Means of Gaining Acceptance of Diverse Low Fat Foods in the School Lunch Program* [PhD Dissertation]. Ithaca, NY: Cornell University, 1995:325pp.
25.Dietary Guidelines Advisory Committee. "Scientific Report of the 2015 Dietary Guidelines Advisory Committe: Part A. Executive Summary." Rockville, MD: Office of Disease Prevention and Health Promotion. Accessed August 27, 2016. Available from https://health.gov/dietaryguidelines/2015-scientific-report/02-executive-summary.asp.
26.Thune J, et al. Letter to The Honorable Sylvia Matthews Burwell and The Honorable Thomas J. Vilsack. March 12, 2015. Available from http://www.agri-pulse.com/Uploaded/DietaryGuidelinesLetter03122015.pdf.
27.Hartzler V. Letter to The Honorable Thomas J. Vilsack and The Honorable Sylvia Matthews Burwell. March 31, 2015. Available from https://health.gov/dietaryguidelines/2015/resources/2015-2020_Dietary_Guidelines.pdf.
28.Center for Science in the Public Interest. "Congressional Catering: How Big Food and Agricultural Special Interests Wield Influence in Congress and Undermine Public Health." June 2015. Available from https://cspinet.org/new/pdf/riders-dga-campaignanalysis-report.pdf.
29.U.S. Department of Health and Human Services and U.S. Department of Agriculture. *2015 - 2020 Dietary Guidelines for Americans* (8th ed.). Washington, DC: Author, December 2015. Available from https://health.gov/dietaryguidelines/2015/resources/2015-2020_Dietary_Guidelines.pdf.

17

醫療帝國暗黑心
Big Medicine

想提升健康、獲得績效與成功，請馬上閱讀《救命飲食》。

—John Allen Mollenhauer；MyTrainer.com創辦人

你上次去看診時醫師說什麼該吃、什麼不該吃，是什麼時候的事？你可能從來沒有這種經驗！現今慢性疾病受害者愈來愈多，大量的研究顯示這全都是營養不良所致，而非基因有缺陷或運氣不好。既然如此，醫學界為何不肯正視營養問題？

簡單地說就是：金錢、自我、權力、控制！這樣說可能不太公平，但醫師工作的體系，也就是需要為人民健康負責的體系，正在損害我們的健康。只有極少數醫師是從營養學角度出發治療病患，而且再也沒有人比這些醫師更了解狀況！小克德威爾·艾索斯丁醫師以及內科醫師約翰·麥克道格等，都是這類少數醫師。

遭疾病蹂躪的健康專家

在美國建國很久之前，荷蘭拓荒者已在紐約市北部的「哈德遜山谷」開墾定居，其中一個移民家庭就是艾索斯丁家族。他們在一六七五年開始經營農場，過了九代之後，這個農場還是屬於艾索斯丁家族。艾索斯丁博士和妻子安擁有數百英畝的「哈德遜山谷」農場，距離紐約市只有逾兩小時車程。他們在鄉下度過二〇〇三年的夏天，在農場工作、經營花圃、與兒孫共享天倫，並享受比他們過去在俄亥俄州克里夫蘭更愜意的生活。

艾索斯丁和安的房子很樸實，是個用儲藏倉庫改建的矩形大房子，其簡樸的外觀掩蓋了它是美國最古老農場家族的事實，只有進一步檢視，才會發現這個地方的與眾不同，掛在牆上的是紐約州致贈的證書，用來表揚這個家族農場。

在樓下，有一張年代特別久遠的老照片，是艾索斯丁的曾曾祖父在農場上的風姿。在房子轉角處，有一張令人印象深刻、像是博物館風格的艾索斯丁家庭祖譜圖，而在走廊的另一端，則是一張艾索斯丁父親的黑白照片，他站在麥克風前面，和甘迺迪總統在一場白宮演說中交換意見。

我們坐著牽引機參觀完農場後，就坐下來跟艾索斯丁聊些過往的事。自耶魯畢業後，艾索斯丁就在克里夫蘭醫院和倫敦聖喬治醫學院受訓。他憶起一些對他影響深遠的恩師：小喬治·克萊爾醫師（Dr. George Crile，Jr.）、滕布爾醫師（Dr. Turnbull）和布魯克醫師（Dr. Brook）。克萊爾醫師是克里夫蘭醫院的名醫，也是艾索斯丁的岳父。克萊爾的貢獻卓越，在質疑可怕的「乳房根除術」方面扮演勇敢的領導角色[1]，而滕布爾和布魯克也是享譽盛名的外科醫師，此外，艾索斯丁的父親則是享譽全美的內科名醫。

「金錢、自我、權力、控制」八字可以形容大部分的醫師，也就是說，負責人民健康的體系正在損害我們的健康。

然而，在艾索斯丁記憶裡，這四位「健康專家」卻都遭到心血管疾病蹂躪，像他的父親和布魯克醫師分別在四十二歲及五十二歲時心臟病發。

這些都是他景仰的人，但一說到心血管疾病，他們全都變得無助。艾索斯丁搖搖頭說：「你躲不過這種疾病，這些人在他們的黃金時期都是巨人，如今卻都凋零了。」他花了一些工夫回憶自己的父親：「在我父親過世前的一、兩年，我們每天都在散步。他對我說：『我們必須告訴大眾如何活得健康。』他真的在做了，他對於預防醫學非常有興趣，但是他現在卻漫無頭緒。」艾索斯丁父親的興趣，對他一生影響重大。

球芽甘藍菜醫師

艾索斯丁跟著這些人的腳步，積累無數的獎項和證書：奧林匹克划船金牌、越南服役的銅星獎章、醫師團主席、理事會會員、乳癌工作小組主任、克里夫蘭醫院甲狀腺和副甲狀腺科（全球首屈一指的醫學機構）主任、美國內分泌外科醫師協會主席、寫過逾一百篇專業科學文章，並且名列一九九四年至一九九五年美國最佳醫師名單中[2]。他記得，「有十至十五年的時間，我都是一般外科部門最會賺錢的醫師。因為我是克萊爾醫師的女婿，所以只要沒有完成工作，我就會很驚慌。雖然我在醫院的地位很穩固，但我每天都很晚才回家。」當時美國醫學會主席要動甲狀腺手術，他指定要艾索斯丁操刀。

雖有這些褒獎、頭銜和獎項，但即使艾索斯丁做得再好，他的病患也沒恢復健康。「有種揮之不去的感覺開始困擾我，我一直在注意病人術後恢復的情況，」他有些動怒地說，「結腸癌的生存率有多少？並不是太好！」他情緒低落地提到一位好友的結腸癌手術，在手術過程中，他們看到癌細胞已擴散到腸子，「就像你在馬兒已經離開後才到達馬房。」艾索斯丁想起自己做過的每一次乳癌手術，他對乳房腫瘤切除和乳房切除有種厭惡感，說這種手段就像是「在你知道自己無法改變病患的復原機率同時，也正在毀損他們的身體。」

他開始進行心靈探索，問自己：「我的墓誌銘上會寫些什麼？動過五千次乳房切除手術！在俄亥俄州，你毀掉最多婦女的身體！」自嘲完自己後，他真誠地說，「我想每個人都希望在離開這個世界時，能想著也許我對社會有一點貢獻。」

艾索斯丁醫師開始研讀他經常醫治的疾病文獻，他看了約翰·麥克道格醫師寫的一些有名作品，包括一本名為《麥克道格計畫》的飲食健康暢銷書[3]。他還讀了一些比較國際疾病罹患率和生活方式關聯的科學文獻，以及芝加哥大學病理學家做的一項研究——顯示非人類靈長類動物若攝取低脂、低膽固醇飲食能改善動脈硬化症。於是，他開始了解這些疾病是由於攝取富含肉食、脂肪和高度精製化的飲食所引起。

然後，艾索斯丁開始想用低脂的植物性食品飲食去治療心臟病患，而在一九八五年，他跑去找克里夫蘭醫院院長討論他的研究，但院長說她從沒聽過食療法可以改善人類的心臟問題。不過，艾索斯丁仍然相信自己走對了路，於是他在接下來數年間悄悄進行研究。後來他出版一項針對十八名心臟病患所做的研究，顯示只要利用低脂的植物性食品配上少量的降膽固醇藥物，就能達到醫學史上最有效的改善心臟病成果。

艾索斯丁成為食療法的專家，也有證據證明自己的論點，但有些醫學界人士不但未將他視為英雄，反而希望他趕快消失。他從頂尖的、自己口中的「努力打拼的蠢蛋外科醫師」到食療法的擁護者，現在人家偷偷在背後叫他「甘藍菜醫師」。

令人氣餒的工作

上述故事有趣的地方在於，這個男人曾到達受人敬重的專業領域領端，而他勇於嘗試不一樣的東西，而且也成功了，但他很快地發現自己已被拒於他所處的領域之外。因為這種相當於扼殺標準療法的做法，已威脅到醫療體系現狀。

艾索斯丁的一些同事瞧不起他，說他的做法太極端。有些醫師則以「我認為這項研究對於此領域而言，太過薄弱」為由對他嗤之以鼻。有些醫師甚至對艾索斯丁說：「好啊好啊，但沒有人會那樣吃東西，我甚至連叫我的病人戒菸都做不到。」

而艾索斯丁的回答是：「嗯，你真的沒受過這類訓練，這跟做繞道手術一樣需要專業技術，而我通常需要三個小時輔導病人戒菸。」更別說事後定期追蹤和監控病人健康需要的勤快毅力了。有個病人告訴他的心臟病醫師說他想見艾索斯丁，也想進行他的飲食計畫好改善心臟病情時，醫師竟然對他說：「你聽我說，心臟病是沒辦法扭轉的。」而**你原本以為，醫師如果聽到能治好病人的消息，應該會更興奮才對！**

提到醫師不願意接受全食物植物性飲食這件事，艾索斯丁說：「你不能因此洩氣，這些人都不是壞人，他們是（克里夫蘭醫院）六十名心臟病科醫師，已經是最相信我這套方法的人了，只是礙於權力結構，他們覺有些害怕罷了。」但有時艾索斯丁還是難免會感到洩氣。早些時候，當他首次提出可用食療醫治心臟病時，他的同事是以戒慎的態度歡迎這項想法。當時艾索斯丁認為，同事可能因為食療對於改善人類心臟病情的相關科學

當一位醫生成為食療專家，也有證據支持，但醫學界仍會有醫師將他視作毒蛇猛獸，最好快一點消失。

研究不足，才會出現這種態度。然而到了後來，科學研究取得前所未有的成功，這些研究資料相當充分、一致且深入，但其他人仍然不願接受他的意見：「你帶來一位心臟病科醫師，他通曉『乙型交感神經阻斷劑』（beta blocker）、了解『鈣質對抗劑』（calcium antagonist），也知道如何將導管插入心臟，進行心臟氣球擴張術，或做心臟雷射、支架術等精密技術，而且不會讓病人感到痛苦。然後他的周圍有護士環繞，手術燈光一滅後，就有戲劇性的結果出現了。我的意思是：天啊！醫師在他們自己的腦袋裡充氣球了。這些人的自我意識非常高，如果有人去跟他們說：『你知道，我想我們可以用球芽甘藍和花椰菜來治療心臟病。』醫師的回答應該會是：『什麼？我學了這麼多垃圾知識，賺了這麼多的錢，而你現在想要把它全部帶走嗎？』」

然後當同一個人出現，跟艾索斯丁一樣用球芽甘藍和花椰菜，也真的治好了病患，而且結果比任何已知的藥丸或手術都有效，你突然宣布這的確有效，而且效果比醫界百分之九十九的作為都來得好。艾索斯丁總結了他的要點：「心臟病科醫師應該是心臟病的專家，但是他們卻沒有治療心臟病的專業技術，一旦有了這點自覺後，他們會變得非常有防衛心。他們可以治療心臟病的症狀、能夠應付心律不整，也可以進行介入性治療，但是卻不懂得如何透過營養療法來治病……請想像一下，營養學家去訓練一個心臟外科醫師，會是什麼樣的畫面？」

艾索斯丁發現，光是病人能掌控自己的健康，對許多醫師而言就是項挑戰，畢竟這些專家就是訓練來成為健康和治療的分配者。「想到病人可以更敏捷、迅速、安全地操控健康，對醫師而言都是一大挑戰、是難以忍受的事。」醫師雖有器具、技術、訓練和知識，但最有效的方法卻是引領病人選擇最正確的生活方式。不過，艾索斯丁指出，醫師並非參與陰謀的壞人：「只有新生兒才喜歡改變，這是人類自然的天性。不管你走到哪，99%的人飲食方式都不正確。有這麼多的人的意見與你相左，因此很難叫99%的人對著身在1%的你說：『對啊，他是對的，我們都錯了。』」

醫學＝藥丸、手術？！

另一項障礙是：醫師欠缺營養知識，艾索斯丁和一些無知的醫師互動後的印象是：「醫師欠缺專業知識，他們不知道疾病可以扭轉，而你一定會想知道，到底這些人讀的是什麼文獻？」

醫師的知識往往只限於標準療法：藥丸和手術。「二十世紀的醫學須提供什麼東西？藥丸和手術，對吧？」艾索斯丁往前傾身，淡淡一笑，好似要講國王的新衣的故事，但他說，「然而究竟是誰會說：『也許我們應該阻止疾病發生？』」不過，依照艾索斯丁的親身經驗，阻止疾病並非當今現狀的主要選項。

當今醫學的現狀非常仰賴藥物和手術，而將營養和生活方式排除在外；醫師根本沒有受過營養學的訓練，也不知道營養和健康的關係。一九八五年，美國「國家研究委員會」資助一項專家小組報告，進行美國醫學院營養教育的數量及品質調查[4]，研究寫得很清楚：「委員會斷定美國醫學院的營養教育計畫，大部分都不足以應付醫學界現在以及未來的需求。」[4]但是這項發現其實了無新意，委員會發現：在一九六一年，「『美國食品營養協會醫學委員會』報告指出，美國醫學院的營養學教育未能獲得充足的認同、支持和注意。」[4、5]換句話說，早在四十多年以

病人可以更敏捷、迅速、安全地操控健康，這對許多醫師而言不只是一項挑戰，而且還是難以忍受的事。

前，醫師自己就說他們的營養訓練不足，但到了一九八五年，情況仍然沒改變[6]、[7]。

這個情況相當危險，因為醫師的營養訓練不只不足，而是根本就不存在。一九八五年，國家研究委員會的報告發現醫師在醫學院就讀期間，平均只上過二十一小時的營養訓練課程（約兩學分）。事實上，大部分接受調查的學校只上過不到二十小時的營養課程，即一至兩個學分。相較之下，在康乃爾主修營養學的學生將接受二十五至四十學分的訓練課程（約二百五十至五百個小時），而合格營養師將需要五百多小時修課時數。

更糟的是，多數營養課程都是在醫學院修課的頭一年併入其他基礎科學課程一起上，而非跟肥胖、癌症、糖尿病等公共健康問題一起教授。

在一九八五年的政府報告公布時，「美國醫師學生協會」主席威廉・凱斯勒（William Kassler）寫道[8]：

「大多正式課程裡的營養學都是併入其他課程中一起上，像是生物化學、生理學和藥理學往往是最常涵蓋營養教學的課程。然而，在這類課程中，營養學部分經常是簡單帶過，重點仍然放在主要的課程教學。很有可能課程都結束了，還不曉得營養學的部分已經上過。此外，營養學是由興趣和專長都在別處的教授來教導，根本就行不通。」

沒有營養知識的醫生

情況還可能更糟！一旦真的有和公共健康問題有關的營養教育課程，猜猜看是誰提供這些教育教材？乳製品集團「丹濃」、「雞蛋營養局」、「美國養牛者協會」、「全國乳製品委員會」、「雀巢臨床營養公司」、「惠氏實驗室」、「必治妥施貴寶公司」、「百特醫療產品股份有限公司」和其他組織，都參與「醫學營養學」計畫和「醫學營養學課程計畫」[9]、[10]。

你認為這支由動物性食品和藥界代表組成的「全明星隊」能客觀判斷和推動最理想的營養計畫嗎？事實上，這些組織也擬定了營養課程表，包括免費致贈醫學院的光碟，且至二〇〇三年底，一百一十二所醫學院都在使用這份課程表[11]。組織網站表示：「我們正為大學營養系學生、繼續攻讀醫學教育的學生及其他健康專業同好，研發不同版本的營養課程表。」此外，乳品業也資助醫學院的營養教育研究調查[12]，並成立「享譽盛名」的獎項[13]、[14]——不管哪裡有機會，業界都準備好要獲取利益。

你不應該認定醫師就比你的鄰居和同事，更了解食物及食物與健康間的關聯，因為沒受過營養訓練的醫師可能規定過重的糖尿病患喝牛奶和高糖的奶昔代餐、讓想減重的病患吃高脂肪飲食，或讓有骨質疏鬆症的患者喝過多牛奶。

顯然，現今醫學教育之中沒有足夠的「以營養為本的醫師典範」。最近一項研究顯示，「這種以營養為本的醫師典範嚴重不足，可能是對住院實習醫師的營養教學中最主要的限制。」[12]我懷疑這些醫學計畫之所以缺乏以營養為本的醫生，主要是因為在聘請醫師時並未將這些以營養為本的醫師列為優先選擇，而約翰．麥克道格醫師最了解這種情況。

麥克道格醫師長期倡導全食物蔬食，比我知道的開業醫師都還來得久。他寫過十本書，他的營養和健康知識淵博，比我認識的醫師和營養學的同事都厲害，我們曾在他北加州的家中見面，他最先介紹我看的就是他書房後面擺放的四、五個金屬檔

許多和公共問題有關的營養教育課程，都是由動物食品業者和藥界代表所擬訂的！

案櫃——我看就算找遍全美國，也找不到誰能像麥克道格醫師這樣，蒐集那麼齊全的飲食和疾病相關科學文獻！更重要的是，麥克道格對全部文獻都瞭若指掌。此外，他每天都要花幾小時看最新的期刊文章。若要說誰是教育界中完美的「以營養為本的醫師典範」，我想絕對非麥克道格醫師莫屬！

麥克道格在成長過程中，吃的是油膩的西方飲食，他一天吃四餐：早餐是復活節大餐、午餐是感恩節大餐、晚餐是耶誕大餐，而點心則是生日派對大餐。但就在他十八歲上大學前的數個月，麥克道格中風了，在恢復健康後，他對人生有了新看法，他成為全部科目都拿A的優秀大學生，在密西根州完成醫學院學業，並在夏威夷擔任實習醫師。他選擇在夏威夷大島執業，在那裡照顧數千名病患，有些是最近從中國大陸或菲律賓來的移民，有些則是第四代的中國籍或菲籍美國人。

在那裡，麥克道格成了不快樂的醫師。很多病人的健康問題都是慢性疾病所致，像是肥胖症、糖尿病、癌症、心臟病和關節炎。他用在上課學到的方法去治療病患，即依照標準的藥丸和步驟，但很少人因此恢復健康，這時他很快地發現自己的醫師生涯出現嚴重缺陷。不過，他開始從病患身上學到其他東西：那些從亞洲來的第一、二代亞裔美國人，吃的是比較傳統、以稻米和蔬菜為主食的亞洲食物，他們的身材苗條、健康且未得到慢性疾病，但完全以美式飲食為主食的第三、四代亞裔美國人，卻罹患肥胖症、糖尿病和其他慢性疾病。麥克道格就是從這些人身上，開始注意到飲食對於健康的重要性。

因為麥克道格沒有醫好病患，而且他用的藥丸和步驟也沒有發揮作用，所以他決定再進修，報名檀香山「皇后醫學中心」的研究生醫學計畫。在那裡，麥克道格開始了解醫學機構如何畫地自限，以及醫學教育如何影響醫師的想法。

麥克道格繼續進修，想了解如何讓他的藥丸和醫療程序更臻完美，好讓自己能成為一名更優秀的醫師，但在觀察有經驗的醫師用藥丸和步驟治療病患後，他了解到，這些醫師並未做得比他好，他們的病患不只繼續生病，甚至還更加嚴重。於是，麥克道格知道：不是自己，而是醫療體制出了問題，他開始研讀科學文獻，之後，他就深信全食物植物性飲食既可能預防疾病，也可能治好病患，但沒人願意接受這事實。

向標準醫學挑戰

在這種環境之下，食療被視為騙術。當麥克道格問：「難道飲食和心臟病無關嗎？」他的同事會告訴他，他找到的科學證據是有爭議的，於是麥克道格繼續研讀科學報告，好再跟同事討論，但是結果只讓他更困惑：「我讀了這些文獻，根本找不出爭議，因為文獻寫得相當清楚。」在那些年間，麥克道格漸漸了解為何這麼多醫師會認為食療有爭議：「科學家坐在早餐桌前，一手拿著報紙，上面寫著膽固醇會傷害你的動脈，還會致人於死地，而他另一手則拿著叉子將培根和蛋送進嘴裡。接著，他會說：『這裡令人感到有些困惑，我搞不清楚狀況了。』這就是爭議所在，整件事就是如此。」

麥克道格說了一個故事，是一名三十八歲男子帶著妻子去找他，當時正值男子二度心臟病發之後。

麥克道格當時是住院實習醫師（並非主治醫師），他問男子知不知道該怎麼做，才能避免第三次可能致命的心臟病發。男

科學家一手拿著報紙，上面寫著膽固醇會傷害動脈，還會致人於死地，而另一手卻將培根和蛋送進嘴裡。

子看來沮喪又氣餒，他說：「我已經束手無策了，我不抽菸不酒，還勤做運動，而且在上次心臟病發作之後，就照著營養師開出的菜單吃東西，現在我已經無計可施。」

麥克道格告訴這對夫婦他的飲食觀念，而且還跟男子說，如果飲食正確，他可能可以不藥而癒，結果夫妻倆欣然接受這個好消息。麥克道格跟他們談了很久，而他離開房間後感覺棒透了，他終於幫到人了，也終於盡到醫師本分。

這次談話談了約兩小時，後來麥克道格被叫進「醫務長」辦公室。醫務長擁有支配住院實習醫師的權力，若他開除實習醫師，代表的不只是工作不保，就連醫師生涯也將毀於一旦。那對夫妻興沖沖地告訴主治醫師他們聽到的消息，醫師聽完後只說那不是真的，便立刻叫麥克道格到醫務長辦公室報到。

醫務長聲色俱厲地教訓了麥克道格一番，麥克道格記得當時的那些話是說：「你已經超出你住院實習醫師的本分，你應該更加努力專研醫學，並且早點放棄那些飲食和健康有關的愚蠢言論。」醫務長話講得很清楚，麥克道格目前的工作和未來的醫師生涯都已岌岌可危，他在未完的實習日子裡最好保持緘默。

在麥克道格畢業當天，他跟醫務長有了最後一次談話。他印象中的醫務長很聰明、心腸好，但相當拘泥於現狀。當時醫務長要麥克道格坐下，然後說：「約翰，我認為你是一個好醫師，而我也希望你知道這點。我想要你知道我很喜歡你的家人，那也是為什麼我要對你說這番話。我擔心你會因為那些對飲食的瘋狂想法而餓死，以後只有流浪漢和嬉皮才會找你收留他們。」

聽完這段話後，他整理了一下自己的思緒，然後說：「情況可能是如此，那我也只好餓死了，但我就是不能讓人們接受那些無用的藥物或手術。話說回來，我認為你才是錯的，我想那些來找我看病的不會是流浪漢和嬉皮，而是很有成就的成功人士。

然後他們會捫心自問：『我這麼成功，可是怎麼會這麼胖？』」說到這裡，麥克道格看了看醫務長的肥肚腩，然後繼續說：「他們會問：『我既然這麼成功，為什麼我的健康和未來會失去控制？』這時他們會看我有什麼話好說，然後會買我的帳。」

麥克道格只上了一小時的營養訓練課程，就完成正式的醫學教育，而在那堂營養課只學了該使用哪個嬰兒配方奶粉，他的經驗也說明了，醫師所受的營養教育真的不夠。

與藥物掛勾

麥克道格碰觸到**另一個醫學界失去信用的重要領域，就是醫學教育和藥品公司同床共枕的關係，而且已有一段很長時間。**麥克道格深入地探討這個問題，以及教育體制如何遭受汙染。他說：「醫師造成的問題是從教育開始，因為整個教育體制，從教育到研究，都是由藥品業支付費用。藥品界已收買了醫學界的思想，也就是從你一進入醫學院就開始受到影響，而後你在醫學院裡的一切，都是由藥品界負擔。」

麥克道格並非唯一批評醫學界和藥品界掛勾的人士，許多知名的科學家已出版他們苛刻的觀察，顯示醫學界有多腐敗。這些普遍的觀察包括：

❶業界會送禮討好醫學院學生，包括餐點、娛樂和旅遊，並舉辦演講等教育活動，但其實是藥品廣告宣傳，還會定期召開會議，而演講人是藥品公司發言人[15~17]。

❷醫學院研究生（實習醫師）和其他醫師會因藥品銷售人員提供的資訊，改變他們開處方的習慣[18~20]，就算這些資訊其實過度樂觀，而且並不適當[17、21、22]。

❸醫學研究和學術界其實是聽藥品業的指示行事，因為藥

品公司可以設計研究，讓公司「草草完成」研究[23]、[24]。研究人員和藥品公司間可能存在直接的利益關係[15]、[25]，藥品公司可能負責蒐集和整理原始資料，再讓研究人員檢視這些挑選過的資料[23]、[26]；藥品公司可能保留是否出版研究結果的否決權，且對於任何因研究而產生的科學刊物保有修改編輯權[23]、[25]、[27]；藥品公司可能聘請通訊公司撰寫科學文章，並在文章寫好後，找到願意掛名的研究人員[26]。

❹主要的科學期刊變成藥品公司行銷的工具。一些居領導地位的醫學期刊，主要收入來自藥品廣告，但這些廣告並未經過期刊充分檢驗，且藥品公司時常提供關於藥品的誤導聲明。也許更令人倉皇失措的是，大部分期刊中的臨床試驗研究都是由藥品公司出資贊助，而且大眾對於研究人員與藥品公司的利益往來並無充分的認知[24]。

過去幾年來，主要醫學中心都證實爆發過上述的醜聞。比方說，一名女科學家發現研究中的藥物具有強烈的副作用，而且實際上沒有效用後，立刻遭受藥品公司和所屬學校以各種方式誹謗中傷[27]；另一名科學家公布抗憂鬱藥可能出現的副作用後，立刻失去在多倫多大學的教職工作[26]……類似例子真的不勝枚舉。

害死人的醫學偏見

《新英格蘭醫學期刊》的前編輯瑪西亞·安潔爾博士，就曾經撰寫了一篇相當犀利的評論，文章的標題為「學院醫學要

醫師習慣接受業界的禮物和好處，而業界就利用殷勤的「服務」去影響他們所受的醫學教育。

出售嗎？」[15]：「臨床研究人員和業界的關係不只是金錢上的支持，還包括其他一連串的財務安排。研究人員擔任藥品公司顧問並負責研究公司推出的產品、加入顧問團和發言人團隊、討論專利和版稅安排、同意在公司找人代筆的文章上掛名、在公司主辦的座談會上宣傳藥品和器具，並收受昂貴禮物及豪華旅遊行程——許多研究人員甚至擁有公司股權。」

安潔爾博士繼續指出會讓研究結果有偏差的金錢掛勾，會讓研究內容或報導研究的方式都出現偏差。比造假的研究結果更危險的是，只有藥品研究才會獲得公司贊助和承認。在醫學界中，關於疾病成因和非藥品介入的研究不會出現，例如研究人員可能只會想盡辦法找出減重的藥丸，不會花時間和金錢去教民眾如何活得更健康。安潔爾博士寫道：「以教育方面來說，醫學院學生和住院醫師在業界代表持續監護下學習去依賴藥物和器具，遠超過他們應該依賴的程度。就像對醫學界常有的批評，年輕醫師學會用藥丸對付每一種問題（而且藥品公司代表都有辦法解釋）。此外，醫師也習慣接受業界的禮物及好處，而業界就用這些殷勤舉動去影響他們此後所受的醫學教育。學術醫學中心成了業界的研究前哨站，而且過分強調藥品和器具的研究。」[15]

在這種環境下，營養怎麼可能得到公平和誠實的重視。情況變得更糟，當麥克道格醫師說，「我再也不知道該相信什麼了，我看到報紙上寫我應該開給我的心臟病人兩種心臟病藥：『乙型交感神經阻斷劑』和『血管收縮素轉化酵素抑制劑』（ACE inhibitor），我不知道這樣到底對不對。老實說，我真的不知道，因為『藥物研究』已經受到汙染。」

你認為下列報紙頭條互有關係嗎？

「學校的研究報告出現了利益衝突」（藥品公司以及研究人員）[28]

「研究指出，孩童使用的處方藥呈倍數成長」[29]

「調查：醫師開的指示多與藥品公司有關」[30]

「正確開立的處方藥付出慘痛代價：數百萬人受到毒性反應影響」[31]

我們因為容許這些醫學偏見的存在而付出相當高的代價。最近一項研究顯示，五種新藥中就有一種會在包裝上加註「黑框警語」，警告大眾服藥後可能產生致死或嚴重傷害的未知有害反應，或是在二十五年內就會從市場上收回[32]。

另外，20%的新藥會有嚴重副作用，而且超過十萬美國人因為正確服用醫師開立的處方藥而喪命[33]，成為美國人其中一項主要死因！

醫生排擠醫生

麥克道格醫師完成正式醫學教育後，就在夏威夷歐胡島執業，他開始撰寫關於營養和健康的書籍，並且漸漸在國內打響名號。在一九八〇年代中期，麥克道格接受了加州納帕山谷的「聖赫勒拿醫院」的邀約，到他們醫學中心就職——這家醫院是基督復臨安息日會醫院。

麥克道格在聖赫勒拿醫院的好日子持續了好幾年，他利用營養知識去治療病患，而且相當成功。他治療了逾二千名重病病患，而且在這十六多年間，他從未吃過官司，就連一封投訴信也沒收過。不過，也許更重要的是，麥克道格親眼見到這些病人恢復健康。

他也持續發表著作，並維持他在國內的好名聲，但是隨著時間流逝，他知道事情跟他剛開始到醫院時，已經大不相同，他說：「我只是不認為自己來對了地方。我們一年有一百五十至一百七十個病人，但是也就僅只如此，這個數字從未成長。我們沒有得到院方的支持，而且換了好幾個主管。」

他跟醫院其他醫師有過一些小衝突。有一次，心臟科反對麥克道格對於心臟病人的診治方式，而麥克道格告訴他們：「如果你們願意將病患送來聽我的意見，那我就將我的病人送去諮詢你們的意見。」但是他們並不接受。

另外有一次，麥克道格介紹病人去看一位心臟科醫師，但那位醫師竟然要病人接受心臟繞道手術，經過幾次類似事件後，他已經快要失去耐性。最後，在那名心臟科醫師建議麥克道格的另一名病人動手術後，麥克道格致電那名醫師說：「我想跟你和病人談談，我想和你討論一下你是依據什麼科學文獻，做出開刀建議。」

那名醫師不肯，麥克道格說：「為什麼不要？你剛剛才建議這個病人動開心手術！而且你還要向他索費五萬或十萬美元。為什麼我們不能討論，你不覺得這對病人不公平嗎？」醫師還是婉拒了，並說這樣只會讓病人更沒頭緒，這是最後一次那名醫師建議麥克道格的病人開刀。

於此同時，醫院裡沒有其他醫師曾經介紹病人去看麥克道格醫師，一次也沒有，其他醫師會讓自己的妻兒去看麥克道格，但卻從來不會推薦病人去，麥克道格認為原因是：

「他們擔心病人會來找我，而事實上，他們的病人都是自己跑來找我的。這些病人因為心臟病、高血壓或糖尿病問題來找我商量，我就讓他們照著我建議的飲食菜單，捨棄所有藥丸，結果很快他們就恢復健康。病人回去跟他們的醫師說：『為什麼你以前都不告訴我這件事？為什麼你讓我受苦、花這麼多冤枉錢，甚至快要死掉，結果原來我只要吃燕麥片就可以好？』醫師都不想聽到這種話。」

磨擦再磨擦

麥克道格和其他醫師的摩擦不只這些，而最後一根稻草是跟羅伊·史汪克醫師的「多發性硬化症計畫」有關。

麥克道格知道史汪克快要退休的消息之後，就跟史汪克聯絡，提議接手史汪克的「多發性硬化症計畫」，有意把它併進自己在聖赫勒拿醫院的健康門診計畫。讓麥克道格相當興奮的是，史汪克同意這項提議。麥克道格說這項計畫很適合聖赫勒拿醫院，基於以下四大理由：

❶符合基督復臨安息日會的教義：用飲食治療疾病。

❷可以幫忙急需幫助的病人。

❸可使病患人數增加一倍，有助推廣計畫。

❹幾乎不花成本。

回想著這件事，麥克道格說：「你能想出不做這件事的理由嗎？這是顯而易見的事！」於是他向部門主管提議，聽完他的意見後，主管說她認為院方不想這麼做。她說，「嗯，我認為目前醫院不想引進任何新計畫。」麥克道格顯得有些錯愕，便問對方：「請妳告訴我反對的理由。醫院的意義何在？我們為什麼在這裡？不就是為了照顧病人嗎？」

她的回答很妙，「沒錯，你知道我們的確應該如此，但你知道嗎？多發性硬化症病人並不討人喜歡，你自己也說過大部分神經科醫師都不喜歡照顧這些病患。」麥克道格簡直不敢相信自己耳朵聽到的話，在這個氣氛很緊張的談話中，他說：「等一下，我是個醫師，這是醫院。就我所知，我們的職責是減輕病人

一些醫生讓病人吃了許多苦、花了很多冤枉錢，甚至快要死掉，結果，其實只要吃燕麥片可以好了。

的痛苦。這些人之所以是病人，就因為其他醫師不能幫助他們脫離痛苦，但這並不表示我們就做不到。這裡有證據顯示我們可以辦到，我有一個很有效的療法，可以幫助需要幫助的病人，而我要再度強調，這裡是醫院。你能向我解釋為何我們不想照顧這種病人嗎？」他接著又說：「我想要跟院長談一談，我希望能向她說明為何我需要引進這項計畫，以及為何院方和病患都需要這項計畫。我希望你幫我安排和院長會面。」

不過，最後證明院長也一樣難搞定。麥克道格跟妻子商量他面臨到的狀況，照理說他在幾週內就要跟醫院續約，但他決定中止和院方的關係。他與醫院平和結束賓主關係，而且至今不曾口出惡言，麥克道格只說他和醫院在未來人生的方向不同。

而今，麥克道格在家人的協助之下，將所謂的「生活方式即良藥計畫」經營得有聲有色，並且開始撰寫很受歡迎的健康電子報（在http：//www.drmcdougall.com上可以免費閱讀）。除此之外，他還常幫以前的老病人和新朋友辦團體旅遊活動，而且當博德嘉灣起風的時候，他也有更多時間可以去玩風帆。這個人擁有淵博的知識和能力，足以造福數百萬美國人，而且他也從未因任何醫療「不當行為」被同業質疑過。但是，醫學機構卻不需要他的服務。他一直記住一件事：

「罹患類風濕性關節炎的病人會前來找我看病，他們坐著輪椅，甚至車鑰匙都發不動。但我會照顧他們，三、四週過去了，他們回去看醫師，不但會走路，還能握住醫師的手，大力搖晃。醫師會說：『太棒了！』而這個興奮的病人則會說：『嗯，我想告訴你我做了什麼，我去找一位麥克道格醫師，並改變了自己的飲食習慣，現在我的關節炎都好了。』他們的醫師聽完後只說：『那很好啊！不管你做了什麼，繼續做就對了。再見。』這是醫師的標準答案，不是『天啊！請告訴我你做了什麼，讓我可以告訴其他病人』，而是『不管你做了什麼，你做得很棒』。如果病人開始跟醫師說他們改吃素，醫師就會打斷他們的話：『是喔？很好啊！你真是個堅強的人。謝謝你囉，再見！』然後迅速將病人送出辦公室——這樣非常不好！」

艾索斯丁的報酬

故事回到俄亥俄州……

艾索斯丁醫師在二〇〇〇年六月決定不再動刀，改擔任克里夫蘭醫院一般外科的預防心臟學顧問。他繼續從事研究，並和病人會談，例如在家中替新的心臟病病患舉辦三小時的諮商座談，除了提供他們研究證據，還會供應對心臟無害的美味餐點。此外，他也在國內外舉辦非正式演講。

二〇〇二年三月，艾索斯丁和妻子安致函克里夫蘭醫院院長和心臟科主任。艾索斯丁提議，他能協助預防心臟學科成立抑制和消除心臟病的飲食計畫，這項計畫能反映出他本人的經驗，而且可由臨床護士和醫師執行，不過最好還能由有熱情的年輕醫師來主持這項計畫。最後，院方將提供每位心臟病患藉由飲食手段進行的抑制和消除心臟病療法，不但成本低、無風險，而且也讓控制權回到病患手中。

你一定會想，這是個治療病患的大好機會，而且還有全美最有名的醫師要幫助你，院方應該會欣然接受才對。然而，即使像艾索斯丁這樣一位在克里夫蘭醫院數十年的明星醫師，其心臟研究比院內任何一項研究都成功，但在他殷切提出幫助更多病患的計畫後，不管是院長或心臟科主任都不在意他寫的信。他們沒回電，也沒回信，完全把他的提議拋在腦後。

七週過去了，最後艾索斯丁終於拿起電話，打給心臟科主任和院長，但沒人接聽。打了七通電話後，院長終於接電話了，他先稱讚艾索斯丁這些年的研究，而且對於研究結果似乎感到興奮，但他的想法卻與艾索斯丁背道而馳。院長顯然知道艾索斯丁打電話來的目的，他告訴艾索斯丁是心臟科主任不想這麼做，不過，其實這是院長在推卸責任，因為他如果真的想做，根本不用管心臟科主任想不想做。於是，艾索斯丁致電心臟科主任，而那個人直接就說他沒興趣。

從那起時，艾索斯丁沒有跟這些醫師說過話，但他仍然希望隨著愈來愈多研究支持他的說法後，能夠改變他們的想法。不過在此同時，院內許多人仍然對艾索斯丁的研究感到興奮，他們都想看到他的計畫能夠廣泛實施，但是眾人之力卻沒有成功，而目前院內關於預防心臟學的計畫依舊是一場災難：

「他們仍然照常吃肉、攝取乳製品，也沒訂下任何膽固醇目標，一切都很不明確。他們能夠減緩心臟病發展，預防心臟學科感到相當自豪——因為拜老天所賜，心臟病並非癌症！」

現在，情況出現有趣的發展，許多克里夫蘭醫院的心臟病「大亨」自己跑去找艾索斯丁醫師諮詢療法和生活方式。他們知道艾索斯丁的方法有用，而且想靠自己的力量找出治療之道，而這點可能會發展成相當有趣的另類危機：

「我已治療過院內許多患有心臟病的資深主治醫師和資深醫院董事。其中一名董事知道我們在醫院內所經歷的阻礙，他說：『若艾索斯丁在克里夫蘭醫院執行的抑制和消除心臟病療法傳了出去，而且大家又知道他治好了資深醫師和董事，卻不能用來治療普羅大眾，那我們可能就要等著吃官司了。』」

當時，艾索斯丁在妻子的協助之下，繼續在家開設諮商座談，因為他奉獻大半生心血的醫院並不想要進行能與藥丸和手術抗衡的飲食療法。過去這個夏天，艾索斯丁花了比往年都久的時間，待在紐約北部農場整理乾草。就像艾索斯丁喜歡自在的生活，他也很樂意在克里夫蘭醫院的協助下，繼續幫助病患恢復健康，但是，**他們卻不讓他這麼做**。

從我的角度來看，這簡直就是犯罪行為！當大眾需要幫助時去找醫師和醫院幫忙，但他們故意不提供我們最理想的醫療方式，不但不保護我們的健康、治好的疾病，還要我們花上數萬美元的醫療費。

艾索斯丁後來對這種情況做出總結：「克里夫蘭醫院正在注射幹細胞，想要培育新的心臟血管。以這樣的方式來阻止心臟病，難道會比較容易嗎？這樣子做很可怕，不是嗎？這樣一來，只會讓我們更加不敢相信，我們是被一群不肯相信明顯事實的人牽著鼻子走。」

在艾索斯丁和麥克道格以營養方式治療病患取得顯著成功後，已經被列入醫療體系的拒絕往來戶，你可以將焦點集中在錢上，聖赫勒拿醫院和克里夫蘭醫院各有80％和65％的收入來自手術治療。然而原因不只是錢而已，也有可能是有些事情讓知識分子感到威脅，像是病人（而非醫師）應該受到控制、食物之類的簡單東西比藥丸和高科技手術還有效、醫學院的營養教育普遍不足，以及藥品業界的強大影響。

不管原因為何，有一點很清楚的是，美國醫學界不能保護我們的健康。就像麥克道格醫師伸出手臂，手心朝上，並縮緊肩膀說：「這已經超乎我們的理解範圍。」

從第一版至今（湯馬斯．坎貝爾二世）

與我父親合作《救命飲食》第一版之後，我對營養與健康有了新的熱忱，並下定決心取得醫學學位。我和父親密切合作寫這本書的四年裡，有點像是在做營養文獻評論與情報上的實習。我花許多時間看了數千篇文章摘要、讀過數百本營養科學刊物，也與過去五十年來頂尖的營養生化學家一起討論、議論和學習。

我知道全食物蔬食在預防與逆轉某些較常見慢性病上的影響力可能有多強大，我也很清楚，我的醫學教育將有極大部分是缺乏飲食和生活方式資訊的。

自本書第一版問世後，營養教育在醫學院中所占的份量仍少得可恥。發表於二〇一〇年的調查結果顯示，醫學院學生在四年的學習期間，平均花在營養教育方面的時間大約總共是二十小時——幾乎不值一提[34]。我自己所受過用來加強營養概念的訓練經歷，在醫學院裡是被忽視的。學生在醫學之外所花的一點點學習時間，重點幾乎完全擺在生物化學和代謝上，而且與利用營養以預防和治療醫生每天所看的疾病幾乎沒有關聯。

但我相信，本書第一版發行後，企業與醫學教育之間直銷關係的延伸已經有所改善。從二〇〇〇年代中期到晚期，我在醫學院求學，當時所實習的醫院裡的午餐，有時候是由藥廠的業務代表提供，那些人後來也能跟我們一起上課，並且跟我們分享他們產品的促銷樣本。我的感覺是，這種直銷手法在過去十年裡已經大幅消退，至少在學術性的醫學中心是如此。身為一位住院醫師，之後又成為領有證書、在一家學術性大醫學中心服務的家醫科醫生，在我所接受的訓練裡，我並未收受任何企業品牌的饋贈（免費午餐、筆、藥物樣本等等）——這就是羅徹斯特大學裡學生、住院醫生和執業醫生的一般真實情況。

羅徹斯特大學醫學中心用嚴格的政策，來規範藥廠、儀器公司與醫生之間的互動。企業繼續在醫學研究上扮演重要的角色，而這種核心關係已經在樹立我們如何鑑定與治療疾病的規範上產生了深遠的影響，並繼續保持下去。但是，在愈來愈多的學術性醫學中心裡，企業不再有直接的管道，將他們的產品直接行銷給實習醫生與執業醫生。

我已經做好準備去面對，我所要接受的教育理念中沒有營養概念的可怕隔閡，但卻沒有完全準備好接受由個人承擔後果的事實——無數的民眾現在正深深遭受因營養不良而導致或嚴重惡化的疾病痛苦，他們通常會與十幾個健康專業人員產生互動，毫無疑問，那些專業人員大部分都克盡職責、明理、有愛心、親切，但病人們從未被告知營養在預防及逆轉疾病上的力量——這些正是突顯我們**醫療體系有時也會運作不良**的證據。

不過，自《救命飲食》初版發行後，我們有十足的理由要保持希望與樂觀。克里夫蘭診所健康研究中心現在提供一個六小時的團體諮詢討論會，由艾索斯丁醫生主持；蒙特菲奧雷醫院也提供類似的計畫——繼續醫學教育的蔬食營養研討會——每年都吸引好幾百名保健從業人員共襄盛舉。緬因醫學中心的一項預防性醫學訓練計畫，將納入蔬食營養訓練。全國最大的健保體系之一——凱薩永續醫療保險公司（Kaiser Permanente），在自家發行的刊物中發表了一篇研究報告，指出醫生應該向所有的病人推薦蔬食飲食。其他的醫院體系——從佛羅里達州李郡到德州密德蘭市——隨著各種私人醫療業務的成長（例如柏納德醫學中心），都陸續將蔬食營養併入其病患醫療計畫中（透過我哥哥尼爾森・坎貝爾的公司——純蔬食健康中心的協助）。成千上萬的百姓和數百名醫療保健從業人員，都可透過柯林坎貝爾營養研究中心獲得蔬食營養的教育，這個中心常常與康乃爾線上教學合作開設認證課程。

我太太艾蓮，是我工作的機構裡基礎醫療網的一分子，她是經權威認證的預防醫學醫師，我們在獲得經費贊助下展開一個小型計畫（羅徹斯特醫學中心營養醫學研究計畫），提供蔬食營養給對預防或逆轉疾病有興趣的病人做替代性選擇。我們很榮幸能在國內一家學術性醫學中心提供關於蔬食營養最全面的課程，我們的服務包括個人諮詢、社區教育及各種團體病患的療程，包括來自全國各地人士都可以參加的沉浸式加強訓練療程（Immersion program）。此外，還有一小群實習醫生跟著我們學習臨床應用的蔬食營養，並且有機會做更深入的蔬食營養研究。值得注意的是，這完全是在羅徹斯特大學所轄的一個學術性大醫學中心的保護傘下進行的，這是人們在以蔬食營養預防和治療疾病上的興趣迅速發展的最好證明。

但我們眼前仍背負著重大的任務，人類是強烈的社會性動物，目前攝取全食物蔬食的人只是總人口中的少數。我相信我們許多的行為選擇，大部分在潛意識上都是服從社會規範的，而且許多人（包括病人與醫療提供者）仍對嘗試蔬食興趣缺缺。醫學院裡的營養訓練很遺憾地仍然未涵括蔬食營養，而我們的醫療規範，把藥丸與傳統程序視為常見疾病的唯一合法治療。雖然企業對醫療提供者的直接行銷也許變得較沒那麼積極，但儀器與藥廠公司仍持續透過提供研究資金的方式——等於幫助了那些形成重要醫療指導方針的研究學者和教育人員的事業——努力塑造醫療規範。只要有這樣的狀況存在，營養教育和行為改變就不會被認真地看待成可能具強大功效的療法。

但也許最困難的地方是，保險理賠並不會幫病人支付最全面的營養療程費用。以一個沒有醫療保險的病人來說，二〇一五年在美國做冠狀動脈繞道手術，費用約為十五萬美元，而且地點不同，差異也極大[35]——有些醫院索費超過四十萬美元。有醫療保險的人能輕易的獲得這項服務的費用，即使數目龐大（但保險公司可能會想辦法協議支付比醫院索價少得多的價錢），卻幾乎沒有什麼令人滿意的機制，可以讓那些參與團體營養療程（由醫師主持）的大多數病人取得保險，以充分支付只占這個費用極少部分的錢，這是以營養做為醫療方法最基本的障礙。除非能夠改變這一點，否則要求醫療體系改革的運動將非常有限，這種改革會告訴病患，飲食與生活方式在美國是造成死亡與失能的首要原因，唯有改變才能幫助他們過更健康的生活。

一個常令醫師產生倦怠的主因之一是，他們感覺我們所做的事情，並未像我們希望的那樣對病人有所幫助，這等於失去了工作的意義。我常常看到病人和他們的醫療提供者用藥丸和傳統程序，以可佩的精神與不幸的疾病搏鬥，同時卻忽略飲食和生活方式在致病原因或助長病情上的角色。對於試圖對抗慢性疾病的醫療體系而言，這是無可避免的挫折，但同時他們也在不知情的情狀下而未善用最厲害的武器：飲食與生活方式的改變。調查研究也支持了這一點：在美國有超過50％的醫生被倦怠感包圍[36]，我相信，那是某種在當前的醫療標準下愈益惡化的東西，因為他們看到了工作在許多案例中都無法產生重大效益。

目前的醫療情況無法再支撐多久了，也無法滿足在聽診器兩端的許多人（病患與醫生）。雖然不得不面對這些挑戰，但也由於這些挑戰，許多人正在尋找更進步的醫療方法，以獲得創新的改變和療程。鑑於發生在全國各地的正面改變範例，我相信醫學將來的發展方向是，告知病患選擇正確的生活方式，來認真幫助人們過更健康的生活——儘管現在仍有許多障礙需要克服。而且這個運動終究獲得了更多迴響——這是《救命飲食》第一版在十一年前發行後的重大改變。

曾經有位母親，得知她十一歲孩子的膽固醇檢測結果顯示，不需要終身服用施德丁，只要遵循健康的蔬食飲食就好後，在我的診療室裡喜極而泣。我很高興病患能藉著享受全新的美味早餐、午餐和晚餐，而獲得驚人的健康益處，並因此脫離傳統的治療方法。在我們團體療程中的病患說，他們從此「改變了人生」，並很感激有個維持和重拾健康的替代性選擇。羅徹斯大學醫學中心的宣傳詞是「醫學的最高境界」。我們到目前為止所聽過最窩心的恭維是，我們在某個大型醫學究中心竭心盡力的研擬出一項蔬食療程時，有位參加其中一項八週團體生活方式療程的病患在療程結束時說：「這是……這是醫學的最高境界。」

1. Austoker J. "The 'treatment of choice': breast cancer surgery 1860-1985." *Soc. Soc. Hist. Med. Bull(London)* 37 (1985): 100-107.
2. Naifeh SW. *The Best Doctors in America,* 1994-1995. Aiken, S.C.: Woodward & White, 1994.
3. McDougall JA, and McDougall MA. *The McDougall Plan.* Clinton, NJ: New Win Publishing, Inc., 1983.
4. Committee on Nutrition in Medical Education. "Nutrition Education in U.S. Medical Schools." Washington, DC: National Academy of Sciences, 1985.
5. White PL, Johnson OC, and Kibler MJ. "Council on Foods and Nutrition, American Medical Association—its relation to physicians." *Postgraduate Med.* 30 (1961): 502-507.
6. Lo C. "Integrating nutrition as a theme throughout the medical school curriculum." *Am. J. Clin. Nutr.* 72 (Suppl) (2000): 882S-889S.
7. Pearson TA, Stone EJ, Grundy SM, et al. "Translation of nutrition science into medical education: the Nutrition Academic Award Program." *Am. J. Clin. Nutr.* 74 (2001): 164-170.
8. Kassler WJ. "Appendix F: Testimony of the American Medical Student Association." Washington, DC: National Academy of Sciences, 1985.
9. Zeisel SH, and Plaisted CS. "CD-ROMs for Nutrition Education." *J. Am. Coil. Nutr.* 18 (1999): 287.
10. 有二、三個聲譽很好的經銷商也贊助了這個計畫，但我懷疑這些經銷商的主管可能是為了他們自己的利益，覺得有必要跟某個醫療教育的計畫做點關係，而不顧其他組織的懷疑列表。
11. http://www.med.unc.edu/nutr/nim/FAQ.htm#anchor197343
12. Weinsier RL, Boker JR, Brooks CM, et al. "Nutrition training in graduate medical (residency) education: a survey of selected training programs." *Am. J. Clin. Nutr.* 54 (1991): 957-962.
13. Young EA. "National Dairy Council Award for Excellence in Medical/Dental Nutrition Education Lecture, 1992: perspectives on nutrition in medical education." *Am. J. Clin. Nutr.* 56(1992): 745-751.
14. Kushner RF. "Will there be a tipping point in medical nutrition education?" *Am. J. Clin.* Nutr. 77 (2003): 288-291.
15. Angell M. "Is academic medicine for sale?" *New Engl. J. Med.* 342 (2000): 1516-1518.

16.Moynihan R. "Who pays for the pizza? Redefining the relationships between doctors and drug companies 1: Entanglement." *BMJ.* 326 (2003): 1189-1192.
17.Moynihan R. "Who pays for the pizza? Redefining the relationships between doctors and drug companies 2: Disentanglement." *BMJ.* 326 (2003): 1193-1196.
18.Avorn J, Chen M, and Hartley R. "Scientific versus commercial sources of influence on the prescribing behavior of physicians." *Am. J. Med.* 73 (1982): 4-8.
19.Lurie N, Rich EC, Simpson DE, et al. "Pharmaceutical representatives in academic medical centers: interaction with faculty and housestaff." *J. Gen. Intern. Med.* 5 (1990): 240-243.
20.Steinman MA, Shlipak MG, and McPhee SJ. "Of principles and pens: attitudes and practices of medicine housestaff toward pharmaceutical industry promotions." *Am. J. Med.* 110 (2001): 551-557.
21.Lexchin J. "Interactions between physicians and the pharmaceutical industry: what does the literature say?" *Can. Med. Assoc. J.* 149 (1993): 1401-1407.
22.Lexchin J. "What information do physicians receive from pharmaceutical representatives?" *Can. Fam. Physician* 43 (1997): 941-945.
23.Baird P. "Getting it right: industry sponsorship and medical research." *Can. Med. Assoc. Journ.* 168 (2003): 1267-1269.
24.Smith R. "Medical journals and pharmaceutical companies: uneasy bedfellows." *Brit. Med. Journ.* 326 (2003): 1202-1205.
25.Chopra SS. "Industry funding of clinical trials: benefit or bias?" *JAMA* 290 (2003): 113 114.
26.Healy D. "In the grip of the python: conficts at the university-industry interface." *Sci. Engineering Ethics* 9 (2003): 59-71.
27.Olivieri NF. "Patients' health or company profits? The commercialization of academic research." *Sci. Engineering Ethics* 9 (2003): 29-41.
28.Johnson L. "Schools report research interest conflicts." *The Ithaca Journal* October 24, 2002: 3A.
29.Agovino T. "Prescription use by children multiplying, study says." The *Ithaca Journal* Sept.19, 2002: IA.
30.Associated Press. "Survey: many guidelines written by doctors with ties to companies." *Ithaca Journal* Feb. 12, 2002.
31.Weiss R. "Correctly prescribed drugs take heavy toll; millions affected by toxic reactions." *Washington Post* Apr. 15, 1998: A01.
32.Lasser KE, Allen PD, Woolhandler SJ, et al. "Timing of new black box warnings and with-drawals for prescription medications." *JAMA* 287 (2002): 2215-2220.
33.Lazarou J, Pomeranz B, and Corey PN. "Incidence of adverse drug reactions in hospitalized patients." *JAMA* 279 (1998): 1200-1205.
34.Adams KM, Kohlmeier M, Zeisel SH. "Nutrition education in U.S. medical schools: latest update of a national survey." *Acad. Med.* 85 (2010): 1537 - 1542.
35.Giocomino B, Cram P, Vaughan-Sarrazin M, Girotra S. "Abstract 208: Association of hospital prices for coronary artery bypass graft surgery with hospital quality and reimbursement." *Circulation: Cardiovascular Quality and Outcomes* 8 (2015): A208 (poster session).
36.Shanafelt TD, Hasan O, Dyrbye LN, et al. "Changes in Burnout and Satisfaction With Work-Life Balance in Physicians and the General US Working Population Between 2011 and 2014." *Mayo Clin. Proc.* 90 (2015): 1600 - 1613.

18

失去自由的學術界

Academia

本研究堪稱流行病學的大賞。

——紐約時報（New York Times）

學術界是我最了解的社會階層，當我在為《救命飲食》第二版寫這一章時，有六年零兩天的時間，它就是我的生涯之家。在第一版中，除了對科學黑暗面有些批評外，我們並未討論到，身為一種制度的學術界，與本書的訊息會有怎樣的關聯。

在第一版，我們對於企業、政府和醫療業如何製造令人困惑及誤導性的飲食和健康資訊有些許討論，但那些討論大多著重在研究的設計方法，和資料被這些部門詮釋後所招致的衝突。那些討論並未深入我們的基本假定，和對營養、健康、醫療業的定義及科學本身的原則。這些概念後來更進一步以「整體」的觀點來充實，但在第一版中，我們略過了學術機構扮演的角色。

大眾在健康和營養方面產生困惑，似乎真的應該把責任歸咎於上述提到的機構。因為我們看到了，他們每一個都摻了一腳。然而，我卻不想為此而責怪企業界，因為我了解（即使我無法苟同）他們的主要目的：製造好賣的產品和服務。股東利益、工作和盈收等都很重要，否則這就不叫生意了。遺憾的是，在為了自身利益而解讀科學時，那些公司的行為往往極不負責。

我也不想把責任推給醫療業和行政官員，因為他們大多相信呈現在他們眼前、被高度簡化的科學證據。醫療執業者同樣也身受營養訓練不足之苦（幾乎缺乏訓練），尤其營養是一種整體科學，有自己的一套原理和標準。當一個人所受的訓練完全被高度簡化了，就很難掌握將自己的觀念做為了解營養的基礎。

或許也不能太責怪這裡沒提到的一些機構——譬如媒體，他們負責傳播這種資訊。但在太多的情況下，媒體所傳播的是創造資訊者告知他們的訊息。大多數記者並不具備能證實所得資訊可靠性所需的教育背景（而且有呈現平衡報導的壓力），所以他們有極大的風險會選擇到一些不夠資格的人，然後去報導事件的反面，而該事件只有那一面是值得一提的。還有，在企業中，出版新聞刊物的公司由於特別蒙受廣告客戶的恩惠，以及影響他們存續的其他外在利益，因此也背負著某種義務。

在政府部門的問題上，我的經驗是，雖然與人類健康研究相關的大多數政府人事部門已盡力提供可靠的事實給社會大眾，但他們對一些事實在法規和公共政策上的解讀難免流於主觀，而且在解讀評估科學證據的字裡行間，外在公司的利益才能發揮其影響力。我見識過企業和政府部門之間的交互作用，最後形成的力量在許多方面影響重大，所以，平心而論，政府與企業現在在行動上根本已經合而為一，成為一個巨型機構。

這些單位中的每一個——包括企業、醫療業、媒體、政府——都有各自的特定利益與責任，但都不相互重疊。雖然我曾經想問問，哪一個單位最該為大眾對飲食和健康問題的困惑負起責任，這樣的提問是合乎情理的，但我現在了解，評判誰最該負責任其實沒什麼道理。每一個單位，或多或少，依靠的都是別人所提供的同樣基本資訊，每一個單位都會把這些資訊做對自己最有幫助的利用。

那麼，誰有責任創造這樣的知識，並且決定它的正當性？不管怎麼說，學術界是責無旁貸的。學術對社會的衝擊已穿越象牙塔，全面擴及到知識分子、社會人士和社會的組織結構。暫且拋開教育部分不談，在二〇一六年秋天的學術界，有二千一百萬大專年齡的年輕學子[1]，正在執行或管理我們保健科學中大部分的基本研究。光是國家衛生研究院，一年在醫學研究上，就撥了三百億美元給「二千五百所大學、醫學院和每個州及全球其他機構的三十萬名研究人員」[2]。

在談到學術界時，我們指的不只是製造這種資訊的大學校園。大量的學術研究也發生在學術機構之外，而且這些活動深受主事者的學術聲譽、及其在學術界中持續的「學術地位」與可信度的影響。這些活動中最卓越的其中一種，是有助於發展公共衛生政策、計畫和服務，通常是由專家組成的委員會來規劃。

在管理大範圍的農業延伸活動裡，學術界也扮演著領導者的角色。透過一項已有百年歷史的政府計畫，即各大專院校執行「擴大合作」的延伸計畫，據美國農業部的說法：「把以證據為基礎的科學和現代化技術，向農民、消費者和家庭推展。」[3]

換言之，學術界在社會中最適合（至少在理論如此）去聚集這類會影響我們對飲食和健康基本想法的資訊。但這只在一種情況下發生，那就是學術界要促進並保障其專業人才盡其所長、所需的自由，並且保障這些概念能定期不受汙染的暴露在大眾和專業的監督之下。學術界應該透過創新研究來拓展知識的領域，然後將這項資訊分享給不只是專業同儕，還有各種公共團體：課堂上的學生、獨立研究的學生及社會大眾。正當的研究和論述若沒有所需的地點和環境，一個自由的社會就不可能存在。

學術自由的衝撞：以康乃爾大學為例

學術在激勵任何社會的自由與進步上的重要性，再怎麼強調也不為過。但為了真正能有益於社會，學者們必須能自由的思考、調查研究，並且在充滿正直與誠實的環境中分享其想法。遺憾的是，我所看到的學術界，一旦獲得補助之後，就成了自由言論下被持續侵蝕的受害者。

我的整個生涯差不多是在學校裡度過的：麻省理工學院三年、維吉尼亞理工學院十年，以及康乃爾大學四十年（計入研究所四年和榮譽退休教授六年），包括在牛津大學和我們專業生醫學會在馬里蘭州貝契斯達市總部的休假研究一年。

我在康乃爾完成博士學位的十四年後，於一九七五年受到母校康乃爾大學聘僱，在一般說來算年輕的四十歲時，擔任終身職教授。我的專任系所是營養科學部，雖然是新擴張和重新命名的科系，但它是國內長久以來排名第一的營養科學系。

不過，我也受邀成為另外兩個研究所的成員（生化與國際農業），使我能夠在這兩個學科中主持研究生的研究討論。後來我與研究同仁共同創立了一個新領域（毒物學）研究所，所以，我總共在四個不同的研究領域中做研究和督導學生。

在康乃爾大學的期間，我的研究團隊招待過來自六國（日本、英國、法國、中國、加拿大和奈及利亞）共二十五位訪問教授和學者，他們都在我的實驗室裡做上為期一年的研究（我深深感激他們，沒有他們的參與，我就不會寫出這本書及《救命飲食2：不生病的秘密》）。在這些年輕人中，有許多人繼續在科學

令人遺憾的是，一旦獲得了補助，學術界就成了自由言論下被持續侵蝕的受害者。

界發展出優異的生涯。多年以來，我的研究計畫與團隊是整個營養科學部規模最龐大、資金最充足、而且發表最多研究報告的。

在康乃爾的漫長生涯，特別有助於我在學校以外的活動。康乃爾的名字和聲譽，無疑為我開啟了好幾扇門，包括二十年來令我保持忙碌狀態、成為好幾個受到高度認同專家小組的一員與研究撰稿者的機會，工作是負責研發或為國內和國際飲食與衛生政策撰稿。這些活動通常為社會與地球所需的極重要視野，提供了據以形成的各式各樣經驗和觀點。

總之，學術界給予我的，就像它給予其他人的一樣，是在生涯發展上的超豐富機會。除非我們這些學者的研究太接近備受重視、且根深蒂固的信念與常規的邊緣，否則我們可以在課堂上創造並與學生分享自己在知識上的觀點，我們可以選擇自己的同事，而且我們可以想像並測試自己的研究疑難——假設我們能夠應付資金問題的話。我們有足夠的空間去創造屬於我們的現實。

然而，我見識過當一個學者的研究真的太衝撞（切確的說，是公然挑戰）既存的信念和常規時會怎麼樣。

在一九九〇以前，由於康乃爾大學傳播系的協助，我的研究團隊大規模發表的諸多發現，往往成為媒體的專欄報導。但在一九九〇年，我們在中國的研究計畫，為我們的研究添加了一項極有價值的新次元，引起了國內與國際間的注意。中國營養研究計畫的主軸故事出現在《美國今日》、《紐約時報》、《週末晚報》，以及其他的大眾媒體上。這項研究計畫是兩國間首次的合作研究，它周遭圍繞著大量的新聞，無疑是受到這個因素加持的關係。

來自中國的大量新資料，讓我產生莫大的興趣。實驗室發現與人類研究發現的結合透露出一個真相，這個真相有極大的潛力，可以從基本上重新塑造我們對營養的想法。從那個時候起，各個事件開始從許多不同的方向往外擴展：康乃爾教授在「蔬食營養」上初試啼聲的大學課程（直到該課程被移至線上教學系統），本書於二〇〇五年發行；包含我們的研究、甚至是以此為號召而製做成的錄影節目或紀錄片，至少有十五卷；愈來愈多人找我安排演講，場次多到我無法負荷。就這樣，一場關於蔬食營養的「運動」，正逐漸浮現。

假如要我選擇做為轉捩點的事件，那會是一九九〇年《紐約時報》在科學版中報導我們的中國營養研究。它照亮了一條新的道路，讓我在學術上所追尋的成果為大眾所知。其後的幾年裡，我漸漸得到一個機會，去重新思考營養、健康和科學本身的意義，雖然我並不想評價這些新意義到底背離傳統科學多遠。我在早年體驗過挑戰傳統教條的困難，這一點已在本書中提過，但是這些新的進展在一九九〇年代初期開始面臨新的考驗。

由於所有的這些事件都是尚未公諸於世的，所以某些康乃爾的行政官員表示感興趣，但並不是我希望的那樣——也許更適合說是某種程度的好奇，而非有建設性的興趣。而且我開始感到有一股像是結合起來的力量，不僅要阻止我的研究讓大眾知道，也不讓校園裡的其他人知道，包括學生。

大約在同時，康乃爾大學營養科學部主任卡佩特．戈薩博士（Cutberto Garza），也擔任達能集團（在歐洲的名字）或達能公司（Danone Company，在美國的名字）的副總裁，那是一家影響力強大的多國食品及乳品公司。一九九五年，他也成為美國肉類出口協會飲食指南委員會（美國政府食物金字塔的資料來源）的主席。在他的任期內，他和他的委員請求壓制住關於他們與乳品企業利益衝突的資訊，他們的請求被接受。該委員會裡十一個成員中有六個，與企業有未被揭露的財務關係。那宗訴訟還揭露，戈薩未申報超出需申報金額的個人津貼[4]。

在這段期間裡，我在我們的部門裡組織了一課程，名為「蔬食營養」——我並不特別喜歡這個名稱，但我們的主任覺得適宜。我更有興趣的是，挑戰營養科學的某些基礎常規。它雖然是選修課，但很快就大受歡迎。然而，當我選擇在連續教學六年之後被借調一年（由於本書第一版的問世而到校外做一些新興課題的講學）時，就在我要前往波士頓大學擔任院長之前不久，主任在沒有跟我商量的情況下直接刪除了我的課。學生報的一位編輯告訴我，大約有三千到五千名學生聯合簽署請願書，要求恢復那堂課，但儘管我透過各種管道將訴求傳達給學校總裁（他本身是名素食者），**那堂課仍逃不過被刪除的命運**。

次年，該課程由學校的另一系主辦。那時我便試驗一種教學模式，讓美國其他地方的學生也能上那堂課，然後把他們的學分從康乃爾轉到他們學校。不過，這種嘗試也碰了釘子——戈薩的繼任者、遺傳學家派屈克．史多佛（Patrick Stover），寫信給主辦該課程的系的系主任，說他的系無法贊助該課程，因為營養科學部不再認可它，這根本是胡扯！校務督導與院長都為我說項，並建議我向我們系上最初同意該課程的委員會尋求重新認可。但史多佛否決了那個主意，並寫信給委員會說，如果他們重新同意該課程，他還是會阻擋開課。

另值得一提的是，戈薩對學術自由觀念的挑戰，不只限於康乃爾大學。離開我們學校轉到波士頓大學後，他否決了88%要求建立教師代表會的請求，這是他下臺前不久發生的事。

史多佛利用刪除課程的方式（透過他的一位職員）繼續他對我研究的無理干預，距離上課日期僅短短三天，他才取消訪問講座——克德威爾．艾索斯丁博士和我共同開設課程——預借的教室（在原本安排好要上課的期間，那間教室仍是空的）。當我請求職員的協助，想在稍後的日期裡尋找另一間可用的講堂時，我被告知：「坎貝爾博士，你在這個學校裡絕對找不出另一間可上課的教室！」

我還從一位同仁口中得知，我們又大又具影響力的傳播系退休主任，受到一位學校高階官員的指示，要他的職員不能再對我「有所著墨」。我在康乃爾大學的這些年來，一直是學校傳播服務的受惠者（國內新聞發布、在康乃爾的出版品中發表文章），曾受到這個部門的追縱報導，有多達兩百個以上州級與國家級的媒體，因為他們發布的新聞而來報導我們的研究。不管我同事的話有多可靠，那個部門確實終結了校外媒體與我們研究的聯繫。因此，接下來是長達約三年的靜默無聞。

再把時間拉回到我的營養課被刪掉的時候，我們院長最後建議的「決解方案」，是把該課程放到康乃爾當時新推出的線上教學系統eCornelll，而那個系統在當時也僅勉強維持中。雖然感覺上像是棒球員從大聯盟被降到小聯盟，但我仍願意嘗試。我開始成立一個非營利機構，來資助我幾位研究生的研究，再加上那些曾協助我把課程放到線上（這在當時並非易事）、充滿進取心的畢業生的幫忙，尤其是捐助者梅根・莫菲（Meghan Murphy），出資雇用職員來運作這個非營利機構，我們終於組織並開始了線上課程。到了二〇一四年，那個課程（現在是頒有結業證書的合格課程，並為醫師提供三十個第一類繼續教育學分）在康乃爾約一百種的課程中，排名第一。知悉我們的成功之後，一位康乃爾傳播部門的資深撰稿人，在《康乃爾大學報》（康乃爾的主要新聞來源）中寫了一篇關於該課程的文章。

那篇文章的作者當時在康乃爾服務了三十二年，預計在那年十月退休。多年前她受聘於康乃爾之後的第一篇文章，就是關於我在一九八二年與他人共同著作的國家科學院之「飲食、營養與癌症報告」[5]，以及關於因該報告而形成的罕見國家政策。由此看來，她的寫作生涯從我的研究開始，也以我的研究結束，是再適合不過了。

當那份新聞文稿分享給康乃爾總裁時，他轉而與一些行政官員分享，包括農業與生命科學學院院長、國家科學部主任，以及人類生態學院院長，而他們拒絕刊登。根據那名記者的描述，他們那麼做是因為他們不願為我的觀點「背書」。《康乃爾大學報》的職員反對那樣的封鎖，理由是違反學術自由，並提供一個機會讓他們在這則文章旁邊發表對這個資訊的闡釋，但這也被否決了。順便一提，當那名《康乃爾大學報》記者為了文章初次面訪我時，我曾提醒她，她的部門在三年前禁止對我的研究「有所著墨」，但她向我保證，那條禁令不再有效，因為那個主任最近退休了。然而，自從她為文章第一次面訪我之後，事情顯然改變了。位居管理階層較高職務的某個人已經下達命令，誰坐在主任的椅子上也沒用。

我真的很不喜歡向大家分享**大學的「家醜」**，尤其這個學校是我曾經那麼尊敬，也是擁有無數優異學者和老師的地方。我會毫不猶豫的建議學生去就讀康乃爾大學，但對我很重要的是，我應該充分分享這項資訊，向大家證明學術界擁有多大的力量，去依照它的喜好來修正科學的結果，並摒棄他們不喜歡的科學資訊。這則故事雖然是我的經驗，但焦點並不是放在我個人，無論讀者贊不贊同；這只是我對一個事件所知的最佳版本，它已在其他地方一再上演太多次，並造成嚴重的社會後果。

繼續腐化

我期盼接續在這些故事之後的，是一個有希望的未來，但最近的趨勢卻是在鼓舞敗壞學術自由的風氣，而且每況愈下。我們大學裡非終身職的講學者和研究學者愈來愈多，他們的工作很容易受到雇主意向的影響和控制。事實上，他們是執行雇主宣傳計畫的契約人員。**沒有終身職的保障，當他們的看法和發現與沒擔當的當權者相衝突時，他們隨時可能被解僱**。在一九八〇年，68%的學者具有終身職或長聘職[6]，但現在僅有32%[7]，也就是說，非終身職的占了68%，當時的美國大學教授協會建議，教職員中非長聘學者的數量，不應該超過15%[6]。

控制這些非終身職與終身職工作的高階官僚體系，也對公司利益愈來愈感興趣，因為公司組織為學術機關負擔愈來愈多的經費。一九六五年，當時我在維吉尼亞理工學院擔任我第一個教職，該部門的科學研究和發展資金不到全部的40%，但到了二〇〇六年，數字已提升到65%[8]。

我太清楚終身職所能給予的保護。當我在一九七五年剛回到康乃爾擔任終身職的專任教授時，我受邀參與兩個其他系所在州內的巡迴講學，那是由我們農學院院長所主導的教學計畫。當時，基於自己的研究發現，我已開始質疑對動物蛋白質的攝取，而這促使紐約州的雞蛋理事會（一個由企業擁護的團體）寫信來逼促院長和大學總裁開除我。那個院長雖然在他的人生中非常熱衷於支持家畜企業，卻很有個性——他回覆說，他不能也不會這做。我的終身職是有效力的，而且會持續下去（至少在原則上），直到現在。儘管我的研究令我與由公司利益支持的傳統職務愈來愈不對頭，但我仍保有我的職位與說出（我所相信的）真相的能力。在享有終身職優勢的教職員比例繼續下降的同時，一些教職員為了個人收益而接受公司顧問職位，將自己的靈魂出賣給最高的出價者，這催化了更進一步的腐化。很遺憾的，在這個體系裡，得到最多媒體關注的，正是身為科學、大學權威的這些人，特別是當他們得到合作公司的宣傳與支持時。

永不放棄的追尋

美國學院與大學協會理事會[9]，提供了以下學術行為與自由的指引——很明顯而且應該得到大多數人採用的指導方針：「學生確實有權利去聽取和檢驗多元意見……學者需要有追求想法的自由，無論想法多麼不同，也不受政治、宗教或其他教條的約束。……學院要擔保，沒有任何提案的成立是沒有選擇自由的，或沒有任何計畫能夠妄自宣稱擁有唯一的真理（他們最清楚的管理者所宣稱的）。」

學術自由要受到社會的保護，教職員和學生才能運用這樣的自由來促進多數人的利益。但是，當研究機構蒙受贊助公司的恩惠時，這些清高的理想都變成了神話故事。

我堅信，絕大多數的學者是誠實正直的，而具社會意識的學者多願意參與真誠的談話。然而，身在學術界的我們，有許多人未能認識到，我們其實是生活在知識分子的象牙塔裡，通常沒有警覺到（甚至未意識到）加諸在我們言語上、研究方向上的限制。我們有太多人的研究都侷限在飲食、健康和醫療等狹隘的主題上，卻從不去了解那些限制，因為在一個科學簡化論的環境裡做研究，會有無數已聚焦好的想法可用，但那些想法都不會挑戰世人所重視的規章和習俗的界限。

同樣的，在尋找外在來源的研究資金時，這也會阻止我們不要太偏離傳統邊界，只因為怕無法尋得晉升和獲得終身職所需的研究資金，而「不發表就完蛋」的想法普遍存在。我曾是教職審查委員會的一員，親眼目睹優秀又具前途的年輕學者被解聘，因為他們無法取得研究資金以繼續從事他們的興趣。從許多方面來說，我們的體制偏好保持現狀。

學術界不再是它以前的樣子，我現在堅信，在本書第一版中討論過的企業、政府和衛生醫療部門之間，學術界是比它們任何一個更該為大眾對健康資訊的疑惑和扭曲而受責備的對象。然而，極重要的一點是，這不是絕大多數研究學者和老師的錯，而是少數學者的問題，無論人數有多麼少，那些人很樂意出於自利的原因，而施惠於公司利益。假如他們獲得一份行政職位，那個職位就讓他們擁有更多手段和影響力；而**隨著學術自由的消失，有能力在知識上提出相反意見的人也就變得愈來愈少**。

為了說明我擔憂學術界變得與公司利益糾葛太深，以下列舉幾張勝過言語的照片來做表達。左邊的照片是康乃爾大學史德金大樓的左前方，也就是位於農學院院區的乳品科學大樓。這棟大樓裡有我的研究室，裡頭有我的辦公桌，那張書桌原屬於最近過世的教授，康乃爾第一位榮獲諾貝爾獎的詹姆斯．桑尼爾（James Sumner）。那張書桌現在在學校的博物館裡，上頭很公允的標註著他的名字，不是我的。

幾年之前，史德金大樓大幅翻修，估計花了一億五百萬美元。這意味大樓內部（包括我的辦公室）被挖掉，而且從裡到外成了一棟非常震撼、非常現代化的建築，如右圖所示。大樓面對道路的那一側都是玻璃窗，這樣人們才能看到裡頭一些用來製造

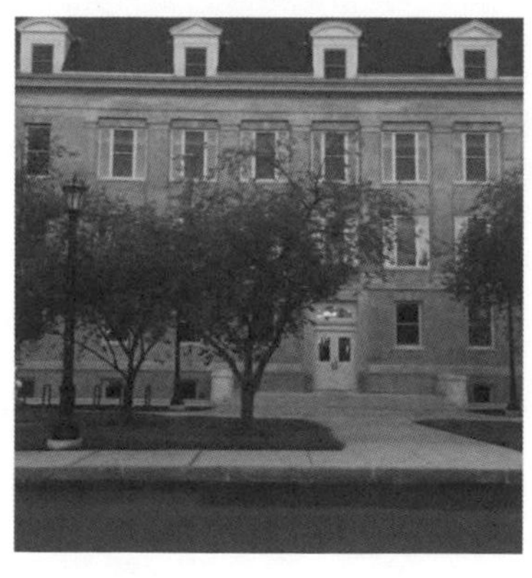

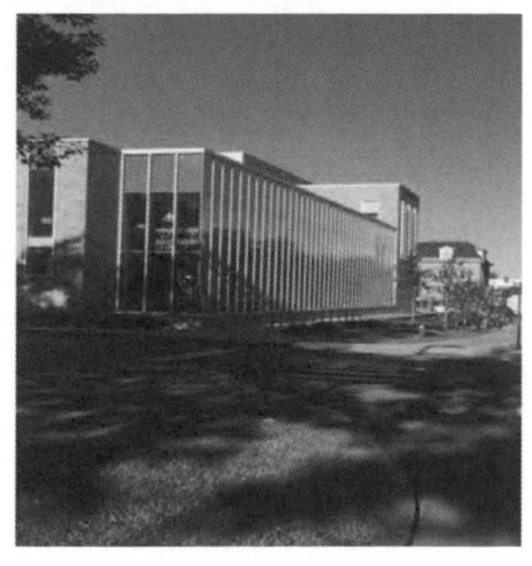

乳製品、很棒的機器。就在這個新牛堡入口的外頭，有一座四・五到六公尺高的奶瓶「紀念碑」，如下方左圖所示。好一個傑作！大樓裡有走道通往富麗堂皇的百事禮堂，如下方右圖，它取代了從前我上過好幾堂課的舊禮堂。

我很清楚，我在本章對於曾經是我生涯之家（我也許比任何在康乃爾的人都待得更久）的學校一直很嚴苛。我也知道，康乃爾大學曾給過我無比的良機去做許多互利的工作，尤其包括了與許多傑出的學生、老師和行政官員共事的機會，這些人是我極樂意稱之為同事與朋友的人們。

同時，我也了解，對我們的做法與想法發揮控制力的制度與規章，往住具有微妙但強大的力量。我所選擇的研究與教學之路，引領我跨越已蝕刻在我們集體意識中的藩籬（有時是在不自知的情況之下）。我們的研究發現，對於動物性蛋白質至高無上的地位、以簡化論的偏見為基礎的生醫研究、被假定不可逆的癌症、藥物發展基礎的關鍵性結構概念、營養補充劑的不充分性、癌症的化學致癌因素……等等來說，都是一項挑戰。我別無選擇，因為它就在那裡，就在這些界線的另一邊，我看到了一個新世界——從那裡，我得到許多知道且珍視這項資訊的新朋友與新

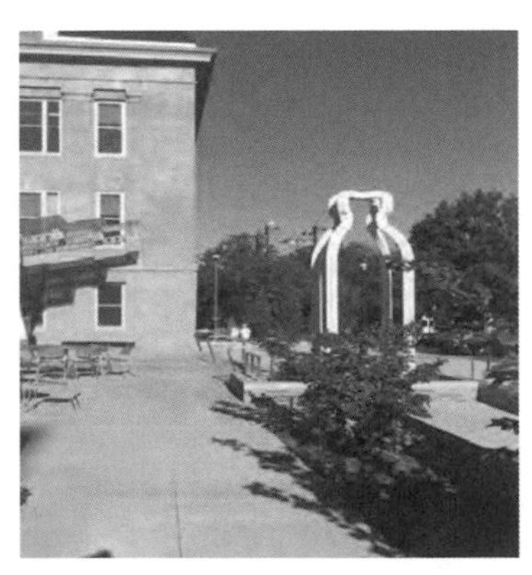

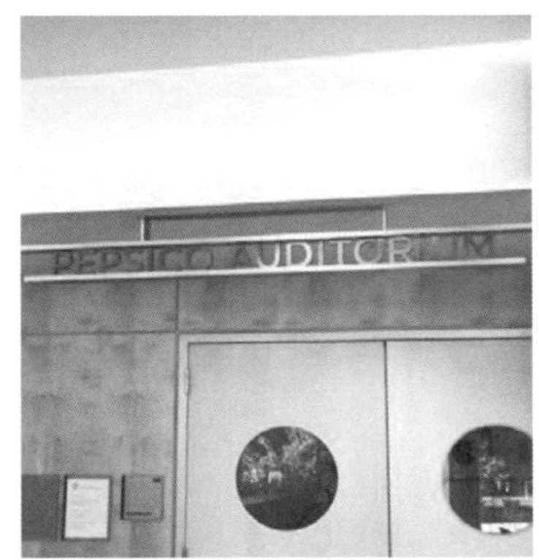

同事。現在，我只能期盼，總有一天，會有更多的同事說：「多告訴我一些。」

我的研究利用納稅人的錢進行了三十五年，至少有90%來自於國家衛生研究院，而我是在同儕審查的嚴密基礎上競爭出線的（其他的來源大多是我的薪水，以及由美國國務院提供我在菲律賓工作六年的所得）。將我的研究資金侷限於公部門，是我生涯一開始的打算，因為我不想使用自利、向錢看齊的組織機構的經費。我對公部門經費的資助，感激之情是無法言喻的。

我並未帶著任何預設的議程——非意識形態的、非公司派的——展開我的研究之旅，我只想研究飲食與人類健康之間是怎麼產生關係的，而且使用的是公部門、中立的資金。在我很小的時候，父親告誡過我：「做人要誠實，誠實最重要。」他的話一直是我的護身盾牌，無論這條道路變得多艱險莫測。連一開始似乎令人難以置信的研究發現也不例外，像這類的發現必定不是被確認，就是被駁斥，但不能被忽略。這就是科學——我所知道的最佳闡釋。

在生涯中，我已擁有一切——專職、聲望、大量的研究資金、收學生、學院間的研究交換、少數康乃爾大人物的真誠支持、完善的設備、許多個人獎項等等。得到這麼多贈禮，我天真的以為自己對不適任的二、三流管理暴君有相當強的免疫力。但坦白說，我的道路已變得比我想像中更艱險困難，然而，無論在什麼樣的道路上，追尋真理看來都不是背負公司利益的管理者計畫中的一部分。

這些年來，我知道**有一些老師和學生想追求他們看到的真**

當研究機構蒙受贊助公司的恩惠，追求學術自由的崇高理想就會變成了神話故事。

理，但他們無力抵抗管理者的不當行為，因為他們沒有足夠的資歷來捍衛自己。這些受害者都是真誠、有能力的人，還有超乎常人的榮譽感。我有資歷可以保護自己，但那些受害者沒有。所以，以他們之名，以及其他沒沒無名者，我將頑強的追求我立志要做的事，以及其他人無法做到的事。現在，我最大的興趣變成了促進學術自由。長期擔任肯塔基州議會代表的湯姆．禮萊（Tom Riner）在影片《純蔬食民族》中說得最好：「真相是頑固的傢伙，它就是不肯走開。」

1.National Center for Education Statistics."Fast Facts." Accessed September 3, 2016, at https://nces.ed.gov/fastfacts/.

2.National Institutes of Health. "About NIH: What We Do: Budget." April 4, 2016. Accessed September 3, 2016, at https://www.nih.gov/about-nih/what-we-do/budget.

3.U.S. Department of Agriculture, National Institute of Food and Agriculture. "Extension." Accessed September 3, 2016, at https://nifa.usda.gov/extension.

4.Center for Media and Democracy. "SourceWatch: Physicians Committee for Responsible Medicine: Court Rules against USDA Secrecy & Conflicts of Interest." Last modified March 12, 2015. Accessed September 3, 2016, at http://www.sourcewatch.org/index.php/Physicians_Committee_for_Responsible_Medicine#Court_rules_against_USDA_secrecy_.26_conflicts_of_interest.

5.National Research Council. Diet, Nutrition, and Cancer. Washington, DC: National Academy Press, 1982.

6.Kingkade T. "Tenure decline: Inside Higher Ed survey finds provosts relying on non-tenured faculty." Huffington Post, January 23, 2013. Accessed at http://www.huffingtonpost.com/2013/01/23/tenure-decline_n_2537418.html.

7.Pankin R, and Weiss C. "Part-time faculty in higher education: a selected annotated bibliography." DigitalCommons@Providence, Sociology Department Faculty Publications, October 1, 2011. Accessed at http://digitalcommons.providence.edu/cgi/viewcontent.cgi?article=1000&context=sociology_fac.

8.Washburn J. "Science' s worst enemy: corporate funding." DiscoverMagazine.com, October 11, 2007. Accessed at http://discovermagazine.com/2007/oct/sciences-worstenemy-private-funding.

9.Association of American Colleges & Universities. "Academic freedom and educational responsibility." January 6, 2006. Accessed at https://www.aacu.org/about/statements/academic-freedom.

19

歷史重演
Repeating Histories

《救命飲食》已經改變全世界人們的飲食，包括我自己……

—Sanjay Gupta，CNN首席醫療線記者

一九八五年，我利用大學公休假到英國牛津去，因此有機會在知名的醫學歷史圖書館研讀飲食和疾病歷史。我利用知名的牛津大學巴德里圖書館，以及位於倫敦的皇家外科醫學院圖書館和「帝國癌症研究基金會」做研究。在這些殿堂裡，我興奮地發現一些在飲食和癌症（及其他疾病）議題上寫出極有說服力作品的作者，有些甚至是一百五十多年前的老作家。其中一位就是約翰．麥索韋恩（George Macilwain），他寫了十四本關於醫藥與健康的書。麥索韋恩在北愛爾蘭出生長大，於十九世紀初搬到倫敦，成為知名的外科醫生，他同時還是「皇家外科醫學院」的成員及榮譽會員。麥索韋恩發現「油脂、脂肪和酒精」是致癌主因之後，在四十歲改吃素食[1]。他也將「疾病的本質論」發揚光大，大部分是關於癌症的成因及其治療。

「疾病本質論」的概念表示：疾病不是自某個器官、細胞或是某項反應出錯所引起，也非某一個獨立作用的外在因素造

成，而是因為體內多重系統的故障所致。當時與此理論相左的是「疾病局部論」，指疾病是由外來因素在體內特定地點發揮作用所致。早在當時，主張食療和主張手術及藥物兩個派別就已展開激烈爭辯：擁護「疾病局部論」者認為疾病是由局部引起，可藉由局部切除或用離析出的化學物質在局部治療；支持飲食和生活方式療法的人士認為疾病是全身體質特性出現的症狀。

在更加深入了解麥索韋恩後，我才發現他竟然還是我的親戚，我祖母的娘家姓氏就是麥索韋恩，而且她們家族的一支就住在麥索韋恩的故鄉——北愛爾蘭。此外，她們家族流傳著一個故事，說有個麥索韋恩在十九世紀初離開愛爾蘭的家族農場，在倫敦成為一位有名的醫生。我的父親也來自北愛爾蘭，他在我小時候就提過一位「喬治叔叔」，但我從來不知道他是誰，後來我查過族譜，幾乎可以確定喬治．麥索韋恩就是我的曾曾叔父。

兩年前，我太太與我到英國和愛爾蘭遊歷，想進一步了解我和麥索韋恩的關係。我們得知他成年後在英國住了大半輩子，死後葬在英國梅辛。遺憾的是，我們無法找到他的死亡證明。我們在前往梅辛的墓園時發現，一九〇〇年以前過世的人多以軟墓石做墓碑，墓碑上的文字大部分都被磨蝕掉了——而麥索韋恩死於一八八三年。透過這一點和進一步的族譜研究，我幾乎可以確定，喬治．麥索韋恩不是我的曾曾叔父，就是我的曾曾祖父。

這項發現成為我一生中很值得紀念的故事，我和喬治．麥索韋恩的人生歷程相似，都很清楚飲食對疾病的重要性，最後也都成為素食者。他寫在一百五十多年前的一些想法，和我的理念十分貼近，簡直就像從我的嘴說出去的一樣！

自本書第一版問世以來，我查詢到麥索韋恩的十一本書，而且已讀過其中許多本。就像當時的許多醫學文本一樣，那些內容既冗長，有時還很難理解。但有一點是肯定的，他在一八〇〇代的寫作，已經組織起整體健康的架構——他稱之為「體質論」（constitutionalism）——那與我自己的想法極契合，因為整體健康是描述營養和醫療業務之指導原則應該如何的最佳方法。

吃肉就是自冒風險

我在這些圖書館裡研讀時，不只發現我的家族歷史，還發現學者討論健康的本質已有數百年，甚至數千年之久。

約二千五百年前，柏拉圖寫下蘇格拉底和格勞孔的對話，他們在對話中討論希臘城邦的未來。蘇格拉底認為城邦應該一切從簡，而且市民飲食應以大麥和小麥為主，佐以鹽巴、橄欖、起士，配上煮熟的洋蔥和甘藍菜等鄉村菜餚，並以無花果、豌豆、豆莢、烤桃金孃果實和山毛櫸堅果為點心，搭配適量葡萄酒[2]。蘇格拉底又說：「如此一來，他們就能平穩且健康地度日，而且很有可能長命百歲。」

但是，格勞孔卻回答這種飲食只適合「給豬吃」，還說市民應該「以文明的方式」生活。他接著說：「他們應該斜倚在長椅上……然後吃著一般現代晚餐的餐點和點心。」換句話說，市民應該享有吃肉的「樂趣」。

蘇格拉底回答：「如果你也想要我們仔細思量這個罹患炎症的城市……我們應該也需要替那些想吃牲畜的人，準備各式牲口才對，不是嗎？」

格勞孔說：「我們當然應該。」

蘇格拉底接著說：「那麼，照這種飲食方式吃，我們難道不應該比前述飲食方式需要更多醫師嗎？」

格勞孔不能否認這點，他說「是的，的確應該。」

蘇格拉底繼續表示：這個奢華的城市將會缺少土地，因為我們需要額外的土地去飼養糧食所需的牲畜；土地短缺則會造成市民之間爭搶土地，進而產生暴力衝突和戰爭，於是便需要主持正義的法官。再者，蘇格拉底寫道：「當城市充滿放縱和疾病，法院和手術也將跟著變多，難道當名門之士也想在法界和醫界爭一席之地時，律師和醫師不會開始變得趾高氣揚嗎？」換句話說，在這個充斥疾病的虛華城市，律師和醫師會成為規範[2]。

雖然這很值得注目——西方史上最偉大知識分子之一，在近二千五百年前就譴責過肉類的攝取，但更驚人的是，幾乎沒什麼人知道這段歷史。舉例來說，鮮少人知道西方醫學之父希波克拉底、喬治·麥索韋恩或美國癌症學會創辦人霍夫曼（Frederick L. Hoffman）倡議飲食是預防和治療疾病的主要方法。

為何柏拉圖能如此精準地預測未來？他知道攝取動物性食品不會帶來真正的健康和繁榮，反之，因為吃肉而衍生的錯誤奢華觀念只會導致疾病、土地爭議、律師和醫生的文化。這對於當今美國所面臨的部分挑戰，不啻是很好的描述！

為何早在二千年前，古羅馬暴君尼祿的導師和顧問——塞尼加會如此確信攝取動物性食品將招致麻煩，他寫道[2]：

「一隻牛對於一、兩公頃的草地感到滿意，而一片樹林可滿足數隻大象。人類卻可以奪走整片土地和海洋。什麼！難道當大自然賦予人類如此微小的身體時，真的還給了我們貪得無饜的胃嗎？

……胃的奴隸（如羅馬歷史學家薩盧斯特所言）要依照低等生物的數字來計算，不是人類，而是死人……你可能會在他們的門口題字：『這些人期盼死亡。』」

吃肉不會帶來真正的繁榮和健康，反而會衍生出錯誤的奢華觀念，導致疾病、土地爭議、律師和醫生文化。

期盼死亡的現代人

直到今天，仍沒有任何藥丸或手術能有效預防、消除，甚至治療任何慢性疾病。最有效的預防和治療方式，還是藉由改變飲食和生活方式——也就是從本質改變——以達到健康的目的。

我們為何忘了這些歷史教訓？我們為何不知道古希臘奧林匹克最佳運動員必須攝取植物性食品，從不擔心吃素無法取得足夠蛋白質？為什麼醫生幾乎不了解營養的真諦，醫學機構拚命詆毀營養，甚至使用處方藥和到醫院看病成了第三大死因？為什麼倡導植物性飲食可能危及一個人的專業生涯，而且科學家花更多時間在控制自然，而非尊重自然？為什麼那些因為人類疾病而獲利的公司，反而過來告訴我們怎樣才是健康，那些因為我們的食物選擇而獲利的公司，也反過來告訴我們怎麼吃才正確？為什麼那些大眾辛苦賺來的血汗錢，被政府用來提高藥品業的獲利，而且我們對於政府在食品、藥物及健康方面的政策總是不信任多過於信任呢？又是為什麼，美國人對於健康觀念會變得如此混淆，以至於他們不再關心健康？全美約有三億人[3]有病：

❶82%的美國成人至少擁有一項罹患心臟病的危險因素[4]。

❷81%的美國人在任一週服用至少一種藥物[5]。

❸50%的美國人在任一週服用至少一種處方藥物[5]。

❹65%的美國成人過重[6]。

❺31%的美國成人肥胖[6]。

❻美國年輕人（六歲至十九歲）每三個就有一個已經體重過重，或是有過重的危機。

❼約有一億五百萬名美國成人的膽固醇驚人地高[7]（也就是200毫克／公合以上，而一般標準的膽固醇含量則應該在150毫克／公克以上）。

❽約五千萬美國人有高血壓[8]。

❾逾六千三百萬美國成人在任意三個月期間，都出現下背部痠痛問題（跟血液循環和體重過重有關，兩者皆受飲食影響，而且不運動會造成情況加劇）[9]。

❿逾三千三百萬美國人在任意三個月期間，都出現劇烈頭痛或偏頭痛[9]。

⓫二千三百萬美國人在二○○一年罹患心臟病[9]。

⓬至少一千六百萬美國人有糖尿病。

⓭逾七十萬美國人在二○○○年死於心臟病。

⓮逾五十五萬美國人在二○○○年死於癌症。

⓯逾二十八萬美國人在二○○○年死於腦血管疾病（中風）、糖尿病或阿茲海默症。

美國人因為忽視柏拉圖和其他人的警告而招致極大危險，若以塞內加的話來說，就是「期盼死亡」。饑荒、環境衛生不佳和傳染病等貧困的象徵，如今已在西方世界中減至最少，然而，現在的我們卻是飲食過度，而且以往低度開發國家也已經快與美國齊平。

以前從未有過如此高比例的人口數死於「營養充分症」，難道這就是蘇格拉底在二千五百年前所預言的「社會充斥著大量醫師和律師，與生活奢華和肉食人士引發的問題進行角力戰」？以前從未有過這麼多人罹患肥胖症和糖尿病。另外，過去也從來沒有過健康保險面臨財務吃緊的危機，導致社會各界都感到相當苦惱，從業界、教育界、政府，到投保不完全的家庭，全都面臨到相同處境。如果有一天，我們必須決定，究竟是要幫老師決定健康保險，還是替孩童決定教科書時，我們會選擇哪一個？

此外，我們以前從未影響自然環境到這種可怕地步；我們失去了表土、龐大的北美含水土層和全球雨林[10]；我們改變氣候的速度之快，已讓全球許多消息最靈通的科學家開始擔心地球的未來。我們以前也從未像現在一樣，如此從地球表面消滅植物和動物物種。我們也不曾像現在這樣，大規模向環境引入基因改造植物，而且根本不曉得會造成什麼樣的衝擊。我們對於環境造成的種種改變，都受到飲食的強烈影響[11]。

危機就是轉機

隨著發展中國家的數十億人民累積更多財富，並漸漸採用西式飲食和生活方式，營養過剩所引發的問題每年就以指數方式上升，顯得愈發急迫。一九九七年，世界衛生組織幹事長中島宏表示，慢性疾病未來在發展中國家造成的負擔，會是「全球性的苦難危機」[12]。

我們在過去二千五百年間胡亂摸索，築起這個我們現在所謂的「現代社會」，亦即無法永續維持的巨獸。我們當然不會有另一個二千五百年，去記住柏拉圖、畢達哥拉斯、塞內加和麥索韋恩的教誨——我們甚至連二百五十年都沒有！

然而，危機就是轉機，正因如此，所以我滿懷希望。人們已開始意識到改變的需要，而且也開始質疑當前對於食物和健康一些最基本的假設。此外，人們也開始了解科學文獻的結論，並且為求更好的人生而改變生活。

我們以前也從未有過堆積如山的經驗研究，都支持以全食物植物性食品為主食的飲食方式。我們現在能看到心臟動脈的電腦影像，顯示出狄恩．歐寧胥醫師和小克德威爾．艾索斯丁醫師所做的研究結論，也就是全食物植物性食品可以改善心臟病[13]。我們現在已經知道其中的運作原理，也知道動物性蛋白質甚至比飽和脂肪酸和膳食膽固醇，更會增加實驗動物、個人到全人類血液中的膽固醇含量。國際研究比較各國飲食文化也發現，以傳統的植物性食品為主食的人罹患心臟病的機率較低，而且對單一人口中的個人研究亦同樣顯示，攝取較多全食物植物性食品的人不只膽固醇含量較低，罹患心臟病的人也比較少。我們現在已有深入且廣泛的證據顯示，全食物植物性食品對於心臟最有益。

我們也從未像現在一樣，從細胞組成和人口分析兩方面，都深入了解飲食影響癌症的運作方式。已出版的資料顯示，動物性蛋白質能促進腫瘤生長。除此之外，動物性蛋白質也會增加「類胰島素生長因子第一型」（IGF-1）荷爾蒙的含量，而這種荷爾蒙是致癌的危險因素；高酪蛋白（牛奶中的主要蛋白質）飲食會讓更多致癌物質進入細胞，進而讓危險的致癌產品與DNA結合，然後造成更多誘導有機體突變反應，因而產生致癌細胞，而只要這種致癌細胞開始形成，就會加速腫瘤生長。資料顯示，動物性飲食能增加女性在一生中製造「生殖荷爾蒙」，而這可能導致乳癌。我們現在已有深入且廣泛的證據顯示，全食物植物性食品對於預防或逆轉癌症最有益。

我們以前也從來沒有技術去衡量和糖尿病相關的生物指標和證據，可以顯示血糖、血膽固醇和胰島素值會因攝取全食物植物性食品而改善，而且比其他療法都有用。介入性研究顯示，若以全食物植物性食品去治療第二型糖尿病，可以達到扭轉病情之效，並且不再依賴藥物；此外，範圍廣泛的國際研究顯示，第一型糖尿病跟牛乳攝取和過早斷奶有關。我們現在也知道自體免疫系統會透過血液中動物性蛋白質引起的「分子擬態」過程，轉而攻擊人體。我們也有值得注意的證據顯示，多發性硬化症與攝取

就算到了今天，我們也沒有任何藥丸或手術能有效預防、消除，甚至治療任何慢性疾病。

動物性食品，尤其是乳製品有關；此外，飲食介入研究顯示，正確的飲食有助於減緩，甚至停止多發性硬化症的發展。我們現在已經有深入且廣泛的證據顯示，全食物植物性食品對於糖尿病和自體免疫疾病最有益。

我們以前也從未有如此廣泛的證據顯示，含有過量動物性蛋白質的飲食可能損害腎臟。一旦人體攝取動物性蛋白質，會在腎臟產生過量的鈣和草酸鹽，因而形成腎結石。

除此之外，我們現在也知道：含有大量抗氧化劑的食物，可以預防白內障和老年黃斑病變。同時，研究亦顯示，認知障礙、輕度中風引起的血管性失智症和阿茲海默症，都和我們所攝取的食物有關。人口調查則指出：高動物性蛋白質的飲食方式會讓髖部骨折和骨質疏鬆症加劇，因為動物蛋白會在血液中形成酸性環境，然後榨取骨骼中的鈣質。我們現在已有深入而且廣泛的證據顯示，全食物植物性食品對於腎臟、骨骼、眼睛和腦部最為有益。

改變的勇氣

我們可以而且應該進行更多研究，但關於全食物植物性飲食能夠保護人體並治療多種慢性疾病，已是不容否認的事實，不再只是少部分人根據個人的經驗、人生哲學或是偶有科學研究提供的證據支持，而去主張植物性飲食了。現在，已經有數百份詳盡、廣泛且完善的研究報告，皆指向同一個方向。

再者，由於我們擁有與全國以至於全球互通資訊的嶄新能力，因此我對未來懷抱希望。全球愈來愈多人具有讀寫能力，在這些人當中，也有愈來愈多人可享有更廣泛的食物選擇，因此人們可讓全食物植物性食品更富變化、有趣、美味且方便。此外，原本住在小城鎮和以往屬於孤立地區的人們，現在也可以直接獲取先進的健康資訊並付諸實行，故我滿懷希望。

這些因素加在一起製造出一種前所未有的氛圍——需要改變的氛圍。當前情況與一九八二年已經不相同，當時有一些科學家試圖破壞那些主張飲食和癌症有關的科學家聲譽，然而，現在已有愈來愈多人接受飲食可以決定罹癌風險的觀念。此外，我也看到素食主義的公眾形象，從以往被視為危險、一時的流行，變成一種健康又持久的生活選擇；植物性飲食愈來愈受歡迎，而且可取得的素食食品種類也急速增加[14]。到了現在，全國餐廳定期提供「無肉、無乳製品」的菜單選擇[15]，而且科學家也出版更多關於素食主義的文章，並撰寫植物性飲食的健康潛力[16]。

到了現在，距離喬治・麥索韋恩所寫的飲食和疾病書籍已逾一百五十年，我則在我小兒子湯姆的幫忙下，提筆撰寫一本關於飲食和疾病的書籍。湯姆的中間名字是麥克伊文（McIlwain，在經歷幾代之後，寫法出現改變），這也意味我不只在書中有許多觀點和麥索韋恩相同，我的共同作者名字還跟他有關。

歷史可以重演，而這一次，我相信書中傳達的訊息不會被遺忘在圖書館書架上，相反的，全世界都已經準備好要接受這項訊息。不只如此，我相信這個世界已準備好要改變。我們現在已到達歷史的臨界點，也就是人類的惡習已經不容忍受。**我們的社會已經處在災難邊緣，我們可以選擇落入疾病、貧窮和墮落，或是選擇擁抱健康、長壽和收成，我們只需要改變的勇氣。**我們的下一代要如何在未來一百年內繼續存在？唯有時間能說明一切，但我希望我們正在見證的歷史及往後的未來，都將符合我們所有人的福祉。

1.Macilwain G. *The General Nature and Treatment of Tumors.* London, UK: John Churchill,1845.
2.Williams H. *The Ethics of Diet. A Catena of Authorities Deprecatory of the Practice of Flesh-Eating.* London: F. Pitman, 1883.
3.U.S. Census Bureau. "U.S. Popclock Projection." March, 2004. Accessed at http://www.census.gov/cgi-bin/popclock
4.Centers for Disease Control. "Prevalence of adults with no known risk factors for coronary heart disease-behavioral risk factor surveillance system, 1992." *Morbidity and mortality weekly repor*t 43 (February 4, 1994): 61-63,69.
5.Kaufman DW, KellyJP, Rosenberg L, et al. "Recent patterns of medication use in the ambulatory adult population of the United States: the Slone survey." *J. Am. Med. Assoc.* 287 (2002):337-344.
6.Flegal KM, Carroll MD, Ogden CL, et al. "Prevalence and trends in obesity among U.S. adults, 1999-2000." *JAMA* 288 (2002): 1723-1727.
7.American Heart Association. "High blood cholesterol and other lipids—statistics." March, 2004. Accessed at http://www.americanheart.org/presenter.jhtml?identifier=2016
8.Wolz M, Cutler J, Roccella EJ, et al. "Statement from the National High Blood Pressure Education Program: prevalence of hypertension." *Am. J. Hypertens.* 13 (2000): 103-104.
9.Lucas JW, Schiller JS, and Benson V. "Summary health statistics for U.S. Adults: National Health Interview Survey, 2001." National Center for Health Statistics. Vital Health Stat.10(218). 2004.
10.Robbins J. *The Food Revolution.* Berkeley, California: Conari Press, 2001.
11.我強力推薦去讀約翰・羅彬斯所著的《危險年代的求生飲食》（柿子文化），強而有力地述說了你的飲食和環境之間的關係。
12.World Health Organization. "The World Health Report 1997: Press Release. Human and social costs of chronic diseases will rise unless confronted now, WHO Director-General says."Geneva, Switzerland: World Health Organization, 1997. Accessed at http://www.who.int/whr2001/2001/archives/1997/presse.htm
13.Ornish, D., Brown, S. E., Scherwitz, L. W., Billings, J. H., Armstrong, W. T., Ports, T. A., McLanahan, S. M., Kiriceeide, R. L., Brand, R.J., and Gould, K. L. "Can lifestyle changes reverse coronary heart disease?" *Lancet,* 336: 129-133, 1990.
Esselstyn, C. B., Ellis, S. G., Medendorp, S. V, and Crowe, T. D. "A strategy to arrest and reverse coronary artery disease: a 5-year longitudinal study of a single physician's practice." *J. Family Practice,* 41: 560-568, 1995.
14.Vegetarian Resource Group. "How Many Vegetarians Are There?" March, 2004. Accessed at http://www.vrg.org/journal/vj2003issue3/vj2003issue3poll.htm
15.Herman-Cohen V. "Vegan revolution." *Ithaca Journal (reprinted from LA Times) Aug* 11, 2003:12A.
16.Sabate J, Duk A, and Lee CL. "Publication trends of vegetarian nutrition articles in biomedical literature, 1966-1995." *Am. J. Clin. Nutr.* 70(Suppl) (1999): 601S-607S.

後記
（第二版）

我在整理本書的第二版時，最顯著的問題是：在保健的領域裡，沒有什麼比「營養」一詞更讓人困惑，以及更容易被誤解和濫用。**儘管我們常常提到營養，但很遺憾的，人們仍難以理解這個詞彙的含義。**

我了解這茲事體大，因為沒有任何藥物和療程的醫療計畫，能夠比營養為人類提供更多的健康。但奇怪的是，醫療同業甚至不將營養看待成一個醫學上的專業領域（在二十六種官方認可的醫學專業領域中）。

更令人費解的是，在各大醫學院裡，也只有某些學院安排了極少量的營養課程。全球最大的生醫研究資金補助機構——美國國家衛生研究院，由二十八個機構、中心和研究計畫組織而成，卻沒有一個致力於營養研究。在我的專業研究訓練和營養科學的教學裡，我們甚至到現在還在努力為營養找出它的定義！

在這個領域經過六年之後，我的定義很簡單：營養是促進健康的食物的生物表現；「營養失調」則是它的反義詞。但其實問題並不像營養定義那樣簡單，因為**我們都誤解了營養的作用。**在傳統上，我們多專注於個別營養素的個別機制、專注於它們的功能和個別結果，以這樣的方式去做調查研究、教學，然後銷售營養；但這是一種簡化論，舉例來說，當抗氧化的β-胡蘿蔔素在食物中與其他營養素發生作用時，它會與肺癌的較少發生有關，但當它被分離出來以藥丸的方式攝取時，它不僅不會發生效用，甚至還會增加肺癌的發生率和總死亡率。近年來，關於好幾起維他命及其致病效應的報告中，已有類似的發現。

針對個別營養素做詳細研究是有助益的，但卻遠遠無助於了解當營養做為食物形式攝取時的健康效應。我們應該以整體的概念來看營養的效用，而整體代表著強而有力的和諧，這種和諧裡涵蓋著無數的營養素和類營養化學物質，透過無數的機制而產生一種高度動力，那種動力是幾乎無接縫的一連串結果——當運作良好時有好的結果，運作得不好時，結果就不那麼好。

若以整體健康的觀點來解釋，營養是一項自然要素。這觀念不管說幾次都不夠，因為自從本書第一版問世以來，人們對於營養的理解並沒多大改變，這也是我們那麼難以聽到全食物蔬食所提供的營養的原因——事實上，連它的起源，一般營養的概念，也不被健康或衛生相關單位重視！

幾乎每一天，我都會聽到一些令人心情沉痛的故事，但只要對營養有更佳的了解，結局可能就不一樣了。就在今天，當我正在紐約州伊薩卡市的家中寫著這段文字時，我的妻子和我在我們的市鎮小報上看到的首頁特別專刊上，看到了一位小男孩以無比勇氣抗癌的故事。

這位小男孩在兩歲時就被診斷出罹患相當罕見的癌症，因此過去七年來，他花了不知多少時間進出醫院進行放療、手術，或口服「化療」藥物，直到有效為止（但只是暫時的）。現在他九歲了，在勇氣的支持，以及家人、市鎮和各地許多人諸多的愛與關懷下，繼續堅持下去。

讀過這篇故事約一小時後，我太太到市區裡，經過一大群常見的朋友、鄰人和祝福者，他們去參加一位足球教練的告別式，他四十二歲，很受歡迎，也兼任當地中學的體育老師。就在幾天前，在毫無預警的情況下，他突然發生重大的心臟病而死亡，留下太太和年幼的孩子，我無法想像他們痛徹心扉的悲傷。

每次聽到類似這種不幸的故事，我只能想像，要是故事中的醫生和人們知道我和幾位同事發現的資訊——營養透過全食物蔬食，在導致疾病與恢復健康的關係中所扮演的角色——結局是否會更好？因為藥物加療程的效果，遠遠比不上全食物蔬食所能提供的益處。這兩則故事剛好發生在我寫作期間，從中可清楚看到人們在不自覺中忽略的事實。例如，我看不出任何跡象顯示，這些家庭對全食物蔬食的營養所帶來的好處有所了解。新聞曾報導，那位小男孩在兩次放療間的休息期間參加了一個派對，他和朋友在派對中「有好多餅乾」可吃。但我懷疑，就像大部分的餅乾一樣，那些餅乾也含有脂肪、糖和精製麵粉。

類似這樣的派對，被報導成充滿愛與關懷的聚會，這當然沒錯，但那是對於營養在健康上的影響一無所知的我們，都可能會選擇的做法。先是說他熬過了「令他顏面麻痺、一耳失聰、一條聲帶麻痺和無法吞嚥的幾次手術、化療和放療」，然後又說他很享受「那麼多的餅乾」、生日蛋糕和烤肉宴會，我不禁想著，他到目前為止短短幾年的人生旅程中，都是在用「勇氣」追求苦澀的藥丸和艱辛的療程，但他其實是可以過得多采多姿的。一想到此，便讓我心煩意亂。

我當然無法斷定餅乾、烤肉和生日蛋糕對他的預後會有不良影響，但基於某些意義非常、非常重大的跡象，我有十足的信心相信，它們絕對有關係。不過，更讓我沮喪的是，我能夠輕易想像到的益處，卻幾乎沒有人知道它們的可能性。

對於教練生涯那麼早就被迫終止的那位青年，我也只能猜想，他必定吃了些什麼東西。營養對於心臟疾病有驚人的控制力、甚至是逆轉的能力，他和他的家人知道任何一絲相關資訊嗎？基於我們現在所擁有的證據，我強烈地感覺，這是不必發生的事。我們知道，心臟疾病不僅可以治療，還可以痊癒。我要再次強調，真正的問題在於：為何他和他的家人不知道？

我太常看到和聽到諸如此類的故事，每當讀過這本書的人們告訴我，他們奇蹟復原的經歷，以及當別人拿自己的健康問題來問我，而我只能提供一些客觀的科學證明時（因為我並非合格的醫療從業人員），我也會不斷地想起那些故事。

幾乎所有的這些人都有一種共同的現象，不管他們是否曾從這本書中的資訊獲益，或才剛發現這樣的資訊，最令人疑惑的是，為什麼他們以前從沒聽過？幾乎所有的人都納悶，為什麼關於營養整體效應的資訊沒被更普遍的了解，尤其是在醫生之間？（這就是我兒子湯馬斯和他太太艾蓮在一家大型醫學中心所指導的新營養計畫會那麼重要的原因。）

基於我在專業研究領域和教育界（或許我也可以說是「科學集團」）的長期地位，我相信大眾仍無從得知這種知識的部分原因是，我們無法在實驗室、講堂、醫院診所和制定政策的董事會中研究、甚至討論這種營養的核心概念。

更糟的是，由企業、政府、學術界、醫學界和媒體機構所組成的少數壟斷集團，一直想盡辦法先發制人，不讓這種知識在大眾眼前曝光！

為什麼？原因很簡單，他們害怕這種知識能為健康問題，提供遠比他們的產品和療程更有效且更便宜的解決方法。這個少數壟斷集團想保護他們的生意，而且往往無所不用其極。這是做生意的基本常識，只是手段無限上綱。

知識就是力量，但這些機構還擁有控制知識的力量。更令人擔憂的是，阻止大眾接觸這種知識，這件事情本身就能夠讓他們獲得利益收入，並用以進一步控制知識。這是一種自行產生的力量——一個永不停止運轉的機器。

這個少數壟斷集團從我們身上硬生生**剝了兩層皮**：身為納稅人，我們付錢讓政府補貼一些機構，去製造會害死我們的食物，然後當我們生病時，我們又要付錢購買昂貴的藥丸和療程。

身為一個專業人員，我有切確的證據指出，由於營養的緣故，這一切的愚行都是不必要的。但我也知道，在混亂的現代生活中，我們正遭遇一個兩難的困境。當這個少數壟斷集團忙著讓我們生病時，也為我們許多人提供了工作機會。即使我們因為攝取了「我們」自己所製造的產品而承受病痛，我們仍在為這個少數壟斷集團工作——有時是在不自知的情況下。

總而言之，我們的工作違反了我們自身的最大利益！如此一來，我們等於將少數人的財富放到一個比多數人健康更重要的位置。我們必須從歡樂的假象中清醒，否則我們要付出的代價，將比自己的生命要大得多——我們的星球、以及居住在此星球所有人的生命。令這個少數壟斷集團運轉的能量，是知識，而它所生產的力量，是自利。

我們的醫療體系，基本上是不合理也不道德的。我們以簡化科學（大多是為了商業目的）而不以整體科學的方式來呈現營養，這是它的不合理之處；少數壟斷集團處心積慮的防止大眾接觸這種知識，這是它的不道德之處，尤其這種知識還是用大眾的錢去研發、創造出來的。這是典型的「霸權」，舉例來說，由於少數壟斷集團的關係，對於整體營養在人類健康和疾病控制上的影響，我們幾乎不可能取得研發經費，去做這方面慎重、專業的研究，尤其當整體營養是全食物蔬食生活方式中的一環時。

這種飲食生活方式的現有研究，儘管往往成果斐然，但研究本身並不完美，仍有問題尚待解決，尤其是關於這種飲食生活方式對所有人、所有環境和所有疾病的適用問題。在我們能夠研究這些次要問題之前，需要對基本假說有某種程度的接受。

簡言之，我們幾乎沒有研究、沒有實用的討論，也沒有有用的資訊。當我告訴同僚全食物蔬食的價值時，他們回答：「但沒有足夠的研究。」總令我無言以對。

無法適當地研究營養是個重大的問題，因為這種科學訓練，是和我們社會問題（包括環境品質下降、衛生保健成本、個人健康，以及許多相關問題）相關的許多當代討論的科學核心。

我並非是個不容於世的末日狂徒，自本書第一版發行以來，有一群關心這個議題並盡其所能來提升這種討論的人，他們的團體正在迅速成長，而且其中已產生令人相當振奮的發展。

已經有一大群人看過二〇一一年的營養學紀錄片《餐叉勝過手術刀》（可在Netflix上搜尋到），根據一年前的估計，瀏覽人次至少已達兩千萬。

自那時起，許多其他紀錄片也把焦點放在與我們當前飲食習慣相關的特殊問題上。二〇一五年的電影《純蔬食民族》（也可在Netflix上找到），將觸角伸入政府的內部探索，包括肯塔基州議會中激論的第一手鏡頭——僅是對於認同全食物蔬食益處的提議，就讓議員們在這個議題上卯足了全力做政治搏鬥（結果深具啟發性）。《牛奶陰謀》（Cowspiracy，二〇一四年）在YouTube上有一千二百萬人次觀看，該片指出，家畜產品對我們日益惡化的環境問題已造成衝擊，但即使要在這個議題上展開討論，都困難重重。這些與許多更新的相關影片，似乎就是眾人盼望已久的覺醒。

醫療執業團體對於學習無法從官方訓練中取得的營養資訊

的興趣日益增加，我對此感到特別欣慰。自從本書初版問世以來，我在國內外舉辦過六百多場講習，最近兩百多場的對象大多是醫學院和醫學研討會，一想到這些專業人員能夠繼續在進步中的衛生醫療領域裡扮演領導性的角色，我就感到振奮。還有，最教人期待的是湯馬斯令人激賞的新計畫，它著重於蔬食營養，有個大膽的名稱，叫做「羅徹斯特醫學中心營養醫學計畫」。

自本書第一版發行以來，大眾的觀念已經有了進步，這是無庸置疑的。但遺憾的是，這並未發生於我所謂的「少數壟斷集團」之中，尤其是學術界或政府政策。儘管如此，人們都需要知道這種資訊，而且是每天，這不只是為了他們的個人健康，也為了我們全球社區和地球的健康。

是時候要把營養方面的這項資訊分享給大眾了，儘管未獲得政府與學術機構的認可。全食物蔬食飲食法是營養的最佳形式，對此有所質疑的科學家，或者對於目前飲食習慣的假說和挑戰有任何質疑的人，我建議他們組織起一項研究計畫來反駁——並非逐一的，而是透過全食物、多重結果相互干預的研究！

至於提供研究補助金的機構，像是國家衛生研究院，我建議他們重新排列核發預算的優先順序，並且徵求探索整體健康概念的研究計畫，尤其是應用在廣泛健康結果上的。還有政府，不要再支持電視上胡說八道的藥品廣告了。假如做不到，至少要給予同等的時間，來討論營養對健康的影響。

我們不能再忍受現狀或讓它持續惡化，政府機構和政府出資的機構，早應該代表納稅大眾採取行動。

全食物蔬食益處的資訊，依我看，是西方醫學史上最革新性的新聞。它也許是一條人跡罕至的道路，但我堅信，它會成為未來的超級高速公路，因為我們別無選擇。

附錄A 大鼠實驗中的蛋白質作用

1.大鼠飲食中的蛋白質作用，可能是因為其他營養成分造成的嗎？

若將膳食蛋白質從20％減至5％，即表示必須找別的東西去取代減少的15％，因此，我們以能量成分相同的碳水化合物取代酪蛋白：

隨著膳食蛋白質的減少，我們以一比一的比例將澱粉和葡萄糖依減少的數量，等量加入飲食中。

結果，在低蛋白飲食中額外添加的澱粉和葡萄糖，並非病灶減輕的原因，因為我們如果單獨測試澱粉和葡萄糖，就會發現它們其實也會擴大病灶發展[1]。如果要說有什麼區別的話，我們在低蛋白飲食中增加額外的碳水化合物，只會增加致癌機率並抵銷「低蛋白質」的作用。因此——

實驗結果反而增加了「低蛋白飲食能預防癌症」這個說法的可信度。

2.大鼠飲食中的蛋白質作用，可能是因攝取低蛋白飲食的大鼠吃的食物較少（亦即吃的熱量較少）所致嗎？

許多在一九三〇、一九四〇和一九五〇[2]年代所做的研究顯示，減少總食物或總熱量的攝取量，能夠減緩腫瘤發展。然而，我們重新探討許多研究後發現，攝取低蛋白飲食的動物並不會消耗較少熱量，實際上，以平均而言，反而會消耗更多熱量[3]、[4]，這又再次強調酪蛋白會加強腫瘤發展的說法。

3.攝取低蛋白飲食的大鼠，整體健康情形如何？

許多研究人員長久以來一直假定，動物攝取飲食中的蛋白質含量過低最不健康的，然而事實並非如此。各種跡象均顯示，攝取低蛋白的動物比較健康，牠們較長壽、較有行動力、身材較苗條，而且活到一百週時依然擁有健康毛髮。另一方面，這時牠們以高蛋白飲食為主的同類都已死亡。

此外，攝取較少酪蛋白的動物不但吃進更多熱量，也燃燒較多熱量，以低蛋白飲食為主的動物消耗更多氧氣，而這是燃燒熱量的必需品，而且，這些動物具有較多的特殊組織——褐色脂肪組織[5]、[6]，對於燃燒熱量特別有效。燃燒熱量的過程是透過「產熱效應」，也就是以身體熱能的方式消耗熱量，這種現象早在多年以前就已經獲得了實例的證明[7]~[11]。也就是說——

低蛋白飲食能增加對熱量的燃燒，因此留下熱量比較少，有助於避免體重增加，甚至還能避免腫瘤成長。

4.身體活動和低蛋白飲食的攝取量有關嗎？

為了測量每組大鼠的身體活動，我們以監視器記錄並比較牠們主動玩鼠籠內滾輪的次數。

如果以兩週為一個觀察期，低酪蛋白組的大鼠[12]玩滾輪的次數是對照組的兩倍！這項觀察與我們在吃完高蛋白飲食後的情況類似：懶散又想睡——我聽過：高蛋白阿金飲食法的其中一項副作用，就是身體疲勞。

1.Boyd JN, Misslbeck N, Parker RS, et al. "Sucrose enhanced emergence of aflatoxin B_1 (AFB_1)-induced GGt positive rat hepatic cell foci." Fed. Proc. 41 (1982): 356 Abst.

2.Tannenbaum A, and Silverstone H. "Nutrition in relation to cancer." *Adv. Cancer Res.* I(1953): 451-501.

3.Youngman LD. *The growth and development ofaflatoxin Bl -induced preneoplastic lesions, tumors, metastasis, and spontaneous tumors as they are influenced by dietary protein level, type, and intervention.* lthaca, NY: Cornell University, Ph.D. Thesis, 1990.

4.Youngman LD, and Campbell TC. "Inhibition of aflatoxin B_1-induced gamma-glutamyl transpeptidase positive (GGT+) hepatic preneoplastic foci and tumors by low protein diets: evidence that altered GGT+ foci indicate neoplastic potential." *Carcinogenesis* 13 (1992): 1607-1613.

5.Horio F, Youngman LD, Bell RC, et al. "Thermogenesis, low-protein diets, and decreased development of AFB_1-induced preneoplastic foci in rat liver." *Nutr. Cancer* 16 (1991): 31-41.

6.Bell RC, Levitsky DA, and Campbell TC. "Enhanced thermogenesis and reduced growth rates do not inhibit GGT+ hepatic preneoplastic foci development." *FASEB* J. 6 (1992): 1395 Abs.

7.Miller DS, and Payne PR. "Weight maintenance and food intake." *J. Nutr.* 78 (1962): 255-262.

8.Stirling JL, and Stock MJ. "Metabolic origins of thermogenesis by diet." *Nature* 220 (1968): 801-801.

9.Donald P, Pitts GC, and Pohl SL. "Body weight and composition in laboratory rats: effects of diets with high or low protein concentrations." *Science* 211 (1981): 185-186.

10.Rothwell NJ, Stock MJ, and Tyzbir RS. "Mechanisms of thermogenesis induced by low protein diets." Metabolism 32 (1983): 257-261.

11.Rothwell NJ, and Stock MJ. "Influence of carbohydrate and fat intake on diet-induced thermogenesis and brown fat activity in rats fed low protein diets." *J Nutr.* 117 (1987): 1721-1726.

12.Krieger E, Youngman LD, and Campbell TC. "The modulation of aflatoxin(AFB_1) induced preneoplastic lesions by dietary protein and voluntary exercise in Fischer 344 rats." *FASEB* J. 2 (1988): 3304 Abs.

附錄B
中國營養研究的實驗設計

我們從中國二十七省中選出二十四省的六十五個縣進行本次研究。大陸幅員遼闊，從東至西橫跨四個時區，足以表示七種常見癌症的死亡率。研究的各縣包括：中國東南的亞熱帶海岸地區、中國東北近西伯利亞的嚴寒地區、臨近大戈壁沙漠地區和北部大草原，以及臨近或位於喜瑪拉雅山脈地區，範圍從中國最北的東北部至最南的西南部。除了上海附近郊區外，大部分的縣都位於中國鄉下地區，而這些人終其一生都住在同一個地方並攝取當地自產食物。從臨近大戈壁沙漠的兩萬游牧民族，到上海郊區的一百三十萬人，各縣人口密度不一。

這項研究的設計形式被視為生態或相關性研究——比較抽樣人口中的飲食、生活方式和疾病特性——本研究的抽樣人口則從六十五個縣裡挑出。我們將確定各縣的平均特性如何相互產生關聯，例如：膳食脂肪和乳癌罹患率的關係、血膽固醇和冠狀動脈心臟病的關係；紅血球中的特定脂肪酸和攝取米飯的關係；比較血液中的睪丸素或雌激素含量，與罹患乳癌風險間的關聯……諸如此類的比較，我們已經做了不下千回。

這類研究需注意的要點是，我們所比較的是各縣人口的平均值，而非個人（各項流行病學研究比較的都是平均值）。以生態研究來說，這項針對六十五個縣的研究相當龐大，大部分這類研究至多只有十至二十個抽樣人口單位。

在六十五個縣之中，各縣均提供一百名成人進行研究，而且男女各半，年齡都在三十五至六十四歲之間。資料蒐集的方式則如下：

❶每人自願提供血液樣本，並填寫飲食和生活方式問卷。

❷半數的人提供尿液樣本。

❸研究小組造訪30％的受試者家中，仔細評量三天期間攝取的飲食。

❹研究人員可以從當地市集蒐集到最能代表各地的飲食樣本，並且進行飲食和營養因素分析。

在研究早期規劃階段，首要問題之一即如何調查飲食和營養資料。研究人員憑記憶力估計攝取的食品和營養成分，是相當普遍卻不準確的方法——尤其是攝取的飲食種類繁雜時。先別說上週吃什麼了，就連昨天吃什麼，你又能記得多少？另一種更粗糙的算法是，藉由觀察市場上各項食物分別賣出多少來估算攝取的食物，但此觀察結果雖能合理估出總人口長期的飲食趨勢，卻無法記錄廚餘或測量個別人口的消耗量。

雖然這些粗糙的算法對某些用途有用，但它們仍具有大量技術性誤差和個人偏見。此外，技術性誤差愈大，愈難偵測出重大的因果關聯。

血液和尿液樣本

為了跳脫出這種粗略算法，我決定分析血液和尿液樣本，獲取多重營養物攝取的生物指標，以評估營養狀況。這些分析法比回想吃過哪些東西，要客觀許多。

不過，蒐集和分析血液樣本並不容易安排，至少不能用我們偏好的方式去做。首先面臨的問題是如何取得足夠的血液：因為文化上的理由，鄉下中國人不願意提供血液樣本。在手指頭上扎一下的「手指針測試」似乎是他們唯一可能接受的方式，但是這樣的血量根本不夠。

我們團隊成員中的陳君石博士接下了這份吃力不討好的工作，並成功說服村民捐出合乎標準採血瓶份量的血液。後來牛津大學的理察・貝托（Richard Peto）博士立即建議將這些個人血液樣本結合起來，依照村落和性別，各別彙整出有代表性的血液資料庫，這個方法和「手指針」相比，提供一千兩百至一千三百倍多的血量。

建立血液資料庫不但意義深遠，還讓「中國營養研究」得以成形，因為有了血液資料庫之後，研究人員得以分析更多關於飲食和健康的指標，也讓我們可以用一種更全面的方式來思考兩者間的關係。

蒐集完血液樣本後，接著就得決定由誰來進行即將展開的多項分析。我們不求別的，只求最後的結果，部分研究是在康大實驗室和陳博士的北京實驗室完成，其餘的研究，尤其是比較專業的部分，則分別在四大洲六個國家的二十多間實驗室進行。基本上，我們是根據各實驗室的專業領域和興趣去挑選[1]。

因為這項研究代表的是一種機會，我們有意將它做到最好。它不但涵蓋的內容廣泛、優質，而且具有獨特性，讓更多調查飲食和疾病的新機會成真，此外，這些特色也可以大幅提升研究結果的可信度和可靠性——事實上，《紐約時報》在其科學新聞的頭條消息中，即稱這項研究為「流行病學大賞」。

廣泛且優質的資料

「中國營養研究」是至今同類研究中，涵蓋範圍最廣泛的一種。我們蒐集完血液、尿液和食物樣本，並將最後結果列表評估以顧全品質（部分可疑結論未列在書中），才得以研究三百六十七種可變因素。這些變數代表各種不同的飲食、生活方式和疾病特性，現已列進八百九十六頁的專題論文中[1]，包括：

❶逾四十八種疾病的罹病致死率[2]。

❷血液中一〇九種關於營養、病毒、荷爾蒙等指標。

❸逾二十四種泌尿因素。

❹約三十六種食物組成成分（包括有：營養成分、殺蟲劑、重金屬）。

❺逾三十六種家庭調查所測量到特定營養成分以及食物攝取量。

❻從問卷中得知的六十種飲食和生活型態因素。

❼十七種地理和氣候因素。

這項研究涵蓋範圍廣泛，不只因為可變因素多，這些變因大部分都會隨著廣大的範圍而改變，就像會隨癌症死亡率改變一樣。此外，範圍的廣泛亦會加強我們的調查能力，找出以前未發現變因間的關聯。此外，以下的特色則確保本項研究的品質：

❶研究挑選的受試對象是三十五至六十四歲的成年人，因為欲調查的疾病一般好發於此年齡層；關於六十四歲以上長者的死亡證明資料並未列入研究內，我們認為這些資料並不可靠。

❷我們在研究的六十五省中，每省選出兩個村莊進行資料蒐集，因為比起只選一個村莊，這樣更能提供可靠並且代表該省的資料。若兩村在各方面的數據，都較其他省的村落相近，則表示資料的品質良好[3]。

❸可以的話，最好能以不只一種方式測量可變因素。比如可用六種不同方式測量「鐵營養狀況」、三種測量維他命B_2等。此外，我們也可藉由比較相互間具有生物關係的變因，去評估資料的品質和可靠性。

❹研究的受試對象相當固定，約93％至94％的受試男性是土生土長的當地人，而受試女性的當地人比例也占了89％；此外，根據世界銀行公布的資料[4]，研究當時的飲食習慣跟早年的相當地類似。這是非常理想的狀況，因為早年飲食習慣正是疾病開始成形的時候。

資料獨特性

我們的研究具有獨特性，其中一個理由是使用生態研究設計。批評該設計的人士認為，若以單一因果關係而言，這種設計不足以找出飲食和疾病的因果關聯。雖然這些批評固然有理，然而營養的運作方式並非單一因果論；相反地，飲食可藉由多種營養成分和其他化學成分的相互作用，達到產生或預防疾病的效果。如果我們想知道這些飲食因素如何發揮作用並導致疾病的產生，生態研究設計幾乎可說是最理想的研究模式，因為我們可以獲知營養成分和其他因素對疾病發生率的全面性效果。為了調查這些全面性的疾病成因，我們必須盡可能記錄飲食和其他生活方式因素，再提出假設並解釋這些資料。

也許這項研究最與眾不同之處，即在於中國鄉下飲食的營養特性，事實上，其他關於飲食和健康的人類研究，都以攝取油膩的西方飲食人口為研究對象——就算受試對象包括素食者也一樣，因為90％的素食者仍攝取大量牛奶、起士和蛋類，而且不少人也會吃一些魚類和家禽肉；在西方國家中，素食和非素食者的飲食差異只有一小部分（見【表B.1】）[5]。

然而中國的飲食狀況卻與西方有極大的差異。在美國，我們攝取的總熱量中15％至17％是蛋白質，而其中高達85％是動物性蛋白質，即我們吞進大量蛋白質，而且其中絕大部分都是攝取自肉類和乳製品。但在中國鄉下，他們攝取不到9％的蛋白質，而且其中只有10%的蛋白質是攝取自動物性食品，這就表示中國和美國飲食具有許多重大的營養差異（見【表B.2】[1]）。

表B.1　西方素食和非素食者的飲食差異

營養成分	素食者	非素食者
脂肪（占總熱量%）	30-36	34-38
膽固醇（g / 每日）	150-300	300-500
碳水化合物（占總熱量%）	50-55	<50
總蛋白質（占總熱量%）	12-14	14-18
動物性蛋白質（占總蛋白質%）	40-60	60-70

中國營養研究是第一個、也是唯一探討中國飲食經驗和其對健康影響的大型研究。中國飲食從富含到非常富含植物性食品的特色，也是此研究與其他以西方飲食為主的研究不同之處。

放手去做

多虧陳君石博士的卓越能力，才能統籌並進行這種大規模和高品質的研究。研究地點橫跨中國各偏遠地區，若以美國國土來說，就是從佛羅里達群島到華盛頓州的西雅圖，以及加州的聖地牙哥到緬因州的班哥爾。在中國行經等長路程，要比在美國困

表B.2　中國和美國的飲食攝取差異

營養成分	素食者	非素食者
熱量（kcal / kg 體重 / 每日）	40.6	30.6
總脂肪（占總熱量%）	14.5	34-38
膳食纖維（g / 每日）	33	12
總蛋白質（g / 每日）	64	91
動物性蛋白質（占總蛋白質%）	0.8*	10-11
總鐵質（mg / 每日）	34	18

*非魚類之動物性蛋白質

難得多，再加上研究所需的補給品和指示說明必須就定位，而所有蒐集資料的研究地點都要符合統一標準。這些必須在電子郵件、傳真機和手機得以使用前，就要準備就緒。

很重要的是，二十四省的健康團隊各由十二至十五名工作人員組成，必須訓練成能夠以井然有序和合乎標準的方式，蒐集受試對象的血液、食物和尿液樣本，並要求他們填寫問卷。為了讓資訊蒐集以統一的方式進行，陳博士將中國分成不同的地區，各個地區指派訓練員到北京參加高層訓練研習，然後這些人再返回所屬省分，訓練各省的健康團隊成員。

雖然美國國家衛生研究院的國家癌症中心提供這項研究的初期基金，但是中國衛生部負責支付約三百五十名健康工作人員的薪資。依我估計，中國當局貢獻五百萬至六百萬美元在這項研究上，相較之下，美國則在十年期間只撥出約二百九十萬美元經費。如果是在美國國內進行同類研究計畫，政府會提供大約十倍經費，也就是約五、六千萬美元。

1.Chen J, Campbell TC, Li J, et al. *Diet, life-style and mortality in China. A study of the characteristics of 65 Chinese counties.* Oxford, UK; Ithaca, NY; Beijing, PRC: Oxford University Press; Cornell University Press; People's Medical Publishing House, 1990.

2.總共有82份死亡率報告，但是其中有一部分是相同的疾病，只是針對的是不同年齡的人。

3.這也表示搜集這個省分中每一個人的數值，所能得到的有用資訊非常少或根本沒有。每一個省分都只有一種疾病率，因此任何一個變數和疾病率比對後，我們也只需要一個數值。

4.Piazza A. *Food consumption and nutritional status in the People's Republic of China.* London: Westview Press, 1986.

5.Messina M, and Messina V. *The Dietitian's Guide to Vegetarian Diets. Issues and Applications.* Gaithersburg, MD: Aspen Publishers, Inc., 1996.

附錄C
維他命D的作用網路

許多食物因素和生物事件結合在一起，進而使個人健康達到最佳狀況並將疾病減至最低，是支持植物性飲食中最令人印象深刻的證據。

雖然生物過程相當複雜，但這些因素仍然相當完美地通力合作著，就像一個精心設計且自動修正的網狀系統，其中，這個網狀系統的協調和控制能力尤其令人印象深刻。

以下透過幾個類比，可能會比較有助於說明這種過程：

成群飛行的鳥兒或橫衝直撞的魚群，多能在百萬分之一秒內改變方向，而不會與同類發生衝撞，牠們似乎具有集體意識，能知道要往哪個方向前進，或是何時該停下來休憩。除此之外，螞蟻和蜜蜂群聚在一起，也能依照能力分工合作。

但是與這些動物活動同樣驚人的是，你曾經想過牠們的行為如何與技巧取得協調呢？

我曾經見過相同甚至更多特性以下述方式進行，亦即無數和植物性食品有關的因素發揮它們的魔法，在人體內各個層面、器官、細胞、酵素，以及細胞內的其他次細胞分子之間都創造出健康。

在不熟悉生物醫學研究實驗室的人眼中，實驗室牆上常常掛著許多大張海報，上面畫著人體內數千萬的生化反應，這些反應都是科學家已經了解的，但還有更多等著我們去發掘。這些生化反應彼此間的互依性能告訴我們許多資訊，而其中蘊含的意義更是令人大開眼界。

維他命D網路

舉例來說，在這互動反應的龐大網路系統中，有個極小部分網路是關於維他命D和其代謝物對於幾種疾病的作用。這個特定網路說明了細胞、飲食和環境的內部運作間的複雜交互作用（見【表C.1】）。雖然有些存在於人體中的維他命D可由食物中取得，但我們通常只需要每週曬幾小時太陽，就能取得我們所需的維他命D，而這種人體可以自行製造維他命D的能力，讓人不禁聯想到維他命D並非一種維他命，而是荷爾蒙（在人體中某部分製造出來，但在另一部分發揮作用）。

太陽光的紫外線利用皮膚中的前導化學元素，製造出維他命D，所以，我們只要吸收足夠的太陽光，就能獲得足夠的維他命D[1]。當然，我們也能從強化牛乳、特定魚油和某些維他命補充品中攝取。

接下來的步驟相當重要：

表C.1　維他命D作用網路示意圖

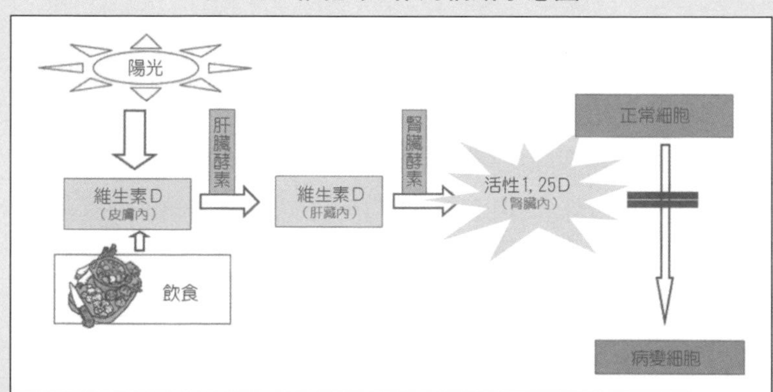

當人體有需要時，儲存於肝臟的維他命D就會轉移到腎臟，而腎臟會分泌另一種酵素，將維他命D轉化成1,25D這種活性維他命D代謝物。在這個網路中，儲存形式的維他命D轉化成活性1,25D是很重要的反應活動，而1,25D代謝物負責人體內維他命D的大部分重要工作。

活性1,25D比儲存形式的維他命D活潑一千倍，但壽命卻只有六至八小時，儲存形式的維他命D則能存活二十天以上[2]、[3]。這個現象正好說明了存在於這類網路中的重要基本原理：活動力愈強、壽命愈短，而1,25D最終反應物的量也最少。1,25D的最終反應物可以營造出反應非常快的系統——在每分鐘、每百萬分一秒，系統中的1,25D都會迅速調整它的活動力，在轉瞬間發生的小改變，往往就能產生很大的不同。

儲存形式的維他命D和活性1,25D間的關係，就好比我們在院子裡埋了一大罐天然氣（儲存形式的維他命D），卻只小心取用極小一部分天然氣去點燃瓦斯爐上的瓦斯頭。很重要的是，無論油罐裡還有多少天然氣，用在瓦斯爐上的天然氣（1,25D）數量和時間點都會經過仔細調節。還有一個重點是：我們必須讓儲存罐中維持足夠的天然氣；此外，讓腎臟酵素在這項反應中具有柔軟又靈敏的能力也很重要，它有助於在正確的時間內製造出正確的1,25D數量。

維他命D更重要的任務，多半是透過轉化成活性1,25D後，再去控制不同種類的嚴重疾病發展。為了簡單起見，我們以在本附錄中圖表的方式呈現1,25D如何抑制健康組織轉變成病變組織[4]~[12]。

太陽的功能

一旦確定人體有足夠的儲存形式維他命D，那麼充足的日曬

表C.2　多發性硬化症在120國的全球分布圖

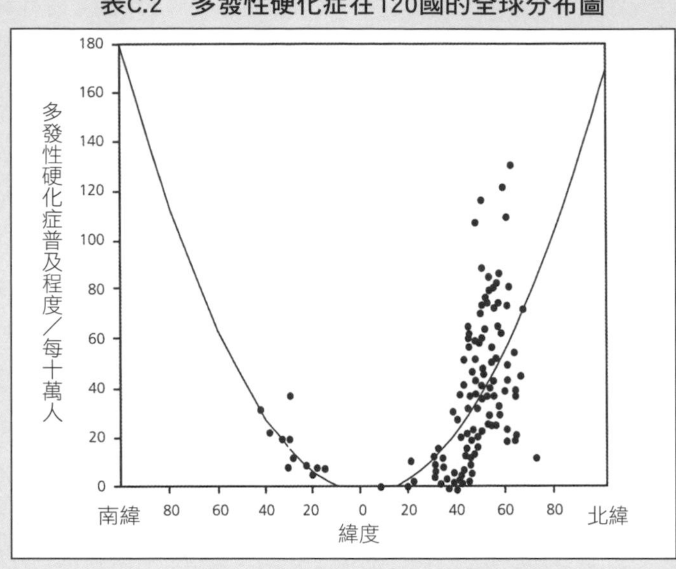

就有助於預防細胞病變。這種說法顯示，某些疾病可能在日照不足的地區，像是接近南北極的國家較為普遍。我們手邊的確有證據，更具體地說：以北半球而言，愈往北居的群落除了其他疾病以外，愈容易罹患第一型糖尿病、多發性硬化症、類風濕性關節炎、骨質疏鬆症、乳癌、攝護腺癌和結腸癌。

舉例來說，過去八十年來，研究人員都知道，緯度愈高愈容易罹患多發性硬化症[13]。

如【表C.2】所示，多發性硬化症的普遍程度隨著赤道往高緯度走，出現很大差異。以北極和赤道相比，多發性硬化症的普遍程度超過一百倍[14]。同樣的情況出現在澳洲，如果愈往南走（複相關係數r=91％）[15]，日照愈少且罹患多發性硬化症的人愈多。在澳洲南部（南緯43度）的多發性硬化症患者是北部（南緯19度）的七倍[16]。

不過，缺少日照並非導致這些疾病的唯一因素。

表C.3　副甲狀腺素在調節活性1,25D時扮演的角色

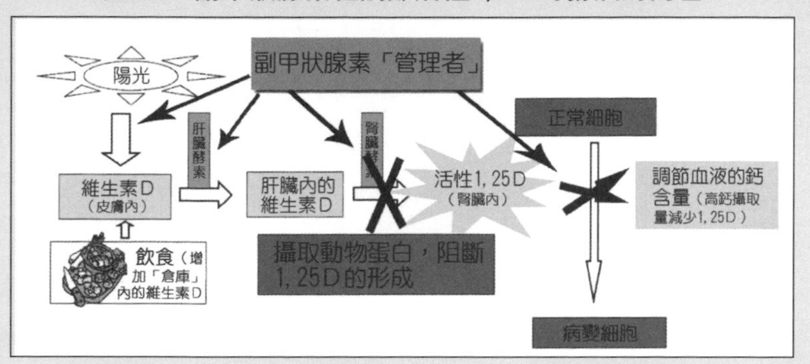

此處涉及較大的背景，首先需注意控制和調節這些維他命D相關反應。在維他命D的作用網路中，有數個地方發生控制作用，其中特別重要的是——將儲存形式的維他命D轉變成腎臟中的活動1,25D。此控制作用多由「管理類型」荷爾蒙所參與的另一個複雜反應網路來執行，而這個荷爾蒙是由副甲狀腺所分泌的（見【表C.3】）。

舉例來說，若我們需要更多1,25D，副甲狀腺素就會誘使腎臟酵素活動，以便分泌更多1,25D。一旦取得足夠1,25D，副甲狀腺素就會減緩腎臟酵素活動。只需幾秒鐘，副甲狀腺素就能在對的時間和地點安排好所需的1,25D。此外，副甲狀腺素也在用箭頭標示的網路中其他部分，扮演好「指揮」角色。它知道這個「交響樂團」團員分別負責的角色之後，就像樂團指揮一樣，協調、控制並精巧地調整這些反應。

在最理想的情況之下，我們只要曬太陽就能夠得到人體所需的維他命D，並且可以在對的時間產生1,25D。就算老年人無法將陽光完全化為維他命D也不用擔心，只要有足夠的陽光就沒問題[17]。

至於多少才足夠呢？如果你知道曬多少太陽會讓你的皮膚

微微泛紅，那麼只要四分之一的量就足夠了，而一週曬個二至三次，除了足以符合人體所需，還能儲存部分維他命D在肝臟和脂肪內[17]。如果你的皮膚在太陽底下三十分鐘就會輕微泛紅，那麼只要曬十分鐘、每週三次，就足以讓你取得大量維他命D。

若我們無法接受足夠日曬，可改從飲食中攝取維他命D。幾乎所有在飲食中找得到的維他命D，都是以人工方式添加進牛奶和早餐穀物等食物中，要是再配合維他命補充品，則維他命D的攝取量已經足夠。在某些情況下，有部分證據顯示這種方式可能有益[18]~[21]。

在維他命D作用的網路之下，太陽光和副甲狀腺素配合得天衣無縫，讓這個身體系統運作順暢，除了讓體內儲存充分的維他命D，也有助於隨時製造人體所需的1,25D。我們可以說，藉由接受足夠日曬，比從食物中吸收維他命D來得合理多了。

破壞系統

目前有幾項研究顯示，若1,25D一直維持在相當低的含量，那罹患某些疾病的風險就會增加，接下來的問題是：是什麼原因導致1,25D的含量減低？答案揭曉，就是大量動物性蛋白質的食物[22]。這些食物會在血液中形成酸性環境，阻止腎臟酵素產生1,25D，進而造成1,25D大量減少[23]。

另一個影響因素是鈣。

血液中的鈣對於理想的肌肉和神經功能具有決定性意義，但它的含量必須維持在相當狹小的範圍內。1,25D藉由監控和調節從食物中獲取的鈣在腸內消化的數量、鈣分泌至尿液和排泄物的多寡，以及鈣與骨骼交換的數量，去維持血液中的鈣含量。舉例來說，假使血液中有太多鈣，1,25D就會變得較不活躍，進而減少鈣的吸收，並排出較多的鈣。所以，如果血液中的鈣上升，

1,25D就下降；相反地，血液中的鈣下降，1,25D就上升[10]、[24]。也就是說，鈣的攝取量過剩，就會降低腎臟酵素的活動，導致1,25D的含量也跟著降低[1]、[25]，定期攝取高鈣飲食並不合乎人體最佳利益。

因此，攝取過多動物性蛋白質和鈣質都會減少血液中的1.25D含量，而牛奶的蛋白質和鈣質含量都很高。事實上，在一項探討多發性硬化症與低1,25D含量關聯的研究中，牛奶和之前我們提過的緯度一樣，都是相當重要的因素[26]例如：【表C.2】所示的多發性硬化症與緯度和陽光的關係，同樣可在【表C.4】[14]與動物性食品的關聯中見到。

多發性硬化症這類疾病部分是因為缺乏陽光和維他命D所致的假設，可從觀察住在海岸線邊的北方人口（挪威和日本）[26]得到驗證，他們攝取大量富含維他命D的魚類，故罹患此病的人口比住在內陸的人少，而且，在這些吃魚人口中，攝取的牛奶也較

表C.4　120國的動物食品熱量攝取全球分布圖

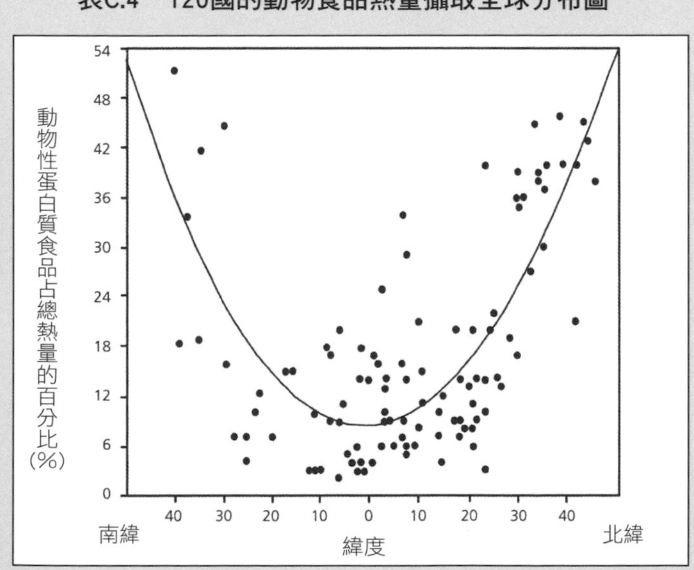

少。實際上，已有資料顯示多發性硬化症[26]和第一型糖尿病[27]與攝取牛奶有關，與吃不吃魚無關。

另一個與此作用網路有關的反應是：增加動物性蛋白質的攝取量也會提高「類胰島素生長因子第一型」（IGF-1）的產量，如此一來，就會增加癌症細胞成長[5]。事實上，一旦攝取高動物性蛋白質的飲食，許多反應就會以協調且相互一致的方式去引發疾病。當血液中的1,25D含量減少，IGF-1就會在同一時間變得更加活躍。因此，這些因子結合在一起就會增加新細胞的生長，同時抑制舊細胞的淘汰，造成癌症的發展（共有七項研究引述上述說法[28]）。例如，血液中IGF-1含量過高的人罹患末期攝護腺癌的機率是一般人的5.1倍[28]，若血液中可以讓IGF-1不活躍的蛋白質含量又偏低[29]的話，則罹患末期攝護腺癌的機率會高達9.5倍。這種罹病機率相當驚人，而其最根本的原因在於動物性食品——如肉和牛奶[30]~[32]——會造成IGF-1增加、1,25D減少，而這兩種結果都會提高罹癌機率。

以上只是幾項與維他命D作用網路有關的因素和情況。只要飲食和環境正確，那麼這些情況與生化反應便會通力合作，產生有益健康的功效，但若飲食錯誤，它的副作用就要由網路中不只一個反應來化解調停。

在維他命D和其他網路作用中，許多致病因素會透過不同的反應作用而匯聚，最後帶來相同的結果。其中，最常見也最令人印象深刻的是，會罹患不只一種疾病。當我們在一種食物中發現到不同的飲食因子，而這種食物在流行病學上又和不只一種疾病有關，那麼疾病和食物的關聯就會更加令人難忘，這個例子也解釋了為什麼乳製品被認為會增加罹患疾病的風險。這麼多錯綜複雜的因素，經過同步運作而產生相同結果，絕不可能只是隨機發生的小事——大自然不可能這樣拐彎抹角、精心設計出一個內部相互衝突的無用迷宮，類似維他命D這樣的網路，其實遍及整個人體和細胞中。更重要的是，它們只是「生命」這個更大有機體的其中一部分。

1.Holick MF. In: M. E. Shils, J. A. Olson, M. Shike and e. al (eds.), *Modern nutrition in health and disease, 9th ed.*, pp. 329-345. Baltimore, MD: Williams and Wilkins, 1999.

2.Barger-Lux MJ, Heaney R, Dowell S, et al. "Vitamin D and its major metabolites: serum levels after graded oral dosing in healthy men." *Osteoporosis Int.* 8 (1998): 222-230.

3.在生物學上，貯存的維他命D的半衰期是十到十九天，也就是它消逝一半所花的時間。

4.Colston KW, Berger U, and Coombes RC. "Possible role for vitamin D in controlling breast cancer cell proliferation." *Lancet* 1 (1989): 188-191.

5.Nieves J, Cosman F, Herbert J, et al. "High prevalence of vitamin D deficiency and reduced bone mass in multiple sclerosis." *Neurology* 44 (1994): 1687-1692.

6.A1-Qadreh A, Voskaki I, Kassiou C, et al. "Treatment of osteopenia in children with insulin-dependent diabetes mellitus: the effect of 1-alpha hydroxyvitamm D_3." *Eur. J. Pediatr.* 155 (1996): 15-17.

7.Cantoma MT, Hayes CE. and DeLuca HF. "1,25-Dihydroxyvitamin D_3 reversibly blocks the progression of relapsing encephalomyelitis, a model of multiple sclerosis." *Proc. National Acad. Sci* 93 (1996): 7861-7864.

8.Rozen F, Yang X-F, Huynh H, et al. "Antiproliferative action of vitamin D-related compounds and insulin-like growth factor-binding protein 5 accumulation." *J. Nat. Cancer Inst.* 89 (1997): 652-656.

9.Cosman F, Nieves J, Komar L, et al. "Fracture history and bone loss in patients with MS." *Neurology* 51 (1998): 1161-1165.

10.Giovannucci E, Rimm E, Wolk A, et al. "Calcium and fructose intake in relation to risk of prostate cancer." *Cancer Res.* 58 (1998): 442-447.

11.Peehl DM, Krishnan AV, and Feidman D. "Pathways mediating the growth-inhibitory action of vitamin D in prostate cancer." *J. Nutr.* 133(Suppl) (2003): 2461S-2469S.

12.Zella JB, McCary LC, and DeLuca HF "Oral administration of 1,25-dihydroxyvitamin D_3 completely protects NOD mice from insulin-dependent diabetes mellitus." *Arch. Biochem Biophys.* 417 (2003): 77-80.

13.Davenport CB. "Multiple sclerosis from the standpoint of geographic distribution and race." *Arch. Neurol. Pschiatry* 8 (1922): 51-58.

14.Alter M, Yamoor M, and Harshe M. "Multiple sclerosis and nutrition." *Arch. Neurol.* 31(1974): 267-272.

15.Van der Mei IA, Ponsonby AL, Blizzard L, et ai. "Regional variation in multiple sclerosis prevalence in Australia and its association with ambivalent ultraviolet radiaion." Neuroepidemiology 20 (2001): 168-174.

16.McLeod JG, Hammond SR, and Hallpike JF. "Epidemiology of multiple sclerosis in Australia. With NSW and SA survey results." *Med. J. Austr* 160 (1994): 117-122.

17.Holick MF. "Vitamin D: a millenium perspective." *J. Cell. Biochem.* 88 (2003): 296-307.

18.MacLaughlin JA, Gange W, Taylor D, et al. "Cultured psoriatic fibroblasts from involved and uninvolved sites have a partial, but not absolute resistance to the proliferation-inhibtion activity of 1,25-dihydroxyvitamin D_3 ." *Proc. National Acad. Sci* 52 (1985): 5409-5412.

19.Goldberg P, Fleming MC, and Picard EH. "Multiple sclerosis: decreased relapse rate through dietary supplementation with calcium, magnesium and vitamin D." *Med. Hypoth.* 21 (1986): 193-200.

20.Andjelkovic Z, Vojinovic J, Pejnovic N, et al. "Disease modifying and immunomodulatory effects of high dose la(OH)D_3 in rheumatoid arthritis patients." *Clili. Exp. Rheumatol.* 17 (1999): 453-456.

21.Hypponen E, Laara E, Reunanen A, et al. "Intake of vitamin D and risk of Type 1 diabetes: a birth-cohort study." *Lancet* 358 (2001): 1500-1503.

22.Breslau NA, Brinkley L, Hill KD, et al. "Relationship of animal protein-rich diet to kidney stone formation and calcium metabolism." *J. Clin. Endocrinol. Metab.* 66 (1988): 140-146.

23.Langman CB. "Calcitriol metabolism during chronic metabolic acidosis." *Semin. Nephrol.* 9 (1989): 65-71.

24.Chan JM, Giovannucci EL, Andersson S-O, et al. "Dairy products, calcium, phosphorus, vitamin D, and risk of prostate cancer (Sweden)." *Cancer Causes and Control* 9 (1998):559-566.

25.Byrne PM, Freaney R, and McKenna MJ. "Vitamin D supplementation in the elderly: review of safety and effectiveness of different regimes." *Calcified Tissue Int.* 56 (1995): 518-520.

26.Agranoff BW, and Goldberg D. "Diet and the geographical distribution of multiple sclerosis." *Lancet* 2(7888) (November 2 1974): 1061-1066.

27.Akerblom HK, Vaarala O, Hyoty H, et al. "Environmental factors in the etiology of Type 1 diabetes." *Am. J. Med. Genet. (Semin. Med. Genet.)* 115 (2002): 18-29.

28.Chan JM, Stampfer MJ, Ma J, et al. "Insulin-like growth factor-I (IGF-I) and IGF binding protein-3 as predictors of advanced-stage prostate cancer." *J Natl Cancer Inst* 94 (2002): 1099-1109.

29.Cohen P, Peehl DM, and Rosenfeld RG. "The IGF axis in the prostate." *Horm. Metab. res.* 26(1994): 81-84.

30.Doi SQ, Rasaiah S, Tack I, et al. "Low-protein diet suppresses serum insulin-like growth factor-1 and decelerates the progresseion of growth hormone-induced glomerulosclerosis." *Am. J. Nephrol* 21 (2001): 331-339.

31.Heaney RP, McCarron DA, Dawson-Hughes B, et al. "Dietary changes favorably affect bond remodeling in older adults." *J. Am. Diet. Assoc.* 99 (1999): 1228-1233.

32.Alien NE, Appleby PN, Davey GK, et al. "Hormones and diet: low insulin-like growth factor-1 but normal bioavailable androgens in vegan men." *Brit. J. Cancer* 83 (2000): 95-97.

THINKING

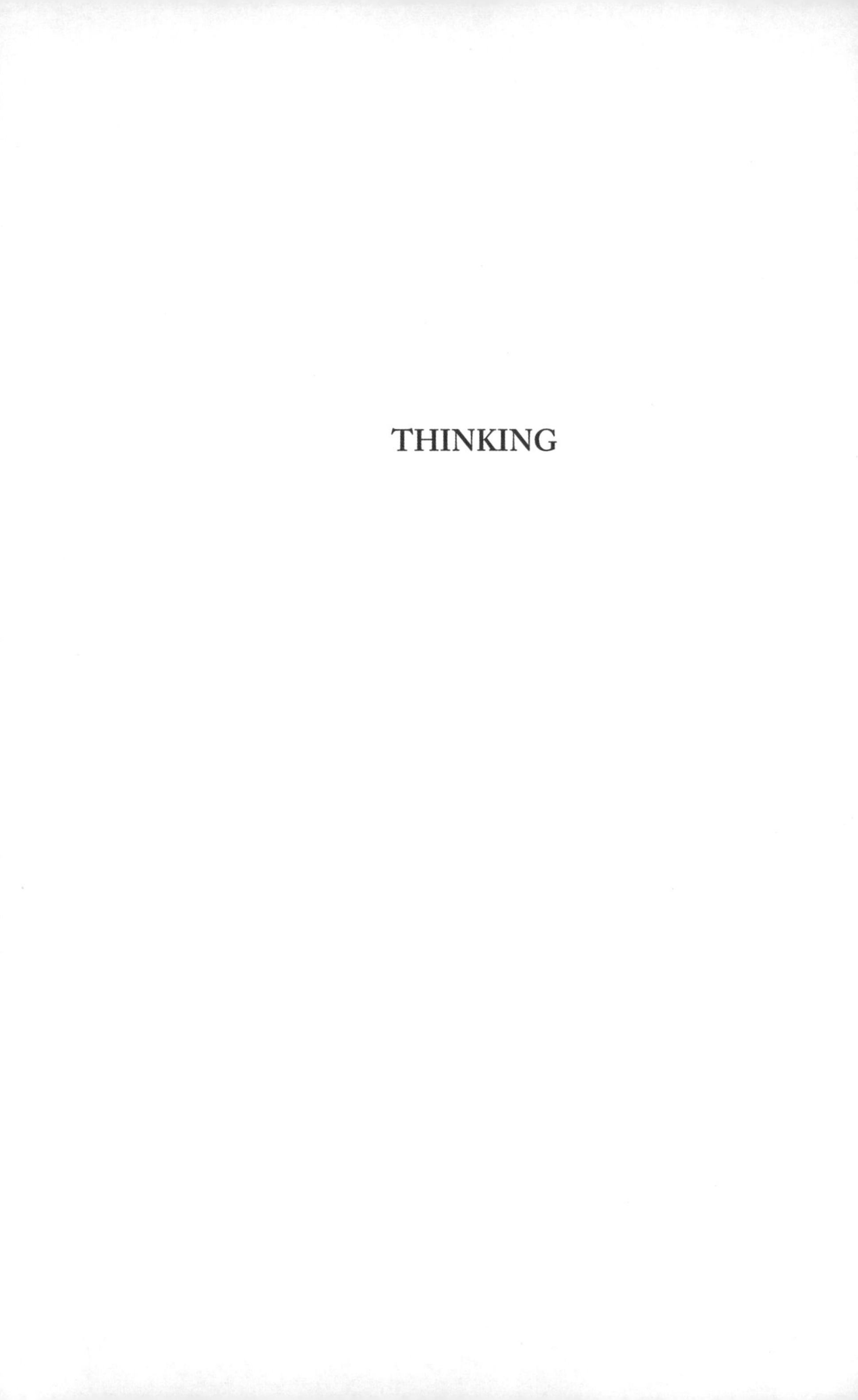

THINKING

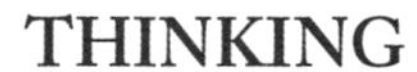
THINKING

THINKING